DICTIONNAIRE

DE MÉDECINE.

PARIS.—DE L'IMPRIMERIE DE RIGNOUX,
RUE DES FRANCS-BOURGEOIS-S.-MICHEL, N° 8.

DICTIONNAIRE
DE MÉDECINE,

PAR MM. ADELON, ANDRAL, BÉCLARD, BIETT, BRESCHET, CHOMEL, H. CLOQUET, J. CLOQUET, COUTANCEAU, DESORMEAUX, FERRUS, GEORGET, GUERSENT, LAGNEAU, LANDRÉ-BEAUVAIS, MARC, MARJOLIN, MURAT, OLLIVIER, ORFILA, PELLETIER, RAIGE-DELORME, RAYER, RICHARD, ROCHOUX, ROSTAN, ROUX ET RULLIER.

TOME VINGT ET UNIÈME.

TYM—ZYG.

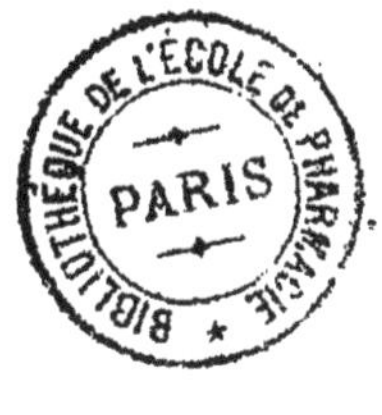

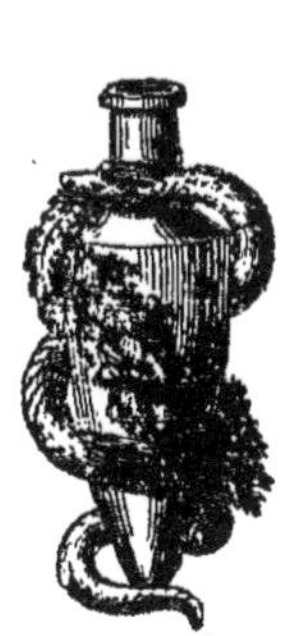

A PARIS,
CHEZ BÉCHET JEUNE, LIBRAIRE,
PLACE DE L'ÉCOLE DE MÉDECINE, N° 4.

JUIN 1828.

DICTIONNAIRE DE MÉDECINE.

TYM.

TYMPAN, s. m., *tympanum;* cavité irrégulière qui constitue l'oreille moyenne. *Voyez* OREILLE.

TYMPANITE, s. f., *tympanitis*, de τύμπανον, tambour. Gonflement du ventre produit par l'accumulation de gaz dans le canal digestif ou dans la cavité péritonéale. Ce n'est qu'un symptôme de maladies des intestins ou du péritoine. *Voyez* PNEUMATOSE.

TYPE, s. m., *typus*, de τύπος, modèle; on désigne sous ce nom, en pathologie, l'ordre suivant lequel se montrent et se succèdent les symptômes d'une maladie. Ainsi, le type est continu, intermittent ou rémittent. *Voyez* ces mots.

TYPHIQUE, TYPHODE, TYPHOIDE, adj.; qui a rapport, qui est de la nature du *typhus; fièvre tydhode, affections typhoïdes.*

TYPHOMANIE, s. f., *typhomania*, de τύφος, stupeur, et de μανία, délire. Délire avec stupeur, particulier au *typhus. Voyez* ce mot.

TYPHUS, s. m., *typhus.* On a décrit très-anciennement sous ce nom une maladie fébrile dont un des symptômes les plus saillans était un air de stupeur empreint sur les traits des malades; de là l'expression de *typhus*, du grec τύφος, stupeur. Plus tard on a vu que ce symptôme seul ne pouvait servir à caractériser une maladie, et l'on a donné, comme caractères propres au typhus, l'existence de tumeurs aux parotides et de taches pétéchiales sur la peau. Mais il est d'autres affections fébriles qui, sous le rapport de leurs causes, de leur marche, de tout l'ensemble de leurs symptômes, ressemblant exactement au typhus, n'offrent cependant ni pétéchies, ni tumeurs parotidiennes, et malgré l'absence de ces phénomènes, la nature de la maladie paraît rester la même. Dans l'état actuel de la science, une acception plus large nous paraît devoir être donnée au mot *typhus*. On doit désigner sous ce nom toute pyrexie à type continu ou rémittent, pouvant se développer spontanément chez un individu isolé, et étant alors sporadique; mais naissant le plus souvent sous l'influence de miasmes de nature et d'origine diverses, et étant alors épidémique ou endémique. Trois séries de symptômes l'accompagnent : l'une, fondamentale et constante, annonce un trouble du système nerveux; une autre série, non moins fondamentale, révèle un travail morbide qui a à la fois son siége vers les membranes muqueuses et vers la peau; enfin, la troisième série, secondaire et variable, appartient à des inflammations ou congestions dont plusieurs organes peuvent être atteints à diverses époques de la maladie. Toute maladie qui présente ces diverses conditions sera pour nous un typhus; ainsi nous imposerons ce nom, 1° aux diverses pyrexies qui ont été appelées tour à tour *fièvres pétéchiales*, parce que les pétéchies en sont souvent un symptôme; *fièvres des hôpitaux*, *des prisons*, *des camps*, *des armées*, *des vaisseaux*, parce qu'elles s'y développent fréquemment; *fièvres de Hongrie*, en raison de l'épidémie célèbre qui, en 1566, se déclara dans ce pays parmi les troupes autrichiennes; 2° à la peste que nous appellerons *typhus d'Orient*; 3° à la *fièvre jaune* ou *typhus américain*.

Ces trois maladies, décrites par les nosographes comme autant d'états morbides distincts, ne sont que trois variétés d'une affection de même nature. En effet, comment essayerait-on de les différencier? Serait-ce par leurs causes? elles sont identiques; dans toutes trois, ce sont également des miasmes qui vont exercer une action délétère sur les corps vivans où ils se sont introduits. Ces miasmes n'ont pas tous, à la vérité, une même origine : le typhus d'Europe est dû surtout à des exhalaisons qui s'échappent du corps d'un grand nombre d'hommes rassemblés, soit sains, soit malades; la fièvre jaune et la peste sont spécialement produites par les exhalaisons du sol. Mais remarquez que d'une part celles-ci, dans notre Europe, ont produit quelquefois une maladie exactement semblable au typhus des prisons ou des hôpitaux; remarquez, d'autre part, que lorsqu'au moyen âge, l'absence des soins de propreté rendait beaucoup plus fâcheux les grands rassemblemens d'hommes, on vit souvent au milieu des villes ou des armées apparaître des maladies épidémiques, accompagnées d'anthrax et de bubons, comme dans la peste, ou d'une couleur ictérique de la peau comme dans la fièvre jaune; et cependant l'épidémie provenait uniquement d'un entassement d'hommes. Le typhus d'Europe a été souvent produit par des exhalaisons qui s'échappaient de cadavres putréfiés : l'une des causes de la peste d'Orient, ne sont-ce pas aussi les miasmes qui s'élèvent des milliers de corps d'animaux qui pourrissent chaque année sur le sol fangeux qu'en se retirant les eaux du Nil laissent à découvert?

Quant aux symptômes, ils ont encore entre eux, dans ces diverses maladies, une analogie bien remarquable. D'abord ceux qui dépendent soit du trouble de l'innervation, soit des inflammations ou congestions locales, ont une nature identique dans le typhus, dans la peste, dans la fièvre jaune; ils ne diffèrent tout au plus que par leur gravité plus ou moins grande. Il n'y a réellemens de différens que les phénomènes morbides qui ont leur siége vers la périphérie du corps; mais, à cet égard, remarquons que la variété de ces phénomènes peut servir à établir des variétés de maladies, mais non pas des maladies différentes. D'ailleurs tel groupe de ces phénomènes n'appartient pas d'une manière tellement exclusive à l'une ou à l'autre de ces trois maladies, qu'on ne le retrouve aussi dans les autres. Ainsi la suffusion ictérique, l'hématémèse que l'on dit caractériser la fièvre jaune, ont été observées dans des épidémies de peste ou de typhus d'Europe; ainsi les pétéchies qui appartiennent à ce dernier existent fréquemment chez les pestiférés, et les anthrax, les bubons de la peste ont été plus d'une fois observés chez des individus atteints de typhus ou de fièvre jaune. Enfin, y a-t-il une si grande différence de nature entre les simples pétéchies, les larges taches rouges, brunes, livides ou jaunes appelées *vibices*, qu'on observe aussi dans le typhus, les plaques jaunes disséminées de certaines fièvres jaunes, et enfin la teinte uniforme de la peau qui caractérise proprement la fièvre jaune, et que dans les épidémies on voit d'ailleurs complétement manquer chez plus d'un malade. Toutes ces colorations insolites ne me semblent différer que par leur étendue; leur nature est la même : pour la petite tache pétéchiale, semblable à une piqûre de puce, comme pour la teinte uniforme de toute la peau, n'est-ce pas toujours du sang épanché dans le réseau capillaire du derme? N'est-ce pas ainsi que chez les scorbutiques la même cause, du sang extravasé, produit également les points rouges qui couvrent leur peau, et les larges plaques jaunes qui chez eux occupent quelquefois la totalité d'un membre ?

Sous le rapport de leur marche, ces trois maladies présentent encore de remarquables points de contact : dans toutes on observe également tantôt le type continu, tantôt le type rémittent. Pour toutes, on a vu l'épidémie à son début n'être souvent autre chose qu'une épidémie de fièvres intermittentes simples dont les accès devenaient peu à peu et plus rapprochés et plus graves.

Enfin, rien de plus semblable que les résultats d'ouvertures des cadavres des individus morts du typhus, de la fièvre jaune ou de la peste. Dans l'une de ces maladies comme dans l'autre, tantôt on ne trouve dans les organes internes aucune lésion appréciable; tantôt on n'en trouve que de légères, nullement en rapport avec la gravité des symptômes; tantôt enfin on trouve des inflammations bien prononcées de différens viscères.

La puissance variable des miasmes, la différence des climats où ils exercent leur action, les circonstances diverses au milieu desquelles se trouvent les individus exposés à ces miasmes, les dispositions propres de ces individus, peuvent expliquer la diversité d'apparence de ces trois grandes espèces de typhus. Ce n'est pas tout : de même que des liens unissent les fièvres intermittentes simples produites sous l'influence d'émanations marécageuses, aux fièvres pernicieuses de la Sologne ou des marais Pontins, de même, sous l'empire de causes identiques, mais plus énergiques, ces fièvres pernicieuses ne deviennent-elles pas rémittentes ou continues? ne se transforment-elles pas ainsi peu à peu en l'un des typhus connus sous le nom de *peste* ou de *fièvre jaune* ?

Les épidémies de typhus se développent le plus ordinairement sous l'influence de causes évidentes, qui toutes présentent ce point commun, qu'elles agissent en introduisant dans le corps des principes délétères, nuisibles au sang qu'ils altèrent, à l'innervation qu'ils modifient, au mouvement nutritif des organes qu'ils pervertissent. Ces causes sont particulièrement les suivantes : 1° l'entassement d'hommes sains ou malades dans les lieux resserrés, où l'air se renouvelle lentement ou imparfaitement, dans les camps, dans les prisons, dans les hôpitaux.

Dans l'hiver de 1722, un typhus se manifesta dans une petite ville d'Italie, à la suite d'une mission pendant laquelle l'église était remplie plusieurs heures de suite, chaque jour, d'une foule trop considérable pour le local. Diverses causes secondaires, telles que la malpropreté, des amas d'immondices de tout genre, l'existence d'émotions tristes, contribuent à augmenter le danger de ces entassemens. 2° La putréfaction de corps morts en plein air, ou l'exhumation de cadavres dont la décomposition est déjà avancée. 3° Des exhalaisons putrides qui se dégagent d'eaux stagnantes, de terrains que des eaux ont récemment abandonnés, de fossés, de cloaques que l'on nettoie. 4° L'habitation de rues étroites, malpropres, mal aérées, où stagnent des matières animales en putréfaction, où s'écoulent les vidanges des boucheries. 5° Une alimentation insuffisante ou malsaine, à la suite de mauvaises récoltes. Enfin, plus d'une fois des épidémies de typhus ont pris naissance, sans qu'il fût possible de les rapporter à aucune cause appréciable. On ne pouvait en accuser alors tel état de l'atmosphère, car on les a vues également survenir dans toutes les conditions possibles de l'air. Dans une épidémie de typhus tellement grave qu'on lui donna le nom de *peste*, qui régna dans la ville de Rouen en 1754, on remarqua que la maladie se déclara à la suite d'un brouillard épais et fétide qui couvrit la partie occidentale de la ville; le typhus ne sévit que dans cette seule partie de la ville. Dans une autre épidémie de typhus, qui ravagea Florence en 1766, on observa cette circonstance singulière, que la maladie attaqua de préférence les maisons les plus saines, les plus aérées, ainsi que les villages situés sur les montagnes des environs, tandis qu'elle épargna la plaine marécageuse de l'Arnaccio.

Les diverses causes de typhus qui viennent d'être énumérées exercent une inégale influence dans les différens climats et dans les différentes saisons. Le typhus, accompagné de simples pétéchies ou typhus d'Europe, proprement dit, sévit en tout pays et sous toute température. En général, il exerce plus de ravages dans les temps chauds; quelquefois on le voit se suspendre ou devenir beaucoup moins grave pendant l'hiver, puis s'exaspérer au retour du printemps. D'autres fois, loin de diminuer aux approches du froid, il devient au contraire plus meurtrier; c'est ce qui fut observé, par exemple, dans le typhus qui régna dans les prisons d'Annecy en 1816 et 1817. Le typhus, accompagné de bubons et d'anthrax, ou la peste, peut prendre naissance partout comme le précédent; lorsque celui-ci est très-grave, ou qu'il augmente par l'absence des soins hygiéniques, on voit souvent, pendant son cours, des bubons, des anthrax apparaître; il devient une véritable peste. Cette transformation est très-rare aujourd'hui; mais rien n'était plus commun dans le moyen âge. Maintenant le typhus pestilentiel ne se montre plus guère que dans quelques pays où des causes locales lui donnent naissance. C'est ainsi que la peste est endémique sur les côtes septentrionales et occidentales de l'Afrique; ainsi que dans la partie de l'Asie qui est sur les bords de la Méditerranée et de la mer Noire. On assure qu'en Égypte la peste ne s'étend jamais au delà de Kennée, près de Denderah; on la voit diminuer d'intensité à mesure qu'on l'observe plus près de la ligne. En Égypte, elle règne surtout pendant l'hiver. Lorsqu'au contraire elle existe à Constantinople, c'est surtout pendant l'été qu'elle y exerce ses ravages; en hiver elle s'affaiblit ou cesse. Pendant le cours du XVIIe siècle, la peste a exercé d'affreux ravages en Italie en 1629, 1630 et 1656; en Hollande en 1636; en Danemarck en 1654; en Laponie en 1670; mais le froid rigoureux de ce pays la dissipa promptement; elle n'y attaqua que des femmes employées à filer du chanvre, qui y avait été apporté de Riga. En 1683, on la vit paraître en Angleterre, où elle fut observée par Sydenham. Dans le XVIIIe siècle, la peste s'est manifestée en 1707, à l'époque de la canicule, en Pologne, dans la Silésie et en Wurtemberg; en 1720, à Marseille; en 1738, en Ukraine; en 1743, en Sicile; en 1770, à Moscow, où elle disparut lorsque l'hiver fut devenu très-rigoureux. Enfin, dans notre siècle, la peste s'est déclarée en 1812 dans l'île de Malte, et en 1815 à Noja, ville du royaume de Naples, où des mesures sévères en empêchèrent la propagation et en produisirent l'extinction rapide. On voit que ces différentes épidémies ont toutes été bornées à un pays; au contraire, les épidémies de peste qui ont régné avant le XVIIe siècle sont remarquables par leur immense extension; nées dans une contrée, on les voit parcourir rapidement la plus grande partie de l'Europe, et avoir une durée beaucoup plus longue. Ainsi la peste de l'an 166 s'étendit de l'Éthiopie jusque dans les Gaules et en Germanie. Celle de 542 commença sur les côtes d'Afrique, et ravagea pendant cinquante-deux ans presque toute l'Europe. Celle de 1450, si bien décrite par Fernel et Forestus, commença en Asie mineure, et de là se répandit successivement en Italie, en Hongrie, en Allemagne, en Belgique, en France et en Espagne : en deux mois de temps, soixante mille hommes succombèrent dans Paris. Ainsi, à mesure que la civilisation avance et que les mesures sanitaires se multiplient, les épidémies de peste deviennent moins meurtrières, moins longues et moins étendues. Le typhus avec ictère et vomissement noir, ou la fièvre jaune, a été vu comme accident, si je puis ainsi dire, dans un grand nombre d'épidémies des deux autres typhus. Mais comme ensemble de symptômes assez marqué pour donner son nom à l'épidémie, la fièvre jaune a été observée en beaucoup moins de lieux que les typhus pétéchial et charbonneux ; jamais, comme ceux-ci, on ne l'a vue se propager, là où elle ne règne pas ordinairement, à une très-grande étendue de pays. Des causes locales l'ont de tout temps rendue endémique sur les côtes orientales de l'Amérique du nord, et aux Antilles. Elle ne s'est montrée ailleurs qu'accidentellement, n'y affectant qu'une durée passagère, et ne s'éloignant jamais des bords de la mer. D'après M. Moreau de Jonnès, la fièvre jaune, dans l'espace de trois cent vingt-sept ans, s'est montrée cent quatre-vingt-quatorze fois hors des lieux où nous venons de voir qu'elle est endémique. En Europe, on ne l'a vue qu'une fois en Italie, à Livourne, et plusieurs fois en Espagne, dans des ports de mer. Dans l'Amérique du sud, on l'a observée au Brésil, au Pérou, au Mexique. En Asie, elle a régné une fois au Kamschatka ; une fois aussi elle s'est déclarée aux îles Canaries, et une fois au Sénégal. Jamais elle ne s'est manifestée dans les Indes orientales.

Une fois développées sous l'influence de causes appréciables ou non, les diverses variétés de typhus sont-elles susceptibles de se reproduire chez d'autres individus par des miasmes émanés du corps des individus qui déjà en sont atteints ? En d'autres termes, le typhus est-il contagieux ? l'est-il seulement par contact immédiat ? l'est-il aussi par le contact des objets qui ont touché les malades ? l'est-il enfin par l'intermédiaire de l'air qui sert de véhicule aux miasmes ?

Si la contagion est démontrée pour l'une des trois grandes variétés de typhus que nous avons signalées, elle le sera aussi pour les autres, puisque leur nature est identique. Toutefois, d'une part l'existence de la contagion, dans quelques cas, n'entraîne pas l'idée de son existence nécessaire et constante; et d'autre part, de ce qu'on a prouvé que, dans un grand nombre de cas, il n'y a pas contagion, on ne peut pas conclure que celle-ci n'a jamais lieu; autant vaudrait dire que la syphilis, la gale, la variole, la rougeole, la scarlatine, la vaccine, ne se transmettent jamais par contagion, parce que des individus s'étant exposés à gagner ces maladies, plusieurs ne les ont pas contractées. Il me paraît indubitable que plus d'une maladie peut être, sans changer de nature, tantôt non contagieuse, et tantôt susceptible de se transmettre par contagion. Tel est le cas de quelques inflammations des membranes muqueuses, des corizas, des angines, des coqueluches, des ophtalmies. Pour les typhus, toute la question de leur contagion se réduit donc à savoir s'il est des faits qui, dans quelques circonstances, démontrent qu'ils ont été manifestement transmis par les individus d'une manière immédiate ou médiate. Si ces faits positifs existent, que prouveront les faits négatifs, quel qu'en soit le nombre? Ils ne montreront tout au plus que l'inconstance ou, si l'on veut, la rareté de la faculté contagieuse; mais ils ne sauraient détruire les faits qui prouvent l'existence de cette faculté.

Des armées atteintes du typhus l'ont souvent répandu sur toute la ligne de pays qu'elles traversaient; ce cas très-commun est loin de prouver incontestablement la contagion de la maladie; alors il peut n'y avoir en effet que simple infection : le seul fait de l'entassement d'un grand nombre de militaires sains ou malades suffit pour produire le typhus dans les villes où ils séjournent, de même qu'il prend naissance dans les prisons, dans les hôpitaux où beaucoup d'hommes sont pareillement entassés. A Wilna, en 1813, on remarqua que le typhus frappa tous les Juifs qui achetèrent ou pillèrent les dépouilles des morts; mais ils étaient au milieu du foyer d'infection. Des faits plus concluans, sont ceux où l'arrivée de quelques hommes isolés atteints du typhus dans un pays sain a coïncidé avec l'apparition d'un typhus dans ce pays. C'est ainsi qu'à leur retour de Turquie, quelques personnes de la suite de Charles XII rapportèrent un typhus, qui se communiqua à des militaires prussiens qui accompagnaient le roi, et ceux-ci à leur tour la propagèrent en Poméranie. Pringle a rapporté le fait suivant : Des couvertures, qui avaient servi à un grand nombre de soldats atteints du typhus, furent envoyées pour être réparées à un ouvrier de Gand, qui employa à ce travail vingt-trois hommes, sur le nombre desquels dix-sept furent pris de la maladie, et périrent sans avoir eu aucune communication avec les malades. Ces deux faits, s'ils ont été bien rapportés, semblent mettre hors de doute la possibilité de la contagion du typhus. D'un autre côté, plusieurs faits démontrent, d'une manière non moins évidente, que dans d'autres circonstances le typhus, né par infection, n'a point été contagieux. Ainsi, en 1770, le Peq-de-la-Clôture a vu à Dieppe le typhus attaquer *exclusivement* les individus occupés à l'encaquement des harengs; il fut cependant assez grave, puisqu'en quinze jours il emporta plus de deux cents malades. Quelle conclusion tirerons-nous de ces divers faits? C'est que le typhus d'Europe, suivant les cas, est ou n'est pas contagieux. Il peut l'être, comme le prouvent aussi les faits que je viens de citer, par le contact immédiat, ou des malades eux-mêmes, ou de leurs effets. Il n'est pas démontré que la contagion puisse avoir lieu par l'air : on a vu même, au milieu de villes infectées du typhus, des couvens cloîtrés en être préservés. La peste est-elle contagieuse? Pas plus constamment que le typhus; mais on ne peut guère douter que ce ne soit par contagion que se soit transmise la peste de Moscow où elle fut si bien observée par Mertens, qui, au milieu de la ville, en préserva l'hospice des orphelins, par l'isolement complet dans lequel il le plaça. Nous n'en dirons pas autant de la peste de Marseille de 1720; il est si peu démontré qu'elle ait été apportée à Marseille par le bâtiment du capitaine Chataud, qu'avant l'arrivée de ce bâtiment, plusieurs personnes avaient déjà succombé, dans différens quartiers de la ville, à une maladie fébrile, accompagnée de parotides, d'anthrax et de bubons. Ainsi, la contagion n'est pas plus nécessaire pour la peste que pour le typhus. Dans l'une et l'autre elle a lieu par les mêmes voies (contact du corps des malades ou des objets qu'ils ont touchés). Quant à la fièvre jaune, son caractère contagieux ne me paraît démontré que par l'histoire d'une seule épidémie, savoir, celle qui régna à Livourne à la fin du dernier siècle. A la suite du débarquement, manifestement la maladie prit naissance dans les magasins du port, où n'existait d'ailleurs aucun foyer d'infection, après qu'on y eut débarqué une cargaison appartenant à un vaisseau venant de la Havane, qui, dans son trajet, avait perdu beaucoup de matelots de la fièvre jaune. Ainsi donc pour aucune des trois grandes variétés de typhus que nous avons reconnues, la contagion n'est un phénomène ni nécessaire, ni constant; mais dans toutes, ce phénomène peut avoir lieu. Il se manifeste surtout, et peut-être seulement, lorsque, dans le lieu où règne un typhus, il y a entassement d'individus, *réclusion;* d'où il suit que les cordons sanitaires, réputés utiles pour empêcher la communication possible de la maladie loin du lieu où elle exerce ses ravages, sont éminemment nuisibles pour ce lieu même où ils tendent à multiplier indéfiniment la contagion.

En définitive, dans l'état actuel de la science, l'examen philosophique et impartial de tous les faits me semble montrer un bien plus grand nombre de ces faits militant contre le système de la contagion qu'en sa faveur; trancher nettement la question me semble maintenant chose impossible; sachons douter et attendre.

Dans les différentes épidémies de typhus, on voit varier les symptômes, sous le rapport de leur mode de succession, de leurs combinaisons, de l'époque de leur apparition. Mais leur nature est toujours à peu près la même. Un premier groupe de symptômes, qui est constant, est dû au trouble des fonctions du système nerveux. Ce trouble se révèle d'ailleurs par les mêmes phénomènes que ceux qui s'observent dans les maladies connues sous les noms de *fièvres adynamique* ou *ataxique*. Ainsi, dans ces maladies, comme dans nos fièvres graves, on observe, avec des degrés variables d'intensité, toutes les variétés d'état comateux ou de délire, de prostration extrême ou de vive réaction, d'immobilité musculaire ou de convulsions, d'exaltation ou de perte de la sensibilité. Le pouls présente toutes les anomalies : plein ou petit, dur ou faible, fréquent ou rare, régulier ou intermittent. La caloricité augmente ou se perd complétement. Souvent, frappé dès le début dans son influence sur les fonctions dont la cessation entraîne la mort, le système nerveux cesse subitement d'agir; et de là ces morts subites observées dans certaines épidémies de typhus.

Le deuxième groupe de symptômes avons-nous dit plus haut, révèle un état morbide, qui a son siége vers le double appareil tégumentaire, soit interne, soit externe. D'abord vers les membranes muqueuses on observe 1° des congestions variables en intensité et en étendue ; 2° des hémorrhagies qui ont le plus fréquemment leur siége sur la membrane muqueuse des fosses nasales, de l'estomac et des intestins, et qui plus rarement ont lieu sur les membranes muqueuses des voies lacrymales, et sur celles des voies urinaires. Le sang qui s'écoule est le plus souvent remarquable par sa liquidité et par sa couleur d'un noir plus ou moins foncé. Vers le tégument externe, les lésions ont lieu, soit dans la peau elle-même, soit dans son voisinage. Dans la peau on observe diverses colorations qui constituent, soit des taches isolées, de grandeur variable, de couleur rouge, brune, noire ou jaunâtre, soit une teinte uniforme, ressemblant à une vaste et générale ecchymose. Ces colorations paraissent résulter d'une extravasation de sang dans le réseau réticulaire de la peau. Ainsi, sur la peau comme sur les membranes muqueuses il y a une tendance remarquable aux hémorrhagies. A la surface de la peau apparaissent en outre, mais moins constamment, divers exanthèmes, et en particulier l'éruption dite *miliaire*. A la peau, enfin, se montrent des tumeurs charbonneuses, des anthrax, des gangrènes plus ou moins étendues. Plus fréquentes dans la peste, ces gangrènes de la peau se voient aussi dans les autres typhus. Ainsi, dans le typhus de Hongrie de 1566, qui est donné comme le type de notre typhus d'Europe, on vit chez beaucoup de malades le tarse présenter une tumeur d'apparence phlegmonneuse, qui bientôt s'ouvrait comme un charbon, et produisait un sphacèle mortel. Dans le voisinage de la peau, diverses portions de tissu cellulaire présentent souvent des tumeurs qui se terminent par suppuration ou par gangrène. Les ganglions lymphatiques voisins de la peau, surtout ceux de l'aine, de l'aisselle et du cou, se tuméfient aussi, et produisent ces tumeurs appelées *bubons* dont la suppuration ou la gangrène sont également la terminaison fréquente. L'existence de ces bubons n'est pas non plus sans exemple dans notre typhus d'Europe. Enfin, les parotides ou le tissu cellulaire qui entoure les grains de ces glandes viennent assez fréquemment aussi à s'engorger, à s'enflammer, à suppurer. L'affection des parotides n'est pas tellement propre au typhus d'Europe, que d'une part dans un très-grand nombre d'épidémies de ce typhus, on n'en trouve aucune mention, et que d'autre part, dans certaines fièvres jaunes, et surtout dans la peste, les parotides se montrent aussi bien que les taches à la peau, les anthrax et les bubons. Vers les deux appareils tégumentaires, des excrétions remarquables par leur fétidité ont également lieu. C'est ainsi que dans beaucoup d'épidémies de typhus on signale des sueurs et des déjections alvines d'*une odeur insupportable*.

Enfin, dans l'un de ces typhus comme dans les autres se montrent, d'une manière fréquente, mais non constante, diverses phlegmasies, soit du cerveau et de ses annexes, soit du poumon, soit du tube digestif et de ses dépendances. De l'existence de ces phlegmasies dépendent divers groupes de symptômes, qui sont aussi variables que ces phlegmasies elles-mêmes.

La durée des typhus n'a rien de constant, quoi qu'on en ait dit; il en est qui tuent les malades dès le premier jour, dès les premières heures de leur invasion; d'autres se prolongent jusqu'au quatrième, septième, neuvième, quatorzième, vingtième, trentième jour. Leur début varie suivant les épidémies, et ne présente rien de général. C'est assez souvent une simple fièvre intermittente. Nous y reviendrons en traitant des différens typhus en particulier.

Les ouvertures de cadavres n'ont pas été faites jusqu'à présent avec assez de soin, dans les différentes épidémies de typhus, pour qu'on puisse établir avec beaucoup de précision quelles ont été les lésions trouvées. Cependant, en général, il semble résulter de tout ce qui a été écrit à cet égard que ces lésions sont beaucoup moins intenses, beaucoup moins profondes que ne paraîtrait devoir le faire supposer l'extrême gravité des symptômes. Ce sont des congestions sanguines vers différens organes, tantôt vers le cerveau, tantôt vers l'appareil respiratoire, tantôt vers le tube digestif. Dans ces typhus, l'anatomie pathologique ne me semble montrer qu'un côté de la maladie.

Que dirai-je des divers traitemens qui ont été employés dans les épidémies de typhus? La plupart ont été dirigés par des vues théoriques. Toutefois, en général, les médecins, au principe de la maladie, ont eu recours à la méthode antiphlogistique, avares cependant d'émissions sanguines, en raison de la grande prostration qui les suivait. Plus tard, presque tous ont cherché à relever les forces par des substances stimulantes, dont les bons effets sont loin d'être prouvés.

Pour quiconque a médité les faits rassemblés dans cet article, et les conséquences que j'en ai déduites, il paraîtra démontré que les maladies appelées *typhus* ont la plus grande analogie avec les états morbides que l'on fait naître chez les animaux en mêlant à leur sang diverses substances animales ou végétales en putréfaction. Dans ces maladies il y a aussi un principe délétère introduit dans le sang; il y a aussi consécutivement à l'introduction de ce principe altération du sang. Partout où il se distribue il va porter une cause de maladie; troublés par lui, les centres nerveux manifestent les désordres les plus variés dans leurs fonctions; les divers actes de la vie animale ou organique sont dès lors profondément pervertis. Et ainsi s'expliquent, ainsi se groupent autour d'une seule cause les phénomènes morbides, infiniment variés, que présentent les typhus. Dans ces maladies, comme dans toutes celles où un miasme délétère infecte le sang, comme dans la variole, la rougeole, la scarlatine, la peau et les muqueuses sont le siége de diverses espèces de travail morbide qui semblent être un effort éliminateur de la part de la nature; mais quel est le siége de la maladie? Il me semble exister partout où se distribuent du sang et des nerfs.

TYPHUS D'EUROPE. Dans les généralités précédentes, nous avons rappelé quel groupe de symptômes les nosographes avaient désigné par cette dénomination. Le typhus d'Europe a été appelé tour à tour *fièvre des camps, des hôpitaux, des navires, des prisons, des villes assiégées; fièvre pétéchiale; fièvre nerveuse, adynamique, ataxique*, etc. Cette maladie est caractérisée par un état de pyrexie continue, accompagné d'une stupeur assez semblable à celle que produit l'ivresse, d'une éruption de pétéchies, et quelquefois de tumeurs aux régions parotidiennes. Ses causes ont été précédemment signalées. Elle est sporadique ou épidémique; et, dans ce dernier cas, née d'un foyer d'infection, elle se propage souvent, mais non nécessairement, par voie de contagion médiate ou immédiate. *Voyez* les généralités qui précèdent.

Les symptômes du typhus se succèdent et se groupent le plus ordinairement de la manière suivante:

Des vertiges, de la somnolence, un état remarquable d'indifférence, une sensation pénible à l'épigastre, des douleurs dans les lombes et dans les membres, assez semblables à celles que produirait une commotion électrique, tels sont les phénomènes qui souvent précèdent l'invasion de la fièvre. Soit qu'avant elle aient existé ou non ces symptômes précurseurs, la fièvre débute par des frissons dans le dos, avec un sentiment d'angoisses et d'abattement. Une tristesse singulière s'empare des malades, et leur caractère est notablement changé. A mesure qu'une chaleur brûlante remplace le frisson initial dont la durée, toujours assez longue, peut varier de quatre à douze ou quinze heures, on voit les malades tomber dans une sorte d'état d'ivresse, qui est un des symptômes caractéristiques du typhus. Leur tête est pesante, leur face rouge, leurs yeux injectés et larmoyans; ils éprouvent des vertiges, un engourdissement vers les extrémités, des bourdonnemens d'oreille, une grande tendance au sommeil; un air de stupeur de plus en plus prononcé se dessine sur tous leurs traits; c'est avec peine et une sorte de répugnance qu'ils se livrent au moindre mouvement; ils ne sont pas moins paresseux à exercer leur intelligence; ils semblent insoucians sur les personnes comme sur les choses. Le pouls a de la fréquence et assez de plénitude. En même temps, et dès le début, les fonctions digestives sont troublées : il y a soif, état saburral ou rougeur de la langue, gêne de la déglutition, sécrétion surabondante des mucosités de la bouche et de la gorge, pesanteur épigastrique, nausées, et quelquefois vomissemens. Le plus souvent aussi la respiration est pénible; on observe une toux qui revient par quintes fréquentes, accompagnée d'une expectoration muqueuse; des douleurs vagues se font ressentir, soit en divers points des parois thoraciques, soit vers les hypocondres.

Ces phénomènes morbides se développent pendant les trois premiers jours écoulés depuis l'époque de l'invasion de la fièvre. Vers le quatrième jour, en même temps que se manifeste souvent une épistaxis plus ou moins abondante, des pétéchies apparaissent sur diverses parties de la peau, et surtout à la poitrine, à l'abdomen, aux bras, au dos et aux cuisses. Elles sont rares ou confluentes, d'un rouge pourpre ou violet, et leur apparition coïncide souvent avec une diminution notable de la toux et de l'oppression. C'est fréquemment aussi vers la même époque, que les régions parotidiennes deviennent douloureuses et se tuméfient.

Jusque vers le septième jour, l'éruption pétéchiale, ainsi que les tumeurs des parotides, si elles existent, prennent de l'accroissement : la maladie devient progressivement plus grave. Le septième jour est marqué, au rapport de tous les observateurs, par une exacerbation très-prononcée, qui est suivie d'une rémission très-marquée. Mais celle-ci ne dure que quelques heures, et elle est remplacée par des symptômes plus fâcheux que ceux observés avant la rémission. A dater de ce moment, les diverses inflammations locales deviennent plus intenses, les accidens nerveux plus multipliés et plus graves. Ainsi, les facultés intellectuelles se troublent complétement; une entière indifférence à tout ce qui les environne, une espèce d'état de somnambulisme, ainsi que l'appelle Hildenbrand, dans lequel les malades *rêvent sans dormir,* la préoccupation continuelle d'une idée fixe et fantastique, un délire calme, avec des intervalles de fureur; et cependant au milieu de ce désordre de l'intelligence, une précision souvent remarquable dans les réponses, tels sont les principaux traits de l'altération des facultés intellectuelles dans le typhus. En même temps, les différens muscles sont le siége de mouvemens irréguliers et involontaires; d'autres sont frappés de paralysie, et celle-ci porte souvent sur quelques muscles de la vie organique, sur ceux de la vessie en particulier: de là, de fréquentes rétentions d'urine. Au trouble de l'innervation doit également se rapporter le ralentissement notable qu'on observe par fois dans le pouls, lequel d'ailleurs conserve toujours de la plénitude. On a remarqué comme particularité du typhus que, dans cette maladie, l'artère se contractait à peine, et paraissait comme rester dans un état permanent de dilatation. Pendant que tous ces symptômes se manifestent, les fonctions digestives présentent un trouble constant : la langue se sèche et noircit, des croûtes fuligineuses couvrent les lèvres et les dents; l'abdomen devient tendu, ballonné, douloureux; on observe des selles liquides, fétides, souvent sanguinolentes, souvent accompagnées de tenesme. Rouge au commencement de la maladie, l'urine devient plus tard claire et pâle, comme dans les affections nerveuses. La peau est brûlante et d'une aridité remarquable. La maladie se développe ainsi du septième au treizième jour. Le plus souvent au onzième, à la suite d'une légère diaphorèse, il y a, comme à la fin du septième jour, une rémission marquée, qui n'est également que passagère. Du treizième ou quatorzième jour, après une nouvelle exacerbation, une sueur plus abondante que celle du onzième jour couvre la peau; elle a souvent une odeur spécifique; des évacuations alvines plus faciles et moins douloureuses s'établissent; des mucosités copieuses s'écoulent des fosses nasales et de la bouche; une épistaxis a quelquefois lieu; un dépôt sédimenteux paraît dans l'urine. En même temps que les diverses sécrétions se trouvent ainsi modifiées, la peau reprend son humidité, l'abdomen perd son état de tension et sa sensibilité, la respiration devient moins laborieuse, et en même temps aussi les symptômes nerveux s'amendent; l'intelligence se rétablit peu à peu; cependant jusque vers le vingt et unième jour les idées restent confuses, la somnolence persiste, puis toutes les fonctions rentrent peu à peu dans leur état normal, et la santé se rétablit; la plupart des convalescens ne gardent aucun souvenir de ce qu'ils ont éprouvé, ni des idées qui les ont occupés pendant leur maladie; ils semblent se réveiller d'un long sommeil. Ils restent faibles pendant un temps quelquefois très-long, et leur intelligence ne reprend que lentement sa liberté accoutumée; souvent les cheveux tombent, les ongles se renouvellent, l'épiderme tombe en écailles furfuracées. Lorsque la mort est la terminaison du typhus, elle survient, soit au milieu d'un état de forte réaction avec délire furieux, convulsions partielles ou générales, soit dans un état de collapsus, d'état comateux plus ou moins profond. D'autres fois les symptômes nerveux se dissipent, mais les malades restent en proie à une inflammation chronique qui les entraîne au tombeau par l'épuisement progressif qu'elle occasionne.

Le traitement du typhus d'Europe a varié avec les diverses théories. Aujourd'hui l'on s'accorde généralement à employer, au principe de la maladie, les émissions sanguines, mais avec modération; on pratique d'abord une saignée générale; puis on applique des sangsues vers les points où tendent à se former des congestions, à la tête, à la poitrine, sur l'épigastre ou à l'anus; on ne donne à l'intérieur que des boissons émollientes. Plus tard, on cherche à établir vers la peau des points permanens ou passagers de fluxions, par l'application de sinapismes ou de vésicatoires, par diverses frictions sèches ou humides. Des observations ultérieures sont nécessaires pour décider si les divers médicamens toniques et stimulans, dont on a fait si long-temps usage dans le typhus, ont réellement le degré d'utilité qu'on leur a accordé, et si, portés dans un intestin phlogosé, ils n'aggravent pas constamment la maladie. C'est à l'expérience à apprendre si, tout en exaspérant cette phlogose intestinale, ils ne vont pas, une fois absorbés, soit modifier avantageusement les centres nerveux, soit changer la disposition même du sang, soit solliciter certaines sécrétions ou excrétions, dont l'établissement contribuera à l'heureuse terminaison de la maladie.

Typhus d'Amérique. — On a récemment désigné sous ce nom la maladie généralement connue sous celui de *fièvre jaune*. Nous avons précédemment indiqué les raisons qui doivent porter à admettre cette nouvelle dénomination, tirée à la fois de la nature de la maladie et des lieux où elle règne le plus habituellement.

Cette espèce de typhus ne semble pas se développer constamment sous l'influence de la même cause. En beaucoup de points des Antilles, il ne paraît dû à aucune émanation du sol; la chaleur excessive, jointe à l'extrême humidité, qui règne dans cette partie de l'Amérique, suffit pour lui donner naissance; mais ces conditions atmosphériques ne produisent le plus souvent la fièvre jaune que chez les individus qui, récemment arrivés d'Europe, ne sont pas encore *acclimatés*. Dans notre Europe même on a vu des symptômes de fièvre jaune se manifester sous l'influence d'une élévation de température très-forte et soutenue. C'est ce qui est arrivé à Paris pendant l'été très-chaud de 1822; alors, en même temps qu'on publiait quelques observations de malades morts à l'Hôtel-Dieu de fièvres graves avec coloration jaune de la peau et vomissemens noirs, existaient à la Charité, dans les salles de M. Lerminier, deux hommes qui, avec du délire, un état ataxo-adynamique des plus prononcés, la langue noire et le ventre ballonné, nous présentèrent aussi plusieurs vomissemens d'une matière semblable à une sorte de suie et une teinte jaunâtre très-marquée de toute l'enveloppe cutanée. L'un de ces malades guérit, après avoir été soumis à un traitement stimulant des plus énergiques; l'autre succomba, et l'ouverture du cadavre nous révéla l'existence d'une gastro-entérite avec ramollissement rouge de la muqueuse et ulcérations nombreuses dans l'intestin. Toutefois, le seul fait d'une grande élévation de température ne saurait rendre compte de la production habituelle de la fièvre jaune, telle qu'on l'observe aux Antilles chez les inacclimatés; car, dans les Indes orientales, la chaleur est aussi grande que dans l'Archipel américain, et cependant on n'y observe pas la fièvre jaune. L'humidité du climat des Antilles, les exhalaisons plus ou moins appréciables qui s'élèvent de ce sol, qui semble plus neuf que celui du reste du globe, sont autant de causes qui, aidées par la chaleur, développent chez les *inacclimatés* les phénomènes morbides dont l'ensemble est appelé *fièvre jaune*. Les paleduviers, amas d'eaux stagnantes que l'on retrouve en beaucoup de points du littoral des Antilles, paraissent jouer, quoi qu'on en ait dit, un rôle actif dans la production du typhus américain; d'où il suit que dans les Antilles mêmes nous voyons ce typhus se développer sous l'influence d'une cause d'infection rendue plus énergique, plus délétère par la nature du climat. Dans les États-Unis, et particulièrement aux environs de Philadelphie, où règne si souvent la fièvre jaune, existent en permanence des foyers d'infection qui en sont bien manifestement la cause. Enfin, dans notre Europe, c'est également sous l'influence de ces mêmes foyers d'infection que la fièvre jaune a pris plus d'une fois naissance; mais ils ne peuvent la produire que sous certaines latitudes et sous la condition de l'existence d'une température qui se rapproche de celle des Antilles. Ainsi il nous paraît inexact de dire que la fièvre jaune, née en quelques parties de l'Amérique, ne paraît ailleurs que lorsqu'elle y a été importée; elle peut naître en Espagne et en Italie, aussi bien qu'à Saint-Domingue ou à la Martinique; elle y naîtra toutes les fois que des débris entassés de végétaux ou d'animaux viendront à être soumis à l'influence de certains états thermométriques ou hygrométriques de l'atmosphère, qui en dégageront des exhalaisons variables en quantité et en qualités. Dans les Antilles, là où ces exhalaisons sont considérables, leurs effets se font ressentir sur les indigènes eux-mêmes. Là où elles sont plus rares ou moins délétères, ceux-ci n'en éprouvent qu'une modification de constitution qui, hâtivement formée, n'a point produit de maladie; mais elles frappent plus fortement les étrangers, et produisent chez eux la fièvre jaune. Le sol ne fournit pas seul les exhalaisons qui les produisent; souvent on l'a vue, toujours avec les mêmes conditions atmosphériques, se développer au milieu d'un navire qui portait à fond de cale des matières putrescibles, qui devenaient un véritable foyer d'infection, soit pour les passagers, soit pour le pays dont le port recevait ce navire.

La fièvre jaune peut-elle se développer par contagion? A cette question voici ce qu'on peut répondre dans l'état actuel de la science: d'abord, aux Antilles, il me paraît bien avéré que la fièvre jaune n'est point contagieuse; là, ce n'est point en s'isolant, mais en changeant d'habitation qu'on s'en préserve. Les étrangers qui y arrivent ne l'y trouvent point le plus souvent; elle s'y développe avec eux. Dans ce pays, les expériences les plus propres à dévoiler la propriété contagieuse de la fièvre jaune, si cette propriété avait existé, ont été plusieurs fois tentées, et jamais la contagion de la maladie n'en est résultée. Ainsi beaucoup de personnes ont couché avec des individus atteints de fièvre jaune, se sont habillées avec leurs vêtemens, ont bu de la matière du vomissement noir, s'en sont frotté la peau, et toujours sans danger. Si enfin l'on consulte tous ceux qui, médecins ou non, ont habité les Antilles, tous affirment que la fièvre jaune n'est pas plus à leurs yeux une maladie contagieuse que ne l'est une fièvre intermittente de nos pays. Non contagieuse en Amérique, la fièvre jaune peut-elle le devenir en Europe? peut-elle être importée? peut-elle se communiquer aux habitans d'une côte qu'a touchée un navire américain, par des miasmes qui se dégagent, soit du corps d'un individu actuellement atteint de la fièvre jaune, soit d'objets qu'il a touchés? La communication de la maladie n'a-t-elle lieu qu'au contact? peut-elle également se faire par l'air? Les expériences citées plus haut, entreprises par M. Guyon et par d'autres, me paraissent démontrer que la fièvre jaune n'est pas susceptible de se transmettre d'un individu à un autre par les objets dits *contaminés*, quelle qu'en soit la matière, à moins que ces objets, ayant été en contact long-temps prolongé avec un foyer quelconque d'infection, dans le navire ou hors du navire, n'aient fini par s'imprégner d'une grande quantité de miasmes émanés de ce foyer. Quant aux malades eux-mêmes, ils ne communiquent pas non plus la maladie, à moins qu'ils ne soient entassés en des lieux étroits, où l'air ne se renouvellera que difficilement ou pas du tout; en pareille circonstance, chaque malade devient un véritable foyer d'infection; tel fut le mode de propagation de l'épidémie de Livourne. Hors ce cas, aucun fait ne démontre, à notre connaissance, la contagion de la fièvre jaune, et beaucoup de faits l'infirment. C'est ainsi que, dans la dernière épidémie de Barcelone, la maladie, active et contagieuse dans le foyer même de l'infection, n'étendit pas ses ravages hors de la ville, bien qu'une communication, qui ne fut jamais interrompue, existât entre l'intérieur de la ville et l'extérieur, bien que plusieurs personnes, atteintes de la fièvre jaune, eussent abandonné la ville pour aller mourir dans la campagne. Ainsi donc la contagion est aussi une voie de propagation de la fièvre jaune, mais très-faible, très-secondaire, très-rare, et on peut facilement la détruire par les moyens mêmes qui devraient l'augmenter, si par elle était née et s'était continuée la maladie, je veux dire, par de libres communications entre les citoyens, d'où résultera un encombrement moindre, et une circulation d'air plus grande, plus facile et plus rapide. C'est ainsi qu'on agit aux Antilles, et de la sorte on ne fait autre chose que rendre nuls les effets du foyer d'infection que chaque malade porte réellement en lui. S'il est quelques cas où un individu, atteint de la fièvre jaune, l'ait apportée et communiquée loin des lieux où elle régnait, c'est parce que cet individu s'est trouvé placé, avec des individus sains, dans des lieux où les miasmes qu'il exhalait restaient accumulés dans une masse d'air sans courant et non renouvelée.

Les symptômes qui se manifestent pendant le cours de la fièvre jaune sont les mêmes que ceux qu'on observe dans les différens typhus : deux seuls, au milieu de l'infinie variété de tous les autres, appartiennent surtout à la fièvre jaune et la caractérisent. Ces deux symptômes sont, d'une part, la coloration jaune de la peau, et, d'autre part, le vomissement noir.

La couleur jaune de la peau n'est pas un phénomène tellement constant qu'elle ne manque complétement chez un assez grand nombre de sujets; et de plus on l'observe dans d'autres maladies typhoïdes qu'on ne regarde pas comme appartenant à la fièvre jaune. Cette coloration commence le plus souvent par être partielle; elle envahit successivement la face, le cou, la poitrine, l'abdomen et les membres; elle peut commencer aussi par apparaître sous formes de taches disséminées, qui se multiplient, s'élargissent, et finissent par se toucher. Dans quelques cas, c'est en même temps dans toute son étendue que la peau se teint tout à coup en jaune. Cette couleur est loin d'être toujours semblable à celle des ictériques. Elle consiste souvent en une teinte d'un rouge sombre, qui peu à peu devient violacé, puis jaune clair ou foncé, puis verdâtre ou brunâtre; ce sont à peu près les mêmes nuances, les mêmes transitions de coloration que celles qu'on observe dans une partie ecchymosée. La peau peut ainsi se colorer, soit dès le début de la maladie, soit du troisième au cinquième jour, soit encore plus tard. Plusieurs auteurs ont admis que la couleur jaune de la peau, dans la fièvre jaune, était liée à une inflammation des voies biliaires. Cependant, dans les ouvertures de cadavres qui ont été faites, le foie n'a pas été trouvé altéré. M. Rochoux seulement rapporte qu'il a très-souvent rencontré une inflammation de la vésicule biliaire; mais, à mon avis, les lésions qu'il donne comme caractérisant cette inflammation ne sont pas assez tranchées pour en prouver l'existence. D'autres auteurs pensent que les diverses nuances de coloration de la peau, dans le cas de fièvre jaune, indépendantes de l'état du foie, sont le résultat d'une suffusion sanguine opérée dans la couche vasculaire de la peau. Ils se fondent, pour établir cette opinion, qui me paraît être la plus fondée, 1° sur l'absence même de lésions dans le foie; 2° sur la coïncidence d'autres hémorrhagies dans la fièvre jaune comme dans tous les typhus; 3° sur la facilité de leur production chez les animaux que l'on a soumis à des causes d'infection plus ou moins semblables à celles qui donnent naissance à la fièvre jaune.

Le vomissement noir, autre symptôme caractéristique du typhus ictérode, est bien évidemment le résultat d'une de ces hémorrhagies dont il vient d'être question. Il est souvent précédé par des vomissemens de mucosités ou de bile; puis à ces matières vomies se mêle une quantité variable de sang, mais très-reconnaissable. Ce sang y devient de plus en plus abondant, et en même temps sa couleur s'altère; il acquiert peu à peu une teinte rouge foncé, puis d'un jaune brunâtre; on le voit ensuite devenir semblable à du chocolat, ou à de la suie délayée dans l'eau. On peut supposer d'ailleurs, ou que le sang sort des vaisseaux ainsi altéré dans sa couleur, ou que cette dernière ne se modifie de la sorte que dans l'estomac, sous l'influence de certaines substances liquides ou gazeuses qu'il y rencontre. La matière du vomissement peut être mêlée d'un certain nombre de grumeaux grisâtres ou noirâtres, qui paraissent être du sang coagulé. L'époque de la maladie à laquelle survient le vomissement noir est aussi variable que l'époque de l'apparition de la couleur jaune de la peau.

Il n'est aucun appareil dont les fonctions ne soient plus ou moins troublées dans la fièvre jaune, comme dans les autres typhus. Les variétés de ces troubles sont d'ailleurs nombreuses, soit dans les diverses épidémies, soit dans une même épidémie, chez les différens individus. Ainsi les altérations fonctionnelles des centres nerveux se révèlent tantôt par un délire infiniment varié dans ses formes, tantôt par du coma, tantôt par divers troubles de la motilité ou de la sensibilité, soit spéciale, soit générale. Les fonctions digestives ne sont pas moins constamment altérées. Outre le vomissement noir signalé plus haut, on trouve dans la langue toutes les variétés d'aspect qu'elle présente dans les maladies désignées sous le nom de *fièvres adynamiques* ou *ataxiques;* la soif est ordinairement intense dès le début; l'abdomen est ballonné, douloureux; les selles sont le plus souvent copieuses, liquides, séreuses, muqueuses, bilieuses, quelquefois sanguinolentes, quelquefois noires comme la matière du vomissement. Les battemens artériels sont tantôt forts et fréquens, tantôt plus rares que dans l'état normal, tantôt remarquablement faibles, et souvent présentent, au milieu du cours de la maladie, la circonstance singulière de revenir momentanément à leur état naturel. Des hémorrhagies plus ou moins abondantes ont lieu de toutes parts, soit dans le tissu même de la peau, d'où résultent les pétéchies; soit dans le tissu cellulaire sous-cutané, ce qui donne lieu à des ecchymoses; soit entre les divers faisceaux musculaires. Souvent aussi le sang est exhalé, 1° à la surface même de la peau; 2° à la surface des diverses muqueuses, telles que celles du nez, de la bouche, du pharynx, du reste du tube digestif, de la vessie. Le sang tiré des veines pendant la vie n'est pas toujours dissous et sans caillot, comme disent l'avoir vu plusieurs observateurs; M. Rochoux l'a vu rassemblé en un coagulum assez dense que recouvrait une couenne mince ou épaisse. Parmi les appareils des sécrétions, celui qui présente le trouble le plus constant est l'appareil urinaire. Presque toujours, vers une certaine période de la maladie, l'urine est supprimée; tantôt cette suppression n'est accompagnée d'aucun autre symptôme qui révèle une affection des voies urinaires, tantôt on observe des douleurs vives vers la région rénale, le long du trajet des urétères, à l'hypogastre, une chaleur âcre dans le canal de l'urètre. L'altération de l'appareil biliaire n'est prouvée par d'autres signes que par la couleur jaune de la peau; mais nous avons vu plus haut qu'il n'était pas démontré que cette couleur fût liée à une affection du foie ou de ses annexes. La respiration est généralement naturelle, si les autres symptômes sont peu graves; dans le cas contraire, et à mesure que les fonctions digestives se troublent, les mouvemens inspiratoires s'accélèrent; ils deviennent gênés, très-pénibles, entremêlés de soupirs et de gémissemens; une sensation de constriction vers la base du thorax, surtout vers le sternum, et souvent même une vive douleur dans les mêmes parties, se manifestent. Dans quelques cas, le seul trouble qu'on observe dans la respiration, c'est l'extrême lenteur avec laquelle elle s'exécute.

La fièvre jaune peut se terminer par la mort ou par le retour à la santé. La première de ces terminaisons est quelquefois très-prompte; elle peut avoir lieu dès le deuxième jour; beaucoup de malades succombent du quatrième au cinquième; d'autres, mais en moins grand nombre, du septième au neuvième jour; très-peu après le onzième.

L'ouverture des cadavres montre, comme dans tous les autres typhus, l'existence de congestions sanguines sur différens organes : le tube digestif, le foie, les reins, les centres nerveux, en sont spécialement le siége. On ne trouve rien d'ailleurs qui soit en rapport avec la gravité des symptômes; rien non plus qui soit particulier à la fièvre jaune; les caillots colorés en jaune dont on avait signalé l'existence dans le cœur comme un phénomène constant, l'épanchement séreux ou séro-sanguinolent que l'on avait dit avoir trouvé dans le canal vertébral des individus morts de la fièvre jaune, ne sont pas des phénomènes propres à cette maladie : la nature morbide de cet épanchement n'est pas même démontrée.

Les traitemens les plus opposés ont été employés pour combattre le typhus. On a tour à tour eu recours à une méthode antiphlogistique modérée ou énergique, aux vomitifs et aux purgatifs, à des médicamens stimulans administrés soit pour relever les forces, soit pour provoquer des crises par la peau ou par les reins; on a aussi employé la plupart des révulsifs cutanés; enfin, l'on a cru que quelques substances étaient douées d'une véritable vertu spécifique contre la fièvre jaune. Combattre, au début et dans le cours de la maladie, les congestions sanguines par des saignées proportionnées aux forces des sujets, exciter la peau, ne donner à l'intérieur d'autres médicamens excitans que le quinquina dans les cas de prostration considérable ou de tendance marquée à l'intermittence, voilà le traitement qui paraît aujourd'hui compter le plus de partisans.

Le traitement prophylactique est des plus importans. Dans les Antilles, il faut conseiller aux étrangers non encore acclimatés d'éviter la grande chaleur, de ne se livrer à aucun exercice violent, d'habiter dans des lieux élevés et aérés, loin des marécages, de s'abstenir d'un régime échauffant, d'être sobre et modéré en toutes choses. Il s'en faut qu'on ait prouvé l'utilité des diverses substances toniques que plusieurs personnes prennent en débarquant aux Antilles.

Faire nettoyer tout navire qui porte en lui un foyer d'infection, transporter ceux qui l'habitaient dans un lieu où existera une libre circulation d'air, disséminer dans la campagne les habitans d'une ville où règne la fièvre jaune, et surtout assainir cette ville, voilà les meilleurs moyens d'empêcher la fièvre jaune de prendre naissance, ou d'en arrêter la propagation, si déjà elle s'est déclarée. L'observation paraît maintenant avoir bien démontré que s'il est plus d'une fois arrivé que la fièvre jaune ait été transmise d'un individu à un autre, cette transmission se borne rapidement et s'arrête toutes les fois que les malades viennent à être placés au sein d'une grande masse d'air dont rien n'entrave le renouvellement; d'où il suit que les cordons sanitaires établis autour des lieux où règne la fièvre jaune aggravent la maladie, là où elle existe, et que leur suppression, éminemment utile pour le lieu infecté lui-même, ne saurait en entraîner plus loin le développement.

Typhus d'Afrique ou *peste*. — Nous avons indiqué dans les généralités de cet article les causes de cette maladie, les lieux où on l'a vue régner soit endémiquement, soit d'une manière accidentelle; nous avons cherché à en pénétrer la nature que nous avons comparée à celle des autres typhus : il ne nous reste plus ici qu'à en retracer les symptômes.

Les symptômes de la peste sont aussi variables que ceux qui appartiennent aux groupes de maladies appelées *fièvres ataxo-adynamiques*; ils sont seulement remarquables par leur plus grand degré de gravité. Ce sont encore les mêmes symptômes que ceux qui apparaissent dans les deux autres typhus (typhus nosocomial et fièvre jaune); la peste offre même souvent les phénomènes caractéristiques de ces deux dernières maladies, savoir, les taches pétéchiales, les parotides, la teinte ictérique de la peau, le vomissement noir. Les phénomènes qui lui appartiennent et qui les distinguent sont les bubons et les anthrax.

Les bubons sont des tumeurs qui se développent aux aines, aux aisselles ou au cou, dans le tissu cellulaire qui entoure les ganglions lymphatiques, ou dans ces ganglions eux-mêmes. Ces tumeurs, qui paraissent à des époques variables de la maladie, peuvent se terminer par résolution, par suppuration, ou par gangrène. On a dit que la suppuration en était la terminaison la plus heureuse, parce qu'elle constituait souvent une crise de la maladie. Les bubons peuvent exister chez des malades dont l'affection n'est pas d'ailleurs très-grave.

Les tumeurs gangréneuses ou anthrax ont été observés dans tous les points de la périphérie du corps, plus particulièrement aux cuisses, aux fesses, aux reins, aux membres supérieurs, à la poitrine, au cou, aux joues. Précédée d'une vive douleur, et de l'existence d'une tache rouge, au-dessus de laquelle s'élève une phlyctène remplie d'une sérosité jaune ou brune, la gangrène peut se borner ou s'étendre plus ou moins, soit en superficie, soit en profondeur. Les parotides et les pétéchies se manifestent fréquemment en même temps que les bubons et les anthrax; d'un autre côté, pendant le cours d'une épidémie de peste, il arrive que des malades meurent sans avoir présenté aucun de ces quatre grands phénomènes.

En raison des divers degrés d'intensité de la maladie, trois variétés de la peste ont été admises par M. Desgenettes. Dans une première variété on n'observe qu'un mouvement fébrile peu considérable, les symptômes nerveux sont à peine prononcés; la maladie légère ne se rapproche de la peste que par l'existence des bubons; soit que ceux-ci suppurent, ou se terminent par résolution, la maladie marche vers une guérison prompte et facile. Dans une seconde variété, la fièvre est plus intense, des symptômes nerveux se manifestent, il y a en particulier du délire; la maladie n'est encore caractérisée que par des bubons. La mort est souvent la terminaison de cette seconde variété; toutefois la guérison peut encore avoir lieu. Enfin, dans une troisième variété, on voit se joindre aux bubons des tumeurs charbonneuses et des pétéchies; les symptômes nerveux sont plus graves, le délire est plus considérable; la mort a lieu le plus ordinairement du troisième au cinquième ou sixième jour : à ce degré on a vu encore quelques malades guérir. La durée de la peste ne s'étend guère au delà du terme que je viens de signaler; elle peut être beaucoup plus courte; ainsi tous les auteurs ont parlé d'individus qui, au milieu d'épidémies de pestes, étaient pris tout à coup des symptômes les plus graves de la maladie, et succombaient en quelques heures, quelquefois même presque instantanément, comme si chez eux un poison violent avait rapidement détruit la vie. L'ouverture des cadavres a montré dans la peste l'existence des mêmes altérations que dans les autres typhus. Quant au traitement de la peste, il est également semblable à celui qu'on a employé contre tout typhus; ce serait sans fruit que nous discuterions la valeur des diverses méthodes thérapeutiques qui, tour à tour, ont été opposées à la peste, puisqu'aucune expérience directe n'a encore définitivement prononcé en faveur de l'une ou de l'autre de ces méthodes, et, d'après l'idée que nous nous sommes formée de la nature de la peste, nous nous contenterons de dire avec Cullen (*Élémens de Médecine pratique*) : Les indications à remplir dans la cure de la peste sont les mêmes que celles qui conviennent dans les *fièvres* en général. Tant qu'on n'aura pas d'ailleurs clairement démontré la non-contagion de la peste, il sera sage de chercher à préserver de ce fléau les différentes villes maritimes en soumettant à la quarantaine dans les lazarets tout individu, comme toute marchandise, qui vient des pays où la peste règne, soit endémiquement, soit accidentellement. Quant au système des cordons sanitaires, il n'est pas plus utile dans la peste que dans la fièvre jaune. (ANDRAL fils.)

ULC.

ULCÉRATION. On désigne sous ce nom tout travail morbide qui a pour résultat la solution de continuité d'un tissu; elle peut avoir lieu dans les parenchymes des organes ou à leur surface. Pour en expliquer la production, on a supposé un surcroît d'activité de l'absorption interstitielle; nous ne savons pas encore comment s'opère une ulcération; tout ce qu'il nous est donné de saisir, ce sont les divers états qui, dans le lieu où elle se forme, précèdent son apparition. Ces états sont les suivans : 1° une simple congestion sanguine tantôt occupant une grande étendue, tantôt n'existant que là où plus tard se formera l'ulcération; elle ne consiste alors qu'en une sorte de tache rouge ou de plaque circonscrite; 2° un état de ramollissement des tissus; 3° leur induration. Plus ou moins long-temps après que celle-ci a commencé, et lorsque déjà l'organe qui en est le siége est notablement modifié dans sa forme, dans son volume, dans son organisation même, une nouvelle congestion s'empare des tissus chroniquement indurés, et il s'y établit un nouveau travail morbide, dont le résultat est une ulcération, qui tantôt reste stationnaire, et tantôt s'étendant rapidement ou lentement, soit en superficie, soit en profondeur, finit par détruire un grand nombre de parties. Dans beaucoup de tumeurs dites *cancéreuses*, on ne voit autre chose que la succession des phénomènes que nous venons de décrire. Ce sont le plus souvent, soit des masses de tissu cellulaire induré, soit d'autres tissus chroniquement engorgés, qui finissent par se transformer en une ulcération variable en étendue et en profondeur; 4° lorsque des sécrétions morbides se sont opérées en une partie quelconque où il y a rétention de leur produit, celui-ci agit à la manière d'un corps étranger; il tend à se faire jour au dehors; les tissus avec lesquels il est en contact, d'abord simplement refoulés, sont ensuite irrités et détruits; le produit de sécrétion morbide se trouve éliminé à travers des voies nouvelles, accidentellement formées au milieu des tissus enflammés; et à la place qu'il occupait, existe une ulcération. C'est ainsi que formés dans le tissu cellulaire subjacent à la membrane muqueuse intestinale, des tubercules se font jour à travers cette membrane après l'avoir perforée, et qu'elle se trouve ainsi consécutivement ulcérée. C'est encore ainsi que développés au sein du parenchyme pulmonaire, ces mêmes tubercules déterminent autour d'eux un travail d'inflammation éliminatoire, dont le résultat est l'expulsion de la matière tuberculeuse à travers les parois bronchiques perforées, et la formation, dans le poumon, d'une cavité ulcéreuse qui peut ultérieurement ou se cicatriser, ou rester stationnaire, ou s'agrandir de plus en plus. Si cette dernière tendance existe, il peut arriver qu'un tubercule pulmonaire, très-peu considérable, soit le point de départ d'une excavation assez grande pour transformer un lobe pulmonaire tout entier en une simple poche à parois très-minces. On a mal compris, à mon avis, le mode de formation des cavernes pulmonaires, lorsqu'on a dit qu'elles étaient uniquement produites par le refoulement du parenchyme du poumon; il y a dans ce cas ulcération très-réelle. L'état des vaisseaux des parties ulcérées est souvent fort remarquable. Au milieu de la destruction de tous les tissus, ils restent fréquemment intacts, ou bien on les voit se transformer en cordons ligamenteux qui peuvent être ensuite impunément atteints par le travail d'ulcération; quelquefois cependant les parois de ces vaisseaux viennent à s'ulcérer, avant que l'oblitération de leur cavité n'ait eu lieu, et il en résulte des hémorrhagies tantôt légères, tantôt assez graves pour compromettre la vie des malades.

Les ulcérations appartiennent également à l'inflammation aiguë et à l'inflammation chronique. Mais, dans l'un et dans l'autre cas, leur formation dépend de certaines conditions qu'il ne nous est pas donné de reproduire à volonté; ces conditions ne résident ni dans l'intensité, ni dans la durée de la phlegmasie. Souvent c'est à la suite d'une irritation très-légère, très-courte, à peine appréciable, qu'une vaste ulcération prend naissance; d'autres fois une phlegmasie suraiguë, telle que celle que produit sur l'estomac l'ingestion d'un poison corrosif, une phlegmasie très-longue, telle que celle qui existe dans le tube digestif d'un malade atteint d'une ancienne diarrhée, ne déterminent la formation d'aucune ulcération. Il est certains cas où l'ulcération ne saurait plus être considérée comme une simple affection locale : elle est la traduction, et comme la manifestation extérieure d'une affection plus générale. Ainsi, en même temps que chez les scorbutiques, il y a tuméfaction des gencives, hémorrhagie de toutes parts, incoagulabilité du sang, de nombreuses ulcérations parsèment l'enveloppe cutanée. En même temps que chez les scrofuleux il y a modification de toute nutrition et de toute sécrétion, des ulcérations se forment aussi chez eux sur la peau, sur les muqueuses, et jusque dans les os. Elles se produisent également dans ces mêmes tissus, lorsque du mercure a été pendant long-temps introduit dans l'économie; et chose remarquable, c'est que ce même mercure qui leur donne naissance a d'autres fois la faculté de les guérir.

La peau et les membranes muqueuses sont les deux tissus où se montrent le plus souvent des ulcérations. Celles de la peau, appelées proprement *ulcères*, seront décrites dans l'article suivant. Les ulcérations des membranes muqueuses se présentent partout avec le même aspect, elles paraissent avoir plus fréquemment leur siége dans les follicules, soit isolés, soit agminés, qui parsèment ces membranes; aussi les observe-t-on plus souvent là où ces follicules sont plus nombreux; elles sont beaucoup plus communes, par exemple, dans l'iléum, vers sa partie inférieure, que dans l'estomac, dans le larynx que dans les bronches. Leurs bords sont formés par la membrane muqueuse elle-même, et leur fond par les tissus subjacens à cette muqueuse. Si ces tissus s'ulcèrent tous à leur tour, il en résulte une perforation (*voyez* ce mot). Les ulcérations des membranes muqueuses présentent quelques variétés dignes de remarque sous le rapport de leur coloration. Ainsi, dans le plus grand nombre des cas, elles sont rouges ainsi que leurs environs; d'autres fois cette teinte rouge est remplacée par une coloration noire qui existe sur leur bord ou sur leur fond; cette dernière coloration indique leur état chronique. D'autres fois l'ulcération seule est colorée, et autour d'elle la membrane muqueuse est très-pâle. Enfin il peut arriver que l'ulcération elle-même, ainsi que ses environs, soit entièrement décolorée. Il n'est pas rare, par exemple, de trouver le tube digestif ainsi parsemé d'ulcérations nombreuses, sans aucune trace d'injection vasculaire, sans aucun indice d'autre altération que ces ulcérations elles-mêmes. Un pareil état s'observe surtout assez fréquemment chez les enfans, à la suite de longues diarrhées, ou dans certains cas où, aucun symptôme bien tranché n'ayant annoncé de lésion du côté des voies digestives, ils sont morts par le cerveau. D'ailleurs, il est maintenant bien démontré que les ulcérations des membranes muqueuses peuvent se former d'une manière aiguë ou chronique, sans être accompagnées d'aucune douleur; elles peuvent même exister sans produire aucun phénomène morbide. J'ai ouvert plusieurs fois des cadavres d'individus morts d'une affection aiguë du poumon, quelque temps après qu'ils avaient eu une gastro-entérite, dont ils étaient complétement guéris; et j'ai trouvé encore quelques ulcérations à bords et à fond pâles, disséminées sur divers points de leur tube digestif. J'ai connaissance d'un cas dans lequel la convalescence paraissait complète, lorsque tout à coup survint une péritonite suraiguë qui entraîna rapidement l'individu au tombeau. A l'ouverture du cadavre on trouva vers l'iléum quelques ulcérations décolorées, sans injection autour d'elles; mais de plus, il y avait perforation du fond d'une de ces ulcérations; de là la cause de la péritonite.

Les ulcérations de la membrane muqueuse qui tapisse le vagin et le col utérin sont une des lésions que l'on a confondues sous le nom de *cancer de la matrice*. *Voyez* ce mot.

Des ulcérations se rencontrent quelquefois dans le système vasculaire; on en a également trouvé dans le cœur, dans les artères et dans les veines. Les ulcérations du cœur sont rares; elles occupent un des points de la surface interne de ses diverses cavités. Commençant par la destruction de la membrane interne, elles peuvent ne pas s'étendre au-delà; d'autres fois le tissu musculaire est lui-même envahi, et il peut en résulter une perforation du cœur (*voyez* ce mot). Les ulcérations des artères sont plus communes que celles du cœur; elles succèdent souvent à diverses lésions (soit concrétions osseuses ou cartilagineuses, soit dépôts de pus ou de tubercules, etc.) qui, ayant lieu primitivement au-dessous de la membrane interne, irritent celle-ci et la détruisent; d'autres fois il ne paraît pas qu'aucune production accidentelle ait précédé l'ulcération. Un grand nombre d'anévrysmes faux reconnaissent pour point de départ de semblables ulcérations.

Bayle a désigné sous le nom de *phthisie ulcéreuse* une espèce de consomption déterminée par la présence d'un ulcère au sein du parenchyme pulmonaire, ulcère que Bayle regardait comme primitif, qu'il distinguait des cavernes qui suivent le ramollissement des tubercules, et que plus tard Laennec a démontré n'être autre chose qu'un résultat de gangrène du poumon. Cet ulcère s'établit après que l'escarre pulmonaire s'est détachée et a été éliminée à travers les bronches. Les signes qui annoncent l'existence d'un ulcère du poumon, suite d'un état gangréneux de son parenchyme, se tirent uniquement des crachats, qui sont d'une fétidité insupportable et d'une couleur d'un brun grisâtre caractéristique. Avant que l'expectoration n'ait pris ces caractères, il arrive souvent qu'une grande fétidité commence par exister dans l'haleine. En même temps il y a de la toux, le malade tombe plus ou moins promptement dans le marasme, la fièvre hectique s'allume, et la mort survient tantôt peu de semaines et tantôt plusieurs mois seulement après l'apparition des crachats signalés plus haut. A l'ouverture des cadavres, on trouve en un point des poumons une excavation remplie d'un liquide sanieux, d'où s'exhale une odeur semblable à celle des crachats. Les parois de cette excavation ne sont le plus ordinairement tapissées par aucune fausse membrane; elles sont rouges ou brunes, lisses ou rugueuses. Autour d'elle on trouve le parenchyme pulmonaire tantôt tout-à-fait sain, tantôt frappé d'inflammation chronique; cette excavation est le plus souvent unique, et aucun tubercule, si ce n'est dans quelques cas de complication, n'existe dans le poumon. (ANDRAL fils.)

ULCÈRE, s. m., *ulcus*. On a donné différentes définitions de l'ulcère que nous ne devons point admettre, soit parce qu'elles ne s'appliquent pas à toutes les espèces de ce genre de maladie, soit parce qu'elles n'établissent pas une ligne de démarcation suffisante entre les ulcères et les plaies proprement dites qui suppurent.

Nous définissons l'ulcère, avec le professeur Chaussier et plusieurs pathologistes anciens et modernes, une solution de continuité dans une partie molle ou dure; avec écoulement de pus, d'ichor, ou de sanie; entretenue par une cause locale ou générale; devant rester stationnaire, s'étendre ou se reproduire après une guérison temporaire, tant que cette cause locale ou générale n'aura pas été détruite.

Le caractère distinctif essentiel entre l'ulcère et la plaie se trouve donc dans une seule circonstance, mais elle est de la plus haute importance à signaler : la plaie tend à se cicatriser, et se cicatrisera spontanément, pourvu qu'elle ne soit pas exposée a l'action d'agens irritans; l'ulcère reste stationnaire, s'étend ou se reproduit, parce qu'une cause locale ou générale, plus ou moins facile ou difficile à reconnaître, s'oppose à sa guérison. Nous conviendrons qu'il n'est pas toujours aisé de distinguer au premier coup-d'œil quelques plaies anciennes, et guérissant lentement, de certains ulcères qui ne sont entretenus que par des causes locales ou générales peu graves, et qu'il arrive assez souvent qu'une plaie prend accidentellement le caractère d'ulcère sous l'influence des altérations de l'air, d'écarts de régime commis par le malade, de pansemens peu méthodiques, ou du développement d'une autre maladie, etc.

Si on étudie les ulcères sous le rapport de leur formation, on reconnaît que les uns succèdent à des blessures ou à des excoriations, que d'autres sont produits par la gangrène; que souvent ils sont la suite d'abcès, et que dans quelques cas ils sont le résultat d'une véritable érosion dont on ne peut guère se rendre compte qu'en l'attribuant à une absorption interstitielle anormale.

Nous rapporterons tous les ulcères à deux grandes divisions : dans la première, nous rangerons ceux qui sont entretenus par une cause locale; et dans la seconde, ceux qui sont l'effet de quelque cause interne.

Les espèces d'ulcères de la première de ces divisions sont les suivantes : 1° l'ulcère fistuleux; 2° l'ulcère calleux; 3° l'ulcère variqueux; 4° l'ulcère fongueux; 5° l'ulcère verruqueux; 6° l'ulcère vermineux; 7° l'ulcère cancroïde; 8° quelques ulcères cancéreux.

Les ulcères que nous pensons devoir rapporter à la seconde classe sont : 1° l'ulcère vénérien; 2° l'ulcère scrofuleux; 3° l'ulcère dartreux; 4° l'ulcère psorique; 5° l'ulcère scorbutique; 6° l'ulcère cancéreux; 7° l'ulcère cachectique.

Tous ces ulcères peuvent être aussi simples que le comporte leur nature, mais ils sont susceptibles d'être compliqués d'excès d'inflammation, de pourriture d'hôpital, de gangrène; et ces complications ont été considérées par quelques pathologistes comme des conditions suffisantes pour établir encore d'autres espèces d'ulcères qu'ils ont désignés sous les noms d'*ulcères inflammatoires, esthiomènes, phagédéniques, rongeans, sordides, cacoëthes, gangréneux, etc.* Si nous n'adoptons pas leur opinion, en considérant l'excès d'inflammation, la pourriture d'hôpital ou typhus nosocomial des plaies, et la gangrène, comme des caractères distinctifs de certaines espèces d'ulcères, nous n'en pensons pas moins que ces états morbides se présentent fréquemment, qu'ils peuvent devenir très-graves, qu'ils présentent des indications spéciales et urgentes à remplir, quelle que soit l'espèce d'ulcère qui s'en trouve accidentellement compliquée. *Voyez* ces mots.

Les ulcères que l'on a nommés *malins*, *rongeans*, *phagédéniques*, sont dans quelques sujets excessivement douloureux ; le genre de douleur dont ils sont le siége varie; cette douleur peut être brûlante, tensive, lancinante, continue, intermittente, etc.; notons qu'elle n'est pas toujours en rapport avec le degré d'inflammation de la surface ulcérée et des parties voisines; qu'elle paraît assez souvent dépendre du caractère spécial de la cause de l'ulcère, et dans d'autres cas, de circonstances indépendantes de cette cause et de l'inflammation. On ne peut guère donner de préceptes généraux applicables à cette complication, et déduits de l'observation : quelquefois cette douleur cède à des émissions de sang générales ou locales indiquées par l'état pléthorique du malade, ou par la rougeur et le gonflement de l'ulcère et de ses bords; chez d'autres individus, les fomentations, les bains, les digestifs émolliens, relâchans, narcotiques, sont opposés avec plus de succès à ce symptôme. On pourrait citer bien des cas où l'on a vu disparaître cette douleur à la suite de l'administration d'un purgatif ou d'un vomitif rendu nécessaire par l'état saburral des premières voies. Des médicamens réputés spécifiques, tels que les préparations mercurielles pour les ulcères syphilitiques, agissent chez quelques sujets comme calmans, et d'autres fois exaspèrent la douleur; enfin, il est des cas où l'on ne parvient à s'en rendre maître, et à borner les progrès de l'ulcération, qu'en désorganisant la surface ulcérée, soit avec le fer rouge, soit avec un caustique puissant, tel que le beurre d'antimoine ou le nitrate acide de mercure concentré.

Des ulcères locaux. Ces ulcères ont leur siége à l'extérieur ou sur les membranes muqueuses voisines de la peau. Nous devons cependant faire remarquer que la plupart des ulcères de ces membranes doivent être rapportés, d'après leur cause, à la seconde classe que nous avons admise. Les ulcères locaux diffèrent entre eux relativement à leur situation, à leur largeur, à leur profondeur, à leur forme, à la quantité de liquide qu'ils exhalent, à leur ancienneté, aux rapports qui peuvent exister entre eux et l'état de quelque viscère, à l'influence favorable ou nuisible qu'ils paraissent exercer sur toute l'économie.

Le plus grand nombre des ulcères entretenus par une cause locale se rencontre sur les membres inférieurs, qui doivent cette fâcheuse prédisposition à leurs usages, à leur direction habituelle, à leur éloignement du cœur, aux meurtrissures ou autres blessures dont ils sont souvent atteints; et ces ulcères sont en général plus difficiles à guérir que ceux du tronc ou des membres supérieurs.

La largeur et la profondeur des ulcères sont très-variables : quelques-uns occupent presque toute la surface ou le contour d'un membre, et pénètrent profondément au-dessous de la peau. Leur guérison est toujours très-lente; mais on peut facilement s'en laisser imposer sur la largeur, et surtout sur la profondeur réelle d'un ulcère, qui ne paraissent très-considérables qu'à cause du gonflement inflammatoire aigu ou chronique, ou d'un engorgement œdémateux qui existe dans la partie malade. La forme des ulcères est très-variable; ceux qui sont en même temps larges et arrondis guérissent plus lentement que ceux qui sont oblongs; on ne doit cependant pas en conclure qu'il conviendrait, pour obtenir une guérison plus prompte, d'enlever supérieurement et inférieurement une portion de peau triangulaire.

La quantité de pus ou de sanie que rendent les ulcères n'est pas toujours en rapport avec leur étendue : les uns suppurent très-abondamment; d'autres, au contraire, ne donnent qu'une petite quantité de suppuration : dans le premier cas, les malades peuvent être promptement affaiblis, épuisés, pris de fièvre lente; dans le second, leur santé générale se conserve sans altération.

L'ancienneté des ulcères, les rapports que l'on observe chez quelques sujets entre les ulcères et l'état d'un ou de plusieurs viscères, l'influence que chez quelques individus les ulcères exercent sur toute l'économie, ont depuis long-temps fixé l'attention des praticiens, et fait naître les questions suivantes : Un ulcère ancien ne doit-il pas être considéré comme un organe excréteur accidentel dont les fonctions ne pourraient être supprimées ou déplacées sans danger? Ce danger ne serait-il pas plus grand si, chez l'individu affecté de l'ulcère, le foie, les poumons, l'estomac, l'intestin ou tout autre viscère, était le siége d'un engorgement, d'une inflammation chronique? Le même danger n'existerait-il pas si l'on faisait cicatriser l'ulcère sur un individu habituellement valétudinaire, et qui n'aurait recouvré une bonne santé que depuis que l'ulcération extérieure se serait établie?

Pour résoudre ces questions importantes, on a dû s'en rapporter aux résultats fournis par l'observation plutôt que d'en chercher la solution dans les théories qui ne sont pas toujours rigoureusement déduites des faits, et voici ce que l'observation a démontré.

Les ulcères anciens qui, depuis leur développement, n'ont pas eu d'influence appréciable sur aucune fonction, sur aucun organe, peuvent être guéris sans inconvénient, pourvu qu'à l'époque de leur cicatrisation le malade suive pendant quelque temps un régime un peu plus sévère que d'habitude, et qu'on produise de légères révulsions sur le canal intestinal par des minoratifs. Quelques praticiens pensent même que ces minoratifs ne sont pas toujours nécessaires.

Lorsque les ulcères coexistent avec des maladies organiques ou avec des phlegmasies chroniques internes, il serait en général dangereux de les guérir complétement. On doit s'attacher particulièrement à diminuer leur étendue, à empêcher leurs progrès, à modérer la suppuration. Quelquefois cependant on a pu les guérir et les remplacer par un exutoire; mais cet exutoire artificiel n'ayant pas suppléé, chez tous les sujets, l'ulcère dont on avait obtenu la guérison, et la maladie intérieure s'aggravant, on a été forcé d'ouvrir avec un vésicatoire ou avec un caustique l'ulcère qui s'était fermé. Les mêmes phénomènes ont été observés dans des cas où un ulcère spontané exerçait une influence favorable sur l'ensemble des fonctions, et les mêmes préceptes de thérapeutique y sont par conséquent applicables.

1° *De l'ulcère fistuleux ou sinueux.*—Cet ulcère est entretenu par le décollement de la peau plus ou moins amincie, ou bien il pénètre plus profondément entre des muscles qui ont été isolés les uns des autres par la suppuration ou par la gangrène; dans d'autres cas, sa cicatrisation est retardée, empêchée par la dénudation d'un tendon, d'une aponévrose, d'une portion de périoste ou d'os. Quelques auteurs ont rangé cet ulcère parmi les fistules, et nous avons déjà eu occasion d'en parler en traitant de ce genre de maladies. Lorsque la peau n'est que décollée, sans être amincie, on obtient sa réunion aux parties subjacentes par le repos, la compression méthodique, auxquels il faut associer quelquefois les injections stimulantes. L'amincissement de la peau est-il tel que sa réunion soit impossible, il faut en pratiquer l'excision : si les bourgeons charnus du fond de l'ulcère mis à découvert par cette excision sont mous, fongueux, on les touche avec la pierre infernale, ou avec un autre cathérétique; et lorsque l'ulcère a été ramené aux conditions d'une plaie simple avec perte de substance et en suppuration, on emploie pour lui le même mode de pansement.

La cure est plus difficile quand l'ulcère pénètre entre des muscles isolés les uns des autres, et surtout quand les malades sont affaiblis, amaigris, et que l'ouverture de l'ulcère n'est pas déclive; on conseille dans ces cas la compression expulsive, les douches thermales artificielles ou naturelles, l'établissement d'une contre-ouverture, l'introduction d'un séton, la section de tous les clapiers, de tous les sinus de l'ulcère. Tout ces moyens sont rationnels; mais il faut accorder la préférence parmi eux à ceux dont l'emploi offre autant de chances de succès en exposant les malades à moins de douleur et à un moindre danger, et nous répéterons ici ce que nous avons dit à l'article FISTULE, que souvent les malades ne peuvent guérir qu'après avoir recouvré leurs forces et leur embonpoint, et que toute opération qui leur serait pratiquée avant cette époque serait au moins inutile.

Lorsque l'ulcère est entretenu par la dénudation de quelque tissu fibreux ou d'une portion d'os, il faut se borner à des pansemens simples, et attendre patiemment que les parties dénudées se soient exfoliées ou recouvertes de bourgeons charnus.

2° *De l'ulcère calleux.* — Ainsi nommé à cause de l'engorgement dur qui entoure et sur lequel repose la surface ulcérée, cet ulcère occupe le plus souvent les jambes ou les pieds. C'est aussi à lui que l'on a donné le nom d'*ulcère atonique;* Everard Home attribue les phénomènes qu'il présente à son siége sur des parties qui ont trop peu d'énergie pour qu'il se forme des bourgeons charnus de bonne nature, que cette atonie soit due à l'état des parties elles-mêmes ou à la constitution.

On l'observe fréquemment chez les ouvriers qui travaillent habituellement dans l'eau, dans les égouts, dans les mines, les caves; chez ceux qui, occupés dans des lieux moins insalubres, sont habituellement assis ou debout sans marcher; les vieillards en sont plus souvent affectés que les adultes, et ceux-ci plus souvent que les jeunes gens et les enfans.

Les bords de cette espèce d'ulcère sont durs, élevés, tantôt pâles, tantôt bleuâtres, quelquefois légèrement rouges. Ils sont lisses, ou plus ou moins ridés; la surface de l'ulcère est elle-même lisse, d'un rouge pâle, ou couverte de bourgeons charnus, larges, peu saillans. Cet ulcère est ordinairement indolent ou peu douloureux. La quantité de pus qu'il fournit est peu considérable relativement à son étendue; ce pus est peu consistant, quelquefois fétide; quand cet ulcère est ancien et profond, on remarque souvent que le périoste et même que les os situés dans son voisinage sont plus ou moins tuméfiés; il est assez fréquemment compliqué de varices. Dans le plus grand nombre des cas cet ulcère est la suite d'une contusion, d'une entamure; il est très-sujet à récidive, surtout quand sa cicatrice est très-étendue, et que les malades, après leur guérison, reprennent sans précaution leurs travaux accoutumés. Il est rare que cet ulcère ne soit pas curable; il ne devient tel que quand il est très-ancien, et qu'il est d'une très-grande étendue.

Le professeur Boyer attribue les phénomènes que présentent les ulcères calleux à la succesion fréquente d'inflammations qui n'ont pu se terminer complétement par induration, et qui ont donné lieu à l'accumulation et à l'épaississement de la lymphe dans les mailles du tissu cellulaire.

La méthode curative qu'il conseille est déduite de cette opinion. « On recommandera au malade de garder le lit; on appliquera sur l'ulcère un plumasseau enduit d'un digestif simple; on couvrira les environs d'un cataplasme de farine de graine de lin cuite dans une décoction de racine de guimauve; on règlera le régime, et l'on écartera toutes les causes d'irritation. Bientôt les duretés se ramolliront; la surface de l'ulcère s'humectera et donnera un pus bien conditionné; les bords deviendront souples et minces; le fond se couvrira de bourgeons charnus vermeils et d'une consistance naturelle; la cicatrisation s'annoncera et fera des progrès rapides. On pourra supprimer de bonne heure le digestif dont on chargeait le plumasseau dans le principe, pour lui substituer la charpie sèche; mais il faut continuer long-temps l'usage du cataplasme, et jusqu'à ce que les callosités des bords et des parties environnantes soient complétement dissipées, et que la souplesse naturelle des parties soit parfaitement rétablie. »

La compression, suivant le même praticien, ne convient pas dans le traitement des ulcères calleux, mais elle est très-propre, après la guérison, à prévenir la rechute, en soutenant la cicatrice, et en s'opposant au gonflement du membre. J'ai eu occasion d'observer à la Charité, à l'Hôtel-Dieu, dans la pratique particulière, un grand nombre de malades traités par cette méthode; je l'ai vue réussir dans le plus grand nombre des cas, quelquefois dans un espace de temps assez court, d'autres fois au bout d'un temps très-long. Cette méthode est-elle, comme le pense notre excellent maître, la seule qui soit convenable contre ce genre d'ulcères? Plusieurs autres modes de traitement ont été mis en usage : nous allons passer successivement en revue les principaux.

Les anciens pratiquaient, et quelques chirurgiens pratiquent encore de nos jours, des mouchetures, et même des scarifications dans les callosités, pour les dégorger et accélérer leur résolution; ils emploient en même temps les topiques émolliens et relâchans. Cette méthode inutilement douloureuse, surtout quand il n'existe pas une tension inflammatoire aiguë dans les bords de l'ulcère, ne peut être mise en usage rationnellement que dans des cas très-rares.

On a préconisé, pour la prompte guérison des ulcères atoniques, des préparations emplastiques très-variées, mais plus particulièrement des emplâtres dans lesquels on trouve réunis à la cire, à des résines, à l'huile, aux oxydes de plomb, des substances aromatiques excitantes, telles que le camphre, le benjoin, l'encens, etc. J'ai vu ces préparations accélérer la guérison, employées lorsque les callosités avaient été ramollies par les topiques émolliens.

Les chlorures de soude et de chaux plus ou moins étendus

d'eau ont été employés avec succès depuis plusieurs années, dans quelques hôpitaux de Paris, et dans des circonstances semblables.

Une dissolution légère de nitrate d'argent, ou bien un mélange d'un scrupule d'acide nitreux dans huit onces d'eau, accélèrent beaucoup, suivant E. Home, la cicatrisation de ces ulcères; et ce praticien prétend que la cicatrice obtenue par l'acide nitreux est beaucoup plus solide que celle que l'on obtient par les autres modes de traitement.

On a également employé avec succès les frictions sur les callosités, avec le calomel délayé avec de la salive, ou avec le suc gastrique d'animaux ruminans; les frictions légères avec l'onguent mercuriel; le mélange du précipité rouge de mercure avec l'onguent rosat ou basilicum étendu sur des plumasseaux de charpie.

Une autre méthode de traitement des ulcères calleux, comptant beaucoup de partisans, et peut-être un aussi grand nombre d'antagonistes, consiste dans l'emploi de la compression circulaire. Cette compression, recommandée depuis long-temps contre les ulcères variqueux, n'a été adoptée dans quelques hôpitaux de Paris, pour les ulcères calleux, que depuis que M. Roux a publié un ouvrage intitulé : *Relation d'un voyage fait à Londres en 1814*, ou *Parallèle de la chirurgie anglaise avec la chirurgie française;* mais cependant, bien avant cette époque, un nommé M. Gaillard, qui existe encore à Paris, la mettait en usage avec succès pour la plupart des ulcères des jambes. Loin de recommander le repos à ses malades, M. Gaillard les force à marcher; il couvre les surfaces ulcérées avec des substances emplastiques plus ou moins excitantes, et se sert de bandes de linge pour exercer la compression suivant la méthode de Theden, c'est-à-dire sur le pied et sur la jambe. MM. Whately et Baynton ont spécialement préconisé en Angleterre la compression, mais ils ne l'exercent pas de la même manière. Nous emprunterons à M. Samuel Cooper les détails propres à faire connaître le procédé de chacun de ces deux praticiens.

M. Whately emploie ordinairement un cérat dans lequel entre la pierre calaminaire : ℞ *axung. porcin. depur. lib.* iij; *empl. plumbi lib. j ss; lap. calam. præp. ap. lib.* j. A cette formule M. Whately en joint une autre pour faire un cérat qui contient moins d'huile que l'*unguentum tripharmacum* de l'ancien dispensaire, mais il est plus adhétif : on l'étend sur du linge, ou sur de la soie, ou sur de la charpie; cet emplâtre est si doux qu'il n'irrite jamais la peau : *Emplastr. plumb. lib.* j; *axung. porcin. depur.* ℥ vj; *aceti* ℥ iv : *misce.*

Les bandes doivent être en flanelle fine, douce, peu serrée. Elles doivent avoir cinq aunes de long et trois pouces de large pour les personnes qui ont les jambes grêles, et six aunes de longueur et trois pouces et demi en largeur pour les individus dont les jambes sont volumineuses. Ces bandes doivent être lavées souvent, et à l'eau chaude seulement, et on se borne à les suspendre pour les faire sécher. Les compresses ne doivent avoir que la longueur nécessaire pour que leurs extrémités se joignent sur le côté de la jambe opposé à celui où on les applique, et ne former aucun pli.

Lorsqu'on applique la bande, il faut faire le premier tour autour de la partie la plus inférieure de la malléole; le second doit être porté autour du pied; le troisième doit entourer le pied jusqu'aux orteils. Il faut ensuite reporter la bande du pied autour de la malléole et du coude-pied, pour faire le quatrième tour. En même temps il faut, sans la porter sur le sommet du talon, la conduire plus près de cette partie qu'on ne l'avait fait d'abord. Le cinquième tour doit repasser au-dessus de la malléole, et pas plus d'un demi-pouce plus haut que le quatrième tour. Les sixième, septième, huitième et neuvième tours doivent monter en spirale autour de la moitié inférieure de la jambe. Arrivés à cette hauteur, les tours de bande se recouvriront dans une moindre largeur, et au niveau de la partie inférieure du mollet il est en général nécessaire de faire un ou plusieurs renversés. Lorsque la bande aura été conduite jusqu'au genou, on en conservera environ une aune pour la ramener par des circulaires en spirale moins rapprochés jusqu'à la partie inférieure de la jambe, où on la fixe avec une épingle.

Dans plusieurs cas, il est nécessaire d'appliquer la bande par dessus le talon. Il faut la porter aussi bas que possible autour de la malléole; de là, le second tour doit passer du coude-pied sur l'un des côtés du talon, pour être reconduit au coude-pied en passant sur l'autre côté; le troisième tour doit passer de nouveau autour de la malléole, mais plus près du talon que le premier. Il faut ensuite ramener la bande sur le pied pour y faire le quatrième et le cinquième tour; de là on revient sur la jambe pour achever le bandage comme dans le cas précédent.

Ces bandages doivent être appliqués avec le plus grand soin, car le succès dépend de leur application régulière et méthodique. M. Whately assure que l'on en obtient des résultats tellement avantageux, même dans les cas les plus graves, qu'ils dispensent toujours, lorsque les ulcères sont variqueux, de pratiquer aucune opération chirurgicale sur les veines. Passons au procédé de M. Baynton : Il faut d'abord raser soigneusement la jambe malade; lorsque la suppuration est très-abondante, et que les ulcères sont très-irrités, il peut devenir nécessaire de panser deux fois par jour; ce cas est très-rare. Le sparadrap ou emplâtre agglutinatif doit être préparé avec l'emplâtre de litharge ou de diachylum étendu en couche assez mince sur de la toile ou sur du calicot. On taille les bandelettes d'un pouce et demi à deux pouces de largeur, et d'une longueur telle qu'après avoir fait le tour du membre, il reste encore un bout de quatre à cinq pouces. Le milieu de la bandelette ainsi préparée doit être appliqué sur la partie saine du membre, vis-à-vis la partie inférieure de l'ulcère, de manière que son bord inférieur puisse être placé un pouce au-dessous du bord inférieur de l'ulcère, et les extrémités croisées sur celui-ci, en exerçant graduellement une impression aussi forte que le malade pourra la supporter. Les autres bandelettes seront appliquées de la même manière, l'une par dessus l'autre, en se recouvrant dans la moitié de leur largeur, jusqu'à ce que toute la surface de l'ulcère et le membre, au moins un pouce au-dessous et deux ou trois pouces au-dessus, se trouvent complétement recouverts. Il faut ensuite appliquer des compresses en toile ou en calicot sur toute la jambe, et un bandage roulé depuis le pied inclusivement jusqu'au genou.

Si les parties sont très-enflammées et la suppuration très-abondante, il faut avoir soin d'arroser le membre avec de l'eau froide, toutes les fois que la chaleur s'y fait sentir. Le malade peut se livrer à un exercice quelconque; ses douleurs en seront moins vives, et la guérison plus prompte.

Les antagonistes de ce mode de pansement prétendent que la guérison étant plutôt obtenue par le rapprochement forcé des bords de l'ulcère que pour la formation d'une cicatrice en rapport avec l'étendue réelle de l'ulcération, l'ulcère doit très-facilement se rouvrir dès qu'on cesse l'usage de la compression. cette allégation est dénuée de fondement : l'ulcère guérit principalement par l'affaissement de ses bords; la cicatrice qui le couvre n'est ni tendue, ni tiraillée; elle est peut-être plus solide que celle que l'on obtient par les émolliens, par le repos et la situation horizontale; et s'il était vrai que cette cicatrice dût avoir moins d'étendue, ce serait plutôt un avantage qu'un inconvénient, parce qu'en général les cicatrices sont d'autant plus faibles et d'autant plus disposées à s'exulcérer qu'elles sont plus larges.

On a encore signalé un autre inconvénient résultant de l'emploi des bandelettes agglutinatives : c'est qu'elles produisent souvent des excoriations sur la peau voisine de l'ulcère, et que quelques sujets ne peuvent en faire usage sans être affectés d'érysipèle. Les excoriations ne sont graves qu'autant qu'elles sont situées sur le trajet du tendon d'Achille; en cet endroit elles sont quelquefois plusieurs semaines avant de guérir. Pour empêcher ces ulcérations de se produire, M. Baynton conseille de placer sous l'emplâtre agglutinatif un petit morceau de cuir mince.

Lorsque le diachylum produit une inflammation érysipélateuse, on peut le remplacer par l'emplâtre diapalme ou par l'emplâtre de Nuremberg.

Nous terminerons ces considérations relatives aux ulcères calleux en faisant remarquer que dans leur traitement, aussi bien que dans celui de la plupart des autres ulcères chroniques, il serait peu rationnel d'adopter une méthode curative exclusive; qu'il faut toujours avoir égard à l'état des chairs, à la quantité et à la qualité de la suppuration, au degré d'inflammation de l'ulcère et des parties voisines, et que l'on se trouve fréquemment conduit, par ces circonstances variables d'un jour à l'autre, à employer successivement plusieurs méthodes différentes pour procurer une prompte guérison. Nous ajouterons que la guérison est souvent retardée ou empêchée par les écarts de régime que commettent les malades; que dans quelque cas, lorsqu'on les astreint à un repos absolu de longue durée dans une situation horizontale, la plupart de leurs fonctions deviennent languissantes, et la cicatrisation de l'ulcère en est aussi plus difficile à obtenir. On conçoit facilement quel doit être le conseil à donner dans le premier cas; dans le second, nous pensons que les bains tièdes savonneux ou légèrement aromatiques, et surtout que les frictions sèches faites matin et soir sur tout le corps avec une flanelle ou avec une brosse douce, sont les meilleurs moyens pour suppléer à l'exercice actif auquel les malades ne peuvent se livrer. Lombard, dans son *Traité des plaies*, a rapporté des observations qui démontrent l'excellence de ce moyen beaucoup trop négligé dans le traitement d'un grand nombre d'affections chroniques.

3° *Ulcère variqueux.* — Les ulcères de ce genre sont moins fréquens que les ulcères calleux; on les observe cependant très-souvent : ils ont presque toujours leur siége aux jambes, quelquefois sur la face dorsale des pieds, plus rarement sur les cuisses. Il ne faut pas confondre ces ulcères avec les ulcérations qui se forment sur les tumeurs que J. H. Petit nommait *tumeurs variqueuses*, et que l'on a désignées depuis sous les noms de *tumeurs érectiles*, *de fongus sanguin*, *etc.* Le mode d'origine des ulcères variqueux n'est pas toujours le même : tantôt ils succèdent à la rupture accidentelle ou spontanée d'une varice, ou à une entamure de la peau ou d'une cicatrice dans une région occupée par des veines variqueuses, et dont le tissu cellulaire est déjà plus ou moins engorgé; dans d'autres cas, ils ne sont d'abord que des ulcères simples que les malades négligent; à la longue, ces ulcères deviennent calleux, et l'engorgement du tissu cellulaire gêne la circulation dans les veines, elles se dilatent, deviennent variqueuses au-dessous de l'ulcère, à sa circonférence, et même sous sa base.

La plupart des ulcères variqueux anciens doivent être et sont en effet compliqués de callosités. Les bords de ces ulcères sont ordinairement élevés, bleuâtres, noueux; des veines variqueuses, flexueuses ou agglomérées en tumeurs bosselées existent au-dessous et autour de l'ulcération, et quelquefois sur toute la longueur du membre et même le long de la cuisse. L'ulcère est d'une couleur rouge livide, il ne fournit qu'une quantité médiocre de suppuration peu consistante, sanguinolente; ordinairement il est peu douloureux; il peut le devenir beaucoup lorsqu'il est enflammé.

L'ulcère variqueux n'est pas très difficile à guérir, mais il récidive encore plus fréquemment que l'ulcère calleux. Pour en obtenir la guérison sans le secours d'opérations chirurgicales, il faut, comme l'a conseillé judicieusement le professeur Boyer, dissiper l'engorgement qui s'oppose à l'affaissement de ses bords, et diminuer l'influence des varices sur la circulation de la lymphe.

Lorsque cet ulcère est compliqué d'inflammation, le repos dans une situation horizontale, les fomentations émollientes, les cataplasmes émolliens légèrement résolutifs, et même dans quelque cas la saignée, doivent être opposés à cette complication. Quand on l'a détruite, on traite l'ulcère par la compression, soit au moyen des bandelettes agglutinatives, soit par le bandage roulé. Nous avons décrit ces deux méthodes en traitant des ulcères calleux.

Le malade guéri doit, pour prévenir la rupture de la cicatrice, continuer l'usage du bandage roulé, ou porter, comme l'a conseillé Wideman, un bas lacé en peau de chien chamoisée ou en coutil fin; les bas de peau sont, quand ils sont neufs, plus souples, plus élastiques, mais ils deviennent durs quand ils ont été pénétrés par la sueur. Les bas de coutil ont moins cet inconvénient, et sont nettoyés avec plus de facilité.

Les ulcères variqueux rebelles, accompagnés de varices volumineuses, douloureuses, peuvent être guéris par une opération qui consiste soit à lier, soit à couper transversalement la veine saphène interne, soit à en réséquer une petite portion à la partie supérieure de la jambe ou à la partie inférieure de la cuisse. Ces opérations, connues dès le temps de Celse, conseillées par Paré, par Dionis, ont été pratiquées par un grand nombre de chirurgiens de nos jours. Elles seront décrites, et leurs avantages ainsi que leurs inconvéniens seront signalés en traitant des VARICES. Nous nous bornerons à faire remarquer qu'elles sont, surtout la ligature, assez souvent suivies d'une inflammation dangereuse du tronc de la veine saphène, et que les malades ne sont pas aussi complétement qu'on l'a prétendu mis par elles à l'abri de la récidive de l'ulcération.

4° *Ulcère fongueux* : il se reconnaît aux caractères suivans : sa surface est couverte de bourgeons charnus, larges, aplatis, quelquefois isolés les uns des autres, plus souvent confondus ou très-rapprochés, tantôt roses pâles, d'autres fois bleuâtres, peu sensibles au toucher, fournissant une suppuration peu consistante, et dont la quantité est très-variable : ces bourgeons charnus exubérans ont ordinairement une base large; quelquefois ils sont pédiculés. On les voit, dans quelques cas, prendre un développement tel qu'ils dépassent de plusieurs lignes la surface des bords de l'ulcère. L'état fongueux se développe souvent sur les ulcères des sujets éminemment lymphatiques. Le développement des fongosités est favorisé par l'emploi intempestif des topiques émolliens, relâchans, des corps gras; par une alimentation trop abondante ou peu excitante, par l'influence de l'humidité, du défaut d'exercice. Nous ne devons pas parler ici des fongosités symptomatiques que l'on observe si souvent dans le cas de carie ou de nécrose des os, de dénudation des tissus fibreux. On peut souvent guérir les ulcères qui ne sont que médiocrement fongueux par le moyen de la compression simple ou exercée avec une lame mince de plomb appliquée sur leur surface et soutenue par un bandage roulé. M. le docteur Réveillé-Parise vient de publier récemment un mémoire dans lequel il cite des faits nombreux qui prouvent l'utilité de ce dernier mode de pansement, dont nous avons reconnu l'efficacité sur plusieurs malades. Les décoctions amères, aromatiques, astringentes, l'eau salée, la rhubarbe en poudre, les emplâtres contenant des substances aromatiques, l'eau de chaux, un mélange de chaux et d'huile, les chlorures de chaux et de soude plus ou moins étendus d'eau, la dissolution de sulfate de zinc, la dissolution de deux à quatre grains de pierre infernale par once d'eau distillée, les acides minéraux étendus, l'eau phagédénique, le baume vert de Metz, le collyre de Lanfranc, l'alun calciné, la pierre infernale appliquée en poudre ou promenée lentement sur la surface de l'ulcère, le précipité rouge incorporé dans l'onguent rosat, la cautérisation objective recommandée par Faure, sont les principaux moyens dont on fait usage pour guérir les ulcères fongueux. Parmi ces moyens, que nous avons énumérés en les plaçant successivement dans un ordre indiqué par leur énergie plus grande, les uns, ce sont les premiers, conviennent quand les fongosités sont peu développées; les autres, quand elles ont pris un accroissement et un volume considérables.

Lorsque les fongosités sont peu nombreuses et qu'elles sont pédiculées, il est plus expéditif et moins douloureux de les exciser ou de les lier que de les détruire par les cathérétiques.

Quand les fongosités sont dures et douloureuses, on risque

de les faire dégénérer en cancer en les irritant fréquemment. Ces fongosités doivent être excisées ou brûlées profondément avec le fer rouge.

Lorsque l'état fongueux des ulcères est entretenu par la constitution lymphatique des malades, un régime fortifiant, l'usage modéré du vin, les tisanes amères, les vins amers, les préparations martiales, les frictions sèches aromatiques, l'insolation, les bains de mer, concourent puissamment à la guérison.

5° *Ulcère verruqueux.* — Je désigne par cette dénomination (à laquelle on en substituera une autre si on la juge défectueuse) des ulcères dont les auteurs n'ont pas donné une description particulière, et qui présentent les caractères que je vais exposer. Leur surface est formée par un grand nombre de villosités coniques d'une texture dense, serrée, très-rapprochées les unes des autres, représentant en quelque sorte un velours de laine grossier; ces végétations paraissent naître du derme; l'épiderme qui entoure l'ulcère est épaissi, calleux et même corné, quelquefois divisé par des fissures profondes. Ces ulcères, que j'ai observés deux fois à la plante des pieds, une fois à la jambe, et une fois dans l'aine, laissent suinter en petite quantité un fluide visqueux, presque incolore, fétide, qui en se desséchant forme une croûte épaisse, dure, grisâtre, très-adhérente. Ils sont peu douloureux, ou même indolens, susceptibles de prendre une grande étendue en largeur.

Cette maladie assez rare n'est pas encore bien connue. J'ai vu un des individus qui en était affecté à la plante des pieds, guéri par l'abrasion de la surface ulcérée; sur un autre sujet où l'ulcère avait le même siége, l'abrasion n'a produit qu'une amélioration de courte durée. Le malade qui portait l'ulcère à la jambe n'a été guéri ni par l'abrasion ni par la cautérisation avec le fer rouge répétée plusieurs fois; enfin, celui dont l'ulcère est situé dans la région inguinale est encore en traitement; il est pansé avec le précipité rouge incorporé dans l'axonge. Son état actuel fait espérer qu'il guérira.

6° *Ulcère vermineux.* — Cet ulcère ne devrait peut-être pas être considéré comme formant un genre distinct. La présence ou le développement de vers sur une surface ulcérée n'est qu'une complication purement accidentelle et fort rare. On a trouvé des vers intestinaux dans des ulcères qui communiquaient avec le canal intestinal. On a rencontré des larves d'insectes dans les conduits auditifs ulcérés, dans des plaies ou des ulcères de diverses autres parties du corps, lorsqu'en été ou en automne ces plaies avaient été abandonnées à elles-mêmes, ou qu'elles n'avaient pas été pansées depuis long-temps, ou qu'elles avaient été couvertes avec de la charpie ou du linge malpropres. Des lotions avec les décoctions de tabac, de quinquina, de mercure, et des soins de propreté, font promptement disparaître cette complication.

7° *Ulcères cancroïdes.* — On donne ce nom à des ulcères qui offrent la plupart des caractères des ulcères cancéreux, et qui sont cependant d'une autre nature. La peau et les origines des membranes muqueuses en sont le siége le plus fréquent; ils se développent plus souvent sur le visage que sur les autres régions du corps. Les bords et la base de ces ulcères sont durs, inégaux; leur surface est rouge ou livide, grisâtre ou gangréneuse, tantôt lisse, tantôt rugueuse, inégale; ils fournissent un pus ichoreux, âcre, fétide; quelquefois ils sont arides; ces ulcères sont douloureux, et quelquefois rongeans. Les ganglions lymphatiques situés dans leur voisinage sont souvent engorgés.

Tous les ulcères peuvent devenir cancroïdes sous l'influence d'un traitement trop irritant, ou de cautérisations trop souvent répétées. Les écarts de régime, l'action intense du froid ou de la chaleur, suffisent quelquefois pour imprimer à un ulcère simple ce caractère fâcheux. Les individus fréquemment affectés d'érysipèle, de dartres vives, les sujets cacochymes, en sont assez souvent affectés.

On ne peut guerre distinguer à leur simple aspect ces ulcères cancroïdes des véritables ulcères cancéreux. Les résultats avantageux obtenus des moyens thérapeutiques employés dans leur traitement ne tardent pas ordinairement à éclairer le diagnostic.

La douleur âcre, la chaleur, la tension, qui accompagnent souvent ces ulcères, indiquent l'emploi des topiques émolliens, relâchans, narcotiques, sous forme de fumigations, de lotions, de cataplasmes, de digestifs. La crême fraîche, les sucs de joubarbe, de laitue, de jusquiame, de ciguë, ont été souvent employés avec succès. Les saignées locales ne sont pas moins recommandables. Dans le cas de vives douleurs ne cédant pas aux topiques opiacés, l'opium a été quelquefois utilement administré à l'intérieur. On a vu des cancroïdes reprendre les caractères d'ulcères simples après l'administration de purgatifs.

Des ulcères devenus cancroïdes par l'usage trop long-temps prolongé du mercure ont cédé à l'emploi des sudorifiques unis à l'opium. Des ulcères syphilitiques dégénérés en cancroïdes et mal traités ont guéri sous l'influence de traitemens mercuriels plus rationnels.

Enfin, dans quelques cas on ne parvient à calmer la douleur brûlante de ces ulcères et à arrêter leurs progrès qu'en cautérisant leur surface ; le nitrate acide de mercure et le fer rouge méritent dans ce cas la préférence sur tous les autres escarrotiques.

Des ulcères par causes internes. Parmi les ulcères que nous avons rangés dans la deuxième série, et qui ont pour caractère essentiel, suivant la plupart des auteurs, d'avoir été produits par une cause interne, ou d'être entretenus par une cause de cette nature, il en est qui ne constituent temporairement, quand ils sont encore récens, qu'une *affection locale* susceptible de guérison par un *traitement local.* La cause interne qui a déterminé leur développement peut rester pendant un certain temps, dont la durée est variable, entièrement concentrée dans le tissu ulcéré, et échapper à l'action des vaisseaux absorbans par des circonstances dont il serait difficile de se rendre compte d'une manière toujours satisfaisante et irrécusable. Les faits que l'on pourrait citer à l'appui de cette assertion se présentent chaque jour aux observateurs. Personne ne pourrait raisonnablement nier que l'on ne guérit pas radicalement un certain nombre d'ulcères scrofuleux par la cautérisation ou l'ablation de la surface ulcérée ; que l'on ne procure pas la guérison radicale de quelques chancres vénériens primitifs par la cautérisation, et même par la méthode antiphlogistique ; mais l'observation apprend aussi que ces méthodes échouent fréquemment, et que les ulcères y résistent ; elles démontrent également qu'un grand nombre des malades chez lesquels les ulcères ont disparu sous leur influence, et que l'on répute guéris d'ulcères syphiliques, deviennent trop souvent les malheureuses victimes de la confiance qu'ils ont eue dans ces modes de traitement : au bout de quelques semaines, de quelques mois, quelquefois après plusieurs années, la maladie, devenue constitutionnelle, se reproduit sous de nouvelles formes, elle attaque de nouveaux tissus, de nouveaux organes, et altère profondément tout l'organisme.

Lorsqu'un ulcère de cause interne a été cicatrisé par un traitement exclusivement local, aucun phénomène ne peut fournir la preuve certaine que la guérison est radicale, que le mal ne récidivera pas; le sujet qui en a été affecté est probablement encore entaché de la cause qui a donné lieu à l'ulcération. Cette cause reste latente, et lorsqu'elle vient de nouveau à faire irruption sur des organes souvent très-éloignés de ceux qui ont été primitivement affectés, il peut arriver ou qu'on la méconnaisse pendant un certain temps, pendant lequel elle produit de grands désordres, ou qu'ayant pris une grande intensité par une longue incubation, elle sévisse avec une excessive violence sur les tissus devenus le siége de son action désorganisatrice. Depuis bien long-temps déjà la question importante relative à l'existence ou à la non-existence des virus et des altérations constitutionnelles des solides et des fluides connues sous le nom générique de *cachexies*, a été examinée, débattue, et il résulte de l'examen approfondi de cette question pour tous les praticiens éclairés et sans prévention que les virus existent; que d'autres causes que les virus peuvent altérer les humeurs; que les ulcères ainsi que les autres lésions organiques produits par ces virus ou entretenus par ces altérations des fluides circulatoires, ne sont pas le résultat d'une inflammation ordinaire; que l'inflammation revêt dans ces cas un caractère spécial déterminé par la nature de la cause qui y a donné lieu, et que le traitement ne peut procurer une guérison certaine qu'autant qu'il est de nature à détruire complétement cette cause.

Les *ulcères vénériens*, *scrofuleux*, *dartreux*, *psoriques*, *cancéreux*, *scorbutiques*, ne sont donc, dans la plupart des cas, que des symptômes d'une affection constitutionnelle contre laquelle les moyens thérapeutiques doivent être particulièrement dirigés (*voyez* CANCER, CHANCRE, DARTRE, GALE, SCORBUT, SCROFULE, SYPHILIS). Mais on doit, relativement au traitement de ces différens ulcères, faire une observation générale : tous ces ulcères peuvent être accidentellement compliqués d'une inflammation aiguë, vive, douloureuse, avec ou sans fièvre. Cette inflammation accidentelle, tant qu'elle existe, contre-indique souvent l'emploi des moyens thérapeutiques internes et externes indiqués par le caractère spécifique de l'ulcère. Cette inflammation, suivant son intensité, la force du sujet malade, et suivant la nature des influences auxquelles il est et doit être plus ou moins long-temps soumis, doit être combattue par un traitement antiphlogistique plus ou moins énergique, pendant lequel il faut ou suspendre ou modifier le traitement indiqué par la cause de la maladie; et dès que cette complication a cessé d'exister, ce traitement principal doit être repris avec les précautions convenables pour ne pas provoquer une nouvelle inflammation.

Il ne nous reste qu'à dire quelques mots de l'ulcère que nous avons désigné sous le nom de *cachectique*, et dont on n'a pas dû traiter dans un des articles généraux de ce dictionnaire. Nous désignons par cette dénomination des ulcères ordinairement atoniques, pâles, livides, quelquefois sanieux, plus ou moins calleux, ou compliqués d'œdème, difficiles à guérir, que l'on observe fréquemment chez des sujets affaiblis par des maladies chroniques, par des fatigues excessives, par une mauvaise alimentation, par le séjour dans des lieux froids, humides, peu éclairés, ou par d'autres influences débilitantes. Ces ulcères, entretenus en même temps par des causes locales et constitutionnelles, sont ordinairement traités avec succès par les fomentations amères et aromatiques, par les emplâtres excitans, secondés par la compression. Mais ce traitement local serait inefficace, si on n'y associait pas l'usage des acides, des ferrugineux, des diurétiques aromatiques, et surtout si on ne parvenait point à soustraire les malades à l'influence des causes qui ont détérioré leur constitution. (MARJOLIN.)

ULCÉREUX, adj., qui est couvert d'ulcères, ou qui tient de la nature de l'ulcère : *phthisie ulcéreuse*, *plaie ulcéreuse*, *etc.* Voyez ULCÉRATION, ULCÈRE.

ULMINE, s. f. Nom donné par Klaproth à un principe immédiat des végétaux qui exsude spontanément d'une espèce d'orme que l'on croit être l'*ulmus nigra*. L'ulmine a été trouvée depuis par M. Braconnot dans les racines creuses d'un vieil arbre, dans la tourbe, dans une variété de lignite terreux, dans la suie et dans le noir de fumée. On la produit également en traitant le ligneux par la potasse à la chaux. Elle est solide, insipide, noire, brillante, très-soluble dans l'eau, insoluble dans l'alcohol et dans l'éther; la dissolution aqueuse, de couleur noirâtre, ne devient pas mucilagineuse lorsqu'on la fait évaporer; le chlore et l'acide nitrique la transforment en une matière comme résineuse; enfin, l'alcohol en précipite des flocons d'ulmine d'un brun clair. Elle n'a point d'usages.

(ORFILA.)

UNCIFORME, adj., *unciformis*, d'*uncus*, crochet; qui a la forme d'un crochet, crochu. Nom donné à un des os de la seconde rangée du CARPE, qu'on appelle aussi os CROCHU (*voyez* ce mot). M. Chaussier a désigné sous le nom d'*éminence unciforme* la saillie qu'on observe dans les cavités ventriculaires de l'encéphale, et qu'on désigne communément sous celui d'ERGOT.

UNGUÉAL, ALE, adj., d'*unguis*, ongle; qui appartient, qui est relatif aux ongles. Ce mot est employé comme synonyme d'*unguifère*, pour désigner les dernières phalanges des doigts et des orteils qui supportent les ongles.

UNGUIS, s. m. Mot latin qui signifie *ongle*, et dont on se sert pour désigner un petit os lamelleux qu'on appelle aussi *os lacrymal*, et qui est situé à la partie antérieure de la paroi interne de la cavité orbitaire. L'os unguis est mince, aplati et irrégulièrement quadrilatère; sa face externe est creusée en avant par une gouttière qui concourt à former la gouttière lacrymale, et offre dans le milieu une crête saillante qui donne attache au muscle orbiculaire. Sa face interne présente en devant une surface inégale qui fait partie du méat moyen des fosses nasales, au milieu une rainure, en arrière des inégalités qui correspondent aux cellules antérieures de l'ethmoïde; son bord supérieur s'articule avec l'apophyse orbitaire interne de l'os frontal; son bord inférieur s'unit d'un côté avec le cornet inférieur par une petite languette qui concourt à former le canal nasal, et de l'autre avec l'os maxillaire supérieur; son bord antérieur s'articule avec l'apophyse montante de ce dernier os, et son bord postérieur avec l'ethmoïde. L'os unguis se développe par un seul point d'ossification qui commence à paraître vers le cinquante-cinquième jour, d'après les observations de Béclard.

(MARJOLIN.)

UNISSANT, adj., *uniens*. On désigne ainsi une espèce de bandage destinée à réunir les plaies. *Voyez* BANDAGE.

UPAS, s. m. Ce nom est employé à Java pour désigner les poisons végétaux; mais on l'applique plus spécialement à deux de ces substances dont les naturels se servent pour empoisonner leurs flèches, et qu'ils appellent *upas tieuté* et *upas an-*

tiar. Pendant long-temps les contes les plus absurdes ont été débités sur ces poisons, sur leur récolte, leur mode de préparation et leurs effets. C'est surtout un médecin de la compagnie hollandaise, nommé Foersch, qui, dans une brochure sur cette substance, s'était plu à recueillir et à propager toutes les traditions populaires, et y ajouter même les rêves de son imagination. M. Charles Coquebert Montbret le premier fit justice de toutes ces absurdités, et réduisit l'histoire de ces poisons à ce qu'il y avait de plus positif et de plus raisonnable. Mais on ignorait absolument la nature des arbres qui les produisaient, et le mode employé pour leur préparation. Ce fut M. Leschenault de la Tour, naturaliste français, attaché à l'expédition de circumnavigation du capitaine Baudin, qui, ayant séjourné pendant quelque temps à Java, publia, à son retour à Paris, dans le seizième volume des *Annales du Muséum d'Histoire naturelle*, la description des deux arbres qui fournissent ces poisons; et comme il en avait rapporté avec lui une certaine quantité, il la remit à MM. Magendie et Delile, qui firent un grand nombre d'expériences pour constater leur mode d'action sur les animaux. Ces expériences ont été consignées soit dans le mémoire présenté par ces auteurs à l'Institut de France, soit dans la *Dissertation inaugurale* soutenue par M. Delile à la Faculté de médecine de Paris.

Depuis cette époque, M. Thomas Horsfield, docteur médecin, qui a long-temps résidé à Java en qualité de médecin naturaliste du gouvernement hollandais, a publié, dans le septième volume des *Transactions de la société de Batavia*, un mémoire fort intéressant sur ce sujet. Ce mémoire, traduit en français, vient de paraître dans le septième volume du *Journal de physiologie* de M. Magendie. C'est à ces différentes sources que nous puiserons les notions que nous allons donner sur ces poisons.

1° *De l'upas antiar.* — Il paraît qu'à Java on le nomme *oupas antschar*. C'est le suc qui s'écoule des entailles faites au tronc d'un très-grand arbre que M. Leschenault de la Tour a reconnu appartenir à la famille des urticées, et qu'il a nommé *antiaris toxicaria*, Lesch. *Ann. mus.*, t. XVI, p. 476, tab. 22. Cet arbre est un des plus grands des forêts de l'île, et y acquiert des dimensions colossales; il croît environné de végétaux de toute espèce, et sur son écorce naissent un grand nombre d'insectes qui n'en paraissent nullement incommodés. C'est donc à tort que l'on a dit que l'*antiar* ou *antschar* vivait toujours isolé, détruisant autour de lui tout ce qui avait vie. Son tronc produit à sa base de gros exostoses, semblables à ceux que présente le *canarium commune*. Ses feuilles sont alternes, ovales, pétiolées, coriaces, ordinairement crispées, d'un vert pâle, d'une consistance sèche, couvertes de petits poils extrêmement courts et rudes; ses fleurs sont monoïques; les mâles sont réunies sur un réceptacle commun hémisphérique, pédonculé et axillaire; ces fleurs sont séparées par des écailles nombreuses et comme imbriquées. Les fleurs femelles sont solitaires et presque sessiles à l'aisselle des feuilles; de nombreuses écailles imbriquées recouvrent l'ovaire qui est surmonté par deux stigmates subulés et divariqués. Le fruit est un akène recouvert par les écailles calycinales qui se sont unies entre elles et sont devenues charnues. Le suc propre contenu dans l'écorce de l'antiar est très-visqueux, et a une saveur fort amère. Celui que l'on retire du tronc a une couleur jaunâtre, tandis qu'il est blanc dans les jeunes branches; ses émanations sont quelquefois nuisibles, mais souvent aussi elles n'exercent aucune influence sur certains individus. Ces différences tiennent à la plus ou moins grande susceptibilité des sujets; cet arbre croît principalement à l'extrémité orientale de Java. Rumphius, dans son *Herbarium amboinense*, a donné une assez longue notice sur l'upas antiar, qu'il désigne sous le nom d'*arbor toxicaria*. Cet arbre ne croît pas à Amboine, mais le rameau que Rumphius figure lui avait été envoyé de Macassar; il paraît aussi que le même arbre existe à Bornéo, Sumatra et Bali, où le poison qu'il fournit est connu sous le nom d'*ipo* ou *upo*.

Voici, selon M. Horsfield, la manière dont les Javans préparent l'upas antiar. Huit onces environ du suc d'antschar, qu'on avait, dit-il, recueilli la veille au soir, et qu'on avait mis dans un tuyau de bambou, furent introduites dans un vase; on y mélangea, en versant avec précaution, le suc exprimé des substances mentionnées plus bas, et qui avaient été triturées et broyées très-exactement. Ces substances sont : *arum nampoo* des Javanais; *kæmpferia galanga*, L. *Amonum zerumbet*, L. l'oignon et l'ail communs, chacun à la dose d'un demi-gros; alors on ajoute une quantité égale de poivre noir pulvérisé, et l'on agite le mélange. On place ensuite au milieu du liquide une seule graine du *capsicum fruticosum;* cette graine tournoie aussitôt, tantôt au milieu, tantôt sur les bords du vase, avec une agitation apparente de la surface de la liqueur pendant environ une minute. Lorsque le mélange fut en repos, la même quantité de poivre fut encore ajoutée, et comme précédemment on mit une autre graine de *capsicum*, qui produisit un trouble analogue, mais moins fort dans la liqueur. On ajouta une troisième fois une même quantité de poivre, puis on plaça encore une nouvelle semence de *capsicum*. Lorsque celle-ci reste immobile, ayant autour d'elle sur le liquide un cercle qui lui forme une sorte d'auréole, l'opération est terminée, et le poison est préparé. La préparation des poisons dans l'île de Java est un art particulier, connu seulement d'un petit nombre d'individus, et qui habitent dans quelques parties montagneuses de l'île. On conserve en général l'antiar dans des tubes faits avec des branches de bambou, que l'on bouche exactement aux deux extrémités, et que l'on garnit de substance résineuse; il s'altère assez facilement lorsqu'il reste exposé à l'air. Mais quand il a été conservé dans des vases bien bouchés, il ne perd rien de son activité, ainsi que le prouvent les expériences faites par MM. Magendie et Delile, avec de l'antiar rapporté de Java par M. Leschenault de la Tour.

2° *De l'upas tieuté.* — Selon M. Horsfield, ce poison encore plus violent que l'antiar est appelé *tshettik* par les Javanais. Il est produit par un grand arbrisseau sarmenteux ou liane dont on ne connaît pas encore la fructification, mais que M. Leschenault a reconnue pour appartenir au genre *strychnos*, et qu'il a décrite et figurée sous le nom de *strychnos tieute*, l. c., t. XXIII. Cette liane étend horizontalement ses racines qui ont quelquefois une longueur très-considérable; sa tige s'élève souvent en s'enroulant et s'accrochant jusqu'au sommet des plus grands arbres. Les petits rameaux sont opposés sur la tige; longs, grêles, cylindriques divergens, portant des feuilles opposées, ovales lancéolées, entières, glabres, acuminées à leur sommet; leurs nervures sont parallèles. On voit, soit à l'extrémité des rameaux, soit opposées aux feuilles, des espèces de vrilles en forme de crochet, longues d'environ un pouce. Cet arbrisseau croît dans les forêts épaisses et ombragées; il est assez rare.

Pour préparer le poison, on sépare l'écorce de la racine, après l'avoir bien débarrassée de la terre qui y était adhérente;

on la met dans une quantité convenable d'eau, que l'on fait bouillir pendant une heure environ; le liquide est ensuite filtré avec précaution à travers une toile; il est de nouveau mis sur le feu, et on l'évapore lentement jusqu'à consistance d'extrait mou. On y ajoute ensuite le suc exprimé des arum, galanga, oignon, ail, etc., le poivre en poudre; on remet ensuite le mélange sur le feu pendant quelques minutes, et alors la préparation est achevée.

Ce poison, ainsi que nous l'avons dit, est plus actif, plus violent que celui que l'on retire de l'*antiaris*. Les Javanais se servent indifféremment de l'un ou de l'autre pour empoisonner leurs armes de guerre et de chasse. La chair des animaux qu'ils tuent par ce moyen ne contracte aucune qualité malfaisante: il suffit d'enlever la partie où la flèche s'est enfoncée. Mais ces deux poisons, quoique déterminant très-rapidement la mort, l'un et l'autre, ont néanmoins un mode d'action tout-à-fait différent, ainsi qu'il résulte des expériences faites successivement par MM. Magendie, Delile, Orfila et Horsfield. L'antiar agit comme tous les autres poisons narcotico-âcres; il est absorbé, porté dans le torrent de la circulation, et agit sur le cerveau et la moelle épinière; il détermine souvent tous les effets des substances émétiques. L'upas tieuté, au contraire, qui doit toute l'énergie de son action à la strychnine qui existe, comme on sait, dans toutes les espèces vénéneuses de strychnos, est un violent excitant de la moelle épinière, sur laquelle il porte spécialement son action, ce que prouvent le tétanos, l'immobilité du thorax, et par suite, l'asphyxie, auxquels succombent les animaux soumis à l'influence de ce poison. Dans l'upas antiar, au contraire, on ne trouve, comme on devait s'y attendre, aucune trace de strychnine. *Voyez* le mot POISON.

(A. RICHARD.)

URANE, s. m. Métal de la quatrième classe (*voyez* MÉTAL) que l'on trouve dans la nature à l'état de protoxyde et de perphosphate, et qui entre dans la composition du *pechblende*. Il est solide en octaèdres brillans d'après M. Arfwedson, tandis que M. Lecanu n'a pu l'obtenir que sous forme d'une poudre brune; sa pesanteur spécifique est de 8,7. Il s'unit à l'oxygène à l'aide de la chaleur, et donne un protoxyde vert très-soluble dans les acides. Il existe encore un deutoxyde jaune que l'on prépare en calcinant le nitrate d'urane, et que plusieurs chimistes regardent comme un acide, parce qu'il jouit de la propriété de se combiner aux bases. L'urane n'agit ni sur l'eau, ni sur les acides borique, carbonique, phosphorique, sulfurique pur, et hydrochlorique; il décompose l'acide nitrique, s'oxyde et se dissout. On l'obtient en traitant l'oxyde d'urane par le charbon à une température très-élevée. Il est sans usages. (ORFILA.)

URATE, s. m. Genre de sels composés d'une base et d'acide urique. Les urates sont en général peu solubles dans l'eau; ceux qui se dissolvent le mieux, comme ceux de soude, de potasse, sont décomposés par l'acide hydrochlorique qui forme avec la base un hydrochlorate soluble, et l'acide urique se précipite (*voyez* URIQUE). Les avantages que l'on retire du bicarbonate de soude dans certaines affections calculeuses de la vessie, et dans le cas de gravier, sont évidemment dus à ce que la soude sature l'acide urique qui constitue le calcul ou le gravier, et le transforme en urate soluble. D'après ces idées, l'eau de chaux pourrait également être employée avec succès, puisqu'elle forme avec l'acide urique, même à froid, un urate insipide beaucoup plus soluble dans l'eau que l'acide urique, comme l'a fait voir M. Laugier. Il n'est aucun urate employé en médecine. (ORFILA.)

URÉE, s. f. Principe immédiat des animaux découvert par Rouelle, et composé, d'après Fourcroy et Vauquelin, qui l'ont surtout fait connaître, de 28,5 d'oxygène, de 32,5 d'azote, de 14,7 de carbone, et de 11,8 d'hydrogène. Il fait partie de l'urine de l'homme, de celle de tous les quadrupèdes, et probablement de tous les animaux. On l'a encore trouvé dans le sang des animaux auxquels on avait enlevé les reins, et dans une liqueur située entre le péritoine et les intestins de la tortue des Indes.

Propriétés de l'urée. — Elle est solide, lamelleuse, nacrée, brillante, incolore, ou sous forme de feuilles quadrilatères alongées, transparentes; sa pesanteur spécifique est de 1,350; elle n'a point d'odeur sensible; sa saveur est fraîche et piquante; elle n'agit point sur l'infusum de tournesol. Lorsqu'on la chauffe dans un appareil distillatoire, elle fond, se décompose et fournit, d'après Fourcroy et Vauquelin, très-peu de charbon, beaucoup de sous-carbonate d'ammoniaque, et une substance qui présente tous les caractères de l'acide urique : ces deux dernières matières sont élevées par la sublimation dans le col de la cornue : le produit liquide est composé d'une très-petite quantité d'eau, d'huile, et d'un atôme d'acétate d'ammoniaque; le produit gazeux, imprégné d'une odeur fétide, entraîne du carbonate d'ammoniaque. Proust pense que l'urée pure ne fournit à la distillation que du sous-carbonate d'ammoniaque et une légère vapeur huileuse. L'urée attire légèrement l'humidité de l'air; elle se dissout très-bien dans l'eau, et moins bien dans l'alcohol. Abandonnée à elle-même, la dissolution aqueuse d'urée se décompose et donne du sous-carbonate et de l'acétate d'ammoniaque. L'acide nitrique versé dans cette dissolution, un peu concentrée, y fait naître une multitude de cristaux lamelleux, brillans, composés d'acide nitrique et d'urée; la liqueur se prend en masse. L'acide nitreux ne précipite point l'urée de sa dissolution, mais il la décompose rapidement. L'acide sulfurique faible décompose l'urée à chaud, et la transforme en partie en huile. L'urée influe tellement sur la cristallisation de plusieurs sels avec lesquels elle est mêlée, que la forme cubique de l'hydrochlorate de soude est changée en celle d'un octaèdre, tandis que la forme octaédrique de l'hydrochlorate d'ammoniaque est transformée en celle d'un cube. Il en est à peu près de même pour le sulfate de potasse, qu'on ne peut obtenir que sous la forme de mamelons, tant qu'on n'a pas détruit par la calcination l'urée avec laquelle il était uni. La dissolution aqueuse d'urée n'est troublée à froid ni par l'infusion de noix de galle, ni par les dissolutions alcalines.

Préparation de l'urée. — On évapore l'urine jusqu'en consistance sirupeuse; on entoure de glace le vase qui la contient, et on la mêle peu à peu avec son volume d'acide nitrique à vingt-quatre degrés qui se combine avec l'urée; on agite et on rassemble sur un linge les cristaux rougeâtres de nitrate acide d'urée : on les lave avec de l'eau à 0°, et après les avoir desséchés sur du papier joseph, on les dissout dans l'eau, et on les décompose par du sous-carbonate de potasse; la liqueur se trouve alors contenir de l'urée et du nitrate de potasse : on l'évapore à une douce chaleur, et on la laisse reposer pour en séparer le nitrate de potasse sous la forme de cristaux : on mêle la dissolution décantée avec une assez grande quantité de charbon animal pour faire une pâte fine qu'on laisse reposer pendant quelques heures; on traite cette pâte par l'eau froide qui dissout une certaine quantité d'urée : cette dissolution incolore étant évaporée avec ménagement fournit l'urée. On fait alors bouillir le résidu dans de l'alcohol très-fort qui dissout l'urée et laisse le nitrate de potasse, le charbon et presque toutes les autres substances salines. On évapore la dissolution alcoholique, et on obtient des cristaux d'urée, que l'on fait dissoudre de nouveau dans l'alcohol pour les purifier.

M. Segalas a reconnu que l'urée injectée dans les veines activait singulièrement les fonctions de l'appareil urinaire. M. Fouquier a également constaté ses propriétés diurétiques, et l'a administrée depuis vingt-cinq à trente grains, jusqu'à la dose de plusieurs gros par jour, dissoute dans l'eau sucrée. Elle n'a été d'aucune utilité dans un cas de diabète sucré, probablement parce que l'urine du malade n'a jamais cessé de contenir une quantité notable d'urée; mais tout porte à croire qu'elle sera utile dans les cas de diabète où l'urine contient à peine un atome de ce principe immédiat. (ORFILA.)

URETÈRE, s. m., *uretere*, de οὖρον, urine; canal excréteur du REIN. *Voyez* ce mot.

URÉTHRAL, ALE, adj., *urethralis*, qui appartient ou qui est relatif à l'*urètre*.

URÈTHRE ou URÈTRE, s. m., *urethra*; canal excréteur de l'urine. *Voyez* PÉNIS, VULVE.

URÉTHRITE, s. f., *urethritis*; inflammation de l'urèthre. *Voyez* BLENNORRHAGIE.

URÉTHRORRHAGIE, s. f., *urethrorrhagia*; de οὐρήθρα, urèthre, et de ῥήγνυμι, rompre; hémorrhagie qui a son siége dans l'urètre. Cette hémorrhagie est le plus souvent symptomatique d'une inflammation, d'une ulcération de la membrane muqueuse de l'urètre. Elle peut être déterminée par la présence d'un corps étranger dans ce canal, par une rupture des vaisseaux sanguins produite pendant l'érection, soit par les efforts du coït, soit par une contusion ou violence quelconque. On l'observe quelquefois pendant le cours de la blennorrhagie; quelquefois aussi elle semble idiopathique, indépendante de toute altération organique, comme lorsqu'elle remplace le flux menstruel ou le flux hémorrhoïdal. Ordinairement le sang s'écoule goutte à goutte et d'une manière continue par l'urètre; quelquefois cependant, à raison de quelqu'obstacle à sa sortie, ce liquide pourrait s'introduire dans la vessie et être rendu avec l'urine. L'uréthrorrhagie se confondrait dans ce cas avec l'hématurie; mais les circonstances antérieures concourraient à faire reconnaître le siége de l'exhalation sanguine. En général, la quantité de sang fournie par l'uréthrorrhagie est peu considérable. Toutefois Frank cite l'exemple d'un homme qui, pendant le cours d'une blennorrhagie, fut pris d'un écoulement de sang tellement abondant, qu'on put en évaluer la quantité à cinq livres, et que cette hémorrhagie amena la syncope et divers autres accidens graves. Le traitement de l'uréthrorrhagie varie suivant les causes qui l'ont déterminée; le plus souvent l'écoulement est si peu considérable qu'il n'en exige aucun. Dans le cas contraire, on aura recours aux applications d'eau froide, de glace pilée, ou d'autres astringens sur le pénis, le périnée, le scrotum. On fermera l'ouverture du prépuce avec les doigts pour tenter de faire coaguler le sang dans le canal; mais il faut prendre garde au reflux du sang dans la vessie. Si l'on soupçonnait ou si l'on voulait prévenir ce reflux, on pourrait exercer une compression au-delà du siége de l'exhalation sanguine, dans le cas où ce siége serait accessible et connu; la douleur peut quelquefois l'indiquer. Enfin, quand ces moyens ont été sans succès, on a proposé d'introduire dans l'urètre une sonde d'un assez gros calibre.

UTÉTHRO-BULBAIRE, adj., *urethro-bulbaris*, qui appartient au bulbe de l'urètre.

URÉTROTOME, s. m., de οὐρήθρα, l'urètre, et de τομή, section; instrument de chirurgie destiné à inciser le canal de l'urètre. Lecat pratiquait la lithotomie avec des instrumens qui lui étaient particuliers; il a donné à l'un d'eux le nom d'*urétrotome*, parce qu'il s'en servait pour ouvrir l'urètre; il appelle l'autre *cystotome*, parce qu'il est destiné à diviser la prostate et le col de la vessie. Le premier, assez semblable au lithotome usité pour le grand appareil, en différait en ce que la lame de cet instrument fixée sur son manche avait à sa partie moyenne et droite une cannelure assez profonde qui s'étendait sur toute sa longueur.

Le mot *urétrotome* devrait s'appliquer non-seulement au scalpel et au bistouri droit, au moyen desquels on divise dans quelques circonstances les parois de l'urètre (*voyez* URÉTROTOMIE), mais encore aux nombreux instrumens proposés pour inciser une portion de ce conduit dans les divers procédés imaginés pour pratiquer la lithotomie sous-pubienne. *Voyez* LITHOTOME et LITHOTOMIE. (MURAT.)

URÉTROTOMIE, s. f., même étymologie que pour le mot précédent; division de l'urètre. Quelques chirurgiens ont proposé d'employer ce mot pour désigner une opération qu'on est quelquefois obligé de pratiquer sur la portion du canal de l'urètre qui répond au périnée ou sur toute autre partie de ce conduit. On a conseillé de faire une petite incision sur la partie membraneuse de l'urètre afin d'arriver dans la vessie, et de débarrasser ce viscère de l'urine qu'elle contient lorsque l'introduction d'une sonde par la voie ordinaire est absolument impossible (*voyez* RÉTENTION D'URINE, RÉTRÉCISSEMENT DE L'URÈTRE). On a recours spécialement à l'urétrotomie pour extraire un calcul ou un corps étranger quelconque engagé dans l'urètre, et qui est trop volumineux pour parcourir toute la longueur de ce conduit.

Les corps que l'on rencontre le plus fréquemment dans le canal de l'urètre sont des fragmens de sonde ou de bougie. Ce conduit recèle aussi quelquefois des morceaux de bois, des cure-oreilles, des épingles, des tuyaux de pipe, des haricots ou d'autres corps qui ont été introduits, et qu'on a laissé échapper dans ce canal. Plusieurs de ces corps peuvent être repoussés au dehors (*voyez* CORPS ÉTRANGERS DE L'URÈTRE); mais lorsqu'il devient impossible de les retirer par la voie naturelle, il ne reste d'autre parti à prendre que de diviser les parties molles qui les recouvrent, et de les extraire ensuite à travers cette plaie. Lorsque le corps étranger consiste en un morceau de sonde ou de bougie, il suffit, après l'avoir fixé dans le lieu qu'il occupe, de faire une petite incision sur son extrémité antérieure.

Des calculs d'un volume médiocre poussés hors de la vessie par les contractions de ce viscère ou entraînés par les flots de l'urine, peuvent s'arrêter dans différens points de l'urètre et déterminer, dans le lieu où ils séjournent, des symptômes particuliers. Quelle que soit la région qu'ils occupent, il faut chercher à en procurer la sortie par l'emploi des moyens propres à procurer du relâchement (saignées, bains, applications émollientes, boissons diurétiques, injections d'huile, pressions douces et ménagées); on a conseillé aussi l'insufflation, la succion et l'extraction avec la curette ou des pinces appropriées. Lorsque ces différens moyens ne réussissent pas, et que les malades éprouvent des accidens, on en vient à l'opération.

L'expérience apprend que le calcul s'arrête quelquefois au col de la vessie, occupe assez souvent la partie membraneuse de l'urètre, s'avance d'autres fois jusques à la région spongieuse; ce corps peut-être retenu aussi dans la fosse naviculaire.

1° La forme conoïde que présente l'urètre à sa jonction avec la vessie, dans l'endroit appelé *col de ce viscère*, favorise la chute et le séjour des petits calculs dans cette partie; ils y prennent ensuite un accroissement rapide. Leur présence, dans le col de la vessie, s'annonce par une douleur profonde au périnée, pesanteur vers le rectum, cuisson vive et permanente dans tout le trajet de l'urètre, spécialement au bout de la verge; l'excrétion de l'urine est gênée et se suspend dans quelques cas. On reconnaît ces corps au moyen du cathétérisme ou à l'aide du doigt introduit dans le rectum. Lorsque l'on veut procéder à leur extraction, le malade doit être situé et maintenu comme dans la lithotomie; on se conduit ensuite à peu près comme dans la méthode de Celse. Le chirurgien porte dans le rectum un ou deux doigts qu'il a le soin de courber pour fixer la pierre et la rapprocher autant que possible du périnée. Si le catheter peut pénétrer dans la vessie, on l'introduit d'abord, et il sert de conducteur à l'instrument tranchant. Après avoir fait tendre les tégumens par un aide qui relève en même temps les bourses, il fait avec un bistouri convexe une incision de haut en bas et de dedans en dehors qui intéresse la peau, le tissu cellulaire et l'urètre; il prolonge ensuite la division sur le sommet de la prostate. Le calcul mis à nu et ébranlé est retiré avec des tenettes. Après cette extraction, on doit porter le doigt profondément dans la plaie et, immédiatement après, le bouton dans la vessie pour s'assurer s'il n'y a pas d'autre calcul.

2° La partie membraneuse de l'urètre est faible et extensible, aussi se prête-t-elle facilement au séjour des calculs peu volumineux; le malade éprouve des douleurs et du trouble dans l'excrétion de l'urine. Un doigt introduit dans le rectum et le cathétérisme confirment le diagnostic. L'opération nécessaire pour en faire l'extraction est moins grave et moins difficile que dans le cas précédent, parce qu'on a moins de parties à diviser pour parvenir à ces corps. Le malade est situé comme dans le premier cas. Après avoir introduit l'index de la main gauche dans le rectum, afin de pousser le calcul vers le périnée, et avoir fait tendre la peau de cette région par un aide, le chirurgien pratique une incision oblique un peu au-dessous de la voûte des os pubis, et la prolonge vers la tubérosité de l'ischion gauche. Lorsque cette première incision est faite, il porte le doigt dans la plaie pour reconnaître le calcul, et incise ensuite les parties molles qui le recouvrent encore. Le voisinage du rectum doit engager à mettre beaucoup de circonspection dans les débridemens qu'on dirige en bas; l'extraction faite, et on y procède comme dans le premier cas, il faut s'assurer si la vessie ne contient pas d'autres calculs; s'il s'en présente, à l'aide d'une sonde canelée, on doit prolonger jusqu'à la prostate l'incision de l'urètre, et se conduire comme dans la lithotomie latéralisée. Il arrive fréquemment, à la suite de l'extraction des calculs contenus dans la partie membraneuse de l'urètre, qu'il reste une fistule urinaire incurable, quoiqu'on n'ait pas négligé l'usage prolongé d'une grosse sonde de gomme élastique.

3° Lorsque le calcul est logé dans la partie du canal qui correspond à la substance spongieuse de l'urètre, il est toujours facile de le reconnaître à la douleur locale, à la gène dans l'excrétion de l'urine, à une tumeur distincte au toucher, et enfin à l'obstacle que présente le calcul au passage de la sonde. On procède à son extraction de la manière suivante : après avoir bien assujéti la région qu'il occupe et tendu la peau au moyen de la main gauche, on fait avec la main opposée une incision longitudinale qui intéresse les tégumens; au moyen d'une seconde incision pratiquée avec la pointe du bistouri qui appuie sur le calcul, on divise les parois de l'urètre; on provoque ensuite la sortie du calcul avec une curette, le bout d'une spatule ou avec des pinces à anneau. Si le lieu qu'occupe le calcul répond à cette portion du canal que le scrotum recouvre, l'incision étant presque toujours suivie d'une infiltration urineuse dans le tissu cellulaire des bourses, on doit chercher à l'extraire par un moyen quelconque, sans en venir à l'opération, ou s'efforcer de le repousser avec une algalie jusqu'à la partie supérieure du périnée; mais lorsqu'il est trop fortement engagé pour se déplacer, il faut, après avoir soulevé le scrotum, placé les testicules sur les côtés et tendu la peau que l'on rapproche le plus possible du calcul, faire une incision suffisamment grande et prolongée du côté de l'anus, afin d'ouvrir une issue à l'urine et prévenir son infiltration.

4° Lorsque le calcul est parvenu jusqu'au voisinage du gland, on peut essayer de le retirer avec des pincettes, une curette, ou un fil d'argent plié en deux. Lorsque ces moyens sont insuffisans, on a recours à l'incision. Si le calcul s'est arrêté dans la fosse naviculaire, on introduit dans l'orifice de l'urètre la pointe d'un bistouri, et l'on fait du côté du frein une incision suffisante pour dégager ce petit corps étranger.

Après toutes les opérations de ce genre, une sonde de gomme élastique doit être introduite et laissée à demeure dans la vessie. Les plaies pansées simplement ne tardent pas en général à se cicatriser.

Calculs arrêtés dans l'urètre des femmes. — Cet accident est rare; on le reconnaît à la difficulté ou à l'impossibilité d'uriner, à la douleur produite par la présence du calcul, à la tumeur qu'il forme et qu'on peut sentir avec le doigt porté dans le vagin, ou mieux encore, avec une sonde introduite dans le canal lui-même; le traitement varie suivant les accidens. Lorsqu'ils sont légers, on a recours aux demi-bains, aux injections huileuses, aux boissons abondantes. On recommande à la malade de retenir long-temps son urine et de l'expulser ensuite avec force. Si ces moyens sont inutiles, on essaie de saisir le calcul avec une petite tenette introduite dans l'urètre préalablement dilaté. Un doigt placé dans le vagin ou dans le rectum sert de point d'appui au calcul. Lorsque ce corps présente un trop grand volume, il faut faire à l'urètre, au moyen d'une sonde cannelée enfoncée sur le côté du calcul et d'un bistouri conduit sur sa rainure, une incision latérale qui comprenne la portion du canal que le calcul doit parcourir. Si c'est près de l'orifice extérieur que ce corps est arrêté, on parvient à l'extraire, soit avec une curette, une pince, soit au moyen d'une incision simple ou double faite sur la membrane qui couronne le calcul. (MURAT.)

URINAIRE, adj., *urinarius*, qui a rapport à l'urine. Ainsi, on nomme *appareil urinaire* l'ensemble des organes destinés à la sécrétion et à l'excrétion de l'urine.

URINAIRE (CALCUL). *Voyez* ce mot.

URINAIRE (fistule). *Voyez* FISTULE.

URINAIRE (méat); orifice du canal de l'urètre.

URINAIRES (voies). On donne aussi ce nom à l'ensemble des conduits et des cavités destinés à contenir l'urine et à la transmettre au dehors. (MARJOLIN.)

URINAIRE (appareil et sécrétion). On appelle *appareil urinaire* l'ensemble des organes qui accomplissent la sécrétion et l'excrétion de l'urine. Cet appareil n'existe que dans les animaux vertébrés, mais va en s'y compliquant de plus en plus. Dans les poissons, où il est le plus simple, il ne se compose que d'une glande et de son canal excréteur. Dans l'homme, duquel seul nous devons nous occuper dans notre Dictionnaire, il se compose : 1° des *reins*, glandes paires qui sécrètent l'urine; 2° des *uretères*, deux canaux excréteurs qui proviennent de ces glandes et en reçoivent l'urine; 3° de *la vessie*, réservoir où l'urine s'accumule jusqu'à un certain point, pour ne plus en être rejetée que d'intervalles en intervalles; 4° enfin de *l'urètre*, canal provenant de la vessie et conduisant l'urine au dehors. Nous n'avons pas à traiter ici de ces diverses parties; la description en a été ou en sera donnée aux mots qui les désignent ; nous n'avons qu'à exposer le mode d'action de ces organes, c'est-à-dire le mécanisme de la sécrétion urinaire, et à apprécier les services de cette sécrétion.

§ Ier. La sécrétion urinaire est une sécrétion dans laquelle le produit est déposé dans un réservoir, d'où il n'est plus rejeté que d'intervalles en intervalles ; il faut donc séparer dans son histoire ce qui est de la *sécrétion proprement dite* et ce qui est de l'*excrétion*.

1° *Sécrétion de l'urine.* — On nomme ainsi l'action par laquelle est faite cette humeur excrémentitielle appelée *urine*. Ce sont les reins qui l'accomplissent : des faits nombreux en fournissent la preuve. Galien lie sur un animal vivant l'un des uretères, et voit l'urine s'accumuler au-dessus de la ligature, séjourner dans ce rein, et ne plus descendre de ce côté dans la vessie. Sur un autre animal vivant, il lie les deux uretères, et il voit la vessie rester vide. Enfin il coupe les deux uretères, et il voit l'urine s'épancher dans l'abdomen. Ces expériences prouvent déjà que les reins sont les organes producteurs de l'urine. Les reins en outre ont la texture des glandes ; l'urine se montre déjà dans leur intérieur, dans leur bassinet et les mamelons qui y aboutissent ; une plaie de ces organes donne issue à de l'urine ; toute maladie de leur tissu modifie cette humeur, etc. Rien donc de plus certain que les reins sont les organes fabricateurs de l'urine; mais le mécanisme par lequel ils la fabriquent est couvert des mêmes ténèbres que celui de tout autre organe sécréteur; et nous ne pouvons en dire que ce que nous avons dit des sécrétions en général. Le sang de l'artère rénale, arrivé aux ramifications dernières de cette artère, est saisi par les radicules des sécréteurs, élaboré et changé en urine; et cela est fait par une action qu'on ne peut dire ni physique, ni chimique, et qui est conséquemment organique et vitale (*voyez* SÉCRÉTION). Cette sécrétion paraît s'effectuer dans la partie du rein qui est appelée *substance corticale;* là, en effet, sont terminées surtout les ramifications des artères; déjà l'urine s'y fait remarquer, et en coule si elle est blessée. La substance dite *tubuleuse* paraît n'être qu'une agglomération de vaisseaux excréteurs.

La sécrétion s'en fait instantanément et d'une manière continue. On voit en effet l'urine couler sans interruption par une sonde qu'on laisse dans la vessie, par la plaie faite à ce réservoir dans l'opération de la taille, par les fistules urinaires, par ce qu'on appelle les *exstrophies* ou *renversemens de vessie*. L'urine sécrétée par la substance corticale filtre par la substance tubuleuse, et coule goutte à goutte par le sommet des excréteurs dans le bassinet; celui-ci la dirige dans l'uretère, et ce canal à son tour la conduit dans la vessie. On s'est demandé si la substance tubuleuse ne faisait que la transmettre, ou si elle ne concourait pas aussi à la former, ou du moins à la modifier. Il paraît que cette humeur y est filtrée, clarifiée; car quand on presse sur cette substance tubuleuse, on en exprime une urine plus trouble et plus épaisse, que quand on laisse cette humeur en couler d'elle-même. On a recherché aussi quelles causes faisaient couler ainsi l'urine dans la vessie. D'abord, les parties sont disposées de manière à ce que mécaniquement le fluide suive ce cours. En second lieu, la sécrétion étant continue, la nouvelle urine qui est continuellement faite doit nécessairement pousser devant elle celle qui était déjà dans les excréteurs et le bassinet. En troisième lieu, on peut admettre ici comme ailleurs une action contractile des vaisseaux sécréteurs, des vaisseaux urinifères, et une influence des mouvemens du diaphragme et des muscles de l'abdomen dans la respiration. Sans doute Bellini a exagéré, quand il a dit que sans cette cause dernière l'urine resterait dans les tubes du rein, comme le lait reste, hors les temps de succion, dans les vaisseaux lactifères; il y a au mamelon du sein un sphincter qui n'existe pas au bassinet du rein. D'ailleurs quelle pression accessoire fait circuler le fluide en beaucoup d'autres glandes, par exemple, le sperme dans les vaisseaux séminifères du testicule? Mais il est certain que la pression du diaphragme facilite le transport de l'urine dans la vessie. Enfin, on peut encore indiquer comme causes de la progression de l'urine, mais seulement comme causes accessoires, le battement des artères rénales derrière lesquelles les bassinets sont situés, celui des artères iliaques placées derrière les uretères, et l'influence de la gravitation. Du reste, le cours de l'urine paraît être dans ce trajet assez lent, puisque souvent ce fluide a le temps d'y précipiter quelques-uns des sels qu'il contient et d'y former des calculs. On ne voit pas qu'il puisse y éprouver d'autres modifications que d'y être dépouillé de l'absorption de sa partie la plus aqueuse, et par conséquent de s'épaissir.

L'urine arrivée dans la vessie s'y accumule; ce réservoir se distend, et l'urine va y faire un certain séjour. D'une part, en effet, elle ne peut refluer par les uretères; l'embouchure de ces canaux dans la vessie est trop étroite, trop oblique; un repli de la membrane muqueuse de la vessie en recouvre l'orifice; à mesure que la vessie se remplit, ces uretères sont aplatis; une nouvelle urine arrive continuellement par eux; enfin, il faudrait que l'urine refluât de bas en haut et contre son propre poids. Tous ces obstacles au reflux de l'urine par les uretères sont tels, qu'une injection poussée avec force et abondance par l'urètre dans la vessie ne pénètre pas dans les uretères. D'autre part, l'urine ne peut couler non plus par l'urètre, à cause de l'angle que fait le col de la vessie avec le bas-fond, et qui est tel que le col est situé plus haut, et à cause de la résistance qu'oppose le sphincter fibreux de ce col, et qui ne peut être vaincue qu'autant que la vessie se contracte et presse de toute sa force sur l'urine. Ainsi, l'urine ne pouvant sortir par aucune des ouvertures que présente la vessie, les uretères d'une part, et l'urètre de l'autre, est obligée de rester en dépôt dans ce réservoir. Cependant il faut pour cela qu'elle y arrive avec lenteur; si elle y afflue trop vite, l'action contractile de la vessie est excitée, et l'excrétion se fait : c'est ce qui arrive, par exemple, quand on pousse brusquement dans la vessie une injection.

Pendant son séjour dans la vessie, l'urine est privée par l'absorption d'une partie de ses principes aqueux; par conséquent elle s'épaissit et se colore davantage. C'est là aussi qu'elle est plus disposée à déposer ses sels et à former des calculs. Du reste, son accumulation dans cet organe n'est possible que jusqu'à un certain degré; à la fin la vessie se fatigue, parce que l'urine a augmenté en quantité, ou est devenue plus âcre; et alors l'excrétion doit avoir lieu.

2° *Excrétion de l'urine.* — Comme dans toute excrétion de matières solides ou liquides, il y a trois choses à y considérer: la sensation qui en annonce le besoin, l'action expulsive de la vessie, et l'action musculaire auxiliaire que la volonté peut y ajouter.

Quand la vessie éprouve le besoin de se vider, toujours éclate une sensation particulière, qui est ce qu'on appelle le *besoin d'uriner.* Cette sensation ne peut pas plus être définie que toute autre; il faut sur elle en appeler au sentiment intime de chacun; mais elle est bien distincte en elle-même et par son but. Certainement elle n'est pas une sensation *externe*, c'est-à-dire produite par le contact d'un corps étranger. On pourrait à la vérité considérer comme tel l'urine, puisqu'elle est un fluide excrémentitiel; mais ce qui prouve que cela n'est pas, c'est qu'il y a de l'urine dans la vessie bien avant que la sensation se fasse sentir, et souvent il n'y en a pas quand elle sévit. C'est donc une de ces sensations que nous appelons *organiques* ou *besoins physiques*, du genre de celles de la faim, de la soif, du besoin de la défécation. Son siége paraît être à la vessie; c'est là en effet que notre sentiment intime nous la fait rapporter, et il était naturel qu'elle y fût attachée, puisque la vessie est l'organe qui va agir. Mais, dans quelle partie de la vessie? est-ce au col, au corps, au bas-fond, dans la membrane muqueuse, dans la membrane musculeuse? est-ce dans les nerfs que cet organe reçoit de la moëlle spinale, ou dans ceux qui lui viennent des grands sympathiques? On ne peut rien préciser. Ici les nerfs ne sont pas séparés des autres élémens organiques qui forment la vessie, et par conséquent le siége ne peut être déterminé aussi rigoureusement que dans un organe de sens. Cette sensation du reste est le produit du travail des nerfs de la vessie, et un acte vital. Ne faut-il pas en effet l'intégrité des nerfs de la vessie pour sa production? Et quelle est la force physique ou chimique générale qui puisse donner naisnance à une sensation ? Quant à sa cause, elle est inconnue, comme l'est celle de toute sensation interne. On a cité comme telles : le contact de l'urine sur la vessie, après que par son séjour dans ce réservoir cette humeur a éprouvé un certain degré d'altération; le poids de l'urine accumulée en certaine quantité; le degré d'extension du viscère, etc. Mais aucune de ces circonstances n'est absolue; et il en est ici comme pour la *nausée*, la *défécation*, et toutes les sensations internes, où certainement les causes ne sont pas aussi évidentes que le sont celles des sensations externes. Toutefois, à un certain degré d'accumulation de l'urine dans la vessie, cette sensation éclate, mais sans qu'on puisse préciser les époques fixes de ses retours; cela varie selon la quantité de la sécrétion, la qualité de l'urine, l'irritabilité de la vessie, conditions qui diffèrent elles-mêmes selon les âges, les constitutions. Comme toute sensation interne, elle est *plaisir* ou *peine*, selon qu'on cède ou résiste à son vœu; et arrivant promptement à son summum, elle est bientôt suivie de l'action expulsive du réservoir.

Celle-ci consiste évidemment en une contraction de la vessie, mais sur le mécanisme de laquelle il y a encore beaucoup de débats. Quelques-uns ont dit que cette contraction était tout-à-fait dépendante de notre volonté : lorsque le besoin d'uriner se fait sentir, avertis, ont-ils dit, par cette sensation, nous contractons la vessie, pour qu'elle oblige l'urine à triompher de la résistance mécanique du col de cet organe et à couler par l'urètre au dehors. Ils ont argué de ce que la vessie reçoit des nerfs spinaux et partant volontaires; de ce que cet organe est paralysé dans les lésions de la moëlle, aussi bien que les muscles des membres; de ce qu'une sensation précède toujours cette contraction, et semble destinée à avertir la volonté. D'autres, au contraire, ont nié que la vessie fût contractile à volonté, invoquant l'analogie des autres réservoirs, estomac, rectum, dont les actions d'excrétion sont évidemment involontaires; disant qu'on n'a pas plus le sentiment de la contraction de la vessie que celui de la contraction d'un intestin; enfin objectant qu'on a confondu l'action de la vessie elle-même et celle des muscles qui lui sont annexés, muscles que nous allons voir en effet tour à tour aider ou empêcher l'excrétion, selon qu'ils comprimeront ou non la vessie et tiendront fermé ou laisseront libre son orifice. Selon nous, ces derniers ont raison, car il nous semble que c'est moins par son influence sur l'action contractile de la vessie que sur celle des muscles de l'abdomen et du périnée, que notre volonté a pouvoir sur l'excrétion urinaire. Toutefois la vessie, stimulée par la présence de l'urine, se contracte, et, en pressant de toutes parts sur ce fluide, triomphe de la résistance de l'orifice urétral. La nature, en effet, a tout disposé pour que cet obstacle soit forcé : d'une part, les fibres du fond de la vessie prédominent en nombre et en force sur celles du col; d'autre part, les fibres longitudinales, transversales et obliques de ce réservoir, sont généralement dirigées du fond au col, et aboutissent à celui-ci. Nous allons voir d'ailleurs quels secours l'organe reçoit des muscles qui lui sont annexés.

A la contraction de la vessie s'ajoute en effet celle de plusieurs muscles voisins, tantôt pour faciliter l'excrétion, tantôt pour l'empêcher. D'abord, l'abdomen est, comme on sait, une cavité dont les parois en haut, en bas et sur les côtés sont toutes musculeuses; et la volonté, en contractant ces parois, leur fait comprimer avec une certaine force les viscères intérieurs, et par conséquent la vessie. Quelques physiologistes ont même prétendu que cette contraction des muscles abdominaux était absolument nécessaire pour exciter la vessie à se contracter; il est sûr au moins qu'elle aide l'excrétion en exerçant une pression sur ce viscère; et l'on conçoit que leur influence sera d'autant plus complète que la vessie aura plus de volume, sera plus distendue. D'autre part, et ceci est peut-être l'action principale, en même temps que la contraction de la vessie et celle des muscles abdominaux tendent à exprimer l'urine dans l'urètre, il y a relâchement des muscles releveurs de l'anus et bulbo-caverneux, qui embrassent par quelques-unes de leurs fibres le col de l'organe, afin d'affaiblir la résistance que présente ce col. Ainsi, le liquide reçoit de la vessie une telle impulsion, qu'il traverse aussitôt tout l'urètre, et tombe en dehors. Cependant, il y a aussi une légère action contractile de ce canal, surtout quand l'excrétion est près de sa fin. Alors aussi agissent les muscles releveurs de l'anus et bulbo-caverneux, pour expulser de l'urètre le reste du fluide qui y est contenu. Ces muscles, en portant la verge en haut et en avant lui impriment une légère secousse, qui favorise la sortie des dernières gouttes d'urine. L'étendue du jet, dans le premier moment de l'excrétion, fait apprécier la force contractile de la vessie, et dans le dernier, celle des muscles bulbo-caverneux et de l'urètre: dans le premier, le jet va en diminuant à mesure que le fluide, diminuant de quantité, offre moins de prise à la vessie qui l'exprime; dans le dernier, il est intermittent, et par saccades qui coïncident avec les contractions des muscles de l'abdomen. Enfin, ce sont ces mêmes muscles releveurs de l'anus et bulbo-caverneux que nous contractons, lorsque, sollicités par le besoin d'uriner, nous voulons résister. Les fibres de ce dernier, courbées autour de l'urètre en forme de demi-sphincter, resserrent ce canal, aidées en cela par celles qui embrassent la portion membraneuse de l'urètre, et qui unissent les deux lobes de la prostate.

Tel est le mécanisme de l'excrétion urinaire et la mesure dans laquelle influe sur elle la volonté. Nous pouvons résister assez long-temps au besoin de cette excrétion; et il importait que dans l'appareil de cette sécrétion la nature ait ménagé un réservoir où l'urine pût s'accumuler, et qui nous sauvât de la dégoûtante incommodité de la rendre d'une matière continue. Passons aux usages de la sécrétion urinaire.

§. II. La sécrétion de l'urine, à la différence de toutes les autres sécrétions, ne remplit aucun usage local; elle sert exclusivement à effectuer la dépuration du sang et la décomposition du corps; mais, à ce double titre, elle est une des fonctions les plus prochainement nécessaires à la vie.

D'une part, il afflue sans cesse dans le sang, soit du dehors, soit de l'économie elle-même, beaucoup de substances étrangères qui altèrent ce fluide, et dont il a besoin d'être dépuré. D'un côté, les cavités digestive et respiratoire, et la grande surface de la peau, sont une triple voie par laquelle l'absorption fait pénétrer du dehors dans le sang beaucoup de substances étrangères. D'un autre côté, beaucoup de fluides sécrétés, même excrémentitiels, si quelque obstacle les arrête dans les voies de leur excrétion, sont de même résorbés et portés en nature dans le sang: on l'a vu souvent de la bile, du lait, du pus, des fèces elles-mêmes. Or, c'est la sécrétion urinaire qui est principalement chargée d'éliminer ces substances et d'en dépurer le sang. Ainsi, l'urine se montre colorée en jaune ou en rouge, selon que l'on a mangé des alimens teints avec de la rhubarbe ou de la garance; en elle se voient bien vite les principes de nos alimens qui ont pénétré sans être chylifiés. Il en est de même des boissons; avec promptitude, elle débarrasse le sang du superflu de partie aqueuse dont elles l'ont surchargé : ne distingue-t-on pas l'*urine de la boisson* et l'*urine de la nutrition*, l'une qui n'est que le superflu de la partie aqueuse que les boissons ont portée dans le sang, l'autre qui est au contraire formée des élémens repris au sang pour effectuer la décomposition du corps ? Nous en dirons autant des élémens étrangers absorbés dans l'air de la respiration; quand on respire dans un appartement nouvellement peint à l'essence de térébenthine, l'urine ne prend-elle pas une odeur de violette, comme si on avait injecté de cette substance dans le sang ? Enfin, cette humeur rejette aussi les matières que l'absorption interne a pu puiser dans l'économie, et reporter accidentellement dans le sang; ne se charge-t-elle pas de bile dans l'ictère, par exemple ?

D'autre part, on sait que l'absorption interne reprend dans tous les organes une partie des matériaux qui les composaient, à mesure que la nutrition leur en assimile de nouveaux. On sait que tout organe se décompose dans la même proportion qu'il se recompose. Or, c'est la sécrétion urinaire qui accomplit cette décomposition; elle en est même la plus forte preuve. En effet, à quoi pourrait servir la sécrétion urinaire qui n'a évidemment aucune utilité locale, si ce n'est de rejeter hors de l'économie les débris usés des organes? la dépuration du sang ne pourrait seule en expliquer l'abondance et la nécessité.

De ces deux offices que remplit la sécrétion urinaire, le premier, la dépuration du sang, semble consister en un simple triage. Les matériaux hétérogènes, quelle que soit leur source, mêlés au sang, roulent avec ce liquide, et présentés aux reins s'attachent en quelque sorte à l'urine qui en est le produit, et sortent avec elle. C'est si bien ainsi que s'opère cette dépuration, que ces matériaux hétérogènes, qu'on peut suivre en quelque sorte dans tout le trajet qu'ils parcourent, et reconnaître dans le chyle, la lymphe et le sang, quelquefois s'engagent dans d'autres couloirs, des couloirs sécréteurs récrémentitiels, par exemple, ou les couloirs nutritifs. Ainsi, l'on a vu quelquefois le fluide des hydropisies manifester les qualités des alimens qui ont été pris, celles de la bile dans l'ictère. Ainsi, Duhamel a vu les os se colorer en rose à la suite de l'usage d'alimens colorés avec de la garance; et l'on distingue très-bien au goût le lapin nourri aux choux, de celui qui est nourri au thym ou au serpolet. Mais, soit parce que la sécrétion urinaire est celle qui remplit spécialement la décomposition, soit à cause de quelque disposition anatomique spéciale, c'est elle qui extrait plus facilement et plus abondamment les matériaux étrangers qui surchargent le sang; on sait qu'elle est aux boissons, sous ce rapport, ce que la défécation est aux alimens solides.

Sous ce dernier rapport, une question se présente : la boisson est quelquefois rendue par l'urine avec une extrême promptitude, avec une promptitude que semble ne devoir pas permettre le long cours de la circulation; et à cause de cela on s'est demandé s'il n'y avait pas quelques communications directes de l'appareil digestif à la vessie. A l'appui de ce soupçon on a cité quelques faits : Chirac, par exemple, dit avoir vu la vessie se remplir d'urine, quoique les uretères fussent liés; il dit avoir provoqué des vomissemens urineux en liant les artères rénales : on assure avoir retrouvé dans la vessie l'huile qui constituait un clystère; Darwin, Brand, ont retrouvé dans l'urine des sels qui avaient été avalés, mais sans en pouvoir signaler le moindre atôme dans le sang. Ainsi, ce ne serait pas par la circulation que ces substances seraient parvenues à l'appareil urinaire; et de là la pensée qu'il existe un canal direct de l'estomac à la vessie, ou que c'est par le tissu cellulaire intermédiaire que ces substances ont gagné ce réservoir. Mais le canal de l'estomac à la vessie n'existe pas; et quant à la transmission à travers le tissu cellulaire, elle choque toutes les lois de la physiologie. D'ailleurs Gmelin et Tiedemann ont examiné le tissu cellulaire de l'abdomen, après avoir fait boire aux animaux sur lesquels ils faisaient l'expérience des boissons colorées ou odorantes, et ils n'y ont trouvé aucune trace de ces boissons. Les faits de Chirac sont certainement faux; le rein seul, dans notre économie, peut fabriquer de l'urine. Certainement on a confondu ici ce qui est de la suppression de la sécrétion, et ce qui est de la suppression de l'excrétion. Par exemple, lie-t-on les artères rénales? il y a suppression de la sécrétion; mort, parce que le sang n'a pas éprouvé la dépuration salutaire; mais on ne trouve d'urine en aucun point de l'économie. Lie-t-on au contraire les uretères? il y a suppression de l'excrétion; mort aussi, si cette suppression se prolonge; mais l'urine regorge dans toute l'économie; faite par le rein, mais stagnant dans ses voies d'excrétion, elle est reprise par l'absorption et portée dans le sang, d'où elle s'échappe par les divers couloirs, la perspiration cutanée, la sueur, les vomissemens. Cette absorption explique de même comment la matière d'un clystère, le fluide d'une hydropisie, ont été évacués par l'urine. Quant aux faits de Darwin et de Brand, on peut leur en opposer d'autres, dus à des expérimentateurs plus habiles; M. Fodéré injecte dans l'estomac d'un animal une solution d'hydrocyanate-ferruré de potasse; il voit qu'au bout de cinq ou dix minutes déjà l'urine de l'animal manifeste la présence de ce sel; tuant alors cet animal, et examinant son sang, il l'y trouve également. Nous concluons donc que c'est par la voie de la circulation que les boissons arrivent aux reins; et si l'on réfléchit au volume considérable des artères rénales qui apportent aux reins la huitième partie de tout le sang, une quantité qu'on a estimée être de 10000 onces par heure; si l'on pense au trajet très-court de ces artères, à leurs promptes ramifications dans le tissu du rein, à leur communication avec les sécréteurs, qui est plus facile qu'en aucune autre glande, etc., on trouvera ces particularités anatomiques très-propres à confirmer notre assertion.

Quant au mécanisme par lequel la sécrétion urinaire accomplit son autre office, la décomposition du corps, il est tout-à-fait inconnu. En effet, que pouvons-nous assurer de cette décomposition? Les débris usés des organes sont repris par l'absorption interstitielle, et portés dans la lymphe et le sang veineux; ces fluides vont ensuite se changer en sang artériel dans le poumon; et enfin ce sang artériel, le même qui nourrit les organes et en effectue la composition, alimente la sécrétion urinaire, et par conséquent accomplit la décomposition. Or, dans tout ce trajet on ne peut reconnaître et suivre les molécules organiques, depuis le moment où l'absorption les retire des organes, jusqu'à celui où le rein les rejette sous forme d'urine. On peut même s'étonner que ce soit du même sang qui nourrit les organes, que provienne l'urine qui en représente les débris. Quel peut être le motif d'une pareille disposition? La nature a-t-elle voulu par là ne rien rejeter du corps qu'après l'avoir soumis à une révision sévère, et en avoir retiré tout ce qui pouvait encore s'y trouver d'utile? ou les matériaux retirés des organes traversent-ils impunément le poumon et le système artériel, et ne sont-ils reconnus, si on peut parler ainsi, que par les reins, qui doivent en opérer le triage? D'un côté, des molécules sont reprises par l'absorption; de l'autre, la sécrétion urinaire entraîne une déperdition quelconque; mais sont-ce les molécules reprises dans les organes qui sont rejetées sous forme d'urine? ou celle-ci ne sert-elle qu'à faire faire au sang des pertes égales à ses acquisitions? On a tour à tour accueilli l'une et l'autre conjecture. D'une part, c'est du sang artériel qu'émane la sécrétion urinaire, aussi bien que toutes les autres sécrétions excrémentitielles : ce sang est un fluide homogène, dans lequel on ne peut reconnaître les débris des organes : après avoir servi à la formation de l'urine, loin d'être plus pur, il est comme tous les autres redevenu veineux, et a besoin de se refaire dans le poumon : enfin, il y a beaucoup d'excrétions, et elles sont diverses, ce qui ne permet guère de croire qu'elles soient formées des mêmes matériaux. D'autre part, si l'urine n'est pas formée spécialement par les débris des organes, il faut admettre que cette excrétion ne sert qu'à faire faire au sang des déperditions proportionnelles à ses acquisitions; et alors, comment croire que la nature, qui est si admirable dans toutes ses œuvres, édifie d'un côté avec tant de soin du sang, pour le détruire ensuite de l'autre? N'y a-t il pas d'ailleurs un rapport entre l'absorption des molécules dans les organes et la sécrétion urinaire, au moins sous le rapport de la quantité et de l'activité avec laquelle ces deux opérations se font? Faut-il de notre impossibilité à signaler la filiation des molécules usées, depuis le lieu où elles se détachent jusqu'à l'urine, déduire la non réalité de cette filiation, d'ailleurs si vraisemblable, et qui satisfait tant l'esprit? Combien d'autres faits dans l'économie, aussi impossibles à constater, et considérés néanmoins comme certains! Nous penchons donc pour cette dernière conjecture, qu'appuient d'ailleurs des expériences récentes faites par MM. Dumas et Prevost à Genève, et répétées à Paris par M. Ségalas. Ces physiologistes, ayant analysé le sang d'animaux vivans auxquels ils avaient extirpé les reins, ont vu que ce sang contenait alors d'autant plus d'urée que la vie avait persisté plus long-temps après l'opération. Or, ce principe ne se trouve jamais dans le sang des animaux chez lesquels la sécrétion urinaire se fait librement. Bien plus, M. Ségalas ayant injecté une solution aqueuse d'urée dans les veines d'un animal, a vu la sécrétion urinaire augmenter sensiblement, et éliminer si promptement ce principe, qu'après vingt-quatre heures on ne pouvait plus par l'analyse le retrouver dans le sang. Il semblerait donc que ce serait sous la forme d'urée que les débris des organes rouleraient dans le sang, et que les reins auraient la propriété d'extraire cette urée.

Du reste, c'est surtout par rapport à cet office que la sécrétion urinaire est importante; elle ne peut être supprimée plus de trois jours sans entraîner la mort. Elle fait vraiment subir au sang une dépuration, une modification qui n'est guère moins utile que celle qu'imprime à ce fluide la respiration. (ADELON.)

URINAL, s. m., *urinatorium*. On désigne ainsi : 1° certains vases à col incliné, dans lesquels les malades urinent commodément et sans quitter la position horizontale; 2° des réservoirs de diverses formes et faits en différentes matières, mais particulièrement en gomme élastique, que l'on adapte à la verge ou à la vulve dans certains cas d'incontinence d'urine, et qui sont destinés à recevoir ce liquide à mesure qu'il s'écoule.

URINE, s. m., *urina*, liquide secrété par les reins, et dont la composition varie dans les différentes espèces d'animaux et suivant l'âge, l'état de santé ou de maladie, etc. Nous parlerons d'abord de l'urine chez l'homme adulte sain, et nous supposerons qu'elle a été rendue le matin, long-temps après le repas, et par conséquent qu'elle est beaucoup plus chargée que celle qui est expulsée peu après avoir pris des boissons aqueuses.

Urine de l'homme adulte dans l'état de santé. — Elle est liquide, transparente, d'un jaune clair ou orangé, d'une saveur salée et un peu âcre, d'une odeur *sui generis*, lorsqu'elle est fraîche, et ammoniacale si elle est déjà pourrie, rougissant l'eau de tournesol, et d'une pesanteur spécifique un peu plus considérable que celle de l'eau. M. Berzélius a trouvé que 1000 parties de cette urine contenaient 933 parties d'eau; 30,10 d'urée; 3,71 de sulfate de potasse; 3,16 de sulfate de soude; 2,94 de phosphate de soude; 4,45 d'hydrochlorate de soude; 1,65 de phosphate d'ammoniaque; 1,50 d'hydrochlorate d'ammoniaque; 17,14 d'acide acétique et d'acétate d'ammoniaque uni à une matière animale soluble dans l'alcohol, d'une matière animale insoluble dans cet agent, et qui est combinée avec une certaine quantité d'urée; 1,00 de phosphates terreux avec un atome de chaux; 1,00 d'acide urique; 0,32 de mucus de la vessie; 0,03 de silice. L'acidité de l'urine est attribuée par cet auteur à l'acide acétique mêlé de matière animale, dont nous avons parlé, acide qu'il avait regardé pendant long-temps comme de l'acide lactique, tandis que MM. Vauquelin, Proust, John, etc., la rapportent à l'acide phosphorique. Nous nous abstiendrons de mentionner plusieurs autres substances que des chimistes célèbres ont séparées de l'urine prise chez des individus jouissant en apparence d'une parfaite santé; il nous suffira de dire qu'aucun liquide de l'économie animale ne présente autant de différences dans sa composition que celui-ci, soit à raison des alimens et des boissons dont on fait usage, soit par toute autre cause, et qu'il n'y a rien d'extraordinaire à ce qu'on n'ait pas trouvé dans l'urine de plusieurs adultes de l'acide carbonique, du soufre, de la résine, de l'albumine, de la gélatine, et quelques autres matières que plusieurs chimistes disent y avoir reconnues.

Lorsqu'on chauffe l'urine dans des vaisseaux fermés, on la décompose, et il se forme du sous-carbonate d'ammoniaque et de l'huile; bientôt après les acides libres de l'urine sont transformés en sels ammoniacaux par une partie de ce sous-carbonate, qui, étant assez abondant, change ce liquide acide en un liquide alcalin; le phosphate d'ammoniaque formé ne tarde pas à passer à l'état de phosphate ammoniaco de soude; le phosphate de chaux, le phosphate ammoniaco-magnésien et le mucus non décomposé, qui étaient dissous à la faveur des acides libres, se précipitent; il en est de même de l'urate d'ammoniaque; la présence de l'huile change la couleur de l'urine au point de la rendre d'un rouge brun foncé; la majeure partie de l'eau qu'elle contient se volatilise et vient se condenser dans le récipient avec une portion de carbonate d'ammoniaque; le phosphate ammoniaco de soude, les hydrochlorates de soude et d'ammoniaque, et les autres sels solubles de l'urine, ayant perdu l'eau qui les tenaient en dissolution, cristallisent; enfin la portion d'urée non décomposée a éprouvé un grand degré de concentration.

Abandonnée à elle-même dans un flacon bien bouché, l'urine ne donne aucune trace d'ammoniaque. Proust en a conservé pendant six ans, et il a vu qu'au bout de ce temps la liqueur s'était foncée un peu en couleur et avait déposé; mais son odeur était fraîche et nullement fétide. Si au contraire on la laisse au contact de l'air, après s'être refroidie, et avoir déposé au bout de quelques heures une plus ou moins grande quantité d'acide urique jaunâtre ou rougeâtre qui était dissous par le liquide chaud, l'urée se décompose et il se produit de l'ammoniaque qui agit sur les élémens de l'urine comme la chaleur, quoique beaucoup plus lentement; en sorte qu'il se forme d'abord un dépôt d'urate d'ammoniaque, de phosphate de chaux et de phosphate ammoniaco-magnésien; et quelque temps après, quand le liquide est presque entièrement évaporé, l'on obtient des cristaux formés par les sels solubles de l'urine. Suivant le docteur Proust, les sédimens rouges de l'urine sont formés d'urate d'ammoniaque, ou d'urate de soude, mêlés avec plus ou moins de phosphate.

L'alcohol précipite de l'urine toutes les substances qu'il ne peut dissoudre. L'eau ne la trouble point. La potasse, la soude et l'ammoniaque saturent les acides libres de l'urine, et précipitent le mucus et les divers sels qui étaient dissous à la faveur de ces acides. Les eaux de baryte, de strontiane et de chaux, précipitent en outre l'acide phosphorique libre, et celui que renferment les phosphates de soude et d'ammoniaque; les sulfates sont en outre décomposés et précipités par l'eau de baryte. L'acide nitrique fait naître une foule de cristaux de nitrate acide d'urée, lorsqu'on le verse dans l'urine évaporée jusqu'en consistance sirupeuse. L'acide oxalique décompose peu à peu le phosphate de chaux de l'urine, et détermine un léger précipité d'oxalate de chaux. Le nitrate d'argent, l'hydrochlorate de baryte et les sels calcaires solubles précipitent également l'urine en décomposant quelques-uns des sels qu'elle renferme; le tannin la trouble également en se combinant probablement avec le mucus.

Urine de l'homme adulte malade. Urine bleue. — Les anciens désignaient sous les noms d'urine *irrinée* et *indique* l'urine rendue dans certaines maladies aiguës des voies urinaires, qui avait quelque ressemblance de couleur avec celle de la fleur d'*iris germanica*, et avec celle de l'*indigo*. Analysée par M. Braconnot dans ces derniers temps, l'urine bleue a fourni par la simple filtration une matière de même couleur qu'il a désignée sous le nom de *cyanourine*, et qui jouit de la propriété de s'unir aux acides comme le font les alcalis faibles, et de former des composés, qui au minimum d'acide sont bruns, et d'un rouge de carmin magnifique lorsqu'ils en contiennent une plus grande quantité. L'urine séparée de la matière bleue par le filtre renfermait une autre matière d'un noir très-foncé (*mélanourine* de Braconnot), à laquelle ce chimiste attribue la propriété de colorer certaines urines en noir. Admettrons-nous avec M. Julia Fontenelle que l'urine bleue des individus qui n'ont avalé ni fer, ni aucune préparation ferrugineuse, contient du *bleu de Prusse?* Cette assertion a besoin d'être confirmée par de nouvelles recherches : quant à l'urine bleue rendue par les malades qui avaient avalé du protoxyde de fer, comme l'indique Mojon, ou de l'encre comme l'a vu M. Julia, on conçoit plus facilement qu'elle ait pu fournir du bleu de Prusse à l'analyse.

Urine des diabétiques. — Les diverses analyses de l'urine des diabétiques prouvent que ce liquide, dans le diabète sucré, n'est pas toujours le même; ainsi dans plusieurs circonstances il peut être considéré comme composé de sucre et d'une certaine quantité d'hydrochlorate de soude; il ne renferme pas sensiblement d'urée ni d'acide urique, et il contient à peine des traces de sulfates et des phosphates : tels sont les résultats obtenus par Nicolas et Guédeville, Thénard, Dupuytren, etc. Dans d'autres circonstances, l'urine est composée de sucre et *de tous les matériaux* de l'urine ordinaire comme l'a signalé M. Chevreul, et comme je l'ai déjà vu quelquefois. En analysant, plusieurs mois après l'invasion de la maladie, l'urine d'un diabétique, qui long-temps auparavant fournissait, outre du sucre, toutes les substances que l'on retire de l'urine ordinaire, M. Chevreul a trouvé un acide organique en partie libre, en partie saturé par la potasse, beaucoup de phosphate de magnésie, un peu de phosphate de chaux, de l'hydrochlorate de soude, du sulfate de potasse, du *sucre* et de l'acide *urique* coloré par l'acide *rosacique.* Quoi qu'il en soit, le meilleur moyen que l'on puisse mettre en usage pour démontrer la présence du sucre dans l'urine, si on ne peut pas le séparer sous forme de cristaux, consiste à délayer une certaine quantité de ferment dans ce liquide, et à abandonner le bocal à lui-même à la température de 15° à 18°; on ne tardera pas à obtenir du gaz acide carbonique et de l'alcohol, si l'urine contient du sucre.

Urine des fièvres dites putrides. — On y trouve de l'ammoniaque, même lorsqu'on l'examine au moment où elle est rendue. J'ai souvent fait uriner des individus atteints de cette maladie, dans des bassins où j'avais préalablement introduit un papier de tournesol rougi par un acide, et ce papier était ramené au bleu à mesure qu'il était touché par l'urine. L'analyse démontrait ensuite que cette urine contenait beaucoup d'ammoniaque et moins d'urée que celle du même individu dans l'état de santé : tout porte donc à croire que l'ammoniaque dont il s'agit provenait de la décomposition de l'urée.

Urine des fièvres dites nerveuses.—Elle est souvent ardente, et donne lieu à une dépôt rouge rose, formé d'acide rosacique et d'acide urique.

Urine des goutteux. — Suivant Berthollet, elle renferme moins d'acide phosphorique que l'urine des individus bien portans, excepté dans le cas de paroxysme. Il paraît à peu près certain qu'à la suite de grands accès de goutte, elle contient une plus ou moins grande quantité d'acide rosacique uni à l'acide urique. Tous les observateurs s'accordent à regarder le phosphate de chaux comme un des principes les plus abondans de l'urine des goutteux.

Urine dans l'hématurie. — Cette urine, d'une couleur rouge, est mêlée de sang : on peut le prouver en la faisant chauffer dans une fiole pendant quelques minutes; elle perd sa couleur rouge, devient jaune, et le sang coagulé apparaît sous la forme de flocons brunâtres. L'acide nitrique versé dans cette urine la décompose, lui fait perdre la couleur rouge et y fait naître un précipité blanc grisâtre, le même qu'il fournirait avec le sang.

Urine des hydropiques.—Dans l'hydropisie générale, l'urine est ammoniacale et renferme de l'acide acétique, de l'albumine, une matière huileuse colorante et différens sels; elle ne contient presque pas d'urée. Brugnatelli dit avoir retiré de l'acide hydrocyanique de l'urine de certains hydropiques.

Urine des hystériques et des individus atteints de maladies convulsives. — D'après Cruikshanks et Rollo, l'urine des hystériques, qui est claire et incolore, est riche en hydrochlorates de soude et d'ammoniaque, et contient à peine de l'urée. Nysten, qui a fait l'analyse de l'urine d'une demoiselle affectée d'une maladie nerveuse anomale, y a trouvé une assez grande quantité d'urée, peu de matière huileuse colorante, de l'acide urique et des sels.

Urine des ictériques. *Voyez* ICTÈRE, t. XII, p. 15.

Urine laiteuse.—Wurzer dit avoir analysé l'urine d'un homme de trente ans, sujet à des affections catarrhales, avec gonflement des seins, et en avoir extrait une matière caséeuse, fort peu d'urée, et environ $\frac{1}{900}$ du poids de l'urine d'acide benzoïque. M. Cabal a trouvé dans l'urine d'une femme de vingt-six ans, veuve depuis plusieurs années, et qui n'avait jamais eu de maladie laiteuse, une matière semblable au caséum. (*Voyez Annales de Chimie*, t. LV, p. 64). M. Hervez de Chégoin a remis à M. Petroz, pour l'analyser, de l'urine qui avait été rendue par une femme de quarante-quatre ans, qui mourut à la suite d'un premier accouchement très-laborieux. On n'avait observé chez cette femme, ni le gonflement des seins, ni les autres symptômes qui accompagnent et caractérisent la fièvre de lait. L'urine était blanche et laiteuse; elle laissait déposer par le repos, une matière floconneuse blanche qui présentait la plupart des caractères du *caséum* (*Journ. de Chim. médicale*, février 1828).

Urine des rachitiques. — Elle contient beaucoup de phosphate de chaux d'après Chaptal, Jacquin, Fourcroy, etc.; ce qui est d'autant plus remarquable, que les os des rachitiques sur lesquels on opérait étaient très-ramollis et renfermaient par conséquent peu de ce phosphate.

Urine des syphilitiques soumis à des frictions mercurielles. — Suivant M. Cantu, cette urine contiendrait une préparation mercurielle, puisqu'il dit avoir retiré vingt grains de mercure métallique de soixante livres d'urine. Des résultats différens ont été obtenus par d'autres chimistes, et notamment par M. Chevallier, qui a remarqué que cette urine ne renfermait ni urée, ni mercure, mais qu'elle contenait une grande quantité d'albumine mêlée de matière grasse.

Il existé encore d'*autres variétés d'urine* moins connues que les précédentes. Ainsi on a vu l'urine d'un enfant tourmenté de *vers*, laisser déposer beaucoup d'oxalate de chaux. Le docteur Marcet parle d'une urine qui ne contenait ni urée ni acide urique, qui passait au noir bientôt après qu'elle était rendue, et qui ne tardait pas à donner un précipité de la même couleur lorsqu'on la laissait reposer; c'est à ce précipité que le docteur Proust a proposé de donner le nom d'*acide mélanique*. On sait enfin, sans qu'on puisse l'expliquer, que l'urine devient fétide peu de temps après avoir mangé des asperges, que la térébenthine, les résines, les baumes, lui donnent une odeur de violette, etc. (ORFILA.)

Urine (séméiotique). Ordinairement sécrété par les reins, ce liquide ne s'y forme pas de toutes pièces, puisque le principe immédiat (l'urée), par lequel l'urine est réellement constituée, a été retrouvé dans le sang après l'ablation des reins. Si, dans l'état normal, on ne l'y rencontre pas, c'est parce qu'à mesure que l'urée se forme au sein de la masse sanguine, elle est éliminée par les reins; mais si cette voie ordinaire d'élimination à l'urée est enlevée, elle reste dans le sang, où l'analyse peut alors en démontrer l'existence. Soit que, modifiés dans leurs fonctions, les reins aient perdu momentanément la faculté de séparer du sang les matériaux de l'urine qui s'y forment, soit qu'un obstacle mécanique s'opposant à ce que l'urine soit expulsée hors des reins produise sa rentrée dans le sang par absorption, ou en arrête l'élimination, soit enfin qu'il se forme dans le sang plus d'urée que les reins, dans un temps donné, ne peuvent en sécréter, il est des cas où apparaissent une série de symptômes qui semblent dénoter la présence de l'urine, 1° dans le sang; 2° dans divers liquides d'excrétion. De toutes parts les malades exhalent une odeur urineuse très-prononcée; si cet état persiste, la fièvre s'allume, les centres nerveux s'irritent, et la mort peut survenir accompagnée de symptômes nerveux très-graves. La présence insolite des matériaux de l'urine dans le sang détermine en pareil cas un véritable empoisonnement, aussi réel, mais bien plus grave que celui que produit la présence si commune des élémens de la bile dans ce même sang. Pour éviter les accidens qui viennent d'être signalés, la nature, a-t-on dit, établit quelquefois des voies supplémentaires, par lesquelles, au défaut des reins, l'urine peut être séparée de la masse du sang. Ces voies supplémentaires existent réellement dans le cas précédent: en effet, l'un des phénomènes qui accompagnent cet état morbide, qui a été appelé *fièvre urineuse*, et dont nous venons de parler, est une odeur très-remarquable d'urine dans le produit de la transpiration cutanée. On a dit que, dans des cas plus rares, au milieu d'un état morbide des plus graves qui s'était déclaré à la suite d'une suspension de la sécrétion urinaire, un soulagement prompt avait suivi l'établissement d'une sécrétion insolite, en un point de la peau ou des muqueuses, d'un liquide dont les propriétés physiques ressemblaient entièrement à celles de l'urine. Enfin, l'on a aussi établi que cette même sécrétion insolite pouvait avoir lieu sans état morbide antécédent. Jusqu'à présent l'analyse chimique n'a pas démontré dans ces différens cas que l'urine sortît pas ces voies supplémentaires, telle qu'elle est éliminée par les reins; dans aucun de ces cas elle n'a encore démontré dans ces liquides d'apparence urineuse la présence de l'urée; et jusqu'à plus ample informé, nous n'admettrons pas l'exactitude du cas rapporté par Boerrhaave, dans lequel il dit avoir trouvé, chez un individu mort d'apoplexie, les ventricules cérébraux distendus par de l'urine. Nous n'admettrons pas, sans vérification, que de l'urine ait été également rencontrée soit dans la plèvre et le péritoine, où elle était unie à des liquides séreux ou purulens, soit dans les voies d'excrétion de la bile, avec laquelle elle était combinée ou qu'elle remplaçait (des faits de ce genre ont été récemment cités dans un journal de médecine de Philadelphie). Toutefois, sans admettre encore ces faits, nous ne les rejetterons pas comme impossibles; car s'il est des cas bien constatés dans lesquels la bile est éliminée par les reins (n'en est-il pas ainsi dans la jaunisse?), pourquoi n'y aurait-il pas aussi des cas où l'urine en nature, ou au moins dans ses élémens, pourrait être éliminée par le foie? Du reste, de ce qu'on a trouvé en un point de l'économie quelques élémens qui appartiennent à l'urine, à la bile, ou à tel autre liquide de sécrétion, il ne faut pas en conclure que c'est ce liquide lui-même qui a été éliminé par une voie insolite; car un même principe peut appartenir à diverses sécrétions : ainsi, parce qu'on a trouvé de la cholestérine dans la sérosité de certains hydrocèles, on ne peut pas dire que dans la tunique vaginale il y avait eu détour de la sécrétion biliaire; parce que dans les articulations des goutteux on a souvent constaté la présence de l'acide urique libre ou uni à la soude, on n'est pas en droit de dire que ces articulations contiennent de l'urine, pas plus que la présence du caséum dans l'urine ne peut y faire admettre la présence du lait, tel que ce liquide est sécrété par les glandes mammaires : autant vaudrait dire qu'il y a du sang dans les champignons, parce qu'on y a trouvé de l'osmazôme. Tout ce que ces faits prouvent, et ce résultat est déjà fort important, c'est que la formation des divers principes immédiats qui composent nos liquides ne dépend pas tellement de la structure d'un seul solide, qu'on ne les voie se séparer aussi, soit normalement, soit accidentellement, d'autres solides de structure toute différente. D'ailleurs, la chimie animale est encore si peu avancée, qu'elle n'est pas toujours capable de décider nettement si tel principe, trouvé en un point du corps où il n'existe pas ordinairement, est réellement le même principe que celui qui est habituellement formé en un autre point. Ainsi, par exemple, il existe dans la science trois ou quatre faits desquels il résulterait que du caséum a été trouvé soit dans l'urine, soit dans le liquide d'une péritonite. Mais ces faits seront-ils de grande valeur pour qui saura que, dans l'état actuel de la science, le caséum ne peut être distingué de la fibrine ou de l'albumine par aucun caractère bien tranché ?

Aucun liquide de l'économie ne paraît être plus modifié que l'urine par les diverses matières ingérées dans l'estomac.

C'est surtout par l'urine que semble sortir du corps, sous forme d'urée, l'azote des alimens, tandis que le carbone s'échappe surtout par le poumon sous forme d'acide carbonique. En nourrissant des animaux avec des substances non azotées, M. Magendie a singulièrement modifié leur urine, ou l'a rendue semblable à l'urine des animaux herbivores; ainsi elle ne contenait plus ni acide urique, ni phosphate ; mais l'urée continuait à se former, ce qui prouve bien que si l'azote des alimens est une des sources de cette urée, il n'en est pas la source unique. La connaissance de ces faits a conduit à prescrire un régime le moins azoté possible aux personnes atteintes de gravelle, maladie qui consiste dans un excès de sécrétion d'acide urique. *Voyez* le mot GRAVELLE.

C'est avec une extrême rapidité que certains principes qui arrivent dans l'estomac avec les alimens sortent de l'économie avec l'urine; ces principes y sont reconnaissables par leur odeur, leur couleur, leur saveur, ou par l'analyse chimique. Comme, en même temps qu'on les trouvait dans l'urine, on ne les découvrait pas dans le sang, quelques physiologistes avaient été conduits à penser que ces principes étaient apportés aux reins par d'autres voies que celles de la circulation. Mais des expériences plus précises ont prouvé que si on ne retrouve pas ces principes dans le sang, lorsqu'ils existent dans l'urine, c'est qu'ils n'y sont déjà plus lorsqu'on les y cherche; pour les y découvrir, il ne faut pas attendre que l'homme ou l'animal soumis à l'expérience rende naturellement une certaine quantité d'urine; il faut, à l'aide d'une sonde introduite dans la vessie, obtenir cette urine aussitôt qu'elle arrive dans son réservoir : en procédant ainsi, on constate qu'au bout de huit à dix minutes l'urine contient déjà certains principes des alimens; le sulfate de fer, par exemple, peut y faire reconnaître au bout de ce temps du prussiate de potasse introduit dans l'estomac. Si, peu de minutes avant qu'on n'obtienne les premières gouttes d'urine, on soumet le sang à l'analyse, on y retrouvera aussi le prussiate de potasse.

Le docteur Chossat, de Genève, a constaté qu'il y a constamment une augmentation dans la sécrétion de la partie solide de l'urine à une époque plus ou moins éloignée de celle de l'ingestion des alimens. En général, l'époque du maximum de sécrétion a lieu entre la neuvième et la dix-septième heure après cette ingestion. L'aliment, par sa quantité, exerce une modification notable sur la répartition de la sécrétion : plus il est abondant, plus il rend copieuse la sécrétion de la partie solide de l'urine dans les périodes éloignées de l'ingestion. Les modifications apportées dans cette sécrétion par la nature plus ou moins animalisée de l'aliment sont d'une espèce inverse aux modifications que produit la quantité; ainsi, un régime plus animalisé augmente la sécrétion proportionnellement davantage dans les périodes rapprochées de l'ingestion; c'est alors de la troisième à la onzième heure qu'existe le maximum de la sécrétion. Quant à la partie aqueuse de l'urine, on sait que les boissons l'augmentent; M. Chossat a de plus constaté que son excrétion diminue par le travail de la chimification; elle est aussi moindre chaque soir, ainsi que dans les saisons chaudes. Quant à la transparence de l'urine, qui dépend surtout des quantités variables d'eau qu'elle contient, M. Chossat a trouvé que le régime le plus exclusivement fibrineux était celui qui troublait le plus cette transparence.

L'économie ne peut guère être dérangée de son état normal sans que l'urine en soit modifiée. Ainsi, dans tout état morbide, quoi de plus fréquent que ses changemens de couleur? Ce changement peut dépendre de plusieurs causes : s'il y a diminution de la quantité d'eau que l'urine doit normalement contenir, elle acquiert une rougeur plus ou moins intense; c'est ce qu'on observe, par exemple, dans la plupart des cas où il y a fièvre : au contraire, lorsque la circulation est intacte, et qu'il y a principalement trouble de l'innervation, l'urine est remarquable par sa grande pâleur; cela est tellement saillant, que ce genre d'urine est un des signes donnés par les auteurs pour caractériser les maladies nerveuses. D'autres fois cette couleur est modifiée, soit par une augmentation de quantité des principes naturels de l'urine, soit par l'addition d'élémens insolites. La limpidité de l'urine peut être troublée aux diverses époques des maladies : à cet égard on a posé des règles générales que l'observation ne paraît pas confirmer. Ainsi, soit au début, soit pendant le cours, soit vers la terminaison de la plupart des maladies aiguës, l'urine est tantôt parfaitement limpide, tantôt elle se trouble dès le début, et devient limpide plus tard, ou bien le contraire s'observe. Le trouble de l'urine est dû principalement, 1° à un nouvel arrangement ou à une autre proportion de ses principes constituans, surtout de l'acide urique et de différens sels; 2° à la présence de mucus ou de pus. L'urine peut être troublée de manière à ce qu'il en résulte trois aspects qui constituent le sédiment, le nuage et l'énéorème.

Considérée comme signe dans les maladies, l'urine est loin de fournir tous les renseignemens que jadis on a essayé d'en tirer; elle présente tant de variétés, suivant une foule de circonstances, qu'on ne peut véritablement arriver par son inspection qu'à des notions très-vagues, soit sur la nature de la maladie, soit sur ses modes de terminaison. (ANDRAL fils.)

URINEUX, adj., *urinosus*, qui a rapport à l'urine, qui est de la nature de l'urine, qui est déterminé par l'urine : *abcès urineux*, *fistule urineuse*, etc.

URIQUE (acide), *acidum uricum;* acide lithique de Schéele; acide composé, d'après le docteur Prout, de 0,25 d'hydrogène (ou 2 atomes), de 4,5 de carbone (6 atomes), de 3,5 d'azote (2 atomes), et de 3,0 d'oxygène (3 atomes). S'il est *anhydre*, il ne contient, d'après le même auteur, que 6 atomes de carbone, 2 atomes d'azote, et 1 atome d'oxygène : d'où il suit qu'il ne renferme point d'*hydrogène* malgré l'opinion généralement admise.

On trouve l'acide urique dans l'urine de l'homme et des oiseaux, dans un très-grand nombre de calculs urinaires libre et quelquefois combiné avec l'ammoniaque : il existe aussi libre, mais plus souvent à l'état d'urate de soude ou de chaux, dans les calculs arthritiques. M. Masuyer dit en avoir retiré des concrétions ostéoformes des artères et des veines des goutteux ; enfin il constitue la partie blanche des excrémens des oiseaux.

Propriétés physiques et chimiques. — Il est solide, blanc, insipide, inodore, dur, sous forme de paillettes, plus pesant que l'eau, rougissant à peine la teinture de tournesol, inaltérable à l'air, insoluble dans l'alcohol, soluble dans 1150 parties d'eau bouillante et dans 1720 à 15 ou 16°. Soumis à la distillation, il fournit du pyro-urate d'ammoniaque, de l'acide hydrocyanique, de l'hydrocyanate et du sous-carbonate d'ammoniaque, et de l'huile empyreumatique très-colorée.

Lorsqu'on fait agir l'acide nitrique sur l'acide urique, on obtient, d'après M. Vauquelin, deux acides : l'un blanc, formant avec l'oxyde de plomb un sel soluble; l'autre coloré, donnant avec le même oxyde un sel insoluble; il se pourrait toutefois, comme l'a déjà fait pressentir ce célèbre chimiste, qu'il n'y eût qu'un seul acide, dont les propriétés seraient modifiées par une matière colorante développée en même temps : cet acide devrait porter le nom d'*urique suroxygéné*. Cette opinion est fortement appuyée par des expériences de M. Lassaigne, dans lesquelles, en soumettant à l'action de la pile électrique le sel formé par l'acide coloré et par l'ammoniaque, l'acide attiré par le pôle vitré était incolore, ne précipitait pas les dissolutions de plomb, et présentait tous les caractères du sel blanc obtenu par M. Vauquelin; la matière colorante s'était portée au pôle résineux avec l'ammoniaque. Ces expériences sont de nature à faire rejeter l'acide *purpurique* de Prout comme acide particulier, et à le faire considérer comme de l'acide urique suroxygéné uni à une matière colorante. Si au lieu de faire agir l'acide nitrique sur l'acide urique, de manière à donner naissance aux produits dont nous parlons, on rapproche la dissolution par l'évaporation, il en résulte une liqueur d'un rouge violet; et si l'on évapore jusqu'à siccité, le mélange s'enflamme, parce qu'il se forme du *nitrate d'ammoniaque*, sel qui ne partage avec aucun autre la propriété de s'enflammer.

L'acide urique délayé dans l'eau est décomposé par le chlore, et il se produit de l'hydrochlorate, de l'oxalate acide d'ammoniaque, et de l'acide urique suroxygéné.

L'acide urique forme, avec les bases solubles, des sels solubles. L'urate de chaux est sous forme de lames ou de feuillets blancs, légers, insipides, plus solubles dans l'eau que l'acide urique (*voyez* URATE). L'acide urique est sans usages.

Préparation. — On prépare l'acide urique en traitant par une dissolution de potasse bouillante le dépôt de l'urine non putréfiée, ou les calculs urinaires jaunâtres; il se produit de l'urate de potasse soluble que l'on décompose par l'acide hydrochlorique; il se précipite de l'acide urique blanc floconneux, qu'il faut laver avec de l'eau distillée, pour enlever l'hydrochlorate de potasse avec lequel il est mêlé.

URIQUE SUROXYGÉNÉ (acide), acide résultant de l'action de l'acide nitrique ou du chlore sur l'acide urique. *Voyez* URIQUE.

(ORFILA.)

UROMANCIE, UROSCOPIE, s. f., *uromantia;* art de deviner les maladies d'après l'inspection de l'urine. On a pendant long-temps accordé à l'urine, aux diverses époques des maladies, une attention trop grande peut-être. Sans doute ce liquide peut fournir pour le diagnostic et le pronostic des maladies, des signes qui, unis à tous les autres, deviennent importans; mais seuls ils ne signifient rien ou presque rien, si ce n'est cependant dans les affections des voies urinaires (*voyez* URINE) (séméiotique). C'est cependant sur le caractère *des urines* qu'est fondé l'un des genres de charlatanisme les plus absurdes qui aient exploité la crédulité humaine. Il faut l'avouer, on a vu les médecins eux-mêmes, dans les siècles de superstition et d'ignorance, professer l'uromancie, comme ils croyaient à la magie, à l'astrologie; c'est surtout en Allemagne, pays des illusions métaphysiques, qu'a régné l'uromancie. Mais les progrès des sciences et de la raison ont fait reléguer cette branche des sciences divinatoires avec toutes les autres chimères qui ont infecté l'esprit humain; on ne l'a plus cultivée sérieusement. Ce n'est point à dire qu'elle se soit éteinte; naguère encore quelques fripons, ridiculement tolérés par l'autorité, exerçaient au milieu de Paris l'uromancie, c'est-à-dire que sur l'inspection de l'urine du malade, ils devinaient la maladie et prescrivaient des remèdes qu'ils vendaient eux-mêmes, comme on pense bien. Nous ignorons si ce charlatanisme est encore exercé et s'il fait encore des dupes.

URTICAIRE, s. f. *Uredo, urticaria, febris urticata;* inflammation exanthémateuse, non contagieuse, caractérisée par des taches proéminentes, plus pâles ou plus rouges que la peau qui les entoure, rarement persistantes, se reproduisant par accès ou s'aggravant par paroxysmes, et qui sont le siége d'une cuisson ou d'un prurit semblables à ceux produits par les piqûres d'ortie.

L'application sur la peau des feuilles de l'*urtica dioïca* ou de l'*urtica urens*, ou bien encore, suivant Réaumur, le contact des petits poils de quelques espèces de chenilles, peuvent donner lieu au développement de l'urticaire; mais on désigne plus ordinairement sous ce nom ou sous celui de *fièvre ortiée*, une inflammation de la peau ayant absolument les mêmes apparences extérieures que l'exanthème produit par les piqûres des orties, mais dont elle diffère en ce qu'elle est toujours alliée à une autre affection intérieure plus ou moins grave.

Cette urticaire symptômatique se déclare surtout pendant l'été, spécialement chez les femmes et chez les individus nerveux et sanguins, et plus souvent chez les enfans et les adultes que chez les vieillards. Souvent on la voit survenir pendant une indigestion produite par des coquillages, par des moules, par des champignons, par les œufs de certains poissons, par les écrevisses, etc. L'abus des plaisirs de la table, l'usage intempestif de médicamens irritans, les affections morales prolongées, les chagrins domestiques, la dentition, etc.; tous les actes enfin qui peuvent irriter directement ou indirectement les organes digestifs ou le système nerveux, sont les causes les plus ordinaires de l'urticaire. Cette maladie naît quelquefois aussi sous l'influence d'une fièvre d'accès, ou au moins elle apparaît accompagnée d'une fièvre intermittente plus ou moins régulière, et dont la guérison entraîne presque toujours celle de l'urticaire.

Lorsque l'urticaire coïncide avec une inflammation gastro-intestinale, elle peut être précédée, pendant plusieurs jours, de fièvre (*urticaria febrilis*, Willan), de frissons, de céphalalgie, de douleur épigastrique, de crampes dans les membres inférieurs, d'anxiétés, de nausées, etc. Elle se déclare alors ordinairement pendant un paroxysme, qui a lieu le soir ou pendant la nuit, et l'éruption persiste pendant plusieurs heures. Le plus souvent l'urticaire est rémittente ou intermittente; elle peut se borner aux membres supérieurs, au col et à la face, ou s'étendre à presque toute la surface du corps.

Au début, le malade se plaint d'un prurit général auquel succède bientôt le développement de l'exanthème. Les taches proéminentes qui le caractérisent, apparaissent d'abord sur les membres supérieurs ou inférieurs, et de là s'étendent aux autres régions du corps. Les formes et les dimensions de ces taches sont très-variées; elles ont été minutieusement décrites par Willan, auquel on peut peut-être reprocher d'avoir surchargé la nomenclature, en donnant à chacune d'elles une dénomination particulière. L'urticaire se montre : 1° sous la forme de taches blanches ou d'un rouge pâle, et blanchâtres à leur centre, irrégulières et proéminentes, entourées d'une auréole d'un rouge vif ou cramoisi. Ces taches peuvent être circulaires, ou longitudinales comme celles produites par la flagellation. Lorsqu'elles sont nombreuses, elles se réunissent quelquefois de manière à présenter de larges surfaces et à affecter des formes très-irrégulières (*urt. conferta*, Willan); 2° sous la forme de taches isolées, profondes, moins proéminentes que les précédentes, et séparées par de larges interstices où la peau conserve sa teinte naturelle (*urt. subcutanea*, Willan). Enfin, ces taches peuvent devenir rapidement très-étendues et très-proéminentes; elles forment de véritables nodosités, d'une largeur variable, de six lignes à deux ou trois pouces. Quelques-unes sont irrégulières, indolentes et noirâtres, elles ne disparaissent point sous la pression du doigt, et leur teinte va en diminuant du centre vers la circonférence; elles prennent ensuite une teinte bleuâtre, puis jaune, et finissent par disparaître (*urt. tuberosa*, Willan). La peau paraît gonflée extérieurement comme dans l'*urt. conferta*, et le tissu cellulaire sous-cutané est lui-même enflammé comme dans l'*urt. subcutanea*.

Les taches exanthémateuses et proéminentes de l'urticaire sont le siége d'une violente démangeaison et d'un sentiment de cuisson et de fourmillement qu'on a comparé, avec raison, à la sensation produite par la piqûre des orties. Cette sensation augmente, pendant la nuit, ou lorsqu'on expose les parties affectées au contact de l'air. Elle devient quelquefois insupportable, surtout lorsque les taches ortiées se sont développées sur la peau du scrotum.

Lorsque l'urticaire est idiopathique, les taches qui lui sont propres se dissipent après quelques heures de durée, sans laisser de traces à la peau; lorsqu'elles sont survenues à la suite d'une indigestion produite par des moules ou des coquillages, etc., elles disparaissent ordinairement pour toujours avec l'accident qui a donné lieu à leur développement. D'un autre côté, l'urticaire peut apparaître à la peau pendant des semaines ou des mois entiers, et à des époques plus ou moins rapprochées, lorsque le développement de cet exanthème est provoqué par une fièvre d'accès ou par des paroxysmes d'une inflammation gastro-intestinale. Dans ce cas, l'urticaire peut se montrer sous le type biquotidien, quotidien ou tierce, comme le prouvent les observations recueillies par MM. Godard, Golfin et Planchon, insérées dans le *Journal de Médecine*, années 1759 et 1762, et dans le tome LV du *Journal de M. Sédillot*. L'automne dernier, j'ai moi-même observé plusieurs faits semblables. Les taches de l'urticaire ne sont suivies de desquamation que dans les cas très-rares où cet exanthème a été très-intense, continu, et abandonné à lui-même.

Lorsque l'urticaire ne consiste que dans quelques taches blanches, proéminentes et entourées de larges auréoles roses, elle pourrait être confondue avec l'érythème tacheté, si elle n'en différait par la sensation particulière de cuisson, de piqûre et de démangeaison, qui accompagne les taches ortiées. Il est plus difficile de distinguer l'urticaire de la roséole. Cependant cette dernière ne se reproduit pas ordinairement par accès; ses taches ne sont jamais blanches et proéminentes, et ne sont point accompagnées du prurit vraiment caractéristique de la fièvre ortiée. Celle-ci diffère de la scarlatine et de la rougeole par une foule de caractères (*voyez* ROUGEOLE, SCARLATINE). On peut encore plus difficilement confondre l'urticaire avec les papules ou les tubercules enflammés, isolés, persistans, produits par les piqûres de certains insectes, et qui sont aussi accompagnés d'une vive démangeaison. Enfin, il y a si peu d'analogie entre l'*exanthème* de l'urticaire et les *vésicules* de la miliaire, ou les *bulles* du pemphigus, que j'ai peine à concevoir comment on a pu supposer qu'il fût possible de confondre entre elles des maladies aussi différentes.

L'urticaire n'offre par elle-même aucun danger; mais elle peut compliquer des inflammations internes plus ou moins graves, des fièvres d'accès, etc. La disparition de cet exanthème peut coïncider avec le développement et les progrès d'une gastro-entérite ou d'une hydrocéphale, sans qu'on soit autorisé à conclure, avec P. Frank, que ces maladies graves sont le résultat de la rétrocession de l'urticaire. D'un autre côté, si quelques phlegmasies gastro-intestinales paraissent améliorées par l'apparition de cet exanthème, une foule d'autres sont rendues plus insupportables par le développement de cette inflammation de la peau, dont la durée est, en général, en raison directe de l'ancienneté et de la ténacité des affections qui la compliquent, ou sous la dépendance desquelles elle paraît souvent se développer. Lorsque l'urticaire est alliée à une fièvre intermittente, elle peut momentanément cesser avec cette affection, reparaître sous son influence, se prolonger ainsi pendant plusieurs mois, offrir alternativement des guérisons et des rechutes, et ne céder complétement qu'à un traitement analogue à celui des fièvres intermittentes les plus rebelles.

L'urticaire idiopathique est ordinairement combattue avec succès par les lotions alcoholisées, ou par les aspersions d'eau froide acidulée; ces moyens externes peuvent être employés dans le traitement de l'urticaire symptomatique, pour calmer momentanément le prurit et la cuisson douloureuse qui accompagnent cet exanthème.

Si l'urticaire est le résultat indirect de l'irritation momentanée et accidentelle des organes digestifs, si cet exanthème est apparu pendant le cours d'une indigestion produite par des moules, des coquillages, etc., il convient de provoquer, par le vomissement, l'expulsion de ces corps étrangers. Dans toute autre circonstance, l'émétique et les purgatifs sont nuisibles ou au moins inutiles. En recommandant d'une manière générale, contre l'urticaire, l'émétique, l'ipécacuanha, la cascarille, le quinquina, etc., Bateman a évidemment méconnu la coïncidence fréquente des inflammations gastro-intestinales avec cet exanthème. On recherchera d'abord si le développement de l'urticaire n'a pas été favorisé par l'usage habituel de quelque boisson ou de quelque aliment qu'il importerait de supprimer. Plusieurs malades ont éprouvé un prompt soulagement, suivi d'une guérison complète, en s'abstenant des liqueurs spiritueuses, des alimens épicés, et en se soumettant à un régime doux et modéré. L'urticaire coïncide-t-elle avec une inflammation gastro-intestinale plus aiguë; apparaît-elle momentanément dans les paroxysmes de cette dernière affection : les saignées locales à l'épigastre et à la marge de l'anus, les boissons délayantes, les lavemens émolliens, les bains tièdes, une diète plus ou moins sévère, remplissent, dans ce cas, une double indication. Lorsque l'urticaire est intermittente et sous la dépendance d'une fièvre d'accès, l'exanthème ne réclame pas de traitement particulier; il cède aux préparations de quinquina, en même temps que la fièvre qui le produit. Si une troisième complication se présentait, celle de la gastro-entérite, par exemple, elle devrait être combattue avant de procéder à l'administration du quinquina ou d'autres fébrifuges. (P. RAYER.)

URTICATION, s. f., *urticatio;* sorte de flagellation pratiquée sur la peau avec des feuilles d'ortie fraîche, dans le but de déterminer une vive irritation révulsive. Il se développe, par suite de cette flagellation, une éruption particulière désignée sous le nom d'*urticaire* (*voyez* ce mot). On a employé ce moyen particulièrement dans les cas de paralysie; mais, outre qu'il est plus important d'attaquer la cause de la paralysie, qui n'est qu'un symptôme, il existe des moyens excitans plus simples, lorsqu'ils sont indiqués; et aujourd'hui l'on ne fait presque jamais usage de l'urtication.

URTICÉES, s. f. pl.; famille naturelle de plantes dicotylédones apétales, à insertion hypogyne, qui tire son nom et ses principaux caractères du genre ortie (*urtica*), qui en forme le type. Les urticées sont des plantes herbacées annuelles ou vivaces, ou des arbres à tronc ligneux; quelquefois elles renferment un suc blanc et laiteux, ainsi qu'on le remarque dans les figuiers, les arbres à pain; d'autrefois ce suc est incolore, mais très-âcre, comme dans la plupart des espèces du genre ortie; leurs feuilles sont alternes, accompagnées à leur base de deux stipules. Les fleurs rarement hermaphrodites sont unisexuées, monoïques ou dioïques; le calice est tantôt monosépale, profondément divisé, tantôt formé de sépales distincts. Presque toujours il persiste et accompagne le fruit jusqu'à l'époque de sa maturité. Dans les fleurs mâles on trouve quatre ou cinq étamines alternes avec les divisions du calice; plus rarement elles leur sont opposées. Les fleurs femelles se composent, indépendamment du calice, d'un ovaire libre, uniloculaire, monosperme, ordinairement surmonté de deux stigmates; cet ovaire devient un akène, quelquefois accompagné du calice, qui dans certains genres est devenu charnu. Les fleurs femelles et les fleurs mâles forment des espèces d'épis ou de chatons; d'autres fois elles sont implantées sur la surface d'un réceptacle charnu, tantôt plane et évasé, tantôt pyriforme et clos de toutes parts, excepté à son sommet où il présente une petite ouverture bouchée par des écailles.

Les plantes de la famille des urticées sont très-nombreuses; on peut les distribuer en deux tribus naturelles, savoir : les urticées à fruit charnu, qu'on nomme aussi *artocarpées*, et qui comprennent entre autres les figuiers, les contrayerva, les arbres à pain et les mûriers; et les *urticées vraies*, dont le péricarpe est sec et nullement charnu. Ces deux tribus ne diffèrent pas moins par leurs propriétés médicales que par leurs caractères botaniques : ainsi, la plupart des artocarpées, qui sont en général des arbres plus ou moins élevés, contiennent un suc blanc et laiteux, âcre et souvent très-caustique. Ce suc existe dans tous les figuiers, et même dans l'espèce que nous cultivons si abondamment pour en récolter les fruits; dans quelques espèces même il est assez âcre pour leur communiquer des propriétés délétères, ainsi qu'on le remarque dans une espèce de l'Inde nommée *ficus toxicaria*. Mais de tous les végétaux appartenant à cette tribu, il n'en est aucun dans lequel ce suc soit aussi abondant et aussi vénéneux que dans l'antiar (*antiarris toxicaria*), arbre originaire de Java, et qui fournit le fameux poison, dont les Javanais se servent pour empoisonner leurs flèches, et que l'on connaît sous les noms d'*ipo* ou *upas antiar*. Mais un fait important à remarquer, c'est que la plupart de ces artocarpées, dont le suc est généralement vénéneux, fournissent des fruits charnus formés en général par un réceptacle très-développé, et qui sont doux et sucrés. Telles sont les figues que nous employons sèches et fraîches comme alimens; tels sont encore les fruits de l'arbre à pain, qui est le principal aliment des habitans de plusieurs des archipels épars dans l'Océan Pacifique. Les fruits du mûrier, dont la partie charnue est formée par le calice qui est devenu succulent, ont au contraire une saveur aigrelette, assez analogue à celle des fruits du groseiller à grappe.

Quant aux véritables urticées, c'est-à-dire à celles dont le fruit est sec, ce sont en général des plantes herbacées, très-rarement des arbustes ou des arbrisseaux; leurs propriétés sont parfois non moins énergiques. Ainsi, dans toutes les espèces d'orties, on trouve un suc limpide, mais très-âcre, qui paraît sécrété par de petites glandes terminées par un poil qui en est le conduit excréteur. Ces poils, qui sont assez raides, en s'insinuant sous la peau, y versent le fluide âcre, à peu près de la même manière que les crochets de la vipère déposent le venin dans la plaie qu'ils ont faite. Dans un certain nombre d'autres urticées, on observe un principe plus ou moins narcotique et quelquefois enivrant, comme le prouvent le houblon et les espèces de chanvre dont une surtout est employée par les nègres pour préparer une boisson qui les jette dans un état d'ivresse, qui souvent se prolonge très-long-temps. Néanmoins il est un grand nombre d'urticées qui, privées du suc laiteux et du suc âcre dont nous avons signalé les propriétés délétères, sont des plantes presque insipides et sans aucune action vénéneuse; telle est, par exemple, la pariétaire, qui, croissant en général sur les vieux murs et dans le voisinage des habitations de l'homme, contient une quantité notable de nitrate de potasse, auquel on doit attribuer l'action diurétique qu'elle exerce. Remarquons enfin que la plupart des urticées ont les fibres de leur tige très-tenaces, mais très-souples, et qu'on peut les employer à former des fils et préparer des tissus : ainsi le chanvre et plusieurs *urtica*, le mûrier à papier, sont utiles pour en retirer une filasse dont on peut former des cordes, des toiles, etc. (A. RICHARD.)

USTION, s. f., *ustio;* action de brûler. *Voyez* CAUTÉRISATION, BRULURE.

UTÉRIN, INE, adj., *uterinus,* du mot latin *uterus,* matrice; qui est relatif à l'utérus.

UTÉRINE (l'artère) est une branche de l'hypogastrique ou ILIAQUE interne.

UTÉRINES (les veines) suivent un trajet analogue aux artères de ce nom. *Voyez* UTÉRUS.

UTÉRUS, s. m. Mot latin conservé dans le langage anatomique, et qui signifie *matrice;* on l'emploie communément comme synonyme de ce mot.

L'appareil génital de la femme est composé de parties qu'on distingue en externes et internes; les premières sont les organes de la copulation (*voyez* VAGIN, VULVE), tandis que les secondes, qui constituent les organes génitaux proprement dits, sont l'utérus avec ses trompes et les ovaires; ces derniers ayant été décrits ailleurs (*voyez* OVAIRE), nous n'examinerons ici que l'utérus et les trompes.

L'utérus est un organe particulier aux femelles des mammifères, présentant une cavité sur les parois de laquelle le germe fécondé s'attache par des vaisseaux, et où il croît et se développe pendant un temps déterminé pour chaque espèce. Cet organe est situé dans l'excavation du petit bassin derrière la vessie, devant le rectum, au-dessous des circonvolutions de l'iléon, et au-dessus du vagin qui entoure sa partie inférieure et lui adhère intimement. Cette situation varie suivant l'état de plénitude et de vacuité des organes qui l'avoisinent, et dans les diverses situations du corps entier. L'utérus est presque toujours un peu incliné à droite de la ligne médiane, déviation qui peut être due en partie à la disposition du rectum et de la circonvolution iliaque du colon; dans l'état ordinaire, son fond est dirigé obliquement en avant, en sorte que son col est porté en arrière et en bas, et forme avec le vagin un angle rentrant qui est surtout marqué dans la station verticale. Les dimensions de cet organe varient suivant l'âge; ainsi, son volume augmente rapidement vers l'époque de la puberté, et continue de s'accroître jusqu'à l'âge adulte : il diminue après l'entière cessation des règles. Mesuré dans son état d'intégrité, l'utérus a trois pouces de longueur environ, deux pouces et quelques lignes dans sa plus grande largeur, huit lignes environ dans sa plus grande épaisseur, et généralement quatre lignes dans les différens points de ses parois, à l'exception des angles supérieurs qui ont beaucoup moins d'épaisseur. Suivant Meckel, l'utérus a, chez les filles vierges, environ deux pouces de long, et la partie qui constitue le col ne forme pas tout-à-fait la moitié de cette étendue; la plus grande largeur du corps est de seize lignes, et celle du col en a dix; les lèvres de son orifice ont environ dix lignes de large, et cet orifice est lui-même de six environ; l'épaisseur de la portion vaginale de l'utérus est d'environ six lignes, et la fente est très-étroite dans ce sens. Ces diverses dimensions éprouvent des variations plus ou moins grandes chez les femmes qui ont eu des enfans, parce que cet organe ne revient ordinairement jamais à son volume normal. D'après le même anatomiste, l'utérus bien développé d'une vierge pèse entre sept et huit gros, tandis que ce poids, chez une femme qui a eu des enfans, mais dont cet organe s'est rapproché autant que possible du volume qu'il a hors de l'état de grossesse, s'élève souvent à une once et demie.

L'utérus est pyriforme, aplati d'avant en arrière, et en quelque sorte triangulaire ; sa partie supérieure est la plus volumineuse, on lui donne le nom de *corps* : le bord supérieur, qui correspond au fond du corps de l'utérus, est épais, arrondi, convexe, les bords latéraux sont droits; la partie inférieure, qu'on appelle le *col*, est cylindroïde. Les deux faces de l'utérus sont bombées, mais cette disposition est bien plus prononcée en arrière qu'en avant, surtout dans les premiers temps de la vie, où la face postérieure présente une saillie verticale et médiane très-marquée; toutes les deux sont libres, tandis que les bords latéraux sont enveloppés par les *ligamens larges* (*voyez* PÉRITOINE); les deux angles arrondis qui résultent de la réunion du bord supérieur avec les deux bords latéraux se continuent avec les trompes de Fallope que nous décrirons plus bas. L'angle inférieur qui termine le col, et qu'on nomme improprement *museau de tanche*, est embrassé par le vagin dans lequel il fait une saillie de quatre ou cinq lignes antérieurement, et un peu plus considérable postérieurement. L'ouverture, située à son sommet, est dirigée transversalement, longue de plusieurs lignes, et bornée par une lèvre antérieure plus épaisse et par une lèvre postérieure plus mince; cet orifice est très-étroit dans l'état naturel, se dilate un peu pendant la menstruation, et reste comme béant pendant les premiers jours qui suivent l'écoulement des règles, disposition qui explique pourquoi cette époque est plus favorable à la conception. Chez les femmes qui ont eu plusieurs enfans, le museau de tanche est toujours plus gros, moins aplati, son orifice presque toujours entr'ouvert, et les deux lèvres sont inégales, creusées d'échancrures plus ou moins profondes qui résultent ordinairement de la cicatrice des déchiremens qui ont eu lieu lors de l'accouchement.

La cavité de l'utérus est communément divisée en cavité du corps et cavité du col; les parois de l'une et l'autre sont exactement contiguës entre elles. La cavité du corps est triangulaire, sa largeur est de quatre lignes environ, terme moyen; elle se continue de chaque côté et en haut avec les trompes de Fallope : inférieurement elle se rétrécit beaucoup en se prolongeant dans le col, et constitue dans le point de réunion de ces deux portions de l'utérus *l'orifice interne ou supérieur de l'utérus;* elle s'élargit ensuite, prend la forme d'un canal aplati d'avant en arrière, long de douze à quinze lignes chez la femme qui n'a pas eu d'enfans, se rétrécit inférieurement, et s'ouvre dans le vagin par l'orifice externe décrit plus haut. Les parois de la cavité de l'utérus sont enduites d'une humeur visqueuse, et si, comme on l'a dit avec raison, la membrane muqueuse du vagin ne se continue pas à l'intérieur de l'utérus pour tapisser sa cavité, il n'en est pas moins vrai que la face interne de cet organe est recouverte par une membrane rougeâtre, analogue aux membranes muqueuses, très-adhérente aux couches fibreuses sous-jacentes, et dont on peut la séparer à l'aide d'une macération prolongée. L'existence de cette membrane interne est niée par différens anatomistes, et entre autres par MM. Chaussier et Ribes, mais l'analogie seule suffirait pour la faire admettre, lors même qu'on ne la démontrerait pas d'une manière directe. A l'intérieur de la cavité utérine on remarque sur la ligne médiane une dépression, et quelquefois une saillie verticale qui partage cette cavité suivant sa longueur en deux moitiés égales : plusieurs lignes se rendent obliquement sur cette saillie médiane qui est ordinairement plus prononcée à la face postérieure qu'à l'antérieure. On la retrouve sur chacune des parois de la cavité du col où elle se continue sans interruption en avant comme en arrière : là, elle réunit dans ces deux sens les extrémités de replis très-multipliés, transversaux, profonds, régulièrement superposés les uns aux autres : ils sont plus rapprochés et plus serrés vers les orifices qu'au centre de la cavité du col. Cette disposition est surtout apparente chez les vierges. Ces replis transversaux en cachent d'autres plus profonds, froncés irrégulièrement, qui occupent le fond des sillons, et dont l'ensemble peut fournir ainsi à un développement considérable. Cette disposition remarquable explique comment cette portion de l'utérus forme à elle seule plus du tiers de la cavité à l'époque de la grossesse à terme. Les sillons intermédiaires à ces replis contiennent des follicules muqueux nombreux qui sont la source du mucus que renferme la cavité du col dans l'état de vacuité et de celui qui est si abondant au début du travail de l'accouchement. Ces follicules sont quelquefois tuméfiés ; l'humeur qu'ils sécrètent s'y accumule et forme de petites vésicules globuleuses blanchâtres, qu'on désigne sous le nom d'*œufs de Naboth.*

Nous avons dit que les deux angles supérieurs de la cavité du corps de l'utérus se continuaient avec la cavité des trompes; ces dernières sont deux conduits fibro-membraneux, flexueux, longs d'environ cinq pouces, contenus dans l'épaisseur du bord supérieur des ligamens larges, et qui s'élargissent progressivement en s'éloignant de l'utérus, de telle sorte que leur diamètre, qui n'est que d'une demi-ligne en dedans, s'élève par degrés jusqu'à trois ou quatre. Les trompes se terminent en dehors par une extrémité évasée dont la circonférence frangée adhère à l'extrémité externe de l'ovaire qu'elle dépasse beaucoup. Cette partie de la trompe a reçu le nom de *pavillon* à cause de son évasement; son orifice, qui s'ouvre dans la cavité abdominale, a deux ou trois lignes de diamètre; il offre circulairement des scissures multipliées, longitudinales, d'autant plus larges et profondes qu'elles se rapprochent davantage de la circonférence du pavillon qu'elles divisent en languettes dans l'organisation desquelles on trouve des fibres charnues assez marquées : c'est à leur ensemble qu'on donne improprement le nom de *morceau frangé.* Il n'est pas rare de voir une ou deux de ces languettes intimement adhérentes à l'ovaire correspondant; mais cette disposition ne peut être considérée comme normale, et paraît plutôt résulter d'une inflammation accidentelle. Sur une jeune fille morte enceinte de six à sept semaines, madame Boivin a trouvé le pavillon de la trompe gauche recourbé sur l'ovaire de manière à le couvrir en totalité, et toutes les languettes avaient contracté de fortes adhérences avec sa surface; à l'orifice du pavillon était un kyste membraneux du volume d'une aveline, rempli de sérosité jaunâtre et couvert de ramuscules vasculaires d'un rouge vif. Ce fait intéressant ne vient-il pas à l'appui de l'explication qu'on donne des usages des trompes? On sait qu'on leur attribue la fonction, lors de la fécondation, d'aspirer en quelque sorte l'ovule fécondé et détaché de l'ovaire, et de le transmettre ensuite dans la cavité de l'utérus. Les trompes sont enveloppées extérieurement par le péritoine qui se continue sur le bord libre des franges avec la membrane qui tapisse leur cavité; cette dernière est très-analogue aux membranes muqueuses, et forme un grand nombre de plis longitudinaux. Au-dessous de l'enveloppe péritonéale on trouve un tissu dans lequel on ne distingue ordinairement pas de fibres, mais qui offre quelquefois chez les femmes d'une constitution robuste deux plans musculeux dont l'externe est formé de fibres longitudinales et l'interne de fibres circulaires. L'orifice utérin des trompes est très-étroit, et ne présente aucune trace de valvule ou de saillie en s'ouvrant dans la cavité de l'utérus.

Le docteur Gartner, de Copenhague, a décrit dans ces derniers temps deux canaux particuliers qu'il a trouvés dans l'utérus de la vache et de la truie, lesquels commencent dans le voisinage des trompes de Fallope et s'ouvrent dans le vagin près du méat urinaire. Je ne sache pas que de nouvelles recherches aient été faites pour vérifier ce fait anatomique qui paraît avoir été soupçonné par Galien, Regner de Graaf et Malpighi. M. Baudelocque neveu a observé une disposition à peu près analogue sur un utérus de femme.

L'utérus est maintenu dans la situation décrite précédemment par des ligamens résistans et par le péritoine qui se réfléchit sur les parties antérieure et postérieure du corps de cet organe en formant quatre replis appelés improprement *ligamens antérieurs et postérieurs*, car ils n'ont pas réellement cet usage. Sur les côtés, cette même membrane forme, comme on l'a déjà vu, les *ligamens larges* qui renferment dans leur épaisseur les ovaires et les trompes. Les adhérences de l'utérus avec le péritoine ne suffiraient pas pour assujétir cet organe dans sa situation, si cette membrane séreuse n'était pas doublée par une seconde membrane très-résistante, d'un tissu serré et d'une épaisseur plus grande : cette membrane, décrite par madame Boivin sous le nom de *tunique utéro-sous-péritonéale*, forme une espèce de sac qui enveloppe l'utérus, et adhère fortement à sa surface spécialement à son fond et sur la ligne médiane. Elle paraît avoir aussi pour usages de maintenir les plans fibreux extérieurs de l'utérus dans leurs rapports respectifs, et de s'opposer, par sa résistance et la multiplicité de ses points d'adhérences, au développement irrégulier de ce viscère. Cette tunique fibreuse et musculaire offre plusieurs prolongemens qui servent de gaînes aux cordons antérieurs et postérieurs de l'utérus que nous allons décrire tout à l'heure, et quelques-unes de ses fibres se rendent dans l'épaisseur des replis péritonéaux qui se portent de la face antérieure de l'utérus à la face postérieure de la vessie. En outre, elle se prolonge sur la face externe du col qu'elle embrasse plus étroitement que le corps, et s'étend sans interruption sur toute la longueur du vagin jusqu'à la vulve.

Des divers ligamens de l'utérus, les plus considérables sont ceux qu'on nomme *antérieurs* ou *ligamens ronds :* ils sont très-longs, arrondis, se fixent aux angles de l'utérus, immédiatement au-dessous et au-devant de l'insertion des trompes de Fallope. Situés d'abord entre les deux feuillets des ligamens larges, ils passent derrière l'artère ombilicale de chaque côté, devant les vaisseaux hypogastriques, se portent de bas en haut et de dedans en dehors, immédiatement derrière le péritoine, vers l'orifice supérieur et externe du canal inguinal, et se réfléchissant là sur l'artère épigastrique, ils s'engagent dans le canal inguinal, sortent par son orifice extérieur, et s'épanouissent en plusieurs faisceaux qui se perdent dans le tissu cellulaire du pénil et des grandes lèvres. Ces cordons, d'autant plus larges qu'ils sont plus rapprochés de leur insertion à l'utérus, sont composés de tissu cellulaire, de ramifications vasculaires, de fibres musculaires longitudinales, dont les supérieures sont une continuation des fibres utérines les plus superficielles, tandis que les inférieures proviennent du bord inférieur des muscles oblique interne et transverse de l'abdomen. Ch. Bell considère ces cordons comme les tendons des muscles de la face extérieure de l'utérus. Ils servent à abaisser le fond de l'organe vers le centre de la cavité pelvienne pendant le travail de l'accouchement. Les cordons postérieurs de l'utérus sont deux espèces de tendons qu'Antoine Petit a signalés d'une manière spéciale; ils sont formés par quelques faisceaux ligamenteux qui se détachent de la face externe et postérieure du col, recouverts par un prolongement des fibres musculaires de l'utérus et par un repli péritonéal; ils s'étendent de la région moyenne et postérieure du col aux parties latérales de la face interne du sacrum où ils s'attachent; on trouve aussi dans leur épaisseur quelques vaisseaux sanguins et lymphatiques, et plusieurs filets nerveux qui vont se distribuer au col de l'utérus. Ces ligamens contribuent à l'obliquité de l'orifice vaginal qu'ils portent en arrière, d'où résulte l'angle que l'utérus forme avec le vagin en s'unissant à lui. On voit donc que la disposition des ligamens antérieurs et postérieurs concourt à donner à l'utérus la direction la plus favorable pour qu'il puisse s'élever au-dessus du détroit abdominal du bassin dans les premiers mois de la gestation.

La structure de l'utérus est difficile à déterminer dans l'état de vacuité de cet organe; quand on incise ses parois, on n'observe qu'un tissu fibreux, blanchâtre, résistant, un peu rosé vers le fond et dans l'épaisseur du corps, plus mou en se rapprochant de la cavité, et traversé par de nombreux rameaux vasculaires. Ce tissu, sur la nature duquel on a émis des opinions fort différentes, a tout-à-fait l'aspect du tissu musculaire quand l'utérus a acquis accidentellement quelque développement, soit dans la gestation, soit par l'effet de certaines tumeurs formées dans son épaisseur ou dans la cavité de l'organe: on sait, en effet, combien les contractions de l'utérus sont rapides et énergiques lors de l'accouchement, et l'on peut invoquer encore à l'appui de cette opinion l'analogie avec les mammifères chez lesquels cet organe est évidemment musculeux à toutes les époques de la vie; en outre, les analyses chimiques démontrent dans ce tissu, comme dans les muscles, une grande proportion de fibrine. Quoi qu'il en soit, il est bien constant qu'on ne peut pas dire que le tissu de l'utérus chez les vierges soit évidemment de nature musculaire; ses caractères anatomiques ne l'indiquent pas alors d'une manière positive, et tout annonce que ce changement de nature, cette transformation, quand elle a lieu, résulte d'une modification imprimée accidentellement à la nutrition de l'organe : dans quelques cas seulement, cette disposition devient apparente, comme à l'époque des règles, à la suite d'une suppression de cet écoulement, etc. Le plus grand nombre des anatomistes assimilent le tissu de l'utérus aux muscles des organes intérieurs, mais ils varient beaucoup dans la description qu'ils donnent des fibres de ce tissu. Les uns prétendent qu'elles ne sont pas disposées d'une manière régulière; la plupart admettent qu'elles suivent deux directions, l'une dans le sens de la longueur, et l'autre dans le sens de la largeur de l'organe. Suivant madame Boivin, ces fibres forment sur chaque face de l'utérus six faisceaux distincts, trois à droite et trois à gauche de chaque paroi, et un autre vertical qui règne sur la ligne médiane, et s'étend longitudinalement depuis le contour du fond jusqu'au bas du corps de l'utérus; les autres plans fibreux semblent prendre naissance de la ligne médiane sur le fond de l'utérus; deux faisceaux s'étendent transversalement en dehors et se prolongent sur les trompes dont ils concourent à former les parois; au-dessous, deux autres plans fibreux occupent la moitié supérieure du corps de l'utérus et se portent de chaque côté en devant de l'angle tubaire où ils se réunissent à d'autres fibres et constituent la base ou l'origine des ligamens ronds; enfin, dans le tiers inférieur, deux autres plans se dirigent de la partie moyenne sur les parties latérales, se confondent en partie avec les fibres qui forment le ligament rond, et d'un autre côté s'entrelacent avec les fibres transverses de la région postérieure de l'organe. Dans cette dernière paroi, la disposition des plans fibreux est à peu près la même que celle de ceux de la paroi antérieure; seulement ils fournissent quelques fibres qui contribuent à former les ligamens des ovaires. Ces divers plans fibreux éprouvent nécessairement des changemens nombreux dans leur direction, suivant l'état d'ampliation de l'utérus, et après l'accouchement ils offrent encore des changemens plus considérables. D'après cela, on conçoit aisément comment il a pu résulter de cette variété d'aspect des opinions si différentes sur la structure de l'utérus.

Suivant M. Meckel, il existe le plus généralement deux couches musculaires dans les parois de cet organe, l'une interne et l'autre externe, entre lesquelles la substance vasculaire est interposée, et néanmoins les divers plans et les couches s'entrelacent d'une manière intime; la couche externe est plus épaisse que l'interne, et l'épaisseur de ce tissu musculeux est toujours beaucoup plus grande vers le fond de l'utérus que dans tous les autres points de l'organe, et spécialement dans le col où l'on remarque à peine des traces de tissu musculaire. Les fibres sont longitudinales et circulaires ou transversales; les premières l'emportent beaucoup sur les secondes, mais leur développement est plus prononcé près de l'orifice vaginal de l'utérus, tandis que celui des dernières est plus marqué vers le fond de l'organe. Les fibres du plan externe sont généralement longitudinales, quoique plusieurs affectent une direction plus ou moins oblique et même transversale sur les faces antérieure et postérieure de l'utérus; elles cessent d'être apparentes vers le col : plusieurs se prolongent dans l'épaisseur des ligamens ronds et des trompes de Fallope. Les fibres obliques n'existent pas dans le col; néanmoins il est composé assez souvent de plusieurs couches superposées de fibres longitudinales et transversales. Le plan interne, bien plus mince que l'externe, est composé de deux muscles circulaires situés chacun autour d'un des orifices des trompes, et qui se confondent ensemble sur la ligne médiane, en avant et en arrière; au-dessous de cette couche on trouve des fibres obliques et des fibres longitudinales, qui se réunissent de chaque côté en devant et en arrière pour produire deux triangles alongés dont les sommets se confondent dans l'orifice de la trompe. Quelques fibres transversales s'entrelacent avec ces dernières vers la partie inférieure de l'utérus.

Les vaisseaux qui se distribuent à cet organe sont très-nombreux, relativement au volume qu'il présente dans son état de vacuité; mais cette prédominance du système vasculaire de l'utérus existe pour les changemens qui surviennent lors de la gestation. Les artères utérines, branches des iliaques, se subdivisent à l'infini dans l'épaisseur des parois de l'utérus, et décrivent des sinuosités répétées qui permettent à ces vaisseaux de s'alonger à mesure que l'organe augmente de volume. Les veines suivent un trajet analogue à celui des artères, et offrent, lors de la gestation, des dilatations très-remarquables auxquelles on a donné le nom impropre de *sinus veineux* ou *utérins*. Les vaisseaux lymphatiques de l'utérus sont également très-multipliés; quant aux nerfs, ils émanent des plexus rénaux et hypogastriques. Ces divers élémens anatomiques acquièrent pendant la gestation un développement remarquable sur lequel on a appelé l'attention d'une manière spéciale dans un autre article. *Voyez* GROSSESSE.

L'utérus et les trompes existent chez tous les mammifères : chez les oiseaux, les trompes sont représentées par l'oviducte qui s'étend de l'ovaire au cloaque sans former de sinuosités. Chez les reptiles on trouve deux oviductes qui correspondent à deux ovaires, et s'ouvrent de même dans un cloaque. Dans les poissons osseux, à l'exception de ceux qui sont vivipares, l'ovaire paraît communiquer immédiatement au dehors, et l'oviducte est en quelque sorte confondu avec lui; cette disposition se retrouve dans un certain nombre de poissons cartilagineux. Mais chez ceux qui s'accouplent, il existe deux oviductes parfaitement distincts des ovaires : dans les mammifères, les trompes dites de Fallope ont généralement la même structure et la même forme que dans la femme; chez ceux dont l'utérus est divisé en cornes, elles tiennent à l'extrémité de celles-ci, et sont très-repliées dans le court intervalle qui existe entre le sommet de ces cornes et l'ovaire; leur diamètre est toujours très-petit, et ne paraît pas croître à proportion du volume de l'animal. L'utérus présente des différences nombreuses dans les mammifères : tantôt il est simple comme chez la femme, ainsi qu'on l'observe dans les singes, les édentés et les tardigrades; seulement sa forme est plus alongée chez les premiers, tandis qu'elle est triangulaire dans les édentés et les tardigrades. Dans d'autres espèces, telles que les ruminans, la plupart des rongeurs, les solipèdes, etc. etc., le corps de l'utérus est constamment séparé en deux cornes, soit dans une partie de son étendue, soit dans toute sa longueur; le col est sans division. Dans les animaux à bourse il est triple ou quadruple et à la fois compliqué. L'intérieur de l'utérus est ordinairement ridé dans les utérus simples; ceux qui ont des cornes présentent généralement dans celles-ci des rides longitudinales, et rarement elles sont transversales. La situation de l'utérus est horizontale comme celle du corps entier de l'animal, mais lorsque cet organe est divisé en cornes, il ne se borne pas à la cavité du petit bassin, il s'avance le long des lombes jusque derrière les reins, où sont les extrémités des cornes, les ovaires et les trompes.

Dans le commencement de la vie embryonaire, les trompes de Fallope, l'utérus et le vagin ne constituent qu'un seul canal fendu à sa partie supérieure, offrant dans tous les points la même largeur, et s'étendant sans interruption depuis l'extrémité libre des trompes jusqu'à la vulve. Les trompes sont d'abord proportionnellement plus épaisses et plus longues qu'aux époques suivantes; jusqu'au troisième mois on les voit descendre en dehors des ovaires, très-obliquement de dehors en dedans, et se réunir à angle aigu par leur extrémité inférieure à un petit corps alongé qui n'est autre chose que le rudiment de l'utérus. Leur extrémité supérieure ne paraît consister qu'en un renflement creux sans ouverture, où l'on ne distingue d'orifice extérieur qu'au quatrième mois; les trompes ne deviennent flexueuses qu'au cinquième mois environ, et le canal qui le parcourt est toujours proportionnellement d'autant plus large que l'embryon est plus jeune. Il existe aussi entre les trompes et les ovaires, dans le repli du péritoine, un faisceau vasculaire que Rosenmuller a décrit le premier, et qu'on observe encore les premières années qui suivent la naissance : je l'ai décrit ailleurs (*voyez* OEUF HUMAIN). Jusqu'à la fin du troisième mois, l'utérus est bicorne, mais ses deux moitiés latérales s'unissent à angle d'autant plus aigu, que l'embryon est plus rapproché du moment de sa formation. C'est lorsque cet angle s'est effacé que l'organe paraît bicorne : peu à peu ces deux prolongemens disparaissent, et une cavité unique les remplace vers la fin du quatrième mois. Toutefois l'utérus a une forme cylindrique dans toute son étendue pendant longtemps, et elle ne devient pyriforme que vers l'époque de la puberté. Chez le fœtus à terme le corps de l'utérus ne constitue que le quart de la longueur de l'organe tout entier; à treize ans il n'en fait que le tiers, et la moitié après la puberté. Au neuvième mois et pendant les premières années qui suivent la naissance, on remarque une saillie alongée qui parcourt toute la longueur de l'utérus, et à laquelle se rendent en convergeant des rides plus ou moins rapprochées qui se concentrent d'un autre côté vers les orifices des trompes, et rendent ainsi plus ou moins inégale la surface interne de l'utérus; elles s'effacent insensiblement et disparaissent entièrement vers la cinquième année. Dans l'origine, l'orifice vaginal, ou museau de tanche, est à peine saillant dans le vagin; il ne commence à se prononcer que vers le milieu de la vie intrà-utérine, et au neuvième mois environ cette portion de l'utérus est proportionnellement plus considérable qu'aux époques subséquentes; elle est aussi pendant les premiers mois de la vie intrà-utérine, inégale à sa surface, ridée longitudinalement, terminée par des bords irrégulièrement découpés, et ce n'est que plus tard que cette saillie diminue, devient lisse, et prend la forme qu'on lui connaît. Quant aux parois de l'utérus, elles ont d'autant moins d'épaisseur relativement à l'ampleur de la cavité, que l'embryon est plus jeune; cette épaisseur est d'abord la même dans tous les points de l'organe, mais elle augmente d'une manière remarquable dans le col, vers le cinquième mois. Entre cinq et six ans, son épaisseur devient uniforme dans toute son étendue, disposition qu'on observe jusqu'à la puberté, époque où l'épaisseur des parois devient bien plus considérable dans le corps que dans le col. Pendant la vie intrà-utérine l'utérus est presque entièrement en dehors de la cavité du petit bassin qu'elle dépasse encore beaucoup au moment de la naissance, mais vers la quinzième année elle se trouve contenue en totalité dans l'excavation pelvienne; sa direction, qui était perpendiculaire chez le fœtus, devient ensuite très-oblique d'avant en arrière.

L'utérus subit des changemens remarquables avec l'âge : sa forme devient irrégulièrement arrondie, et son volume diminue sensiblement, surtout chez les femmes qui ont vécu dans le célibat. Son tissu acquiert une dureté analogue à celle qu'il avait pendant l'enfance, et sa couleur redevient blanchâtre. M. le professeur Lallemant, chirurgien en chef de l'hospice de la Salpêtrière, a observé que dans un âge avancé, le col de l'utérus fait une saillie très-considérable dans le vagin. Il s'amincit quelquefois d'une manière singulière, et devient fusiforme : cette déformation du col, qui s'observe aussi chez l'adulte, peut expliquer, dans certains cas, l'état de stérilité chez des femmes que leur organisation semble destiner à la maternité : le col, ainsi alongé, est quelquefois singulièrement contourné. Les lèvres du museau de tanche, plus ou moins lacérées après un premier accouchement, peuvent contracter des adhérences vicieuses qui s'opposent pendant le reste de la vie à une nouvelle fécondation. Chez les vieilles femmes, les trompes de Fallope sont presque toujours oblitérées, et cette oblitération s'étend progressivement de la partie moyenne à leurs extrémités. Le professeur Mayer, de Bonn, a signalé une disposition de la cavité de l'utérus chez les femmes septuagénaires et octogénaires, qui est digne d'attention, et que j'ai eu l'occasion d'observer plusieurs fois : une cloison transversale, ou mieux une oblitération complète existe dans le point correspondant à l'orifice interne ou supérieur de la cavité du col, et l'on remarque en même temps à l'extérieur de l'organe un rétrécissement sensible entre son col et son corps. Avant que l'oblitération ne soit complète, la cloison reste quelque temps interrompue par des fissures étroites, plus ou moins obliques, qui se ferment insensiblement. Cette cloison a parfois quatre lignes d'épaisseur, et l'utérus offre alors deux cavités distinctes superposées l'une à l'autre : celle du corps est plus large, et conserve toujours des dimensions plus considérables que celle du col, qui reste oblongue, et ouverte dans le vagin. Toutes deux contiennent un mucus blanchâtre, plus consistant dans la cavité supérieure que dans la cavité inférieure.

Les fonctions à l'exécution desquelles l'utérus concourt ayant été décrites avec détail dans des articles précédens, il me suffit de les indiquer ici. *Voyez* ACCOUCHEMENT, GÉNÉRATION, GROSSESSE, MENSTRUATION.

L'utérus peut manquer en totalité, ou bien son corps ou son col seul n'existe pas. Dans les deux premiers cas les trompes manquent également; mais il peut arriver aussi que ces conduits n'existent pas avec un utérus régulièrement conformé, et dans quelques cas leur extrémité ovarienne forme un cul-de-sac exactement clos au lieu de l'évasement qui constitue le pavillon. L'utérus peut être excessivement petit, et ses parois très amincies; cette atrophie congénitale semble résulter de la persistance de son état chez l'embryon. C'est également à cette cause, ou à un retard dans le développement de l'organe, qu'on doit attribuer sa scission plus ou moins profonde en deux moitiés latérales, disposition analogue à celle qu'on observe dans l'état normal chez certains animaux, et qui constitue l'utérus *bicorne;* dans cette anomalie, tantôt l'utérus est exactement divisé en deux organes isolés, distincts, s'ouvrant chacun dans un vagin séparé; tantôt le col de l'utérus est simple, et le corps seul est divisé en deux moitiés; d'autres fois la forme extérieure de l'utérus n'est pas changée, mais la cavité est partagée par une cloison médiane et verticale. Enfin, indépendamment des déformations du col dont j'ai parlé plus haut, et que j'ai signalées comme causes auxquelles on peut attribuer la stérilité dans certains cas, il est encore une autre disposition congénitale qui peut avoir le même résultat : c'est une obliquité de l'utérus tellement prononcée, que le col se trouve appliqué contre le sacrum qui ferme ainsi son orifice vaginal : mon confrère M. Rayer m'en a communiqué plusieurs exemples. Dans deux cas où cette disposition avait été reconnue, la fécondation eut lieu après qu'on eut fait disparaître en partie cette situation transversale de l'utérus à l'aide d'une éponge fine qui fut introduite derrière et au-dessus du col qu'on ramena ainsi dans la direction de l'axe du vagin quelques instans avant le coït.

(C. P. OLLIVIER.)

UTÉRUS (pathologie). Parmi les nombreuses lésions dont nos organes sont attaqués, il en est peu dont l'utérus ne puisse être le siége. Quelques-unes des affections de cet organe se rencontrent même si fréquemment, qu'on peut presque dire, avec Hippocrate, que l'utérus est la cause de toutes les maladies propres aux femmes. La diversité des tissus qui entrent dans la composition de cet organe, les changemens que sa texture et ses propriétés éprouvent pendant la grossesse, ses rapports avec les parties voisines, et dans quelques circonstances avec le pénis, la nature et l'importance des fonctions qu'il remplit, la répétition des actes de ces fonctions, les obstacles mécaniques qui s'opposent quelquefois à leur accomplissement, sont autant de circonstances qui rendent raison de la fréquence de ces affections ; mais excepté l'influence de ces causes locales et comme prédisposantes, ces affections ne présentent pas de considérations communes. L'influence sympathique de l'utérus malade sur les autres organes offre des variations sans nombre, et ne me semble pas pouvoir être ramenée à des principes généraux. Une lésion légère de son tissu, ou même quelquefois de ses fonctions, semble, dans quelques circonstances, être la cause et comme le point de départ d'une foule de phénomènes très-graves; d'autres fois elle existe isolée, et resterait inaperçue si quelque circonstance accidentelle ne venait la révéler. Bien plus, il n'est pas rare que l'utérus soit entièrement désorganisé, que l'altération organique ait même envahi et souvent détruit les parois du vagin et celles du rectum ou de la vessie, sans que la malade se plaigne d'autre chose que d'un poids incommode, ou de l'incontinence soit des matières fécales soit de l'urine. Il serait superflu de m'étendre sur ce sujet, les effets de cette influence sympathique de l'utérus sur les différens organes ou systèmes ayant été décrits et appréciés dans les articles spéciaux relatifs aux diverses maladies de cet organe. Les nombreuses lésions de l'utérus n'offrant de commun que leur localité, si je puis m'exprimer ainsi, ne sont pas susceptibles d'une classification spéciale, et je dois, pour ce qui les concerne, renvoyer aux articles spéciaux ou généraux dans lesquels il est traité de chacune d'elles, en suivant l'ordre méthodique adopté à l'article LÉSION de ce dictionnaire, me réservant seulement ici de traiter de celles de ces lésions qui n'ont pas trouvé place ailleurs, ou pour lesquelles on a renvoyé à cet article, telles sont le *ramollissement* et la *putrescence* de l'*utérus*, les *concrétions sanguines* et *lymphatiques* qui se forment dans sa cavité, les *tumeurs fibreuses* qui se développent dans l'épaisseur de ses parois, l'*antéversion* et la *rétroversion.* Voyez MÉTRITE, LEUCORRHÉE, HYDROMÈTRE, PHYSOMÈTRE OU PNEUMATOSE, CALCUL, CANCER, MÉTRORRHAGIE, RUPTURE et PLAIES DE L'UTÉRUS, CHUTE, HERNIE, OBLIQUITÉ, RENVERSEMENT DE L'UTÉRUS.

1° *Ramollissement et putrescence de l'utérus.* — Ces deux genres de lésion n'avaient pas assez fixé l'attention des médecins, qui avaient bien signalé le ramollissement du tissu de l'utérus pendant la grossesse comme une cause prédisposante de la rupture des parois de cet organe, mais n'avaient pas étudié ce sujet dans tous ses développemens, et qui avaient confondu la putrescence et le ramollissement qui a lieu après l'accouchement et avec la gangrène de l'utérus, ou même ne s'en étaient pas occupés. Ce sont les médecins allemands qui, dans ces derniers temps, en ont fait l'objet de recherches spéciales, depuis que le professeur Boër eut le premier signalé aux médecins la lésion du tissu de l'utérus à laquelle il a donné le nom de *putrescence.* Il a paru sur ce sujet un certain nombre de dissertations; il en est question dans plusieurs ouvrages sur la médecine clinique et sur les maladies des femmes. N'ayant pas fait de recherches spéciales sur ce point d'anatomie pathologique, j'emprunterai presque tout ce que j'ai à en dire à une très-bonne dissertation que M. Luroth a soutenue, il y a deux mois, devant la faculté de Strasbourg.

Le ramollissement de l'utérus peut présenter plusieurs degrés parmi lesquels on en admet trois principaux : dans le premier, le tissu de cet organe est dans un état de mollesse et de flaccidité très-marquées, le plus souvent avec une infiltration séreuse ou séro-sanguinolente dans ses interstices, mais sans altération bien manifeste de sa structure. Dans le second degré, la structure de l'utérus est plus altérée; son tissu se laisse broyer sans difficulté entre les doigts, et se réduit en une masse informe et pultacée; quelquefois il offre l'aspect du lard enfumé. Dans le troisième degré, la désorganisation va jusqu'à la liquéfaction, à la réduction de l'organe malade en une pulpe inorganique, en un véritable putrilage. M. Luroth rapporte des exemples de ces trois degrés qu'il a observés par lui-même. Dans le dernier cas, l'utérus était en totalité dissous en un putrilage qui répandait une odeur extrêmement infecte; probablement, suivant lui, cet organe avait été affecté d'un cancer. Il ne peut prononcer à cet égard, parce qu'il n'a eu aucun renseignement sur la maladie; mais je puis suppléer à ce qui lui manque. En effet, une dame anglaise, que j'ai soignée, offrait un ensemble de symptômes bien propres à caractériser le cancer de l'utérus, et à ne laisser aucun doute sur le diagnostic, quoique le museau de tanche et le col de l'utérus fussent intacts. A l'ouverture du cadavre, je trouvai l'utérus présentant la forme globuleuse et le volume d'une grosse orange. Sa tunique péritonéale était saine, sauf quelques adhérences avec le rectum. En voulant détruire ces adhérences, cette tunique se déchira, et me laissa voir une pulpe diffluente, jaunâtre, mêlée de stries grisâtres et rougeâtres, semblable à la pulpe cérébrale à moitié putréfiée, mais sans fétidité remarquable. Cette espèce de ramollissement, ou, pour mieux dire, cette dégénérescence cérébriforme du tissu de l'utérus doit être distinguée du ramollissement dont il est ici question; et son histoire appartient à celle des cancers.

Le ramollissement peut occuper la totalité de l'utérus; le plus souvent il est borné à une portion de l'organe. C'est le col et la surface interne qui en sont le siége le plus ordinaire; il procède le plus communément de la surface interne vers l'externe; tantôt il ne s'étend qu'à une certaine profondeur, tantôt il traverse toute l'épaisseur de la paroi. Il peut aussi exister sous forme de plaques bornées et circonscrites par du tissu non altéré. Cette altération n'a pas toujours l'utérus pour siége unique; souvent aussi les ovaires et les trompes utérines sont ramollis en même temps que l'utérus. Les parois ramollies peuvent être amincies et comme atrophiées; plus fréquemment elles sont épaissies et présentent alors une texture spongieuse. Le tissu ramolli conserve quelquefois sa couleur, d'autres fois sa teinte est altérée, plus pâle ou plus foncée; mais elle a toujours quelque chose de sale et de livide; l'odeur n'offre rien de particulier. D'après ces caractères, on voit en quoi cette altération diffère de la gangrène et de la flaccidité qui est l'effet des grandes hémorrhagies.

Le ramollissement peut avoir lieu pendant la grossesse, on en cite plusieurs exemples; et cette altération a été regardée par quelques pathologistes comme la cause prochaine la plus ordinaire, et comme nécessaire, de la rupture de l'utérus. C'est après l'accouchement qu'il se manifeste le plus ordinairement, soit qu'il ait commencé à exister pendant la grossesse, soit qu'il soit le produit d'une maladie développée depuis l'accouchement; il peut aussi exister à d'autres époques de la vie. Sa marche paraît être tantôt aiguë et tantôt chronique; sa cause prochaine est encore fort obscure. Quelquefois les parties qui environnent la portion ramollie présentent des traces d'inflammation, d'autres fois elles n'en présentent pas. L'auteur que j'ai déjà cité pense que le ramollissement est tantôt primitif et tantôt secondaire, et que dans le premier cas il tient à une anomalie de l'action nutritive de l'organe malade; alors aussi il y a ordinairement amincissement des parois. Le ramollissement secondaire lui paraît dû à une inflammation, influencée dans sa production par un autre élément. Cet élément, dit-il, ne résiderait-il pas dans la disposition septique ou putride des humeurs, notamment du sang? Cette manière de voir paraît avoir été celle de plusieurs autres pathologistes, et l'histoire des maladies à la suite desquelles on a observé le ramollissement lui donne une certaine consistance.

L'étiologie et le diagnostic de cette affection n'offrent qu'obscurités, ce n'est presque jamais qu'à l'ouverture des cadavres qu'on a reconnu son existence; à peine si dans quelques cas on a pu la soupçonner pendant la vie des malades. Dans cette absence de signes diagnostiques, il est impossible de nous occuper de ses terminaisons, du pronostic qu'on peut en porter, du traitement qu'on peut lui opposer, des moyens préservatifs par lesquels on pourrait espérer de la prévenir. Je ne pourrais que rapporter des conjectures sans fondement, et par conséquent sans utilité, ou tracer des règles d'hygiène et de thérapeutique applicables à toutes les femmes enceintes ou accouchées.

La lésion que Boër appelle *putrescence*, et que d'autres ont appelée *gangrène spontanée* de l'utérus, présente les caractères suivans : elle attaque d'abord le col, d'où elle se propage aux parties plus profondes; l'utérus est plus volumineux qu'il ne devrait l'être; ses parois sont épaissies, d'une structure spongieuse; leur surface externe est tantôt d'un blanc sale uniforme, tantôt parsemée de taches livides, plombées, ou d'arborisations vasculaires, de taches rouges; le tissu est ramolli, friable entre les doigts, quelquefois de l'apparence d'un fruit pourri, d'une teinte tantôt pâle, tantôt foncée, livide, noirâtre; la surface interne, plus ramollie encore que tout le reste, et quelquefois ulcérée, est recouverte d'une couche de matières visqueuses, altérées, putrides, noires, brunâtres ou grisâtres, exhalant une odeur très-infecte; le tissu de l'utérus, au-dessous de cette couche formée des restes de l'arrière-faix mêlés au produit de la sécrétion lochiale, se trouve altéré jusqu'à deux, trois, quatre et six lignes de profondeur. Par ces caractères on peut juger que la putrescence est un mode du ramollissement précédemment décrit. Il me semble qu'il est bien difficile d'admettre qu'elle n'est pas toujours la suite d'une inflammation aiguë de l'utérus, quoiqu'on ne trouve pas toujours des traces d'inflammation dans les parties voisines, et quoiqu'elle puisse se développer sans signes préalables d'inflammation; mais dans bien des cas de gangrène spontanée à l'extérieur ou d'inflammation septique, dans le charbon, par exemple, le caractère inflammatoire ne nous échapperait-il pas, si les phénomènes ne se passaient pas sous nos yeux? La putrescence n'est jamais plus fréquente que dans les fièvres puerpérales (métro-péritonites) graves et épidémiques, dont elle constitue une des issues les plus dangereuses. Quelques médecins ont cru pouvoir lui assigner un caractère contagieux; mais cette prétention ne paraît nullement fondée. Cette altération est presque aussi difficile à reconnaître pendant la vie que le simple ramollissement; sa présence, lorsqu'elle est constatée par le toucher, ou simplement soupçonnée, rend beaucoup plus grave le pronostic de l'affection dont elle est le produit; mais elle ne peut influer sur le traitement, car par elle-même elle s'est toujours montrée rebelle aux moyens spéciaux par lesquels on a essayé de la combattre.

2° *Concrétions sanguines et lymphatiques.* — En parlant des moles, j'ai dit qu'on a confondu sous ce nom des corps d'une nature très-différente, parmi lesquels se trouvent des concrétions qui se forment dans l'utérus. Ces concrétions sont de deux sortes : les unes sont des caillots, les autres sont blanchâtres et semblables aux fausses membranes qui se forment à la surface des membranes muqueuses.

Les concrétions sanguines, ou caillots, ont été observées de tout temps; on les a désignées sous le nom de *moles de nutrition*. F. Plater les décrit sous celui de *mola incipiens*, mot qui indique l'idée qu'il se formait de leur nature. On les a comparées, avec juste raison; aux concrétions polypeuses qui se trouvent dans le cœur et les gros vaisseaux. Elles présentent cependant, en général, plus de consistance, et ont quelque apparence d'organisation. Souvent elles sont entourées d'une couche de fibrine d'un blanc grisâtre, qui les enveloppe comme une membrane, et augmente encore cette apparence d'organisation; mais en les disséquant avec soin, cette apparence d'organisation s'évanouit, et on ne trouve pas dans leur intérieur une cavité à parois lisses; ces deux caractères les distinguent des moles formées par un placenta dégénéré. Ruisch avait déjà remarqué cette espèce de membrane; je l'ai souvent observée, et je pense qu'il n'est personne qui n'ait fait la même remarque. Ces caillots ont ordinairement la forme de la cavité utérine; mais, lorsqu'ils sont enfin expulsés, ils s'alongent en passant à travers le col de l'utérus, et prennent diverses formes. Quelquefois il s'arrêtent pendant un certain temps à cet endroit; la partie qui est descendue dans le vagin subit un commencement de décomposition, se déchire, et la prétendue mole revêt des formes souvent assez bizarres; ce qui a donné lieu à une foule de contes. Ces concrétions peuvent acquérir un volume considérable, et exister dans l'utérus avec une très-grande masse de sang, en partie liquide, en partie coagulé. Les observations de Schmid (*De concrementis uteri, hall. disp. chir.*) en offrent des exemples, et montrent de plus que cette affection peut exister avec la grossesse; mais ce dernier cas n'est, à proprement parler, qu'une hémorrhagie interne développée lentement. M. Jallon (*Essai sur l'âge critique des femmes*, thèse in-4°, 1805) décrit ainsi une semblable accumulation de sang coagulé. Une demoiselle de cinquante-deux ans était morte par suite des accidens que cette affection avait entraînés. La matrice offrait l'apparence d'un globe bien régulier; son volume surpassait de beaucoup celui qu'elle acquiert au dernier terme de la grossesse. Dès qu'elle fut ouverte, il en sortit une grande quantité d'un liquide qu'on ne peut mieux comparer pour la consistance qu'à du lait bien caillé. Cette masse inodore était d'un jaune pâle dans son centre; plus on approchait de sa surface, plus sa couleur approchait de celle du sang; sa couche extérieure était même formée çà et là par un sang facile à distinguer. Les parois de la matrice avaient tout au plus l'épaisseur de deux feuilles de papier à lettres.

La formation de ces caillots est plus fréquente chez les femmes dont la menstruation est abondante ou qui sont sujettes à des hémorrhagies utérines. Dans plusieurs des observations de Schmid, on les voit se former chez des femmes accouchées depuis peu de temps, et dont l'écoulement lochial ne s'était pas fait régulièrement : c'est même à cette circonstance qu'il attribue spécialement cette affection. Le docteur Wigand décrit dans le *Journal de Médecine d'Hufeland*, juin 1816, une hémorrhagie utérine particulière qui se manifeste quelquefois après l'avortement, et qu'il reconnaît être produite et entretenue par la présence de semblables concrétions. Les femmes mariées ne sont pas seules sujettes à cette affection. Tous les auteurs qui ont écrit sur les moles reconnaissent que ces concrétions peuvent se former chez des vierges; j'en ai observé une chez une femme qui depuis plusieurs années n'avait pas eu de communications avec son mari. Quand de semblables concrétions se forment, les règles se suppriment; puis après un espace de temps variable, mais qui excède rarement deux à trois mois, il survient un écoulement de sang qui augmente progressivement, en même temps qu'il survient des douleurs semblables à celles de l'accouchement; le corps étranger est expulsé, et l'écoulement de sang cesse aussitôt, ou diminue notablement pour cesser au bout de quelques jours, après avoir subi les mêmes changemens que le flux lochial. Les choses ne se passent cependant pas toujours d'une manière aussi régulière et aussi favorable. L'expulsion du corps étranger peut se faire attendre ou ne se faire qu'incomplétement. On voit alors l'hémorrhagie se prolonger et entraîner les suites ordinaires d'un écoulement de sang abondant. Raymond, dans son *Traité des maladies qu'il est dangéreux de guérir*, rapporte l'observation d'une dame de cinquante ans qui eut pendant trois ans entiers une hémorrhagie utérine qui ne laissait que très-peu d'intervalle, et qui ne cessa qu'après l'expulsion d'une masse de chair pesant environ dix onces. Cette masse était-elle un simple caillot ou un véritable polype? c'est ce qu'il est impossible de déterminer. Le corps étranger, en se décomposant, donne naissance à une sanie putride dont la résorption ajoute à la gravité des accidens. Wigand recommande, dans ces cas, l'usage du tamponnement, et pour modérer l'écoulement du sang, et pour exciter l'action expultrice de l'utérus. On pourrait aussi tenter l'emploi du seigle ergoté et des autres moyens recommandés comme propres à réveiller cette action. Dans les cas ordinaires, il convient d'attendre des efforts de la nature l'expulsion de la concrétion sanguine et la guérison de la malade, en se bornant à éviter tout ce qui pourrait tendre à augmenter l'hémorrhagie, et à favoriser dans quelques cas la sortie de la concrétion en l'attirant doucement avec les doigts ou avec une pince à polypes. Schmid recommande un traitement préservatif pour prévenir les récidives; mais les moyens qu'il propose me semblent superflus pour la plupart des cas, et insuffisans pour ceux où ils pourraient paraître nécessaires.

J'appelle *concrétions lymphatiques*, faute de connaître un meilleur nom, des concrétions membraniformes, d'une consistance couenneuse, d'un blanc sale, analogues à celles qui se voient dans le croup ou à la membrane épichorion, concrétions qui se forment dans la cavité de l'utérus, et sont ensuite rejetées, soit sous la forme d'un sac complet, ou d'une bourse dont la surface externe est hérissée de filamens, et la surface interne lisse et humectée d'un liquide séreux, comme Morgagni l'a vu, soit sous forme de lambeaux de diverses figures, comme F. Plater en rapporte des exemples, et comme moi-même j'en ai vu une qui représentait exactement la figure du col de l'utérus; quelquefois les lambeaux que forme cette couche couenneuse sortent confondus et mêlés avec le sang des règles. Dans une observation fort curieuse, rapportée par M. Chaussier dans une lettre imprimée à la suite du *Traité des hémorrhagies utérines*, traduit par madame Boivin, la poche membraneuse renversée sur elle-même et remplie de sang adhérait encore à l'orifice de l'utérus, offrait l'aspect d'une figue, et ressemblait à un polype. Ce savant observateur dit avoir trouvé quelquefois à la face interne de la cavité de l'utérus une couche mince, molle, qui, par sa texture et sa ténuité, a toute l'apparence membraneuse. La formation de ces concrétions paraît dépendre d'un mode particulier d'irritation, ou pour mieux dire d'un certain degré d'inflammation, comparable à celui qui détermine la formation de couches couenneuses membraniformes à la face interne des autres organes creux et pourvus d'une membrane muqueuse. La présence d'une semblable concrétion membraniforme dans la cavité utérine dans les cas de grossesse tubaire confirme cette étiologie. Collomb, chirurgien de Lyon, dont M. Chaussier cite les observations, voyait dans ces concrétions la membrane interne de l'utérus décollée et renversée ; cette opinion n'a pas besoin d'être réfutée. C'est surtout chez les femmes dont la menstruation est difficile et douloureuse qu'on observe cette affection. Dans l'observation de M. Chaussier, elle se développa chez une femme d'un tempérament ardent, après quelques abus érotiques; ces circonstances n'existaient pas chez la femme dont Morgagni rapporte l'observation, ni dans le cas dont j'ai parlé. La formation de ces concrétions est le plus ordinairement accidentelle, et ne se renouvelle pas; quelquefois cependant on les voit se reproduire à des intervalles plus ou moins rapprochés; leur existence et leur expulsion produisent les phénomènes que j'ai décrits en parlant des concrétions sanguines, et ne réclament pas de traitement spécial. Un régime doux, des bains, des boissons délayantes, me paraissent les meilleurs moyens à employer pour prévenir le retour de cette affection.

3° *Tumeurs fibreuses de l'utérus.* — En traitant des productions morbides, on a donné la description du tissu ligamenteux considéré d'une manière générale dans ses formes et son mode de production ; mais les tumeurs, formées par ce tissu, qui se développent dans l'utérus méritent une attention spéciale, non-seulement parce qu'elles se rencontrent beaucoup plus fréquemment dans cet organe que dans tout autre, et même dans tout le reste de l'économie, mais encore et surtout à cause des symptômes auxquels elles donnent naissance. J'ai conservé le nom donné par les médecins qui les premiers ont bien décrit ces tumeurs et le tissu qui les forme, parce que ce tissu ne ressemble pas moins à celui des tendons qu'à celui des ligamens, parce que je ne vois pas de raison de l'appeler plutôt *ligamenteux* que *tendineux*, et parce que l'inconvénient de se servir d'un mot vague, tel que le mot *fibreux*, me semble beaucoup moindre que celui de changer une expresion généralement employée, et d'imprimer au langage médical une instabilité sans fin, car chacun s'imagine arriver à une précision plus rigoureuse que ses devanciers.

Les tumeurs fibreuses de l'utérus ont été confondues par tous les médecins des siècles précédens avec les tumeurs squirrheuses de cet organe. Cependant Chambon les avait désignées sous le nom de *sclérôme*, et Baillie sous celui de *tubercule* ; ce dernier mot est impropre, car il faut soigneusement distinguer ces tumeurs des vrais tubercules qui se développent quelquefois dans les parois de l'utérus. C'est au commencement de ce siècle seulement que l'on a commencé à bien connaître leur nature. On le doit surtout à l'attention que la faculté de médecine de Paris eut de faire recueillir dans ses pavillons d'anatomie et consigner dans des registres les différens faits d'anatomie pathologique présentés par les nombreux cadavres que dissèquent les élèves. C'est dans cette mine féconde que Bayle, qui tenait ces registres sous la direction de M. Dupuytren, alors chef des travaux anatomiques, puisa les élémens des descriptions si exactes qu'il a données de ces corps; c'est là aussi que M. Lefaucheux a pris la plupart des observations qui font la base de sa dissertation remarquable sur les *Tumeurs circonscrites et indolentes du tissu cellulaire de la matrice et du vagin*; mais avant eux, Bichat et M. Roux avaient déjà fixé l'attention sur ce sujet.

Ces tumeurs fibreuses ou corps fibreux ont une forme sphéroïde, ovoïde ou anguleuse; mais ceux qui sont anguleux ne le sont que par l'agglomération de plusieurs noyaux sphéroïdes. leur volume est très-variable. On en voit depuis le volume d'un petit pois jusqu'à celui d'une grosse orange et au-delà; quelques-uns même acquièrent un volume énorme. M. Gaultier de Claubry père a décrit, dans le *Journal général de Médecine*, une tumeur de cette nature, dont la circonférence verticale était de trente-cinq pouces trois lignes, la transversale de vingt-neuf pouces trois lignes, et qui pesait trente-neuf livres. La substance qui forme ces corps offre trois degrés différens de solidité, qui semblent se succéder l'un à l'autre; cependant, dans le développement d'un très-grand nombre, on voit manquer le premier degré. Dans ces trois degrés, cette substance est d'abord fibreuse et charnue, puis fibro-cartilagineuse, puis osseuse; sa couleur est d'autant plus pâle qu'elle a plus de densité. Lorsqu'elle est molle et de la consistance de la chair musculaire, elle est rouge; quand elle a l'aspect et la densité du tissu des ligamens, elle est blanche, quelquefois encore un peu rougeâtre, quelquefois nacrée, quelquefois un peu jaunâtre. Cette teinte jaunâtre devient plus marquée quand la substance passe à l'état cartilagineux, et se conserve lorsqu'elle est passée à l'état osseux. Lorsqu'on incise ces corps, on voit qu'ils sont formés par des fibres distinctes disposées en faisceaux contournés en toutes sortes de sens, et entremêlés d'une manière inextricable. Ces faisceaux présentent les divers degrés de densité qu'indiquent les noms qui désignent ces degrés, et les altérations de couleur que je viens d'indiquer. Ordinairement de forme globuleuse, les corps fibreux ont une surface égale ou mamelonnée, ou même divisée par des scissures plus ou moins profondes. Les uns paraissent formés par la réunion d'une quantité plus ou moins grande, mais ordinairement proportionnée à leur volume, de petites pelottes fibreuses, ayant à leur centre un noyau jaunâtre, cartilagineux ou formé par la réunion, l'intersection des fibres, des faisceaux qui composent chaque pelotte. C'est par ces noyaux que commence ordinairement l'ossification. D'autres offrent des cloisons de tissu fibreux blanchâtre, séparées par du tissu rougeâtre et mou, et présentant souvent dans leur disposition une certaine régularité. Les trois degrés de ce tissu se présentent souvent réunis; souvent aussi on rencontre des tumeurs uniquement formées de tissu fibro-cartilagineux; c'est même le caractère qui paraît avoir le plus frappé Meckel. Rarement en trouve-t-on qui soient complétement osseuses; j'en ai cependant vu quelques-unes. La disposition fibreuse est encore sensible même dans ce cas; mais il ne faut pas s'attendre à trouver la texture régulière du tissu osseux normal. La section de ces tumeurs rappelle l'idée de celle d'une pierre calcaire sableuse et grenue. Les vaisseaux, surtout les artères, qui se rendent à ces tumeurs et s'y distribuent, sont peu développés, et deviennent d'autant plus petits que le tissu des tumeurs devient plus dense et plus dur.

Ces tumeurs se développent ou dans le tissu propre de l'utérus, ou entre ce tissu et la membrane muqueuse, ou entre ce tissu et la membrane péritonéale. Dans le premier cas, ils ne font pas corps, n'ont pas même d'union intime avec lui, ils ne lui sont unis que par un tissu cellulaire peu résistant; dans quelque cas même ils sont tellement isolés des fibres de la matrice, qu'ils paraissent enkystés; quelquefois cependant ils sont très-adhérens à ces fibres. Ils sont rarement placés au milieu de l'épaisseur de ce tissu. Ils font ordinairement une saillie plus grande vers une des faces que vers l'autre. Ceux qui se sont développés entre le tissu de l'utérus et les membranes interne ou externe, ou sont en partie enchâssés dans ce tissu, et ne soulèvent la membrane que par une partie de leur épaisseur, ou sont tout-à-fait dégagés de ce tissu, ne le touchent que par une petite portion de leur surface, et sont recouverts par la membrane dans tout le reste de leur étendue, ou sont tout-à-fait détachés du tissu utérin, et ne tiennent à l'organe que par un pédicule plus ou moins long et grêle, formé de la seule membrane qui les recouvre, d'un peu de tissu cellulaire et de quelques vaisseaux très-grêles, comme l'ont très-bien montré Bayle et M. Lefaucheux. Ces tumeurs pédiculées, pendantes à la surface interne de l'utérus, forment ce qu'on appelle polypes charnus et polypes fibreux de l'utérus (*voyez* POLYPE). Ceux qui sont saillans à la surface externe n'ont pas reçu de nom particulier. Cependant Morgagni décrivant une de ces tumeurs pédiculées, dit qu'on peut la comparer à celles que l'on appelle *natta* : or ce mot, dans les auteurs qui s'en sont servis, désigne toute espèce de tumeur pédiculée. Ces tumeurs peuvent être fort nombreuses; on en voit quelquefois un grand nombre en même temps dans l'utérus, et dans toutes les conditions de situation, de volume et de texture que j'ai décrites; celles qui envahissent une grande partie du tissu de l'utérus, soit par leur volume, soit par leur nombre, déterminent une extension proportionnée dans le reste des parois de l'organe, qui s'amincissent à mesure qu'elles s'étendent, quoique leurs vaisseaux participent à ce développement. La même chose a lieu par l'effet de la présence d'une de ces tumeurs saillantes dans la cavité de l'organe.

Les causes qui déterminent le développement de ces corps ne sont pas encore connues; seulement il est à remarquer qu'on ne les rencontre guère, et peut-être jamais, comme l'avance M. Boyer, avant l'âge de trente ans; tandis qu'ils sont extrêmement communs chez les femmes avancées en âge, tellement que suivant le calcul de Bayle, en faisant l'ouverture du cadavre de cent femmes prises indistinctement, et âgées de plus de trente-cinq ans, il en est au moins vingt chez lesquelles on trouve un ou plusieurs de ces corps. Le même observateur dit que le célibat paraît en favoriser le développement; car on en trouve de plus ou moins volumineux chez presque toutes les femmes âgées de plus de quarante ans, qui ont conservé les signes physiques de la virginité.

Les corps fibreux qui sont saillans vers la surface muqueuse de l'utérus donnent lieu à une série de symptômes souvent très-graves, mais qui ont été décrits ailleurs (*voyez* POLYPE). Ceux qui font saillie sur la surface péritonéale ne donnent lieu à aucun symptôme remarquable. La sensation incommode résultant de leur poids, quand ils sont volumineux, peut seule révéler leur existence. Ils peuvent encore devenir nuisibles en pressant sur les parties voisines, ou en déterminant quelque déplacement de l'utérus, ou en formant obstacle au passage de l'enfant à travers le bassin (*voyez* ANTÉVERSION ET RÉTROVERSION DE L'UTÉRUS, ET DYSTOCIE). On ne peut reconnaître leur présence qu'en les explorant au moyen du toucher pratiqué par le vagin, par le rectum, et sur la région hypogastrique. Leur dureté, la disposition de leur surface, leurs mouvemens, simultanés avec ceux que l'on imprime à l'utérus, pourront, dans quelques cas, fixer le diagnostic; mais dans le plus grand nombre des cas, il sera impossible de les distinguer avec certitude des tumeurs de même nature formées aux dépens de l'ovaire ou attachées soit à la trompe utérine, soit au ligament large. Au surplus, l'erreur ne serait d'aucune conséquence.

Les corps fibreux qui sont développés dans le tissu de l'utérus ne produisent aucun symptôme appréciable tant qu'ils sont peu volumineux; mais quand ils le deviennent davantage, alors ils font naître un sentiment de pesanteur, de la douleur dans l'utérus, quelquefois même leur présence détermine dans les parties voisines une inflammation chronique, comme le ferait celle d'un corps étranger; et alors on voit se développer tous les symptômes de la métrite. Peu à peu cependant les parties semblent s'habituer à leur présence, la douleur et les symptômes inflammatoires disparaissent. En produisant l'extension des parois de l'utérus, et peut-être aussi en irritant cet organe, comme le ferait un corps étranger, ils causent une augmentation progressive de la menstruation, qui finit par dégénérer en une véritable métrorrhagie, qui est plus abondante à chaque période menstruelle, mais ne cesse pas complètement dans l'intervalle des périodes. Avant que les choses en soient venues à ce point, pendant l'intervalle qui sépare encore les périodes menstruelles, il existe un écoulement leucorrhoïque, ou séreux, ou séroso-sanguin plus ou moins abondant. On voit peu à peu se manifester cet état cachectique qui est la suite des hémorrhagies abondantes et long-temps continuées. Les femmes en parcourent tous les degrés, et finissent par en mourir. Chez un grand nombre cependant, le terme naturel de la menstruation arrive avant cette terminaison funeste, avant même que la cachexie soit bien prononcée. Les hémorrhagies cessent, les forces se relèvent, la bonne santé revient; il ne reste qu'un poids incommode, un léger sentiment de gêne et de douleur, et une tuméfaction plus ou moins considérable de la région hypogastrique. Encore ces incommodités diminuent-elles peu à peu, et finissent-elles par disparaître, à moins que la tumeur, par son volume et sa situation, ne comprime quelque organe important, tel que la vessie et le rectum, et ne gêne ses fonctions. Il paraît que les parties voisines s'habituent insensiblement à la présence de ces corps, et en outre à cette époque la sensibilité et la vitalité de l'utérus diminuent. Leur volume semble même diminuer après la cessation de la menstruation, à mesure qu'ils prennent plus de densité; peut-être même subissent-ils une sorte d'atrophie. Toujours est-il vrai que dans un grand nombre de cas, la tuméfaction de la région hypogastrique diminue.

Le diagnostic des corps fibreux de l'utérus est fort obscur dans les commencemens. S'ils sont placés dans le corps de l'utérus, rien n'indique leur présence; s'ils ont leur siége dans le col ou toute autre partie de l'organe accessible au doigt, il est très-difficile de les distinguer des tubercules commençans. Une moindre sensibilité et l'absence des douleurs lancinantes, qui sont propres aux tubercules cancéreux, pourraient, dans quelques cas, établir la différence; mais dans d'autres cas aussi les douleurs résultant d'un état inflammatoire pourront simuler les douleurs lancinantes et laisser dans le doute. Quand les corps fibreux sont plus avancés dans leur développement, les symptômes qui surviennent doivent engager à pratiquer le toucher, et on peut alors les reconnaître aux caractères que j'ai tracés en les décrivant; mais dans ce cas même, l'existence d'une inflammation de quelque intensité dans les parties environnantes peut jeter de l'obscurité sur le diagnostic. Il est vrai que cette obscurité diminuera à mesure que l'on obtiendra la résolution de l'inflammation.

On ne peut espérer d'obtenir la résolution, l'absorption de

tumeurs d'une texture aussi dense, parsemées de vaisseaux aussi peu nombreux et aussi peu développés, unies aux parties voisines par des liens celluleux aussi faibles, et qu'on peut presque considérer comme des corps étrangers. Il ne peut donc être question de chercher à obtenir une guérison radicale. Il faut se borner à calmer et dissiper les accidens, et attendre l'époque où ces corps cesseront d'exercer quelque influence sur les fonctions. Ainsi, on doit combattre l'inflammation, et s'opposer au développement et aux mauvais effets des hémorrhagies, qui souvent sont actives, mais quelquefois aussi sont purement passives. Ce serait répéter ce qui a été dit ailleurs que d'entrer dans quelques détails sur ces indications. *Voyez* MÉTRITE, MÉTRORRHAGIE.

4° *Antéversion et rétroversion de l'utérus.* — On nomme ainsi des déplacemens de l'utérus dans lesquels l'axe longitudinal de l'utérus se trouve placé horizontalement dans le bassin; le fond de cet organe étant porté derrière les os pubis dans l'antéversion, et dans la courbure du sacrum dans la rétroversion. Levret appelle cette espèce de déplacement, *renversement transversal ;* Desgranges propose de l'appeler *cubation*. La rétroversion, dont on s'est plus spécialement occupé, a encore reçu les noms latins de *reversio*, *retroflexio* et *reflexio ;* mais ces deux derniers mots me sembleraient devoir être appliqués aux cas dans lesquels l'utérus est plié sur lui-même, la partie inférieure du col conservant sa direction verticale, tandis que le corps et le fond sont portés en arrière et couchés horizontalement. C'est ainsi que M. Ameline fils, dans sa *Dissertation sur l'antéversion de matrice*, appelle *antéflexion* une disposition semblable, mais dans laquelle le fond de l'utérus était porté en avant. Walther Wall et Lyne l'ont aussi désignée sous le nom très-impropre de *hernia uteri*. Ce déplacement a été longtemps méconnu, quoiqu'il ait été indiqué vaguement par Hippocrate et d'autres médecins anciens. L'attention était détournée par un de ses symptômes principaux, la rétention d'urine; on ne voyait qu'elle, on ne s'arrêtait pas à sa cause spéciale, bien que les ouvertures de cadavres l'aient signalée à Vandœveren, à Smellie et à quelques autres. C'est Grégoire, professeur à Paris, qui le premier a fait connaître la rétroversion pendant la grossesse, dont il rapportait une observation dans ses leçons.

La connaissance de l'antéversion dans l'état de vacuité est due à Levret, qui l'a fort bien décrite dans un mémoire inséré dans l'ancien journal de médecine.

L'antéversion et la rétroversion peuvent avoir lieu, et dans l'état de vacuité, et pendant la grossesse. Cependant l'antéversion, très-rare pendant la grossesse, est assez commune dans l'état de vacuité; la rétroversion au contraire est beaucoup plus fréquente pendant la grossesse que dans l'état de vacuité. La raison de cette différence est facile à concevoir d'après le mode de formation et les causes de ces deux affections.

Lorsque l'utérus descend dans le fond du bassin, c'est le plus ordinairement, suivant la direction de l'axe du détroit supérieur, qui est en même temps à peu près celle du diamètre longitudinal de l'utérus. En touchant la femme, on trouve que le museau de tanche appuie sur la partie inférieure du sacrum, tandis que le fond est dirigé en haut et en avant. Si les causes qui ont abaissé l'utérus continuent d'agir, comme la partie inférieure de l'utérus est fixe et immobile, la partie supérieure, qui est déjà inclinée en avant, et qui n'est pas soutenue, continue de descendre, et le fond se trouve abaissé au niveau du museau de tanche, et même quelquefois au-dessous. Ce mécanisme a lieu, soit que les causes agissent brusquement et produisent un déplacement subit, soit qu'elles agissent lentement, et que le déplacement se fasse peu à peu. L'antéversion a, comme on le voit, beaucoup d'analogie avec la chûte de l'utérus; elle n'en est, pour ainsi dire, qu'une variété; aussi reconnaît-elle les mêmes causes que cette affection. Une certaine laxité, un défaut de résistance dans les parties, qui retiennent l'utérus en place, est la cause prédisposante la plus efficace de l'antéversion, et souvent elle suffit seule pour la produire. Aussi n'observe-t-on guère cette affection que chez les femmes qui ont eu des enfans, et les premiers symptômes remontent-ils souvent à un accouchement précédent. Ce défaut de résistance peut aussi dépendre de la constitution faible et molle de la femme ou d'un amaigrissement extrême. Une autre cause prédisposante est la largeur de l'excavation combinée avec l'étroitesse du détroit inférieur. Les causes occasionelles sont les chutes sur les pieds, les genoux ou les fesses, les efforts violens, les secousses imprimées par une voiture rude et de toute autre manière. Ce déplacement est aussi quelquefois l'effet de causes organiques : Morgagni, Stoll, Saxtorph et d'autres observateurs ont constaté la réalité de la briéveté trop grande des ligamens ronds; une tumeur fibreuse ou autre développée dans la paroi antérieure du corps de l'utérus, et dans d'autres cas, une tumeur placée derrière le corps de cet organe, peuvent l'entraîner ou le pousser en état d'antéversion; j'en pourrais citer plusieurs exemples dont j'ai été témoin. Levret admet, comme cause unique de l'antéversion, l'engorgement de la paroi antérieure de l'utérus. Mais qu'elle est la cause de cet engorgement? il n'en dit rien. Il est de fait que cet engorgement s'observe le plus souvent dans l'antéversion; il n'existe pourtant pas constamment. Par rapport à la relation qu'ont entre eux ces deux phénomènes, l'antéversion et l'engorgement de la paroi antérieure de l'utérus, voici ce qui résulte des observations assez nombreuses que j'ai été à même de faire. Le plus souvent on trouve la paroi antérieure de l'utérus, qui est devenue inférieure, tuméfiée et dure; cet engorgement se propage jusqu'à la lèvre antérieure du museau de tanche qui est plus épaisse que dans l'état normal, souvent aplatie sur sa surface inférieure comme par l'effet de la pression qu'elle éprouve sur le sacrum; la partie externe de cette lèvre est renversée et forme comme un prolongement qui tend à sortir par l'orifice du vagin. Cet engorgement existe presque toujours dans les antéversions un peu anciennes, et est proportionné à l'ancienneté de la maladie. Il manque dans celles qui sont récentes et ont été produites subitement par une cause occasionelle. Il paraît bien, d'après cela, que cet engorgement est l'effet de la position de l'utérus. En effet, quand il est dans cette position déclive, sa paroi antérieure, répondant plus ou moins directement au vide du vagin, n'éprouve plus la douce pression qu'elle éprouvait de la part des parties voisines, tandis que la paroi postérieure soutient tout le poids des intestins; la circulation dans les vaisseaux utérins subit quelque altération, et un engorgement commence à se former. Bientôt cet engorgement prend le caractère inflammatoire, et le conserve jusqu'à ce qu'on remédie au déplacement, ou jusqu'à ce que enfin l'organe soit habitué à sa nouvelle condition. Quand l'utérus n'est encore que dans un état d'obliquité antérieure, l'augmentation de poids qui résulte de cet engorgement peut bien contribuer à entraîner le fond de la matrice et à produire une antéversion complète; mais je ne crois pas qu'il existe primitivement, et qu'il soit l'unique ou la principale cause du déplacement, car je ne vois pas quelle cause pourrait le produire quand l'utérus est dans sa rectitude naturelle, et pourquoi il se guérirait quand on l'y a ramené et qu'on l'y maintient. D'ailleurs cet engorgement n'existe pas toujours, comme il a été dit. Dans les rétroversions, c'est la paroi postérieure qui est engorgée.

Les symptômes produits par l'antéversion, et qui lui sont communs avec l'antéflexion, la rétroversion et la rétroflexion, sont un sentiment de gêne et de pesanteur dans le bassin, surtout vers l'extrémité inférieure du rectum, quelquefois avec le sentiment du besoin de rendre les excrémens, d'autres fois avec celui du besoin d'uriner, des tiraillemens dans les aines, et qui s'étendent quelquefois sur la partie antérieure des cuisses, des douleurs vers la région des reins, douleurs qui doivent dépendre du tiraillement du plexus nerveux de l'ovaire. Ces symptômes sont principalement sensibles quand la femme est dans la station ou quand elle marche, quand elle est en voiture. Il s'y joint souvent alors une sensation de défaillance, de tiraillement douloureux à la région épigastrique; tout se calme quand la malade repose dans une situation horizontale. L'antéversion est souvent accompagnée d'un état remarquable de constipation; elle produit souvent de la difficulté à rendre les matières fécales et les urines, et quelquefois même une ischurie presque complète. Dans une circonstance semblable on attribua les accidens à la présence d'un calcul dans la vessie; la sensation d'un corps que la sonde rencontrait semblait lever tous les doutes. On pratiqua la lithotomie pour extraire ce calcul qu'on croyait chatonné; la femme mourut, et à l'ouverture de son cadavre, on trouva que le corps rencontré par la sonde était le fond de l'utérus faisant saillie dans la vessie. Cette observation fut pour Levret un trait de lumière qui le conduisit à la connaissance de l'antéversion. A ces symptômes propres à l'antéversion se joignent bientôt ceux de l'inflammation qui s'empare de l'utérus; une douleur, dans la région du bassin, et surtout à la région du sacrum, un écoulement leucorrhoïque, et parfois sanguinolent, le dérangement de la menstruation qui est tantôt diminuée et tantôt augmentée, un état fébrile, quelquefois léger et caractérisé seulement par de la chaleur et de l'agitation le soir et pendant la nuit, d'autrefois plus développé et continu; les digestions se dérangent, l'embonpoint disparaît, et les forces s'affaiblissent. Enfin, la persévérance de l'inflammation peut amener une dégénérescence organique. Si la menstruation vient à cesser naturellement, il peut arriver que, l'utérus perdant de sa vitalité, les accidens se calment peu à peu, et que le déplacement de l'utérus cesse d'avoir des effets sensibles pour la femme.

L'existence des symptômes que je viens de décrire peut déjà faire présumer qu'il existe une antéversion; le toucher vient ensuite fournir des signes diagnostics certains; le doigt, introduit dans le vagin, rencontre bientôt un corps solide qui occupe la partie supérieure de ce canal : ce corps volumineux et arrondi en avant, plus mince en arrière, est l'utérus dont on trouve l'orifice tout-à-fait en arrière, quelquefois cependant, déjeté à droite ou à gauche, car l'utérus n'occupe pas toujours la ligne médiane, et est quelquefois placé obliquement; souvent l'orifice est assez élevé pour qu'on ait de la peine à l'atteindre. Pour bien reconnaître cette situation de l'utérus, il est bon de toucher la femme, lorsqu'elle est dans une position verticale, car quelquefois la réduction de l'utérus s'opère d'elle-même quand la femme est couchée horizontalement. En accrochant le museau de tanche avec le doigt et en le ramenant en avant, on parvient presque toujours à ramener l'utérus dans sa rectitude naturelle; mais dès qu'on l'abandonne à lui-même, il reprend bientôt sa situation vicieuse, surtout si la femme fait quelque effort. Cette réduction est plus facile quand la femme est couchée sur le dos, et que les parois de l'abdomen sont dans le relâchement; mais quelquefois elle offre de la difficulté. En ramenant le museau de tanche en avant, on appuie et on fixe le fond de l'utérus contre les pubis. Il faut commencer par le repousser en haut avec un ou deux doigts, et le maintenir dans cette position avec une main placée sur l'hypogastre, tandis qu'avec le doigt ou les doigts qui sont dans le vagin, on va accrocher et ramener en avant le museau de tanche. Dans les cas les plus difficiles que j'aie rencontrés, j'ai toujours réussi par ce procédé. Madame Boivin a inventé, pour aller chercher le museau de tanche, lorsqu'il est situé très-haut et au-dessus de la portée du doigt, un instrument en forme de cuiller. Je n'ai jamais été dans la nécessité d'y avoir recours; mais je conçois que cette nécessité peut se rencontrer. Lorsqu'il y a rétroversion, le fond de l'utérus est dans la courbure du sacrum, et l'orifice est derrière la symphyse des pubis. Dans l'antéflexion, la partie inférieure du col et le museau de tanche sont dans leur direction naturelle, quoique portés en arrière; mais à une certaine hauteur on sent le col se courber subitement en avant, comme celui d'une cornue, et on distingue le corps formant tumeur derrière les pubis. Dans la rétroflexion, la disposition des parties est la même, mais dans un ordre inverse, le col de l'utérus étant en avant et le fond en arrière. L'existence d'une tumeur fibreuse ou enkystée dans les parois antérieure ou postérieure, celle d'une grossesse développée dans l'épaisseur des parois utérines pourraient en imposer; mais on parviendra par le toucher pratiqué avec attention par le vagin, par le rectum, et par la région hypogastrique, à distinguer qu'il n'existe pas une tumeur double dans le premier cas, et un volume extraordinaire du corps de l'utérus dans le second. Cependant le gonflement inflammatoire du fond de l'utérus pourrait induire en erreur, comme j'en ai vu un exemple chez une dame anglaise affectée d'une rétroflexion. De deux médecins distingués qui l'avaient examinée à Londres, l'un avait prononcé qu'il existait une tumeur, et l'autre, qu'il y avait un simple déplacement. Je trouvai une rétroflexion complète, et je restai persuadé que l'existence d'un gonflement inflammatoire considérable alors existant était la seule cause qui avait trompé le premier médecin.

On peut facilement déduire le pronostic de ce qui a été dit plus haut de la marche des symptômes; outre les accidens dont il a été question, ces déplacemens peuvent aussi être une cause de stérilité. Le traitement présente deux indications : réduire l'utérus dans sa direction naturelle, et le maintenir réduit. La manière de réduire l'utérus a été décrite plus haut. Dans les cas les plus simples, la situation horizontale, gardée pendant plusieurs mois, et secondée de l'usage de bains froids, soit de rivière, soit de mer, de l'emploi de douches ascendantes avec des liqueurs toniques, telles que les eaux sulfureuses, suffit pour rendre à l'utérus une situation convenable, et aux parties voisines la tonicité nécessaire pour s'opposer au renouvellement du déplacement; mais lorsque la maladie est portée plus loin ou est plus ancienne, ces moyens ne suffisent plus. Dans ces cas, pour remplir la seconde indication, Levret propose l'usage d'un pessaire à tige. Ce moyen m'a paru remplir parfaitement le but qu'on se propose, et être le seul qui puisse le faire; en effet, les pessaires en anneau ou en bondon, et les éponges repoussent la matrice et la tiennent élevée en totalité, mais sans la maintenir dans sa rectitude, tandis que le pessaire à tige ou en bilboquet, recevant le museau de tanche dans sa cuvette, le fixe vers le centre du bassin et force par cela même le fond de l'utérus à rester redressé. La tige du pessaire, embrassée par la partie inférieure du vagin, conserve à cet instrument sa situation verticale, et s'oppose à ce qu'il se renverse, comme il arrive presque toujours aux pessaires en anneau. J'ai peu de choses à ajouter sur ce qui a été dit de la forme à donner à cet instrument, de son usage et de ses avantages (*voyez* PESSAIRE). J'ajouterai seulement qu'après avoir ramené l'utérus dans sa direction naturelle, rarement elle conserve cette situation, qu'elle reprend sa direction vicieuse, dès qu'on a retiré le doigt qui la maintenait, et pendant qu'on introduit le pessaire; mais qu'on peut facilement obvier à cet inconvénient. Il suffit pour cela de diriger la cuvette en arrière, dès qu'elle a franchi l'entrée rétrécie du vagin, pour aller pêcher, pour ainsi dire, le museau de tanche dans la courbure du sacrum. D'ailleurs, la largeur considérable que je donne au bord de la cuvette des pessaires que j'emploie à cet usage, en distendant également les parois du vagin, force le museau de tanche à se reporter vers le centre de ce canal où il trouve la cuvette disposée pour le recevoir. La présence du pessaire dans le vagin détermine une augmentation notable de l'écoulement leucorrhoïque. Levret regarde cette augmentation de sécrétion comme une circonstance favorable propre à opérer le dégorgement de la paroi antérieure de l'utérus; je suis assez disposé à adopter cette opinion, qui est d'accord avec les faits. Il ne me répugne pas d'admettre que l'inflammation de la membrane muqueuse du vagin, entretenue dans de certaines limites, agit d'une manière dérivative sur l'inflammation chronique de la paroi de l'utérus. Au moins n'ai-je jamais observé que la présence du pessaire augmentât l'inflammation de l'utérus; au contraire, j'ai souvent vu les restes de cette inflammation disparaître pendant l'usage de ce moyen, ce qu'on peut fort bien attribuer aussi à ce qu'il fait cesser la cause de cette inflammation, comme il a été dit plus haut. Je dois aussi faire remarquer que, conformément à la doctrine généralement admise, je n'ai jamais appliqué de pessaire tant que la métrite conservait quelque intensité. Pendant l'usage du pessaire, le vagin se resserre d'une manière notable, ses parois reprennent évidemment de la tonicité, ce qui me paraît aussi être dû à l'inflammation entretenue par sa présence. Cette circonstance contribue certainement à empêcher le retour du déplacement, et à faire du pessaire non un moyen palliatif, mais un moyen de cure radicale, comme Levret l'avait avancé. Ce grand praticien estime que, pour obtenir ce résultat, il suffit en général de faire porter le pessaire pendant un an ou quinze mois; il remarque qu'à cette époque l'écoulement leucorrhoïque diminue progressivement et finit par se tarir, ce qu'il regarde comme le signe de la guérison. Mes observations plus nombreuses que celles qu'il a publiées sont d'accord avec elles; je pense même que dans beaucoup de cas on pourrait abréger ce terme. Une autre remarque importante est que pendant l'usage du pessaire on voit ordinairement disparaître cette maigreur extrême que Hunter regarde comme la cause prédisposante de l'antéversion, et qui est probablement l'effet de la métrite. Il survient un embonpoint qui, en remplissant le vide du bassin, assure la solidité de la guérison. Le même traitement convient à la rétroversion. Quant à l'antéflexion et à la rétroflexion, l'usage du pessaire en bilboquet ne peut être d'aucune utilité, car il ne pourrait que maintenir au centre du bassin la partie inférieure du col utérin qui y est déjà, et il n'aurait aucune action sur le fond de l'organe. Depuis peu de temps, j'ai été consulté pour trois cas de rétroflexion, quoique cette affection soit fort rare et qu'on en trouve à peine quelque indice dans les auteurs. Dans un de ces cas un des consultans, M. Moreau, avait eu l'idée de faire construire un pessaire en bondon, dont la partie postérieure serait élevée et propre à repousser le fond de l'utérus en haut. J'avais eu la même idée et l'engageai à faire exécuter son projet avec la même modification de donner à la partie saillante plus de largeur et une certaine courbure en avant. Des éponges simples ou supportées par des tiges droites ou courbes, et portées dans le vagin ou dans le rectum, des pessaires de forme ovoïde, et d'autres moyens ayant été aussi employés inutilement, j'ai pensé qu'on pourrait peut-être, dans quelques cas, remédier à ce déplacement d'une manière plus simple, en portant dans le vagin un pessaire de gomme élastique en anneau, que l'on placerait de champ derrière le col de l'utérus, de sorte que la partie supérieure de son bord soutiendrait le fond de l'utérus relevé, tandis que son ouverture présenterait une concavité suffisante pour recevoir la partie recourbée du col utérin. Je me propose de mettre immédiatement ce moyen en usage; l'expérience aura bientôt prononcé sur sa valeur. D'après ce qui a déjà été dit en plusieurs endroits de ce dictionnaire, il est superflu d'insister sur la nécessité d'attendre, pour employer un moyen mécanique, que l'on ait dissipé l'inflammation de l'utérus et des parties voisines par l'emploi du repos, du régime et du traitement antiphlogistique, et que l'on ait fait disparaître les autres complications qui pourraient exister.

De la rétroversion de l'utérus dans l'état de grossesse.—L'antéversion de l'utérus pendant la grossesse est si rare, que je crois devoir ne m'occuper ici que de la rétroversion. Choppart en a communiqué un exemple à l'Académie de chirurgie; M. Ameline en rapporte aussi une observation tirée de la pratique de madame Boivin. D'ailleurs, ce que j'ai à dire de la dernière de ces affections s'appliquera également à la première, sauf quelques rapports de situation faciles à saisir surtout après les détails sur lesquels je viens d'entrer plus haut. C'est depuis l'époque de deux mois jusqu'à celle de quatre mois et demi que l'on observe la rétroversion. Une observation de Smellie et une de Meckel, rapportée par Voigtel, pourraient sembler porter plus loin le terme où ce déplacement est encore possible; mais dans ces observations il est question du cinquième mois, et ce mois commence dès la fin du quatrième. Avant le deuxième mois, l'utérus ne paraît pas assez volumineux pour obéir aux causes qui pourraient le renverser en arrière, ou pour rendre sensibles les effets de ce déplacement; après le quatrième mois ou peu après, le diamètre longitudinal de l'utérus devient plus long que le diamètre antéro-postérieur de l'excavation, et l'utérus ne peut plus se coucher dans cette cavité. Les causes de la rétroversion sont les mêmes que celles qui ont été signalées en parlant de l'antéversion, et peuvent également agir avec lenteur ou promptement. La différence de leur manière d'agir pour produire la rétroversion au lieu de l'antéversion, vient de la différence que la grossesse a apportée dans la disposition des parties. La paroi postérieure de l'utérus plus convexe que l'antérieure dans l'état de vacuité est aussi celle qui se dilate d'une manière plus marquée dans les commencemens de la grossesse, et cette disposition est propre à entraîner le fond de l'utérus en arrière, s'il n'est pas soutenu par la face antérieure du sacrum. Or, c'est ce qui a lieu quand l'excavation est très-vaste, quand le sacrum présente une concavité trop profonde; c'est aussi dans ces cas que la rétroversion est plus commune. Il faut en outre remarquer que la paroi antérieure de l'utérus, en devenant convexe, rencontre bientôt la surface postérieure des pubis, en reçoit un appui et même une impulsion en arrière. Une observation de Wauters et plusieurs de celles de Baudelocque prouvent que la situation déclive de l'utérus est une des plus fréquentes causes prédisposantes à la rétroversion, soit que l'angle sacro-vertébral étant fort saillant, comme cela a lieu dans les bassins dont il vient d'être parlé, l'utérus en s'élevant rencontre bientôt cet angle qui lui oppose un obstacle et détermine le fond à s'incliner en arrière, soit, comme cela arrive souvent, que la vessie distendue par suite de l'ischurie qui est l'effet du prolapsus de l'utérus, repousse le fond de cet organe dans la courbure du sacrum. En effet, la rétention d'urine a été signalée par Hunter et par d'autres observateurs comme une des causes les plus ordinaires de la rétroversion; souvent aussi l'ischurie n'est que l'effet et le symptôme de la rétroversion. Dans un cas dont Baudelocque a été témoin, la rétroversion n'a été déterminée que par des efforts pour uriner pendant qu'on repoussait, au moyen du doigt, le col de la matrice qui était au dehors, comme on l'avait fait cent fois depuis cinq à six semaines. Quand une fois le fond de l'utérus est porté en arrière et commence à appuyer sur le rectum, l'accumulation des matières fécales dans la partie supérieure de l'intestin, et les efforts que fait la femme pour les expulser, le dépriment de plus en plus et augmentent la rétroversion. Cette cause a été remarquée par Richter. Saxtorph regarde l'insertion du placenta comme une cause capable de causer la rétroversion. En parlant des obliquités de l'utérus, j'ai déjà examiné ce qu'on doit penser de la valeur de cette circonstance. Dans des cas de rétroversion, Wltczeck a vu le placenta attaché au milieu du fond de l'utérus, Vandœveren à la partie droite du fond, d'autres, partie au fond, partie au corps. Dans ces cas, bien évidemment le lien d'attache du placenta ne pouvait avoir aucune influence sur l'inclinaison de l'utérus. Le premier des auteurs que je viens de citer admet aussi comme cause la longueur du col de l'utérus; cette disposition peut bien permettre la flexion de ce col, quand la rétroversion s'opère, mais ne peut produire l'abaissement du fond de l'organe en arrière.

Dans la rétroversion qui a lieu pendant la grossesse, on voit paraître tous les symptômes que j'ai décrits en parlant des déplacemens analogues qui ont lieu dans l'état de vacuité; mais ces symptômes ont une marche plus rapide et une intensité plus grande. La difficulté d'uriner est extrême, et se change bientôt en ischurie complette. Baudelocque et d'autres observateurs ont même vu celle-ci être le résultat immédiat d'une rétroversion survenue subitement. L'orifice du méat urinaire est tellement retiré derrière la symphyse des pubis qu'on a peine à le trouver, et ce canal est si fortement comprimé, que l'on ne peut y introduire une algalie même plate qu'avec les plus grandes difficultés. L'issue de l'urine a quelquefois encore lieu par regorgement; le plus souvent elle est complètement empêchée, la distension de la vessie devient extrême, et peut se terminer par la rupture de cet organe, comme Smellie, Vandœveren, Lyne et d'autres en rapportent des exemples. L'obturation de l'intestin rectum est souvent portée au point que la plus petite portion des excrémens ne peut sortir, et que la malade ne peut pas même recevoir des lavemens. La paroi antérieure du vagin est tendue et douloureuse, tandis que la postérieure est relâchée. L'utérus en état de rétroversion continue d'augmenter de volume par l'effet de la progression de la grossesse, il se trouve serré entre le sacrum et les pubis; l'inflammation ne tarde pas à s'en emparer, et détermine une augmentation plus rapide de son volume, ainsi qu'une constriction plus forte entre les os du bassin. A l'ouverture des cadavres on a quelquefois trouvé l'utérus tellement fixé, et comme enclavé entre les os du bassin, qu'on n'a pu le déplacer qu'après avoir divisé la symphyse des pubis. L'inflammation s'étend au péritoine, s'empare de la vessie, gagne les reins, et la femme meurt au milieu des douleurs les plus affreuses, par l'effet de cette inflammation, ou à la suite de la rupture de l'utérus ou de la vessie. Dans quelques cas cependant la maladie, même abandonnée aux seuls soins de la nature, s'est terminée heureusement. La douleur a forcé la femme de garder le repos en mettant les muscles abdominaux dans le relâchement ; et par l'effet de la seule situation horisontale, l'utérus s'est rétabli en sa place, les accidens ont cessé et la grossesse a poursuivi son cours. Quelquefois aussi l'avortement a eu lieu même après la réduction spontanée; d'autres fois il l'avait précédée et en avait été la cause déterminante. A l'ouverture des cadavres des femmes qui ont succombé, on a trouvé tous les désordres qui suivent les états pathologiques dont j'ai parlé plus haut; il serait superflu de les énumérer.

Ces symptômes fournissent des signes presques certains de la rétroversion; le toucher vient bientôt les confirmer. En portant le doigt dans le vagin, on trouve une tumeur arrondie, couverte par la paroi postérieure du vagin qui est ramenée en avant; cette tumeur est plus volumineuse dans sa partie qui répond au sacrum. En avant on trouve sous les pubis une fente formée par la rencontre de la paroi antérieure et de la postérieure; et, si on peut porter le doigt dans cette fente, on y découvre l'orifice de l'utérus. D'autrefois cet orifice est si haut, et la partie inférieure de l'utérus est tellement serrée contre les pubis, qu'on ne peut y atteindre; dans d'autres cas, comme dans celui rapporté par Wauters, l'orifice reste tourné en bas et rapproché en quelque sorte du centre du bassin, il y a une véritable rétroflexion. On a attribué cette disposition à des adhérences du museau de tanche, à des brides qui le retiennent vers le centre du vagin; mais on ne cite pas d'observations précises, et je n'ai rien observé de semblable dans les cas de rétroflexion que j'ai vus et que j'ai cités plus haut. Je suis persuadé que la flexion du col dépend d'autres causes qui nous sont encore inconnues; quelquefois, surtout chez des femmes maigres et dont les parois abdominales sont flasques, on peut sentir le museau de tanche au-dessus des pubis quand la vessie a été vidée.

Le pronostic est peu fâcheux, quand le déplacement est récent; mais il le devient d'autant plus, que le déplacement est plus ancien, qu'il est plus complet, que l'utérus est plus fixe dans sa situation, que les accidens sont plus graves. Lorsque la réduction peut être opérée facilement, la grossesse est ordinairement conservée; mais quand elle exige des efforts considérables, il est rare que l'avortement n'en soit pas la suite.

La première indication que présente la rétroversion est de

vider la vessie dont la distension apporterait un obstacle presque insurmontable à la réduction de l'utérus. Il suffit quelquefois de repousser avec le doigt le col de l'utérus en haut et en arrière pour obtenir l'évacuation de l'urine, mais le plus ordinairement l'introduction de la seconde est nécessaire; souvent même elle présente beaucoup de difficultés. On a espéré les lever avec une sonde platte, qui paraît en effet préférable à la sonde cylindrique ordinaire. On a quelquefois été obligé de se servir d'une sonde d'homme, dont on tournait la courbure en arrière de manière que le pavillon regardât vers l'anus. Lyne et Dussaussoy, effrayés de la difficulté qu'ils ont trouvée à introduire la sonde, ont proposé de faire la ponction de la vessie au-dessus des pubis. Sabattier en donne le précepte formel, pour les cas où le cathétérisme serait impossible. Quand une fois la vessie est vidée, les parties se trouvant plus à l'aise, le repos et une situation convenable suffisent quelquefois pour permettre à l'utérus de reprendre sa direction naturelle; il convient aussi de procurer la sortie des matières fécales par des lavemens, s'il est possible d'en faire recevoir, ce qui ne sera que dans un bien petit nombre de cas. Des saignées copieuses et tous les moyens propres à combattre l'inflammation qui s'est déjà développée, doivent être mis en usage pour faciliter la réduction, soit spontanée, soit faite par l'art. Pour opérer celle-ci, il faut avec deux ou plusieurs doigts introduits dans le vagin repousser en haut le fond de l'utérus, tandis qu'avec les doigts de l'autre main on appuie sur la région hypogastrique pour contenir et même déprimer le col de cette organe. Baudelocque, dans un cas, a cru nécessaire d'introduire un pessaire de gomme élastique épais, et de l'interposer entre ses doigts et l'utérus. On a conseillé de porter deux doigts et même la main entière dans le rectum pour remonter le fond de l'utérus. Il peut se faire que cela soit quelquefois nécessaire; mais le plus souvent il suffit d'agir dans le vagin, et quelques praticiens prétendent que cela est toujours préférable. Dès que le fond de l'utérus est déplacé et refoulé au-dessus de l'angle sacro-vertébral, il faut porter les doigts en avant pour saisir le col de l'utérus, le ramener en arrière et compléter la réduction. Pour exercer ces tentatives de réduction et les faciliter, il faut faire coucher la femme sur le dos, de manière que le bassin soit plus élevé que la partie supérieure de l'abdomen, et que les muscles des parois abdominales soient dans le plus grand relâchement possible. Dans quelques cas il pourra convenir de la placer de telle sorte, que le corps porte sur les genoux et sur les coudes. Denman et quelques autres praticiens dont l'opinion est d'un grand poids pensent que, par ces moyens convenablement employés, on doit toujours réussir à réduire l'utérus. Hunter, au contraire, n'ayant pu, à l'ouverture du cadavre d'une femme morte à la suite d'une rétroversion, réduire l'utérus qu'après avoir divisé la symphyse des pubis, était persuadé qu'il y a des cas où la réduction est impossible par le taxis seul; et avait proposé de faire avec un trois-quarts la ponction de l'utérus; il espérait, en évacuant une partie de l'eau de l'amnios, diminuer le volume de l'utérus et rendre sa réduction plus facile. La proposition de Hunter a été répétée par presque tous les auteurs qui ont écrit depuis lui, et notamment par Baudelocque, qui ne voit pas ce qu'on pourrait faire de mieux dans une circonstance aussi déplorable, quoiqu'il ait prévu qu'on pourrait proposer la section de la symphyse des pubis. M. Flamant a conseillé de faire une incision avec un hystérotôme de son invention. Je ne sais quel avantage cette incision pourrait avoir sur la simple ponction. De quelque manière qu'on évacue l'eau de l'amnios, il est à craindre que cette évacuation ne soit bientôt suivie des contractions de l'utérus et de l'expulsion du fœtus. Pour éviter cet accident, Purcell, Baumgarten, Iahn et M. Gardien ont proposé de pratiquer sur la femme vivante la section de la symphyse des pubis pour faire cesser l'enclavement de l'utérus. Cette proposition n'a pas encore été mise a exécution; mais M. Jourel, à Rouen, et M. Viricel, à Lyon, dans des circonstances qui paraissaient ne laisser aucun autre espoir de sauver les femmes, ont pratiqué la ponction de l'utérus qui a calmé les accidens, déterminé l'avortement et conservé la vie des malades. Quand la réduction éprouve de grandes difficultés, l'avortement a le plus souvent également lieu; la ponction sous ce point de vue ne rend pas pire la condition des femmes. Elle ne paraît pas non plus aggraver l'inflammation de l'utérus. Dans les cas les plus simples où la réduction a été opérée, la grossesse a continué de poursuivre son cours.

Après la réduction, le plus ordinairement il suffit de faire garder à la femme le repos dans une situation horisontale pour prévenir la récidive du déplacement; l'utérus continuant de se développer a bientôt acquis un volume qui rend la rétroversion impossible; on peut alors rendre la femme à ses exercices habituels. Mais quand la rétroversion a eu lieu à une époque peu avancée, il peut être utile de maintenir l'utérus en place au moyen d'un pessaire en bilboquet, qui après un certain laps de temps devient inutile, tombe de lui-même, ou doit être retiré. (DESORMEAUX.)

UVÉE, s. f., *uvea*, de *uva*, grain de raisin. On a donné ce nom à la *choroïde;* quelques anatomistes ont appelé ainsi la face postérieure de l'*iris*. *Voyez* OEIL.

UVULAIRE, adj., *uvularis*, qui appartient à la LUETTE. On a nommé *glandes uvulaires* les follicules muqueux qui sont situés dans la membrane qui recouvre ce prolongement charnu. (MARJOLIN.)

VAC.

VACCIN, s. m., employé quelquefois adjectivement; *vaccinum*, *virus vaccinum*, fluide ou virus vaccinal, matière vaccinale. On désigne indifféremment ainsi l'espèce de virus susceptible de transmettre par inoculation la maladie particulière connue sous le nom de *vaccine*. *Voyez* ce mot.

Le vaccin, suivant MM. Dupuytren et Husson, qui l'ont étudié avec soin sous le rapport de ses propriétés physiques et chimiques, est un liquide transparent, incolore, visqueux, inodore, d'une saveur âcre et salée, ayant beaucoup de ressemblance avec les larmes et la matière séreuse des ampoules produites par les vésicatoires. Exposé à l'air sur une surface plane, il s'y dessèche promptement sans perdre sa transparence et y adhère intimement. A l'état liquide ou desséché, il se dissout très-facilement dans l'eau. Une chaleur forte le décompose ou le volatilise : la température ordinaire et l'accès de l'air atmosphérique lui font subir une décomposition totale; il s'oxyde par l'oxygène de l'air, et se neutralise par le gaz acide carbonique. Il paraît composé enfin d'eau et d'albumine dans des proportions indéterminées; ces résultats sont à peu près les mêmes que ceux obtenus par le docteur Hunold de Cassel. Examiné au microscope, on y distingue, dit Sacco, de petits corps subdivisés et très-voisins les uns des autres, ayant une figure oblongue et une espèce de mouvement vermiculaire. Cette observation paraît avoir été confirmée par le docteur Arrigoni de Tréviglio.

L'époque à laquelle se forme le virus vaccin est ordinairement du troisième au quatrième jour de l'inoculation; c'est alors aussi qu'il commence à acquérir sa propriété reproductrice. Il la conserve le plus communément jusqu'au huitième ou neuvième jour; mais dans certains cas cette propriété existe encore au douzième et même au vingtième jour, particulièrement quand le développement du bouton a été retardé. Le caractère essentiel du vaccin productif c'est la viscosité; on la reconnaît aux signes suivans, dit M. Husson, qu'il faudrait citer à chaque page quand on traite un pareil sujet : 1° Une guttule mise entre deux doigts doit filer comme un sirop; 2° la résistance légère qu'on éprouve à détacher la lancette, ou un verre plat d'un bouton ouvert à dessein et humecté de vaccin; 3° la forme globuleuse que prend le vaccin sur le bouton lorsqu'il a été piqué ; 4° la lenteur avec laquelle il sort; 5° la promptitude de sa dessiccation à l'air, principalement observable lorsque l'instrument dont on se sert pour faire l'insertion se couvre à sa pointe d'un enduit grumelé comme gommeux; 6° la couleur brillante, presque argentée, que prend le vaccin, s'il se répand sur l'aréole, couleur semblable en quelque sorte aux traces que laissent après eux les limaçons lorsqu'ils marchent; 7° le vaccin qui se répand sur la peau s'y dessèche et la tiraille comme le mucus des narines, dans un temps froid, tiraille la lèvre supérieure : 8° le sang se mêle difficilement au vaccin visqueux ; 9° enfin, les fils qu'on en imprègne sont raides, ne peuvent se plier sans que la matière tombe en écailles d'une consistance et d'un aspect vitrés.

Le virus vaccin peut se conserver et se transporter à distance ; pour cela, divers moyens ont été proposés. D'abord on peut l'inoculer à plusieurs animaux ; on est parvenu plusieurs fois à vacciner non-seulement des vaches, mais encore des chèvres, des ânesses, des chiens, des moutons, et ces animaux ont fourni et pourraient fournir encore, au besoin, du fluide vaccin, propre à être transmis à l'homme par l'inoculation. On conçoit bien l'efficacité d'un pareil moyen de propagation, mais l'impossibilité d'y recourir dans un grand nombre de cas et les dépenses qu'il nécessite, ont nécessairement conduit à en chercher d'autres. On a construit de petits flacons fermés hermétiquement par un bouchon de verre qui se prolonge jusqu'au fond, et se termine en forme de petite cuiller ou de cure-oreille, dans la concavité duquel on place le vaccin. On remplit le flacon de gaz azote, et on y introduit le bouchon, dont l'extrémité excavée contient le fluide. Par ce moyen on évite le contact de l'air atmosphérique, et on conserve au vaccin toutes ses propriétés, surtout si l'on a soin de soustraire le flacon à l'action de la lumière, en l'entourant d'un papier noir ou de toute autre manière. Un second procédé, beaucoup plus usité, quoique plus défectueux peut-être, consiste à appliquer à plusieurs reprises deux plaques de verre lisse d'un pouce quarré, sur un bouton piqué dans toute son étendue. Quand elles sont convenablement chargées de vaccin, on les rapproche par leurs surfaces humectées, et on les lute soit avec de la bougie, soit avec de la cire à cacheter. Ce moyen a l'inconvénient d'étendre sur une trop grande surface le fluide, et les morceaux de verre sont ensuite quelquefois tellement agglutinés entre eux, qu'il est presque impossible de les séparer sans les briser. Jenner faisait creuser dans un cristal poli une petite fossette, capable de contenir toute la matière d'un bouton de grosseur ordinaire. L'excavation une fois assez pleine pour que le vaccin la dépassât un peu, il passait légèrement un autre morceau de cristal exactement poli et sans cavité sur le bouton ouvert, et il l'appliquait promptement sur l'autre en forme de couvercle. Les deux morceaux de verre étaient ensuite maintenus rapprochés comme il a été dit précédemment.

On s'est aussi servi de diverses substances filamenteuses pour conserver le vaccin, soit à l'état liquide, soit desséché. Dans le premier cas, on imbibe de fluide un petit morceau de coton ou de laine; puis lorsqu'il en est saturé, on le met dans un petit creux pratiqué sur une plaque de cristal, qu'on recouvre d'une autre tout unie et de la même grandeur. On lute ensuite les deux plaques avec de la cire. Cette méthode perfectionnée de celle de Jenner, par MM. Ballhorn et Stromeyer, conserve le vaccin très liquide pendant plusieurs semaines; mais le docteur Decarro, tout en en faisant l'éloge, lui reproche d'être quelquefois infidèle, et d'exiger beaucoup trop de matière vaccinale. M. Husson y trouve les mêmes inconvéniens, et il avoue de plus n'avoir jamais pu réussir à imbiber le coton convenablement. Un autre moyen qui se rapproche du précédent a été proposé par Colombot; il consiste à creuser une petite boule de cire qu'on applique sur une plaque de verre, et qu'on remplit de coton ou de charpie anglaise imbibé de vaccin. On rapproche un second plateau du premier en les appliquant exactement l'un contre l'autre. La matière vaccinale s'est très-bien conservée, dit-on, pendant trois semaines dans ce petit appareil. Ne pourrait-on pas craindre cependant que le contact de la cire sur le fluide n'en altérât la composition. Lorsqu'on veut obtenir le vaccin desséché sur des fils, soit isolés, soit réunis en petits plumasseaux, on a soin de les appliquer à plusieurs reprises sur un bouton dont on a ouvert toutes les cellules, et quand ils sont bien imprégnés, de les soustraire au contact de l'air. On les fixe ensuite dans une lettre par leurs extrémités, avec un peu de cire, ou, ce qui vaut mieux, on les introduit dans un tube de verre, dont on cachète au moment même les deux bouts, ou que l'on ferme à la lampe de l'émailleur, afin de raréfier l'air contenu dans le tube. Pour empêcher ensuite la rupture de ce tube, on le renferme dans un tuyau de plume ou dans un étui. Ce moyen est préférable à celui qui consiste à mettre les fils dans un flacon plein d'hydrogène ou d'azote.

La conservation du vaccin sur des lancettes est un moyen journellement employé et assez efficace quand il ne doit s'écouler qu'un très-court intervalle entre le moment où le virus est recueilli, et celui où on l'inocule. Mais pour peu qu'on tarde à en faire usage, les instrumens s'oxydent quelque poli qu'en soit l'acier, et le vaccin manque son effet. Voici la manière fort simple de les charger : après avoir ouvert le bouton et divisé la petite pellicule blanche qui en forme l'enveloppe, on voit bientôt le fluide vaccin sortir en petites gouttelettes limpides des espèces d'alvéoles qui le contiennent, et se réunir sur la pointe de l'instrument. Ensuite, pour empêcher que la matière ne s'attache aux chasses, on tourne autour du talon de la lame une petite bande de papier qui forme une espèce de bourrelet; on rapproche les deux chasses, et la lame se trouve isolée. C'est pour éviter que le vaccin ne soit emporté par le frottement que les Anglais ont fait construire des lancettes dont les deux chasses sont réunies par le bas, au moyen d'un morceau d'écaille ou d'ivoire de l'épaisseur d'une ligne, et dont la lame est surmontée d'un petit bouton qui en facilite le mouvement. La lame est mobile entre ces deux chasses, et l'écartement produit par le morceau d'écaille les empêche de s'appliquer l'une contre l'autre. On a proposé, pour remédier à l'oxydation si prompte des lancettes ordinaires d'en dorer la pointe, ou d'en faire construire en argent très-pur et bien battu. Le docteur Decarro, à qui on doit ces modifications, se servait aussi de pointes d'ivoire et d'écaille, qu'il envoyait toutes chargées, dans un tuyau de plume, bouché par le petit manche auquel était adaptée cette pointe. M. Husson et le docteur Sacco disent avoir plusieurs fois placé du vaccin sur des plumes taillées en curedents, et l'avoir envoyé au loin avec avantage. Mais grâces à M. Bretonneau, on possède dans les tubes capillaires un moyen bien plus efficace de conserver le fluide vaccin. Voici son ingénieux procédé : il se sert de tubes de verre, de la longueur de six lignes, légèrement renflés au milieu, et terminés par des extrémités les plus capillaires possibles. Pour les remplir, on pique dans toute sa surface un bouton vaccin; et quand il s'est formé une goutte de liquide, on en approche horizontalement le tube par son extrémité la plus effilée, en ayant soin que ses deux bouts soient ouverts, et qu'il n'y ait dans sa capacité aucun corps étranger. Quand la goutte de liquide a été absorbée par le tube, on le retire et on ne le rapproche du bouton que lorsqu'une nouvelle goutte est formée : il faut toujours appliquer sur la gouttelette l'extrémité du tube par laquelle on a commencé à le remplir; sans cette précaution, il est impossible de le remplir en totalité. Il arrive très-souvent que l'ascension cesse, parce que le fluide se concrète dans l'extrémité des tubes. Il faut alors en casser une demi-ligne au plus, et en extraire la matière qui, en se concrétant, a pris un consistance filamenteuse. Quand il n'y a plus qu'une ligne du tube à remplir, on le ferme de la manière suivante : On retourne le tube entre les doigts, on serre fortement entre le pouce et l'index l'extrémité par laquelle il a été rempli, en ayant soin de ne pas la casser; on présente l'extrémité où il manque une ligne de liquide à une lumière, et en baissant le poignet aussitôt que le verre est fondu; on le retire et on présente au même foyer l'autre extrémité que l'on soude de même. Quelquefois, lorsque ce tube est trop plein, la chaleur agit sur le vaccin, et décompose la portion sur laquelle elle a agi directement; une matière charbonneuse se dépose alors sur les parois ramollies de l'extrémité du tube, empêche leur adhésion, et par suite permet l'évaporation ou la sortie du vaccin. On n'a la certitude que cette pointe du tube est fermée hermétiquement qu'autant que l'air dilaté la distend; mais il faut se hâter de la retirer de la flamme dès qu'on la voit se gonfler; autrement la bulle s'amincit et devient si fragile qu'elle se brise par la seule pression de l'air. Si après avoir mis cette attention à sceller le tube, on en lute encore les deux bouts avec de la cire à cacheter ou de la bougie, le vaccin, à l'abri de toute évaporation, conserve sa fluidité, et jouit même, après plusieurs années, de toute son énergie. Pour l'envoyer au loin, on introduit les tubes qui en sont chargés dans un tuyau de plume, au fond duquel on a fait entrer de la sciure de bois, du son, ou mieux encore, du charbon pilé. On remplit ce tuyau avec la même matière, et on le ferme avec la cire à cacheter. Pour plus de sûreté on place les petits tubes fusiformes dans d'autres tubes cylindriques, et on les renferme dans une boîte pleine de charbon pilé; ou bien on les entoure de coton cardé, et on les introduit dans un étui qu'on enveloppe d'un morceau de laine. Cette dernière précaution est indispensable à prendre quand on expédie du vaccin en hiver pendant une très-forte gelée.

Les croûtes vaccinales qui peuvent servir à la production de la vaccine sont celles qui tombent d'elles-mêmes et qui succèdent à des boutons qui n'ont été entamés d'aucune manière. On peut les lever du dix huitième au vingtième jour de la vaccination; elles doivent conserver la forme primitive du bouton, avoir une couleur brune, et être légèrement transparentes; enfin, n'avoir été ni piquées, ni déchirées, ni écrasées. Comme le vaccin ne réside que dans le petit cercle perlé qui se développe autour de la cicatrice de la piqûre, il faut en enlever le centre qui ne contient qu'une matière purulente desséchée, et qui délayée avec le vaccin de la circonférence, pourrait donner lieu à une vaccine non préservatrice. Ces portions de croûtes desséchées doivent être enveloppées dans du papier et conservées dans un étui, dans une boîte, ou dans une petite bouteille hermétiquement bouchée. En général, quel que soit le corps auquel on confie le vaccin, il faut avoir soin de l'éloigner du contact de l'air, et empêcher qu'il ne soit frappé par la lumière. Jenner recommandait de le mettre dans un flacon privé d'oxygène; Pearson voulait que le flacon fût plein d'azote, et le docteur Aubert avait pensé qu'on le conserverait beaucoup mieux, si on plongeait les verres ou flacons dans une boîte pleine de mercure. De tous ces moyens, les tubes méritent la préférence, pourvu qu'on les conserve avec toutes les précautions indiquées plus haut. (GUERSENT.)

VACCINATION, s. f., *vaccinatio*. On désigne ainsi l'opération à l'aide de laquelle on inocule le virus vaccin. Trois moyens ont été conseillés et mis en usage pour pratiquer cette inoculation : le vésicatoire, l'incision et la piqûre. Le premier, à tort préconisé par Osiander, est depuis long-temps repoussé par tous les bons vaccinateurs, tant à cause de son inefficacité dans le plus grand nombre des cas, que parce qu'il détermine souvent une inflammation très-vive, et quelquefois même des ulcérations opiniâtres. Il est fort rare que l'on vaccine encore par incision ; cette méthode étant en général assez difficile à mettre en usage chez les enfans, et donnant fréquemment lieu à une fausse vaccine. Comme il peut néanmoins se rencontrer des circonstances qui obligent à y avoir recours, voici en quoi elle consiste. On fait à la peau une incision superficielle d'une ligne et demie à deux lignes d'étendue, de manière qu'il ne sorte que peu ou point de sang ; on introduit dans cette incision, dont on écarte les bords, un petit bout de fil imbibé de vaccin, de la longueur d'une ligne ; ou bien on y met un peu de poudre provenant de croûtes vaccinales convenablement desséchées. On recouvre le tout d'un taffetas gommé, maintenu par quelques tours de bande, et le deuxième ou le troisième jour on lève l'appareil si le travail est prononcé.

Mais on préfère, avec juste raison, aux deux méthodes précédentes, la vaccination par piqûre, dont le succès a confirmé les avantages. L'instrument dont on se sert habituellement pour pratiquer ces piqûres est la lancette ordinaire, ou mieux encore celle qu'on désigne sous le nom de lancette à *grain d'avoine*. Quelques médecins, et en particulier Sacco, lui préfèrent une aiguille légèrement aplatie par la pointe, et portant une cannelure sur son aplatissement, ou même une simple aiguille à coudre, de médiocre grosseur. Quant à M. Husson, il emploie une petite lance très-plate à sa pointe, et assez large à l'endroit où elle est fixée aux chasses qui la recouvrent, pour que les doigts puissent la tenir aisément. Quel que soit le choix, à peu près indifférent d'ailleurs, auquel on s'arrête, c'est ordinairement à la partie externe et supérieure du bras qu'on a coutume de vacciner ; les enfans y portent moins facilement les doigts, et ce lieu n'expose pas les femmes à montrer des cicatrices désagréables, lorsque la mode les oblige à découvrir leurs bras. On pourrait néanmoins vacciner sur toute autre partie du corps, si quelques motifs particuliers y engageaient, ou que l'indocilité des enfans y contraignît. M. Husson dit avoir remarqué que les piqûres pratiquées sur la main donnaient lieu à des boutons plus gros que ceux des bras, qu'ils étaient plus lents à se cicatriser, et qu'ils avaient la teinte bleuâtre, observée par Jenner sur les individus qui prenaient la vaccine de la vache. Il paraît que Jenner et le docteur Woodville ne faisaient qu'une seule piqûre. L'effet préservatif est bien certainement alors le même, si la piqûre vient à produire un bouton; mais comme il arrive fréquemment qu'il ne s'y développe aucun travail, il est plus prudent de faire au moins deux à trois piqûres à chaque bras. Dans certains cas même, et en particulier lorsqu'on a besoin de vaccin, on peut en faire quatre ou six à chaque bras, sans qu'il survienne ordinairement pour cela le plus léger accident.

Il faut avoir soin de mettre un certain intervalle entre les piqûres, afin de prévenir la rencontre des aréoles de chaque bouton. M. Husson conseille de les faire à un pouce de distance les unes des autres; Sacco recommande de n'en faire que deux, et de les éloigner de deux pouces au moins. Il me semble que six à huit lignes d'intervalle suffisent, même quand on en fait plusieurs. Le procédé opératoire varie suivant que le vaccin qu'on emploie est liquide ou qu'il est sec. Dans le premier cas, quel que soit l'instrument dont on veuille se servir, l'opérateur, après l'avoir préalablement chargé d'une portion de fluide vaccin, saisit postérieurement avec la main gauche le bras du sujet qu'il se dispose à vacciner; il tend exactement la peau, et avec la main droite pratique la piqûre en introduisant l'instrument sous l'épiderme dans une direction horizontale ou légèrement oblique. Il l'y laisse séjourner un instant, et le retire après lui avoir fait exécuter quelques légères oscillations, de manière à bien imprégner de virus la petite solution de continuité. Certains médecins, pour faciliter l'absorption du vaccin, insèrent à plusieurs reprises la lancette dans la même piqûre; d'autres la retournent sens dessus dessous, ou bien ne la retirent qu'en appuyant avec le doigt, sur le lieu de la piqûre, comme pour l'y essuyer. Mais toutes ces précautions, un peu minutieuses, sont loin d'être utiles, et rien n'est plus ordinaire que de s'en affranchir lorsqu'on a l'habitude de vacciner. La même lancette une fois chargée peut servir à pratiquer deux ou trois piqûres de suite, surtout quand on les fait vite et très-superficielles. Il me paraît toutefois plus prudent, lorsqu'on a suffisamment de fluide à sa disposition, d'essuyer l'instrument après chaque piqûre, et de le charger de nouveau.

Telle est la manière dont on inocule, dans tous les cas où le vaccin est liquide, soit qu'on vaccine de bras à bras, soit qu'on le prenne d'un animal, soit qu'on le puise dans la concavité d'un verre, soit enfin qu'on l'exprime du coton ou de la charpie qui en ont été imprégnés. Voici maintenant comme on s'y prend lorsque l'humeur vaccinale est renfermée dans des tubes capillaires. On casse les deux extrémités du tube, on adapte à l'une d'elles un tuyau de paille ou un très-petit tube de verre en entonnoir, et l'autre est appliquée sur une lame de verre; on souffle très-doucement dans cette paille, de façon à ce qu'il y reste environ une ligne de matière. Cette précaution est indispensable, car il serait possible que l'air insufflé altérât le vaccin, et empêchât son développement. Lorsque la matière est descendue sur la lame de verre, on l'y reprend ave la lancette, et on l'inocule comme si l'on opérait de bras à bras. On peut aussi prévenir altération du fluide vaccin par suite de l'insufflation, en cassant d'abord les deux extrémités du tube, puis en divisant sa partie moyenne en deux portions égales, à l'aide du bord aigu d'une pierre à fusil ou à briquet. On a de cette manière deux espèces de petits godets, dans chacun desquels on introduit l'instrument dont on se sert comme si l'on vaccinait de bras à bras.

Lorsqu'au contraire, le vaccin est desséché, voici les précautions que l'on doit prendre : il ne faut déluter les verres plats et ouvrir les flacons qui le contiennent qu'à l'instant même de s'en servir. Pour employer la matière, on la délaie avec la plus petite quantité possible d'eau froide, en l'agitant pendant quelques minutes avec l'extrémité d'une aiguille ou d'une lancette, jusqu'à ce qu'on ne rencontre dans la dissolution aucune portion de vaccin encore solide, et que le mélange ait acquis l'apparence presque oléagineuse. On en prend alors une petite goutte sur le bout de la lancette, et on procède à l'insertion comme il a été dit plus haut. Lorsque le vaccin a été desséché sur un fil, et qu'on ne veut point vacciner par incision, on extrait le fil du tube où il est renfermé, on le place sur une petite plaque de verre, et à l'aide d'une goutte d'eau froide on délaie le vaccin dont on se sert comme il a été indiqué ci-dessus. Si l'on veut faire usage d'un morceau de linge imprégné de vaccin, il suffit de frotter avec un peu d'eau froide l'instrument à plusieurs reprises sur ce linge, pour qu'il se charge du virus. On inocule ensuite comme à l'ordinaire. Quand on emploie des lancettes non oxydables, qu'elles soient construites en or, en écaille ou en ivoire, on conseille de faire la piqûre avec une lancette d'acier ordinaire, et d'insérer ensuite celle qui est chargée, dans la plaie faite par la première. Peut-être serait-il bien de délayer préalablement la matière desséchée, et pourrait-on éviter de cette manière les insuccès qui sont ordinairement le résultat de cette façon d'inoculer. Quant aux croûtes vaccinales, avant de s'en servir il faut avoir bien soin d'enlever, comme le recommande Sacco, une petite lame très-mince, résultat de la dessiccation d'une petite gouttelette de pus accumulé au centre de la pustule. Cela fait, on délaie ensuite la croûte avec un peu d'eau froide, jusqu'à entière dissolution, et on procède à la vaccination comme on l'a vu précédemment. On a proposé aussi de se servir des croûtes réduites en poudre, de la manière suivante : on prend une petite lancette cannelée, à laquelle est adapté un ressort qui pousse le long de la cannelure jusque sous l'épiderme la poudre vaccinale qui y est déposée. La plupart des vaccinateurs conviennent de l'infidélité de ce moyen, rarement employé. Quel que soit le mode d'inoculation qu'on ait pratiqué, il n'est besoin d'appliquer aucun appareil sur les piqûres. On laisse sécher ces petites plaies, et l'on évite seulement ensuite de les mettre en contact immédiat avec de la laine, de porter des chemises d'un tissu trop gros, et de tenir le bras serré dans un vêtement étroit. Toutes les saisons sont également favorables à la vaccination, qu'on peut aussi pratiquer indifféremment à tous les âges. Le docteur Sacco, M. Husson, et plusieurs autres vaccinateurs célèbres ont vacciné, avec le plus grand succès, quelques heures après la naissance, et dans la vieillesse la plus avancée. Il est d'observation toutefois que dans le très-jeune âge, la mollesse de la peau est souvent un obstacle à la réussite de la vaccine, qu'on voit aussi rester infructueuse chez quelques vieillards dont la peau est sèche et douée de peu d'énergie. Suivant M. Husson, c'est vers six semaines ou deux mois que cette opération réussit le mieux ; à cet âge, dit-il, elle ne manque pas son effet deux fois sur cent. La faiblesse de la constitution, le travail de la dentition, la grossesse, les affections herpétiques, les diverses espèces de teignes, les croûtes laiteuses, etc. ne sauraient exclure la vaccination. On ne devrait pas même hésiter à la pratiquer chez des sujets déjà atteints de maladies aiguës peu graves, et à plus forte raison d'affections chroniques non décidément mortelles, s'il existait une épidémie variolique.

(GUERSENT.)

VACCINE, s. f., *variolæ vaccinæ*, *vaccina*. On a donné ce nom, d'après Odier de Genève, à la maladie qui résulte de l'inoculation du virus vaccin.

Histoire et origine de la vaccine. — Cette affection, originairement observée sur les vaches, était connue depuis plus d'un siècle, dans quelques provinces de l'Angleterre, sous le nom de *cow-pox* (variole ou vérole de vache), lorsque le docteur Ed. Jenner, chargé d'inoculer la variole dans le comté de Glocester, en 1775, fut surpris de rencontrer un certain nombre d'individus chez lesquels l'insertion du virus ne produisait aucun effet, bien qu'ils n'eussent pas eu précédemment la variole. Il apprit alors que, suivant une tradition populaire, déjà fort ancienne dans ce pays, tous ceux qui, en trayant les vaches, avaient accidentellement gagné le cow-pox, n'étaient jamais atteints de petite vérole. Méditant sur un tel phénomène, et désireux d'en pénétrer la cause, Jenner se livra dès ce moment à des recherches multipliées sur le cow-pox. Il tenta d'abord en vain d'inoculer la variole à des individus qui avaient été affectés du cow-pox à des époques plus ou moins reculées, et constata ainsi par l'expérience qu'ils n'étaient plus susceptibles de contracter cette fâcheuse maladie. Il choisit ensuite plusieurs personnes n'ayant pas encore eu la petite vérole, et leur inocula la matière contenue dans les pustules du cow-pox; la maladie se développa régulièrement. L'inoculation variolique à laquelle il les soumit après demeura sans effet. Ce ne fut qu'après avoir répété ces expériences de diverses manières et à plusieurs reprises qu'il publia, en 1798, son ouvrage intitulé *Recherches sur les causes et les effets du cow-pox* ou *Variole vaccinale*. Suivant l'auteur de cet ouvrage, le cow-pox ne serait lui-même que le produit d'une maladie des chevaux : la matière qui suinte des talons des chevaux atteints des eaux aux jambes (maladie que les Anglais désignent sous le nom de *grease*, et que certains médecins confondent avec le *javart*), portée par les garçons de ferme chargés de les panser, sur les trayons des vaches, et inoculée ainsi à ces dernières, leur donnerait le cow-pox, et devrait être par conséquent regardée comme l'origine de cette affection. Cette opinion de Jenner fut combattue par Woodville, Pearson, Simmons, Coleman, Buniva, Luciano, Toggia Guiffa et Bertholini, qui tous essayèrent d'inoculer le grease aux mamelles d'un certain nombre de vaches, sans obtenir jamais d'éruption vaccinale. D'un autre côté cependant MM. Tanner, Lupton, Loy, Laffont, Godino, etc. réussirent dans leurs expériences; enfin, la question sembla mise hors de doute par la publication du fait suivant en 1812. Un cocher qui n'avait pas eu la petite vérole, et qui pansait un cheval atteint depuis peu de jours d'eaux aux jambes, vint consulter les chirurgiens d'un des dispensaires de Paris, pour des boutons qu'il portait au poignet, et qui étaient exactement semblables à ceux de la vaccine. Cette ressemblance frappante, engagea à inoculer à deux enfans la matière contenue dans les boutons du cocher. La vaccine la plus régulière se développa sur chacun d'eux, et on suivit ainsi plusieurs générations de la même vaccine. On inocula, en outre, à un autre enfant la matière de la croûte d'un des boutons du cocher, et cet enfant eut une vaccine régulière qui servit au bout de huit jours à commencer un autre série indéfinie de vaccinations. Quelque concluant que soit un fait de cette nature, il n'est pas à l'abri de toute critique, et M. Hurtrel d'Arboval reproche, avec quelque raison ce me semble, l'oubli qu'on a fait d'inoculer la matière même des eaux, essai si fréquemment répété ailleurs et si souvent infructueux, mais qui eût emporté la conviction s'il eût réussi. Le docteur Sacco ne rejette pas d'une manière absolue l'opinion de Jenner; mais il pense, avec la plupart des médecins, qu'on ne doit pas regarder l'existence de la grease comme cause nécessaire et exclusive du cow-pox; celui-ci pouvant naître spontanément chez les vaches, sans qu'elles aient eu communication avec les chevaux, le fait ayant eu lieu dans des endroits où il n'existait pas de chevaux, et où, par conséquent, il avait été impossible que le moindre rapport eût été établi entre ces deux espèces d'animaux.

L'idée première de la découverte de la vaccine a été, non sans quelque raison peut-être, revendiquée en faveur d'un Français, M. Rabaut-Pommier, ministre protestant à Montpellier, avant la révolution. Dès l'année 1781, M. Rabaut, se trouvant avec le docteur Pew et un autre Anglais de ses amis, avança dans la conversation *qu'il serait probablement avantageux d'inoculer à l'homme la picotte des vaches (cow-pox), parce qu'elle était constamment sans danger.* On disserta longuement sur cet objet, et le docteur Pew promit qu'aussitôt à son retour en Angleterre il proposerait ce nouveau genre d'inoculation à son ami le docteur Jenner. On n'a jamais su positivement si cette communication avait eu lieu; mais quand bien même on n'en pourrait douter, la gloire n'en resterait pas moins tout entière à Jenner, sinon comme inventeur, du moins comme premier propagateur de la vaccine. Il paraît, du reste, que l'inoculation de la vaccine était pratiquée dans l'Inde dès la haute antiquité, comme le prouve un passage du *Sancteya grantham*, ouvrage manuscrit, attribué à d'Hauvantori. M. W. Bruce, consul à Bashire, dans une lettre adressée à M. W. Erskine, et insérée dans les *Annales de Chimie et de Physique* (1819), annonçait que la vaccine était connue aussi depuis fort long-temps en Perse, parmi la tribu très-considérable des Éliaats. Enfin, suivant M. de Humboldt (*Essai politique sur le royaume de la nouvelle Espagne*), les habitans de la Cordillière des Andes avaient remarqué l'effet préservatif du vaccin bien avant qu'il fût connu en Europe.

Une circonstance assez remarquable, qui d'ailleurs ne diminue en rien le mérite des travaux de Jenner, se trouve mentionnée dans l'ouvrage du docteur Pearson sur la vaccine: en 1768, Sutton et M. Fewster inoculèrent sans succès un assez grand nombre de paysans; plusieurs de ces individus leur ayant assuré que cela provenait de ce qu'ils avaient eu le cow-pox, ils firent alors quelques expériences pour justifier le fait: elles confirmèrent ce que les paysans leur avaient annoncé, et ils en communiquèrent le résultat à une société médicale; mais personne ne songea à y donner suite, et, ce qu'il y a de plus extraordinaire, les deux inoculateurs finirent eux-mêmes par abandonner la solution de cet important problème.

L'ouvrage de Jenner parut à peine à Londres, que de toutes parts, en Angleterre, on l'accueillit avec empressement. Les docteurs Pearson et Woodville se hâtèrent de répéter les expériences qui y sont consignées, et bientôt leur témoignage, auquel s'en joignit une foule d'autres, vint déposer en faveur de ce précieux préservatif. Le bruit de cette découverte ne tarda pas à parvenir au loin; toutefois la France, quoique la plus voisine de la patrie de Jenner, ne fut pas une des premières où il se répandit. Cependant l'annonce en avait été faite par la voie des journaux, quand M. le duc de La Rochefoucauld-Liancourt, qui, pendant son séjour en Angleterre, avait été témoin des succès obtenus par cette méthode, vint éveiller l'attention sur cet objet important. Par ses soins réunis à ceux de M. Thouret, alors directeur de l'École de médecine, une souscription fut ouverte et bientôt remplie : un comité central, composé de médecins instruits, fut dès-lors organisé, et le 2 juin 1800, trente enfans furent vaccinés avec du fluide envoyé de Londres. Cette première tentative ne réussit pas complétement, et quelques autres vaccinations pratiquées plus tard par le docteur Woodville, venu lui-même à Paris pour nous familiariser avec ce genre d'inoculation, restèrent également sans effet; mais bientôt après les essais se multiplièrent, et la vaccine se trouva en quelque sorte acclimatée chez nous. En très-peu de temps on compta, dans Paris seulement, plusieurs milliers de vaccinations. Le 7 février de l'année suivante, un hospice spécialement consacré à l'inoculation de la vaccine fut fondé par M. Frochot, préfet de la Seine, et confié aux soins du comité. Les services rendus par cet établissement, et en particulier par M. Husson, son secrétaire, ont été vraiment incalculables. Renouveler les expériences des Anglais, en tenter de nouvelles, et accroître ainsi le nombre des contre-épreuves, fournir de vaccin la France et l'étranger, faire naître et entretenir la confiance dans une méthode nouvelle, attaquée violemment dès son apparition par l'ignorance et la mauvaise foi, telle est, en partie du moins, la tâche que le comité s'était imposée, et qu'il a remplie de manière à mériter la reconnaissance publique. Aboli en 1824, ses travaux ont été continués par l'Académie royale de médecine.

Pendant que la vaccine se naturalisait en France par les efforts des médecins les plus distingués et la protection du gouvernement, elle se répandait également dans les autres parties de l'Europe, en Amérique, et jusqu'aux derniers confins de l'Asie. Il serait trop long de retracer ici l'histoire même abrégée de la propagation de la vaccine dans les différens pays; il suffit de dire que tous les gouvernemens s'empressèrent à l'envi de faire jouir les peuples de ce grand bienfait ; parmi les décisions adoptées dans cette intention, nous nous contenterons de citer celle qui fut prise par Charles IV, roi d'Espagne; il fit entreprendre un voyage autour du monde, dans l'unique but de procurer à toutes ses possessions d'outre-mer, ainsi qu'à beaucoup d'autres contrées éloignées, les avantages de cette précieuse découverte. Le résultat de ce voyage étonnant à tous égards, et qui fut exécuté sous la direction de don F.-X. Balmis, chirurgien extraordinaire de S. M. C., dépassa toutes les espérances qu'on en avait conçues. Depuis cette époque, la vaccination a été pratiquée avec tant de zèle et de succès dans quelques-unes de ces contrées, qu'on n'y observe presque plus de variole. Ainsi, nous avons appris tout récemment de M. Busseuil, chirurgien de la marine française, qu'à Manille (Indes-Orientales), où il se trouvait il y a peu de temps, la petite vérole n'existe plus. En mémoire d'un aussi grand bienfait, on a élevé une statue de bronze au roi Charles IV.

Marche de la vaccine.—La vaccine a, comme toutes les maladies éruptives, des périodes distinctes. M. Husson en admet trois qu'il désigne sous les noms de *période d'inertie*, *période d'inflammation*, et *période de dessiccation*.

La première période, mieux nommée selon nous, *période d'incubation*, commence à l'instant même où la piqûre vient d'être faite : il se forme presque constamment un cercle rose, superficiel, du diamètre de six à douze lignes, qui disparaît en quelques minutes, et laisse une tuméfaction légère qui persiste un peu plus. Depuis cette époque, jusqu'au troisième ou quatrième jour, on n'aperçoit que les traces d'une piqûre légère, sans la moindre apparence de travail inflammatoire. Mais vers la fin du troisième jour au plus tôt, ou plus souvent du quatrième, commence la seconde période. On sent distinctement une petite dureté dans les points où les piqûres ont été faites, et sur lesquelles une petite élevure d'un rouge clair ne tarde pas à se montrer; le cinquième jour, cette élevure se déprime un peu au centre et cause quelque démangeaison; le sixième, le bourrelet, entouré d'un cercle rouge d'une demi-ligne de diamètre, s'élargit, et le centre de la pustule paraît plus déprimé; le septième jour, la totalité de la pustule augmente, le bourrelet circulaire s'aplatit et prend un aspect argenté, en même temps que l'aréole qui l'entoure s'agrandit; le huitième jour, le bourrelet s'élargit; la matière contenue dans la pustule devient plus abondante et soulève ses bords; la dépression centrale prend une teinte plus foncée, ou conserve la même couleur que le bourrelet. Le cercle rouge très-étroit qui, jusqu'à cette époque, a circonscrit la pustule, acquiert une couleur moins vive et semble se propager comme par irradiation dans le tissu cellulaire voisin; le neuvième jour, tout cet appareil prend un plus grand degré d'intensité, et la pustule est entourée d'une belle aréole vermeille; le dixième jour, on n'aperçoit pas un changement très-sensible, seulement le bourrelet circulaire s'élargit; l'aréole augmente d'étendue, occupe ordinairement alors un cercle de neuf à dix lignes de rayon, et devient d'un rouge plus intense; elle disparaît aussi moins facilement sous la pression du doigt. A cette époque le vacciné éprouve quelquefois une douleur dans les glandes axillaires, et presque toujours un mouvement fébrile marqué par des bâillemens, la pâleur et la rougeur alternatives de la face, et l'accélération du pouls; le onzième jour, la pustule offre une couleur perlée, son diamètre est de deux à cinq lignes, elle est dure au toucher, et présente la résistance d'un corps étroitement uni à la peau : le liquide quelle contient est un peu moins transparent, il a perdu de sa viscosité. Le douzième jour, la période de dessiccation commence; la dépression centrale prend l'apparence d'une croûte, l'humeur renfermée dans le bourrelet circulaire se trouble davantage et devient opaline, l'aréole pâlit, la tumeur vaccinale s'affaise, et l'épiderme s'exfolie en petites écailles. Le treizième jour, la dessiccation fait des progrès et marche du centre à la circonférence. Le bourrelet circulaire jaunit, se rétrécit à mesure que la dessiccation s'opère au centre, et la matière qu'il contient est jaunâtre et puriforme. Il est environné d'un cercle légèrement pourpré. Le quatorzième jour, la croûte se durcit et prend une teinte d'un jaune foncé, le cercle qui l'entoure diminue de largeur et suit l'ordre de décroissement de la tumeur vaccinale. Du quatorzième au vingt-cinquième jour, la croûte solide, polie et douce au toucher, acquiert une couleur rouge foncée, et conserve presque toujours la forme ombiliquée. A mesure que la tumeur vaccinale s'affaisse, cette croûte proémine d'avantage au-dessus du niveau de la peau : elle tombe du vingt-quatrième au vingt-neuvième jour, laissant à nu une cicatrice profonde et parsemée de petites dépressions semblables à celles qu'on remarque sur les gauffres. Quelquefois aussi elle est remplacée par une croûte de couleur jaunâtre.

La dissection de la pustule vaccinale, faite le huitième ou le neuvième jour, époque ordinaire de son développement achevé, a fourni les résultats suivans à M. le docteur Gendrin. Au centre de la pustule, dans la dépression ombilicale de couleur un peu jaune, qui comprend la trace presque inapercevable de la petite plaie de l'inoculation, existe, comme le fait observer le docteur Sacco, sous une lame excessivement mince et peu résistante d'épiderme, une petite quantité de pus jaune, trouble, assez dense, accumulé dans une sorte de follicule infundibuliforme qui constitue le centre de la pustule. La quantité de cette matière purulente est proportionnée en général à la grandeur de l'incision par laquelle on a inoculé, et à l'irritation qu'a produite l'instrument dont on s'est servi; aussi est-elle excessivement petite, quand on n'a fait à la peau qu'une piqûre très-superficielle. Après qu'on a dépouillé, avec précaution, à l'aide de la pointe d'une aiguille, la pustule vaccinale de ce petit apostème, elle est uniformément argentée et luisante; on voit que la pellicule qui l'enveloppe est formée par une lame probablement épidémique, insensible, plus dense et plus difficile à diviser que l'épiderme soulevé dans les phlyctènes. Lorsqu'on a enlevé cette pellicule blanche par une section horizontale, le fluide vaccin sort en petites gouttelettes limpides des petites loges qui le contiennent. La disposition de ces gouttelettes fait connaître celle des loges ou aréoles de la pustule; elles semblent disposées circulairement sur deux rangs concentriques. On distingue aisément à la loupe les cloisons radiées assez peu régulières entre lesquelles sont formées les espèces d'alvéoles qui contiennent le vaccin. Si l'on divise ces cloisons blanches avec une lancette, il se mêle un peu de sang au fluide vaccin qui s'en échappe.

Le contact de l'air est nécessaire à la formation des croûtes vaccinales. Le docteur Sacco a constaté ce fait en couvrant des pustules avec des verres de montre, tandis qu'il en laissait d'autres à l'air libre sur le même sujet pour servir de terme de comparaison : les pustules couvertes se gercèrent, et la peau se détacha en petites parcelles sans qu'il se formât de croûtes ou de cicatrices sensibles. M. le docteur Gendrin dit avoir aussi empêché la formation de la croûte en couvrant le bras de cataplasmes ou de fomentations émolliens le neuvième ou le dixième jour de l'éruption. La vaccine inoculée chez les nègres et les mulâtres ne présente presque aucune différence; elle se développe à la même époque que chez les blancs, mais peut-être parcourt-elle ses périodes dinflammation et de dessiccation avec plus de rapidité. L'aréole inflammatoire est peu marquée, la peau n'offre qu'une teinte cuivreuse, et la cicatrice est d'abord plus rouge que chez les blancs, comme le sont ordinairement toutes celles des nègres.

Variétés de la vaccine.—Le développement de la vaccine n'est pas toujours régulier; ainsi on voit dans quelques circonstances la période d'incubation se prolonger jusqu'au vingt-deuxième et trentième jour, tandis que dans d'autres elle n'est que de vingt-quatre à quarante-huit heures. Quelquefois la vaccine parcourt sa marche accoutumée en huit ou dix jours, et l'effet préservatif est cependant le même. D'autrefois la pustule ne présente point la dépression ombilicale, ou bien deux pustules jumelles, confondues par la tangente de leurs cercles, sont le résultat d'une opération dans laquelle l'instrument a pénétré la peau de part en part. Quelques individus opposent une résistance absolue à l'infection vaccinale; chez d'autres, cette résistance n'est que temporaire, et l'on en a vu qui ont fini par contracter la vaccine après avoir subi huit ou dix vaccinations antérieures infructueuses. Il n'est pas très-rare de voir des pustules vaccinales se développer sur des points du corps où l'inoculation n'a pas été pratiquée. C'est presque toujours sur des surfaces enflammées et privées d'épiderme que ces pustules secondaires se manifestent. Elles sont produites par une inoculation accidentelle et postérieure, que le vacciné s'est faite avec les doigts après avoir gratté les pustules d'insertion. Dans d'autres cas, les éruptions secondaires sont le résultat d'une infection générale. Quelquefois aussi une première vaccination n'ayant point réussi, on en pratique une seconde au bout de quinze jours, un mois, et même davantage, et dès ce moment on voit se développer ensemble les pustules résultat des anciennes et des nouvelles piqûres. Enfin il est un certain nombre d'individus chez lesquels la vaccine ne manifeste sa présence que par des phénomènes généraux, l'éruption locale manquant absolument. Plusieurs observations connues depuis long-temps ont mis cette vérité hors de doute; mais elle n'avait jamais été établie sur aussi grand nombre de faits qu'en 1825. Soixante cas de cette espèce se sont offerts successivement à l'observation de M. Treluyer, médecin de l'hôpital général de Nantes.

On peut en lire la relation vraiment curieuse dans le rapport d'ailleurs si bien fait de M. Paul Dubois sur les vaccinations pratiquées en France pendant l'année 1825.

Quelquefois la vaccine se présente avec des irrégularités plus grandes, et alors elle cesse même d'être préservatrice; on l'a désignée alors sous le nom de *fausse* ou de *pseudo-vaccine*. M. Husson en a décrit deux variétés : la première, que certains auteurs proposent d'appeler *vaccinoïde* ou *vaccinelle*, est celle qui se développe parfois sur un individu antérieurement atteint de variole, ou qui a déjà été vacciné. Voici la marche qu'elle suit d'après M. Husson. Dès le premier jour, quelquefois dès le second, et au plus tard le troisième, les piqûres s'enflamment; il se forme des pustules le plus souvent circulaires comme celles de la vaccine. Leurs bords sont aplatis, inégaux, et ne sont pas gonflés par la matière qui est toujours peu abondante, et d'un jaune limpide. L'aréole n'existe pas constamment; elle est quelquefois aussi vive, mais rarement aussi étendue que celle de la vraie vaccine; quoique plutôt apparue, elle dure tout aussi long-temps. Pendant tout ce travail, le vacciné éprouve ordinairement un prurit désagréable dans les piqûres; les ganglions axillaires deviennent douloureux et s'engorgent; il survient de la céphalalgie et un mouvement fébrile plus ou moins fort et irrégulier. La période inflammatoire est très-rapide; il n'y a pas de tumeur ni d'induration circonscrite, comme dans la vaccine; et s'il existe de la tension, elle est irrégulière et superficielle. Les croûtes, bien formées dès le septième ou le huitième jour, ne tombent pas plus tôt que celle de la vaccine vraie; elles offrent quelquefois le même aspect, mais elles sont moins larges, moins épaisses, et laissent, au lieu de cicatrices, de simples taches à la peau. M. le docteur Gendrin dit que ces pustules contiennent le principe reproducteur de la vaccine, ce dont on peut s'assurer en inoculant le fluide qu'elles contiennent le deuxième jour de leur développement. J'ignore si cette expérience a été répétée.

La seconde variété de pseudo-vaccine est celle qu'on peut produire à volonté, dit M. Husson, si l'on met en action l'une des causes suivantes : 1° L'usage de lancettes oxydées par le vaccin; 2° l'inoculation par les fils; 3° l'emploi du fluide vaccin trop avancé et parvenu à l'état purulent; 4° celui de la matière desséchée sans l'avoir suffisamment délayée; 5° l'usage d'un instrument mal affilé, peu pointu; 6° enfin les incisions trop profondes. Il n'est peut-être pas très-exact de dire que toutes ces causes produisent à volonté la fausse vaccine, puisqu'il est certain que malgré leur action on est parvenu fréquemment à produire une vaccine régulière; mais on ne peut contester néanmoins que toutes ces circonstances favorisent le développement d'une pseudo-vaccine, dont voici les caractères distinctifs. Dès le premier jour, ou dès le commencement du deuxième, on aperçoit une élévation de la portion d'épiderme dans laquelle l'insertion a été faite, une rougeur vive sur cette partie, et un suintement puriforme aux lèvres de la plaie. Le lendemain, la rougeur est beaucoup diminuée, la portion d'épiderme est blanche et plus saillante que la veille. Du deuxième au troisième jour, la petite pustule se crève, et laisse suinter un pus opaque, jaunâtre, auquel succède une croûte jaune, mollasse, plate, qui tombe le cinquième ou le sixième jour, se renouvelle fréquemment, et quelquefois est suivie d'un ulcère profond, difficile à guérir. Il reste à cette époque une rougeur irrégulière assez intense, accompagnée de dureté dans le tissu cellulaire voisin, un léger gonflement de la peau; et le cercle rouge, qui s'accroît d'abord sensiblement, finit par disparaître sans laisser sur la peau les petites écailles que l'on rencontre dans la vaccine vraie à la place de l'aréole quand elle est dissipée. Il est encore une autre espèce de fausse vaccine ou vaccine dégénérée, dont parle le docteur Sacco, et sur laquelle insiste, avec raison, M. le docteur Gendrin, qui s'exprime à peu près ainsi sur ce sujet important. On inocule à un enfant un vaccin de bonne qualité; la pustule se développe régulièrement, l'enfant se gratte et écorche la pustule; ou la comprime par un vêtement trop serré, ou enfin on la presse entre les doigts, soit par des manœuvres indiscrètes, soit pour faire ensuite une expérience comme l'a pratiqué Sacco. L'effet de toutes ces pratiques est de déterminer immédiatement le passage de la pustule à la suppuration; elle jaunit, elle devient plus saillante; le vaccin déposé dans les aréoles disparaît. La disposition multiloculaire cesse aussi elle-même, et l'individu n'est point préservé de la variole; car il reste encore apte à contracter la vaccine, comme M. Gendrin l'a expérimenté; si la suppuration de la pustule s'opère avant le sixième jour de l'inoculation, le fait est certain. Il reste cependant une cicatrice à la vérité peu marquée, qui a tous les caractères de la vraie cicatrice vaccinale. Le huitième jour, la suppuration ne détermine pas aussi constamment l'absence de la faculté préservatrice; car de trois individus sur lesquels on avait produit la suppuration immédiate de la pustule en la pressant fortement entre les doigts, un seul a pu contracter ensuite une vaccine légitime. Il ne paraît pas que plus tard la suppuration, qui d'ailleurs s'effectue naturellement, détruise l'effet de la vaccine. Si le septième ou le huitième jour on désorganise entièrement une pustule vaccinale régulière avec une lancette pour puiser du vaccin, on peut détruire complétement l'effet de la vaccine; on s'en assure en inoculant de nouveau l'individu. Il en résulte que quand il n'existe qu'un seul bouton vaccin, il faut le respecter, ou du moins se garder d'épuiser tout le fluide qu'il contient.

Complications de la vaccine. — Jenner, le docteur Sacco et plusieurs autres vaccinateurs ont eu l'occasion de voir assez fréquemment, surtout dans la vaccine suite de l'inoculation du cow-pox, les pustules se creuser et se convertir en ulcérations très-douloureuses et difficiles à guérir. Quoique cet accident soit bien plus rare par l'inoculation qui a lieu de bras à bras, on l'a quelquefois alors aussi remarqué, et je l'ai moi-même observé chez certains enfans d'une constitution lymphatique ou scrofuleuse.

Parfois l'aréole qui circonscrit la pustule vaccinale occupe une très-grande surface, et s'étend à la majeure partie ou même à la totalité des régions du bras, en suivant une marche parfaitement indiquée par M. Dupuytren, d'après la disposition particulière du tissu cellulaire qui enveloppe le bras. Dans certains cas la rougeur se propage jusqu'au dos et à la poitrine, ou bien elle gagne le cou et finit par envahir la face tout entière. Souvent, dit M. Husson, on y remarque de petits boutons qui ne suppurent pas et disparaissent après un jour ou deux. Cette espèce d'érysipèle est accompagnée de gêne dans les mouvemens; la fièvre se déclare, et les glandes de l'aisselle deviennent le siége d'un engorgement quelquefois considérable qui se termine ordinairement par résolution, mais qui peut aussi, comme on en a des exemples, passer à l'état de suppuration.

Indépendamment des accidens dont nous venons de parler, la vaccine peut être compliquée de rougeole et de scarlatine;

souvent alors elle suspend sa marche et ne la reprend qu'après la cessation de l'autre maladie; ou bien les deux affections parcourent simultanément leurs périodes. A l'hôpital des enfans malades, nous avons vu assez fréquemment l'eczéma et surtout l'ecthyma compliquer la vaccine. Dans certains cas elle marche en même temps que la varicelle, et peut aussi co-exister avec la variole ou quelques-unes de ses variétés; enfin la roséole, le strophulus, l'urticaire et le pemphigus sont encore des complications de la vaccine, plusieurs fois observées par les vaccinateurs. Beaucoup de médecins ont cru remarquer que la vaccine avait une heureuse influence sur quelques affections cutanées chroniques, et en particulier sur les croûtes laiteuses, les impétigo, et certaines espèces de teignes. Dans d'autres circonstances au contraire, et surtout chez des enfans affectés de tubercules latens, il arrive quelquefois que le mouvement fébrile de la vaccine développe l'inflammation tuberculeuse et prélude à la phthisie pulmonaire ou mésentérique, ou à des maladies scrofuleuses plus ou moins graves, qui sont entièrement étrangères à la vaccine elle-même, mais qui n'attendaient, pour se développer, que la cause occasionelle souvent la plus légère. Cette circonstance est importante à noter pour répondre aux inculpations des détracteurs de la vaccine.

Le docteur Sacco a reconnu par l'expérience à quelle époque du développement de la pustule vaccinale se manifeste la faculté anti-variolique : à cet effet, il a vacciné plusieurs enfans bien portans, tous de la même manière, à un seul bras, et en même temps. Ensuite il leur a inoculé séparément la variole de deux en deux jours à l'autre bras jusqu'à la période de dessiccation. Les inoculations faites entre le premier et le cinquième jour produisirent aux septième, huitième, neuvième, dixième et onzième jours, une éruption de différentes pustules varioliques, qui parcoururent leurs diverses périodes, en accompagnant toujours la vaccine. Celles du sixième et du septième jour ne formèrent jamais une éruption générale, et pour la majeure partie, à la place des piqûres, on n'observa qu'une légère altération; tandis que dans quelques-unes les pustules se bornèrent aux seules insertions, et se desséchèrent promptement. Les inoculations pratiquées du huitième au onzième jour ne furent que très-rarement suivies d'une petite pustule locale qui se dessécha presque aussitôt aprés son apparition.

Sur seize enfans inoculés du onzième au treizième jour, trois seulement eurent une piqûre qui rougit et s'enflamma un peu. Passé ce temps, le docteur Sacco jugea inutile de suivre les inoculés; ces expériences, ajoute ce médecin distingué, furent variées et répétées souvent, et de toutes il résulta que c'est vers la fin de la période de maturation de la pustule vaccinale que doit être placé le point précis où le vacciné commence à n'être plus apte à contracter la variole.

Quoi qu'il en soit, les avantages de l'inoculation vaccinale, comme moyen préservatif de la variole, sont maintenant incontestables, et les épreuves les plus décisives les ont depuis très-long-temps mis hors de toute espèce de doute. Sans parler ici des tentatives multipliées faites chez les nations les plus instruites, dans des circonstances différentes, dans des climats divers, et toujours avec les mêmes résultats constamment heureux, nous nous bornerons à citer quelques-uns des exemples des plus remarquables de ces contre-épreuves. A Paris, en 1801, sur cent deux enfans vaccinés depuis huit à dix-huit mois, qu'on soumit publiquement à l'inoculation de la variole, il ne s'en trouva aucun qui pût la contracter. Un plumasseau chargé de pus variolique fut maintenu pendant plusieurs jours en contact avec une ulcération survenue à la jambe d'un enfant précédemment vacciné, sans qu'il en résultât de pustules locales ni d'infection générale. Trente-six vaccinés choisis par le comité central de Paris furent placés pendant quinze jours au moins, dans une salle où cinq enfans avaient la variole; pendant tout ce temps ils restèrent continuellement avec les malades, prenant leurs repas et jouant près d'eux, quelques-uns même couchant dans leurs lits à l'époque de la suppuration des pustules et de la desquamation, et d'autres portant les chemises des varioleux. Cependant, dit M. Husson, ces trente-six enfans n'ont pas éprouvé la moindre altération dans leur santé, ni durant leur séjour près des malades, ni depuis qu'ils en ont été éloignés. Enfin, pour dernier genre d'épreuves encore plus convaincantes, dans tous les lieux où sont venues à sévir des épidémies de variole, on a vu la vaccine couvrir en quelque sorte de son heureuse influence tous les individus qui en avaient été précédemment inoculés. Ajoutons en outre, que la vaccine, pratiquée à l'instant de l'apparition de ces épidémies varioliques, les a quelquefois arrêtées dans leurs progrès, ou les a du moins considérablement affaiblies. Cependant, quelques individus vaccinés ayant été atteints de variole au milieu des épidémies meurtrières qui ont régné dans ces derniers temps en divers pays, et surtout en France en 1825, des doutes se sont élevés de nouveau sur la vertu préservatrice de la vaccine. De tous les faits de cette nature récemment publiés, il n'en est qu'un petit nombre qui mérite créance : je veux parler de quelques-uns des faits qui se trouvent relatés dans l'ouvrage de M. le docteur Thomson (*Historical sketch, etc.*), et de quelques autres qui ont été communiqués à l'Académie royale de médecine. Or, dans toutes ces circonstances, on n'a pu méconnaître encore l'heureuse influence de la vaccine. En effet, dans la presque universalité des cas cités, la variole, modifiée dans ses caractères extérieurs et dans sa marche, a eu constamment une terminaison prompte et favorable. Ajoutons enfin que si, dans ces violentes épidémies, le pouvoir de la vaccine n'a pas été absolue, l'existence d'une variole antécédente n'a pas été non plus une garantie suffisante contre une nouvelle infection. Au rapport de M. Thomson, lors de l'épidémie si cruelle qui se répandit dans presque toute l'Écosse en 1818, sur soixante et onze malades qui en furent atteints pour la seconde fois, il en mourut trois. Tandis que sur quatre cent quatre-vingt-quatre individus vaccinés qui eurent aussi la petite vérole plus ou moins modifiée, on n'eut à regretter qu'un seul mort.

Mais voici une autre objection : de ce que la variole peut survenir dans un très-petit nombre de cas, malgré une vaccination regardée comme parfaite, quelques médecins en ont conclu que la vaccine n'avait qu'une faculté préservatrice temporaire, et ils ont proposé, en conséquence, de renouveler les vaccinations à des époques déterminées. Déjà en 1804, M. le docteur Goldson avait fait naître des doutes sur la permanence de l'efficacité de cette méthode, qui ne s'étendait pas, suivant lui, à plus de deux ou trois ans. Mais ces doutes furent bientôt dissipés par Jenner lui-même, qui tenta plusieurs fois alors inutilement d'inoculer la variole à des individus dont l'un avait eu le cow-pox vingt-trois ans auparavant, l'autre vingt-sept ans, et le troisième cinquante ans avant. A cette opinion de Goldson, renouvelée tout récemment en France, avec cette différence toutefois qu'on a donné un peu plus d'extension à la durée de la vertu préservative du vaccin, on a de nouveau répondu par des faits, qui cette fois encore ont été sans réplique. Non-seulement, en effet, la variole régnant d'une manière épidémique a épargné les individus vaccinés depuis peu, comme ceux qui l'avaient été dix, quinze, vingt et vingt-six ans auparavant; mais des contre-épreuves par l'inoculation ont été répétées à Paris et dans les départemens sur des sujets vaccinés à des époques très-différentes, et tous ont été trouvés inaccessibles à la contagion variolique. Les médecins qui ont voulu limiter la vertu préservatrice de la vaccine ne se sont pas entendus, du reste, sur l'époque à laquelle devait finir cette garantie temporaire. Ainsi, nous avons vu que M. Goldson ne lui prêtait que deux ou trois ans de durée, M. le docteur Caillot lui attribue cette propriété pendant dix à douze ans; M. Boulu, pendant quatorze ou quinze ans; M. Berlan, pendant dix-sept à dix-huit; M. Geneuil, pendant vingt à vingt-cinq. Et ce qu'il y a de singulier, comme le fait judicieusement observer M. Paul Dubois (dans un rapport très-remarquable qu'il a lu dernièrement sur cet objet à l'Académie royale de médecine), c'est que l'assertion de chacun de ces médecins est appuyée sur des faits en apparence concluans. Quelques-uns d'entre eux ont fondé l'opinion que nous venons de combattre, sur l'aptitude assez rare dont se montrent doués certains individus susceptibles de contracter une seconde fois la vaccine; mais ils n'ont pas été plus d'accord sur le temps précis après lequel ces vaccinations secondaires devaient réussir. Si l'on en croit M. Geneuil, elles devraient être toujours suivies de succès, pratiquées au bout de vingt ou vingt-cinq ans. M. Berlan assure de son côté que sur quatre tentatives faites quinze ans après une vaccination antérieure, une au moins sera suivie d'une réussite complète; et M. Caillot dit avoir obtenu une vaccine régulière sur des sujets vaccinés depuis dix à douze ans seulement. Que conclure de résultats aussi dissemblables, et peut-on y reconnaître l'action destructive du temps sur la vertu préservative de la vaccine? La solution d'une pareille question ne me paraît pas possible à l'époque actuelle; mais de tout ce qui précède et d'une multitude de faits les plus authentiques, il résulte évidemment, ce me semble, que le vaccin, employé depuis plus de vingt-cinq ans, en Europe, en Amérique, et dans les deux Indes, n'a point perdu de ses qualités, et qu'il continue de donner la même sécurité que lors de sa première application.

Traitement de la vaccine.—La vaccine exempte de toute complication n'exige aucune espèce de traitement ni même de régime. On l'abandonne ordinairement à elle-même en ayant soin seulement de n'exercer sur les pustules ni frottement, ni pression trop forte. S'il vient à se manifester un mouvement fébrile, et que l'aréole inflammatoire soit par trop intense, on diminuera la quantité des alimens, et on prescrira quelques boissons émollientes ou rafraîchissantes. Les complications, s'il en existe, devront être combattues par des moyens appropriés. Dans les cas où les pustules se seraient ulcérées, on ferait bien de procéder plus tard à une nouvelle vaccination dans la crainte que la première n'ait pas eu l'effet préservatif. Quant à l'habitude de purger les enfans après la vaccine, elle est au moins inutile à suivre, et l'on fera sagement de s'en abstenir, à moins d'indications précises. (GUERSENT.)

VACCINIÉES, s. f. pl. Nom d'une famille naturelle de plantes dicotylédones monopétales et épigynes; elle se compose de genres qui faisaient d'abord partie de la famille des éricinées, dont ils diffèrent spécialement par leur ovaire infère et adhérent, tandis qu'il est toujours libre et supère dans les vraies éricinées. Le calice est monosépale adhérent; le limbe a quatre ou cinq dents; la corolle, monopétale régulière épigyne, a quatre ou cinq lobes, quelquefois assez profonds pour que la corolle paraisse polypétale; les étamines, au nombre de huit, ont leurs anthères appendiculées, à deux loges qui s'ouvrent par leur sommet. Le fruit est une baie globuleuse, couronnée par les dents du calice, à quatre ou cinq loges, renfermant chacune plusieurs graines. Toutes les vacciniées sont en général des arbrisseaux ou des arbustes à feuilles simples et alternes, et à fleurs généralement axillaires. Elles ont assez d'analogie entre elles sous le rapport de leurs qualités sensibles. Ainsi, les feuilles ont en général une saveur plus ou moins âpre et astringente, et dans quelques contrées du Nord elles sont employées au tannage des cuirs. Les fruits ont aussi une saveur aigrelette et agréable. Dans beaucoup de pays de l'Europe septentrionale, on mange les fruits du myrtille (*vaccinium myrtillus*, L.), et on peut préparer avec eux une boisson aigrelette et tempérante, utile dans quelques cas de phlegmasie. (A. RICHARD.)

VAGIN, s. f., *vagina, uteri ostium;* canal membraneux, organe principal de la copulation, et s'étendant du col de l'utérus qu'il embrasse circulairement, à la VULVE qui répond à son orifice extérieur. Ce canal est extensible, cylindroïde, légèrement recourbé sur lui-même et aplati d'avant en arrière; long de cinq à huit pouces, plus court en avant qu'en arrière, large de deux travers de doigts environ, et un peu plus étroit à ses deux extrémités qu'à sa partie moyenne. Il est situé obliquement de haut en bas, et d'arrière en avant au-dessous de l'utérus dont il embrasse le col, comme nous venons de le dire, au-dessus de la vulve, qui constitue son orifice externe, derrière l'urètre et la vessie, au devant du rectum, entre les muscles releveurs de l'anus, les uretères et des vaisseaux nombreux.

La surface externe ou pelvienne de la paroi antérieure du vagin est revêtue par le péritoine dans une très-petite partie de son étendue; plus bas elle est unie au corps de la vessie par du tissu cellulaire assez lâche, mais elle adhère plus intimement à son col et avec plus de force encore à l'urètre. La surface extérieure de la paroi postérieure correspond au péritoine dans une étendue un peu plus considérable; plus inférieurement elle est unie au rectum par une couche de tissu cellulaire très-vasculaire, d'autant plus serrée qu'on l'observe plus près de la vulve. Les parois de la cavité du vagin sont habituellement en contact avec elles-mêmes, et enduites de mucosités plus ou moins abondantes; l'antérieure est partagée en deux parties latérales par une crête étroite et alongée, plus épaisse près de la vulve qu'à l'extrémité opposée du canal. Cette éminence se bifurque chez quelques sujets, et se perd sur les parties latérales de l'orifice du vagin; plus souvent elle forme un tubercule très-saillant qui correspond à la partie inférieure de l'urètre. On remarque sur la paroi postérieure une autre crête médiane, mais elle est ordinairement moins apparente. Les parois antérieure et postérieure de la cavité du vagin présentent en outre un grand nombre de rides transversales inclinées en devant, qui s'effacent insensiblement sur les parois latérales. Ces rides sont beaucoup plus nombreuses dans le voisinage de la vulve que près du col de l'utérus, où leur direction devient oblique : elles sont entièrement formées par la membrane muqueuse, et servent à favoriser l'alongement et l'élargissement du vagin. Elles contribuent aussi à rendre plus vive l'excitation des parties génitales pendant le coït; chez quelques femmes où elles sont naturellement très-développées et qui n'ont pas eu d'enfans, elles acquièrent par l'action répétée du coït une densité assez grande pour rendre les parois du vagin sensiblement rudes au toucher. On voit aussi habituellement dans la partie postérieure de la cavité du vagin des taches bleuâtres, livides et irrégulières : la surface de cette cavité offre en outre les orifices d'un grand nombre de follicules muqueux.

L'extrémité supérieure et postérieure du vagin embrasse la partie supérieure du col de l'utérus, un peu plus haut en arrière qu'en avant, et y adhère intimement. L'extrémité inférieure et antérieure s'ouvre dans la vulve, au-dessous du méat urinaire, par un orifice alongé de haut en bas et de devant en arrière, sur la circonférence duquel on remarque plusieurs tubercules saillans ou caroncules, et qui est rétréci chez la plupart des vierges par la membrane hymen. Les parties qui concourent à former les parois du vagin sont une membrane muqueuse, un tissu spongieux, une membrane cellulo-vasculaire, des vaisseaux nombreux et des nerfs.

La membrane muqueuse, continue extérieurement avec celle de la vulve, se réfléchit profondément sur le col de l'utérus dont elle revêt l'orifice, mais on n'en suit pas bien évidemment la continuation, ou du moins son organisation éprouve une grande modification là où cette membrane se réfléchit dans l'intérieur de la cavité du col. Dans la partie inférieure du vagin elle est rouge et vermeille; supérieurement elle devient blanchâtre ou grisâtre et tachetée; son épaisseur diminue à mesure qu'on l'observe plus près du col de l'utérus : elle forme les diverses saillies précédemment décrites, et contient une grande quantité de follicules muqueux.

Le tissu spongieux forme autour de l'extrémité externe du vagin une couche large d'un pouce environ, épaisse de deux à trois lignes, à laquelle on a donné le nom de *plexus rétiforme*. Cette couche s'amincit insensiblement, et se continue en haut avec la membrane cellulo-vasculaire. Cette dernière, qui paraît rougeâtre ou grisâtre suivant qu'elle est pénétrée d'une quantité plus ou moins considérable de sang, se confond en quelque sorte supérieurement avec le tissu de l'utérus, et en bas elle adhère assez intimement à l'urètre et au rectum.

Le muscle constricteur du vagin n'est bien apparent que chez les femmes adultes. Inséré en haut à la partie supérieure du clitoris, il descend sur le plexus rétiforme, et se confond inférieurement avec les fibres des musclestransverses du périnée et le sphincter de l'anus. Les artères du vagin sont fournies par l'hypogastrique ou ILIAQUE interne; et ses veines, beaucoup plus multipliées, après avoir formé un plexus sur chacune de ses parties latérales, se rendent dans les troncs veineux du même nom; ses nerfs sont fournis par le plexus hypogastrique, et ses lymphatiques se réunissent pour la plupart à ceux de l'utérus.

Le vagin présente des variétés nombreuses dans sa longueur proportionnelle chez les divers animaux. Il offre généralement des vides ou des plis qui servent à favoriser son ampliation : le plus souvent elles sont longitudinales, et moins fréquemment leur direction est transversale. Ses parois sont pourvues d'une manière indubitable chez les grands animaux, de fibres musculaires longitudinales et transversales. Dans les didelphes, il paraît confondu avec la vulve, car les deux canaux qui forment l'anse de la matrice semblent plutôt appartenir à ce dernier viscère, puisqu'ils se ferment après sa conception, et restent ainsi clos pendant tout le temps de la gestation. La même disposition se rencontre chez les tardigrades et les édentés; le vagin est confondu avec la vulve, en sorte que l'orifice de l'utérus se voit précisément à la hauteur du canal de l'urètre.

Dans le commencement de la vie intrà-utérine le vagin est plus étroit proportionnellement que durant les périodes subséquentes; c'est vers le septième mois et jusqu'au huitième qu'il offre sans contredit la largeur proportionnelle la plus considérable. Sa longueur est aussi, proportion gardée, plus considérable dans le fœtus qu'aux époques suivantes de la vie; il a constamment au-delà de deux pouces de long chez le fœtus de huit mois et l'enfant à terme, tandis que chez la femme adulte sa longueur ne dépasse presque jamais quatre pouces. Cette disposition résulte en partie de la situation plus élevée de l'utérus qui se trouve au-dessus du détroit supérieur du bassin. C'est vers le cinquième mois qu'on commence à remarquer une saillie longitudinale sur chacune des faces antérieure et postérieure de sa cavité, où apparaissent bientôt des plis assez épais et transversaux : ces plis se réunissent à d'autres obliques, et donnent à toute la surface du vagin un aspect réticulé, très-prononcé surtout de sept à huit mois. Ces plis diminuent peu à peu, et sont bien moins marqués au neuvième mois; après la naissance ils s'effacent de plus en plus, en sorte qu'à la puberté le vagin est bien plus lisse, et n'offre guère de rides qu'à son extrémité inférieure, et de plus nombreuses sur sa face antérieure que sur la postérieure : avant la puberté, sa membrane muqueuse est peu colorée, et ne paraît recevoir que peu de sang. Chez les femmes avancées en âge, et chez celles qui ont eu plusieurs enfans, ce canal est assez souvent plus large et plus court que chez les femmes adultes : il n'offre plus que des rides à peine saillantes. Sur d'autres sujets il paraît plutôt rétréci que dilaté; presque toujours sa membrane interne reprend une teinte pâle comme avant la puberté. La distension extrême que le vagin éprouve lors de l'accouchement rend momentanément les rides moins sensibles, plus irrégulières, et sa cavité reprend ensuite son aspect normal avec ses premières dimensions.

Le vagin est quelquefois imperforé ou même n'existe pas : dans certains cas il est partagé plus ou moins complètement par une cloison médiane et longitudinale, dirigée verticalement et d'arrière en avant : l'utérus est habituellement alors bilobé. Le vagin est parfois extrêmement étroit et très-court, et ces deux anomalies peuvent exister simultanément ou isolément. Enfin, le prolapsus de l'utérus produit à la longue le renversement plus ou moins complet de ce conduit qui entraîne avec lui une partie de la vessie : on sait que les déchirures du vagin peuvent donner lieu à des fistules vésico-vaginales ou recto-vaginales.

VAGINAL, ALE, adj., *vaginalis*, de *vagina*, qui est relatif au vagin.

VAGINALE (l'apophyse) ou engaînante, est une crête osseuse qui embrasse en partie la base de l'apophyse styloïde du TEMPORAL.

VAGINALES (les artères) sont les branches des artères hypogastriques ou ILIAQUES internes, qui se répandent dans l'épaisseur des parois du vagin.

VAGINALE (la tunique) ou élytroïde n'est autre chose que l'enveloppe séreuse du TESTICULE. *Voyez* ce mot.

VAGISSEMENT, s. m., *vagitus*. Ce nom est donné au cri spécial de l'enfant nouveau-né (*voyez* CRI). On a aussi désigné sous le nom de *vagissement utérin* le cri que le fœtus peut produire lorsqu'il est encore contenu dans le sein de sa mère. La possibilité de ce phénomène et les conditions de son existence ont été examinées à l'article INFANTICIDE; les questions qui y sont traitées conduisant à discuter la réalité du vagissement utérin. *Voyez* INFANTICIDE, t. XII, p. 151.

VAGUE, adj., *vagus*. On a donné ce nom au nerf PNEUMOGASTRIQUE (*voyez* ce mot). On désigne aussi le nerf spinal sous le nom d'*accessoire de la paire vague*. Voyez SPINAL.

VAISSEAU, s. m., *vas*. On désigne sous le nom commun de *vaisseaux* des canaux rameux, flexibles, formés de plusieurs membranes, et dans lesquels les humeurs nutritives parcourent sans cesse toute l'étendue du corps, fournissant continuellement dans les divers organes des matériaux de composition, et y reprenant incessamment ceux de la décomposition; leur ensemble porte le nom de *système vasculaire*. On n'en trouve pas dans les animaux dont l'organisation est très-simple; la masse entière de leur corps est également perméable dans tous les points, et l'absorption des molécules nutritives n'est qu'une simple imbibition. Il faut remonter à un degré plus élevé dans l'échelle pour observer des vaisseaux qui se répandent en tous sens dans la masse du corps, apportant et reprenant partout la matière de la nutrition. On a exposé ailleurs le mécanisme de ce mouvement circulatoire. *Voyez* CIRCULATION.

L'organisation et les fonctions des vaisseaux ne sont pas les mêmes dans tous : aussi ce genre d'organes comprend-il trois espèces dont deux, les artères et les veines, contiennent du sang, tandis que la troisième espèce, les vaisseaux lymphatiques, rapporte dans les veines le chyle et la lymphe. Le nombre des vaisseaux en général et leur diamètre, conséquemment leur somme totale, sont, relativement à la masse du corps, d'autant plus considérables que l'individu est plus rapproché du moment de sa formation. Tous les vaisseaux, mais les vaisseaux sanguins surtout, et spécialement les artères, augmentent beaucoup de densité dans la vieillesse. Considérés dans leur ensemble, ils offrent peu de différences relatives aux sexes; néanmoins l'épaisseur et la résistance de leurs parois sont plus considérables dans le sexe masculin. On n'observe pas de différences appréciables suivant les races. Les vaisseaux présentent, au contraire, très-souvent des variétés individuelles multipliées, soit sous le rapport de leur origine, de leur volume, de leur nombre et de leur situation normale. Enfin, leurs terminaisons déliées constituent les vaisseaux capillaires.

Nous ne donnerons point ici une description générale des

vaiseaux, car ce ne serait que reproduire en grande partie ce qui a été exposé avec détail dans d'autres articles auxquels nous renvoyons le lecteur. *Voyez* ANASTOMOSE, ARTÈRES, CAPILLAIRES, LYMPHATIQUES, VEINES. (MARJOLIN.)

VALÉRIANE, s. f., *valeriana*. C'est un genre de plantes autrefois placé dans la famille des dipsacées, mais qui est devenu le type d'une famille distincte sous le nom de *valérianées*. Plusieurs espèces de ce genre sont ou ont été employées en médecine; nous allons les faire connaître.

1° La VALÉRIANE OFFICINALE, *valeriana officinalis*, L. Rich., *Bot. méd.*, t. 1, p. 408, est une grande et belle plante vivace, qui croît communément dans les bois humides. Sa racine se compose d'un faisceau de fibres cylindriques, épaisses et blanchâtres, recouvertes de petites fébrilles grêles et déliées. A son état récent elle est presque inodore, mais acquiert en se desséchant une odeur très-pénétrante, désagréable, et d'une nature particulière. Sa tige, simple inférieurement, est cylindrique striée, haute de trois à quatre pieds. Ses feuilles sont opposées; les inférieures ou radicales sont longuement petiolées, pinnatifides et presque pinnées à divisions lancéolées, aiguës, et presque entières. Les fleurs, d'un blanc rose, forment une espèce de cyme terminale, et s'épanouissent pendant les mois de mai et de juin.

C'est la racine sèche dont ont fait usage. Il faut en général préférer celle qui a été récoltée dans des lieux moins humides, un peu montueux et secs, et celle des pieds qui ne sont pas par trop vieux. M. Tromsdorff, à qui l'on doit l'analyse de cette racine desséchée, a trouvé qu'une livre de cette racine se composait de deux gros de fécule, de deux onces d'un principe particulier soluble dans l'eau, insoluble dans l'alcohol, précipité par les dissolutions métalliques, mais pas par la gélatine; d'une once et demie d'un extrait gommeux, d'une once de résine noire, d'un tiers de gros d'huile volatile, et enfin de onze onces deux scrupules de ligneux. D'après le même chimiste, il paraît que l'odeur camphrée et la saveur aromatique proviennent de l'huile volatile, l'odeur fétide et la saveur âcre et désagréable, de la résine, et la saveur sucrée de l'extrait gommeux.

La racine de valériane est un médicament énergique et assez fréquemment employé. C'est un stimulant très-prononcé qui agit dabord localement sur l'organe avec lequel on le met en contact, et ne tarde pas à réagir sur le reste de l'organisme, quand il est donné à dose convenable. Ainsi, l'usage de la valériane accélère la circulation du sang, augmente la chaleur animale, et tantôt augmente soit la perspiration cutanée, soit la sécrétion urinaire, soit enfin l'éruption menstruelle. Elle exerce aussi une action marquée sur le système nerveux, surtout quand elle est donnée à haute dose, continuée pendant quelque temps. De là l'agitation, l'insomnie, les douleurs vagues et l'oppression qu'elle détermine dans certains cas; tandis que dans d'autres; au contraire, elle semble exercer une action sédative sur le système nerveux dont elle calme les mouvemens désordonnés. Aussi, la valériane est-elle souvent employée comme antispasmodique. Cette racine a été administrée contre une foule de maladies : ainsi, on a vanté ses effets contre la plupart des névroses, comme l'hystérie, la chorée, la paralysie, certaines convulsions, et même contre l'épilepsie. On conçoit que dans tous les cas où ces diverses maladies dépendent d'un trouble dans les fonctions du système nerveux, ce médicament peut amener des modifications heureuses. Mais aussi dans les cas non moins nombreux où ces affections sont dues à des altérations organiques, il ne peut être d'aucune utilité. Aussi voyons-nous souvent la valériane n'amener aucun changement réel dans des maladies où plusieurs auteurs en avaient vanté les effets. Une des maladies contre lesquelles la valériane a été administrée le plus fréquemment et le plus heureusement, ce sont les fièvres intermittentes. M. le docteur Vaidy a publié seize observations de fièvres intermittentes de tous les types qui toutes ont été guéries par l'emploi de la valériane. On peut aussi unir parties égales de poudre de gentiane et de poudre de valériane. Ce mélange forme un médicament indigène très-efficace contre les fièvres intermittentes; on l'administre à la dose de trois à six gros, que l'on partage en plusieurs prises comme pour le quinquina. La valériane a encore été donnée comme anthelminthique, soit à l'intérieur, soit prise en lavemens; elle ne manque pas d'une certaine énergie.

Cette racine s'administre 1° en décoction; on fait bouillir environ une demie-once de racine dans deux livres d'eau et à vaisseau clos; cette boisson a une saveur extrêmement désagréable, et peu de malades ont le courage de la supporter. La poudre est la préparation dont on fait le plus fréquent usage, en général; on en forme des bols en y incorporant du sirop ou du miel; la dose varie d'un scrupule à un gros, et même au-delà, suivant l'intensité des effets qu'on veut produire. On prépare aussi une teinture alcoholique de valériane, dont la dose est d'un gros et plus dans deux onces de vin ou tout autre liquide. Quant à l'huile volatile et à l'extrait aqueux, on ne les emploie plus; le second est un médicament presque inerte.

Indépendamment de cette espèce, qui est celle que l'on emploie le plus fréquemment, les racines de plusieurs autres espèces du même genre jouissent de propriétés analogues, et sont assez souvent employées dans les mêmes circonstances; telles sont surtout la grande valériane, *valeriana phu*, L. qui se distingue de la précédente par ses feuilles radicales très-alongées et entières, et par ses fleurs tout-à-fait blanches et plus grandes. On a cru pendant long-temps que cette espèce était le φου de Dioscoride, mais les recherches de Sibthorpe ont prouvé que la plante des anciens devait être rapportée à une espèce nouvelle qu'il a nommée *valeriana Dioscoridis*, et qu'il a recueillie dans les lieux mêmes où Dioscoride indiquait sa plante; telle est encore la valériane dioïque, *valeriana dioïca*, L. si commune dans les marécages aux environs de Paris. La racine de ces deux espèces, par son odeur forte, rappelle absolument celle de la valériane officinale; comme cette dernière, elle est excessivement recherchée par les chats, qui se roulent dessus avec une sorte de fureur, de sorte qu'il est fort difficile de conserver les valérianes dans les jardins, à moins de les garantir au moyen de petites cages de fer.

Une autre espèce de ce genre, qui était beaucoup plus employée autrefois que de nos jours, est la *valeriana celtica*, très-petite espèce qui croît dans les montagnes élevées de la France. Sa racine a une odeur et une saveur moins fortes que celles des précédentes, et par conséquent son action est plus faible; elle formait le *nard celtique* des anciens, dont les peuples de l'Orient faisaient un très-fréquent usage. Enfin, l'espèce décrite par Roxburgh, dans sa Flore de l'Inde, sous le nom de *valeriana jatamansi*, paraît faire partie du médicament connu sous le nom de *nard indien*. (A. RICHARD.)

VALÉRIANÉES, s. f. pl. Le genre valériane avait été placé par M. de Jussieu dans la famille des dipsacées; mais plus tard ce savant reconnut la nécessité de l'en retirer pour en former le type d'une famille distincte qui offre les caractères suivans : ce sont des plantes herbacées, portant des feuilles opposées; des fleurs nues et disposées ordinairement en corymbes ou en panicules rameuses. Leur calice, adhérent avec l'ovaire infère, a son limbe simplement denté ou roulé en dedans, et formant un bourrelet circulaire. La corolle est monopétale, tubuleuse, quelquefois bossue ou éperonnée à sa base; son limbe est à cinq lobes plus ou moins inégaux; le nombre des étamines varie d'une à cinq, l'ovaire infère est uniloculaire, surmonté d'un style simple que termine un stigmate souvent triparti. Le fruit est un akène couronné par les dents du calice, ou par une aigrette plumeuse, formée par le limbe du calice qui s'est déroulé : cette famille se distingue des dipsacées par leurs fleurs nues, non réunies en capitules munis d'un involucre, et par leur ambryon dépourvu d'endosperme.

Les deux genres principaux qui composent cette famille, savoir : la valériane et la mâche jouissent de propriétés fort différentes. Ainsi, les racines vivaces des valérianes ont une odeur très-forte et très-désagréable, une saveur âcre et amère; les mâches, au contraire, qui sont toutes des plantes annuelles, sont fades et sans propriétés actives. En général, cette famille est peu remarquable par ses propriétés médicales. (A. RICHARD.)

VALET-A-PATIN, s. m., *volsella Patini.* Nom d'un instrument dont l'invention est attribuée à Patin, et dont le nom provient de ce qu'il sert de lui-même; c'est une espèce de pince composée de deux branches réunies au milieu par une charnière, et que l'on peut rapprocher au moyen d'une vis ou d'un anneau coulant; elle sert à saisir et tenir comprimés les vaisseaux ouverts dont on veut faire la ligature.

VALÉTUDINAIRE, adj., *valetudinarius*, de *valetudo*, santé; qui est d'une santé faible, ou sujet à de fréquentes maladies. Ce terme s'applique encore aux individus qui sont dans la *convalescence*. *Voyez* ce mot.

VALVULE, s. f., *valvula.* Nom donné à diverses membranes et replis membraneux, situés dans les vaisseaux et dans certains organes creux, ayant pour usage, soit de diriger ou de retarder le cours des liquides, soit de s'opposer au mouvement rétrograde qu'ils pourraient éprouver; telles sont les valvules *mitrales*, *tricuspides*, *triglochynes*, *pylorique*, *iléo-cœcale*, la *valvule d'Eustachi*, les valvules des VEINES et des LYMPHATIQUES. *Voyez* ces mots.

Quelques parties ont reçu le nom de *valvule* plutôt à cause de l'analogie de leur forme avec celle des valvules que nous venons d'énumérer que par leur analogie de fonctions; telles sont les *valvules conniventes* de l'intestin, la *valvule de Vieussens* qui forme une partie de la voûte du quatrième ventricule de l'encéphale. (MARJOLIN.)

VANILLE, s. f. On donne ce nom au fruit d'une plante de la famille des orchidées et de la gynandrie, monandrie, nommée *epidendrume vanilla* par Linné, et *vanilla aromatica* par Swartz et les auteurs modernes. C'est un arbuste sarmenteux, qui peut, au moyen de ses rameaux flexibles, s'élever très-haut en s'enroulant autour des arbres voisins; ses feuilles sont alternes, persistantes, épaisses, charnues, un peu coriaces, et légèrement ondulées sur leurs bords. Ses fleurs sont très-grandes, purpurines et odorantes, formant des espèces de bouquets composés de cinq à six fleurs. Le fruit est presque cylindrique, brunâtre, long de cinq à huit pouces; il est à une seule loge indéhiscente et remplie d'une pulpe épaisse d'une odeur extrêmement suave. La vanille croît naturellement dans les diverses provinces de l'Amérique méridionale; on la cultive aux Antilles, au Brésil, et même dans certaines parties de l'ancien continent.

L'arome de la vanille est un des plus suaves et des plus agréables que l'on connaisse; c'est avec cette substance que l'on aromatise le chocolat. On dit que non-seulement elle en rend l'odeur et la saveur plus agréables, mais que par sa qualité excitante, elle en favorise la digestion. La vanille, en effet, exerce une action assez marquée sur l'économie animale. Autrefois on vantait ses propriétés aphrodisiaques, antispasmodiques, etc. Mais généralement aujourd'hui les médecins n'en font plus usage, et la vanille n'est employée que comme aromate. (A. RICHARD.)

VAPEUR, s. f., *vapor*. Nom par lequel on désigne un fluide élastique ou un gaz non permanent, susceptible par conséquent de passer à l'état liquide lorsqu'on le comprime ou qu'on le refroidit. Un grand nombre de vapeurs sont nuisibles à l'homme, et il en a été traité à propos des corps qui les fournissent. D'autres vapeurs, simples ou composées, ont été appliquées à l'économie dans un but hygiénique ou thérapeutique; il en est mention aux articles BAINS DE VAPEUR, FUMIGATION.

VAPEURS, s. f. pl., *vapores*. On donne vulgairement ce nom à certains symptômes de l'*hystérie* et de l'*hypocondrie*. Cette dénomination dérive probablement de ce que dans ces maladies on éprouve souvent des sensations qui semblent devoir être attribuées ou plutôt comparées à des vapeurs qui s'élèveraient du ventre ou de quelqu'autre partie vers la tête ou le cou.

VAREC ou VARECH, s. m., *fucus*. On appelle ainsi un genre de plantes marines appartenant à la famille des algues, et qui se composent d'un nombre très-considérable d'espèces. Ce sont des plantes d'une forme et d'une couleur très-variée, en général adhérentes par un pédicule ou empâtement sur les rochers au fond de la mer. Tantôt ce sont de larges membranes simples ou découpées en lanières plus ou moins étroites, tantôt des filamens fins et sétacés ou des branches rameuses et cylindriques, des espèces de cordes pleines ou creuses. Un grand nombre d'espèces présentent de distance en distance des vésicules ovoïdes ou globuleuses, remplies d'air, et qui servent à les soutenir à la surface des eaux. La longueur des fucus varie beaucoup; quelques-uns, tels que l'helminthocorton, n'ont à peine qu'un pouce de hauteur, tandis que d'autres ont jusqu'à cent pieds de longueur et au-delà. Leur consistance n'est pas la même dans toutes les espèces. Quelques-unes se déchirent avec une grande facilité, tandis que d'autres sont très-résistantes et servent même dans quelques contrées à faire des cordages. Quant à leur couleur, elle est extrêmement variée, mais offrant généralement tous les tons de vert et de purpurin.

Les varecs contiennent en général une très-grande quantité de gélatine, quelques-uns même se résolvent en une gelée plus ou moins abondante par une ébullition plus ou moins long-temps prolongée dans l'eau. Aussi, dans plusieurs contrées du Nord, un grand nombre de fucus sont-ils employés comme alimens. Nous citerons entre autres les *fucus edulis*, *dulcis*, *saccharinus*, *esculentus palmatus*, et un grand nombre d'autres espèces. M. Vauquelin a constaté dans plusieurs fucus l'existence d'un principe doux et sucré, analogue à la mannite.

De même que toutes les autres plantes qui croissent dans la mer ou au voisinage de la mer, les fucus contiennent une très-grande quantité de soude et de potasse, que l'on en extrait après les avoir incinérés. On sait que c'est dans les eaux mères de la soude ainsi obtenue que M. Courtois a découvert le principe nouveau auquel M. Gay-Lussac a donné le nom d'*iode*, et dont plusieurs préparations sont usitées en médecine.

Les varecs sont peu remarquables par leurs propriétés médicales; ce n'est pas cependant que quelques auteurs ne leur en aient attribué de très-puissantes dans le traitement de plusieurs maladies. Ainsi, on les a employés contre les affections scrofuleuses, soit en les administrant intérieurement, soit en les appliquant à l'extérieur. Les anciens ont parlé avec éloge de l'emploi des divers fucus contre la goutte; mais quoique ni le remède, ni la maladie ne soient pas rares, je ne sache pas que les modernes aient tenté de nouveaux essais à cet égard. La propriété qui paraît la mieux constatée, et celle que l'on est le plus souvent à même de mettre à profit dans les varecs, est leur action vermifuge. Cette propriété qui existe spécialement dans le *fucus helminthocorton*, se rencontre aussi dans plusieurs autres; car le médicament connu sous le nom de *mousse de Corse* est un mélange de plusieurs productions marines dans lesquelles prédomine le *fucus helminthocorton*.

On a proposé dans ces derniers temps d'employer le varec dans le traitement de la phthisie pulmonaire dans un but assez singulier. M. Laennec recommandait des fumigations faites dans la chambre des malades à l'aide de la combustion de cette substance. Il se proposait probablement d'imiter l'atmosphère maritime que l'on dit être favorable aux phthisiques; nous n'avons pas besoin de faire remarquer toute la futilité de cette indication thérapeutique et de la manière de la remplir.

(A. RICHARD)

VARICE, s. f., *varix*. On donne ce nom à une dilatation permanente des veines, produite par l'accumulation du sang dans leur cavité. Le plus souvent les causes des varices sont mécaniques, et agissent en mettant un obstacle au libre retour du sang vers les cavités droites du cœur. Une compression permanente, exercée sur le tronc d'une veine, produit la dilatation variqueuse des branches de ce tronc, principalement dans les cas où les anastomoses des veines sont peu nombreuses, et où la circulation ne se rétablit que difficilement par les collatérales : c'est ainsi qu'on observe souvent des varices chez les femmes grosses, lorsque l'utérus distendu par le produit de la conception comprime les veines du bassin dans lesquelles viennent se décharger les troncs veineux des membres inférieurs. Rien n'est plus fréquent que de voir les femmes affectées de varices seulement pendant la gestation. Les tumeurs volumineuses qui se développent dans l'abdomen, produisent souvent le même effet. J'ai vu à l'hôpital Saint-Louis, en 1821, une femme qui portait dans le ventre une tumeur volumineuse, située au-devant de la colonne vertébrale, et qui exerçait une forte compression sur la veine cave inférieure : chez cette femme les veines superficielles des membres abdominaux, du ventre, des fesses et de la vulve, formaient des tumeurs violacées, dont plusieurs étaient plus grosses que le poing. La constipation et l'accumulation des matières fécales dans le gros intestin ont été considérées par quelques auteurs comme causes de la dilatation variqueuse des veines, et en particulier de celles du cordon testiculaire. On voit communément des varices dans les veines sous-cutanées aux environs des tumeurs cancéreuses, des tumeurs blanches et d'autres affections dans lesquelles la dilatation morbide de certains organes comprime les veines environnantes. On sait que les jarretières trop serrées, et les autres liens dont on entoure les membres peuvent, en retardant la circulation veineuse, déterminer la formation de varices.

Lorsqu'un tronc veineux se trouve oblitéré, dans quelques cas la partie de ce tronc et les branches qui sont au dessous de l'oblitération se resserrent, leur cavité finit par disparaître, et ces vaisseaux se changent en cordons fibreux. Dans d'autres cas, au contraire, ces veines, dans lesquelles le sang éprouve un obstacle mécanique à son retour vers le cœur, se dilatent et deviennent variqueuses. J'ai vu à l'hôpital Saint-Louis un homme âgé d'environ 40 ans, qui portait une tumeur variqueuse du volume d'une grosse noisette sur la veine dorsale du pouce. Chez ce malade, les veines de la région radiale de l'avant bras avaient été coupées par un coup de sabre, et se trouvaient oblitérées au niveau de la cicatrice de la plaie. On doit considérer comme cause prédisposante des varices l'affaiblissement des parois des veines par les progrès de l'âge, et par la pression qu'elles éprouvent de la part de la colonne de sang qui circule dans leur intérieur. Aussi cette maladie est-elle bien plus fréquente pendant la vieillesse qu'à toute autre époque de la vie. Malgré la multiplicité des valvules dans les veines des membres inférieurs pour soutenir la colonne de sang qui circule dans leur cavité contre sa propre pesanteur, ce sont ces veines qui sont le plus souvent affectées de varices. Il est fort commun de voir les veines saphènes interne et externe, et leurs divisions former des tumeurs variqueuses chez les gens qui se tiennent habituellement debout, et principalement lorsque des causes débilitantes viennent se joindre à cette action de la pesanteur du sang, comme on l'observe chez les imprimeurs, les blanchisseuses, les ouvriers qui travaillent sur les ports, et les vieux militaires. On sait que chez les Romains les augures étaient souvent affectés de varices. On prétend que de nos jours cette affection est également très-commune chez les courtisans.

Toutes les veines du corps sont susceptibles de devenir variqueuses : néanmoins cette affection est bien plus fréquente dans les veines superficielles qui peuvent se dilater librement, que dans les veines profondes dont les parois sont soutenues par la pression qu'elles éprouvent de la part des aponévroses d'enveloppe des membres.

Les varices des membres inférieurs remontent quelquefois jusqu'à l'abdomen. Les gros troncs veineux deviennent par fois variqueux, et quand la maladie a son siége près du cœur, elle est accompagnée de pulsations qui peuvent la faire prendre pour un anévrysme. Morgagni a observé que les veines jugulaires, chez quelques sujets, sont dilatées et offrent même des pulsations : il rapporte un cas où la veine azygos était tellement dilatée, qu'on aurait pu la comparer au tronc même de la veine cave. Le malade mourut subitement de la rupture de cette veine dans le côté droit de la poitrine. M. Portal cite une observation où la veine sous-clavière était également très-dilatée, et se rompit aussi dans le thorax. M. Cline racontait dans ses cours l'histoire d'une femme qui avait au cou une large tumeur pulsative, qui finit par s'ouvrir et causer une hémorrhagie mortelle. La veine jugulaire interne formait un sac qui offrait à sa partie postérieure un sillon pour loger l'artère carotide.

Les veines de la tête, du cou et des membres supérieurs deviennent très-rarement variqueuses, le sang coulant plus facilement dans leur intérieur pour revenir à l'organe central de la circulation. J. L. Petit rapporte l'observation d'un malade qui portait au pli du bras une varice volumineuse ; l'embonpoint de ce sujet était tel que, ne pouvant trouver aucune autre veine pour le saigner, Petit se détermina à piquer cette varice, et répéta un grand nombre de fois l'opération de la même manière. Après les veines saphènes, les vaisseaux sur lesquels on voit le plus souvent des varices, sont les veines spermatiques et les veines hémorrhoïdales (*voyez* les mots VARICOCÈLE et HÉMORRHOÏDES). On a vu les vaisseaux capillaires veineux être aussi le siége de varices, comme cela s'observe pour les vaisseaux de la conjonctive chez beaucoup de vieillards, et pour les veines superficielles du nez chez certains ivrognes. Les varices se développent quelquefois sans qu'on puisse trouver bien positivement de causes mécaniques qui s'opposent au retour du sang, et dans ce cas, elles paraissent liées à la constitution particulière des individus ou à une affection des parois des veines elles-mêmes.

Le plus ordinairement les varices se développent d'une manière lente et insensible. Une ou plusieurs veines du membre se dilatent d'abord un peu, sans causer ni douleur ni gêne. Cet état ne change qu'avec beaucoup de lenteur, excepté dans les cas où cette maladie est produite par la grossesse : alors, en effet, on voit dans un court espace de temps les extrémités inférieures se couvrir de veines dilatées, ou bien de tumeurs formées par l'assemblage de ces varices. Les veines, en se dilatant insensiblement, s'alongent aussi, et leur marche sinueuse devient de plus en plus prononcée : alors le malade commence à ressentir de la pesanteur, de l'engourdissement, et quelquefois des douleurs vives dans la totalité du membre affecté. A mesure que les varices grossissent, et surtout lorsque les veines dilatées se réunissent en tumeurs, le membre se gonfle et devient œdémateux plus ou moins, suivant l'étendue de la maladie et le temps depuis lequel elle dure.

L'œdème qui accompagne fréquemment la dilatation variqueuse des veines, paraît provenir autant de la compression mécanique qu'éprouvent les vaisseaux absorbans que de l'inflammation chronique qui est entretenue dans les parties voisines par la maladie elle-même. Peut-être aussi le ralentissement de l'absorption veineuse entre-t-il pour beaucoup dans cet effet.

Lorsque les varices existent depuis long-temps et qu'elles sont volumineuses, on trouve ordinairement les parois des veines épaissies, dures, comme fibro-cartilagineuses et formant un tube solide. On observe aussi dans certains cas, comme l'a fait remarquer Hogdson, que le sang dépose des couches de fibrine qui adhèrent aux parois des veines variqueuses. J'ai trouvé aussi quelquefois dans les veines fémorales et iliaques de semblables amas de fibrine qui semblaient organisés, et représentaient dans l'intérieur de ces vaisseaux une sorte de tissu spongieux ou caverneux à travers les mailles duquel le sang était obligé de passer avant d'arriver à la veine cave inférieure. Lorsqu'il existe de semblables altérations pathologiques, les veines ne peuvent se vider complètement par la pression, et paraissent très-dures au toucher. Le dépôt de coagulum dans une veine variqueuse y retarde la progression du sang, et augmente la dilatation de la portion inférieure du vaisseau et des branches qui viennent s'y rendre. Quelquefois le coagulum finit par oblitérer entièrement le vaisseau dilaté qui se change en un cordon fibro-cartilagineux, et il en résulte une guérison spontanée.

La distension excessive des membranes des veines superficielles produit une irritation inflammatoire qui se communique au tissu cellulaire environnant, et plus tard à la peau qui les recouvre. Ces parties se gonflent et se durcissent; elles se réunissent les unes aux autres par une inflammation adhésive. Si la distension va toujours en croissant, à l'inflammation succède l'ulcération; les veines variqueuses se rompent, et il en résulte une hémorrhagie plus ou moins abondante; quelquefois la perte de sang est considérable, mais on ne possède que peu d'exemples où elle ait été funeste; la syncope qui lui succède et la compression la plus légère suffisent pour l'arrêter. M. Hogdson pense que quelquefois les valvules des veines se rompent à la suite d'un exercice musculaire trop fort ou d'une violence externe, et que dans ces circonstances la pression de la colonne de sang est la cause première de leur dilatation variqueuse.

Lorsque les varices s'enflamment, M. Delpech pense que le caillot déposé dans les veines malades agit comme un corps étranger qui détermine une ulcération par suite de laquelle il est mis à nu, et que dans ce cas il y a rarement hémorrhagie, parce qu'en général le vaisseau est oblitéré par l'inflammation qui a précédé. L'ulcère qui résulte de cette ouverture spontanée des varices, est ordinairement difficile à guérir, et peut être entretenu long-temps par le gonflement œdémateux du membre. *Voyez* ULCÈRE VARIQUEUX.

On peut dire avec raison qu'il n'existe pas de méthode certaine de guérir les varices proprement dites, parce que la nature et les causes de cette maladie sont souvent entièrement inconnues. Cependant l'expérience prouve qu'une compression méthodique et permanente peut retarder les progrès de la dilatation variqueuse des veines et du gonflement œdémateux. Lorsqu'on exerce sur un membre affecté de varices une compression douce, égale et régulière au moyen d'un bandage méthodiquement appliqué, les veines dilatées s'effacent, la circulation se rétablit, et l'œdème ainsi que la douleur disparaissent. Il n'est pas de meilleur moyen, comme l'observe M. Delpech, de guérir les solutions de continuité des extrémités inférieures, produites ou entretenues par l'état variqueux du membre; et quelquefois, aussitôt que la compression cesse d'avoir lieu, les varices reparaissent, la douleur revient, l'œdème et l'inflammation se reproduisent, et l'ulcère, qui était guéri, s'ouvre de nouveau.

L'inflammation des tégumens qui recouvrent les tumeurs variqueuses ne peut pas toujours être prévenue par la compression; ce traitement ne réussit pas constamment à faire disparaître la vive douleur qui accompagne quelquefois les agglomérations de veines variqueuses. Dans ces cas, on doit employer le repos, les topiques relâchans et des sédatifs.

On a proposé de piquer les varices; mais si cette déplétion momentanée et ce relâchement des vaisseaux enlèvent la douleur pour quelque temps, au bout de peu de jours les choses reviennent à leur premier état. Si cependant on voulait employer ce procédé, on devrait pratiquer une ouverture assez grande à la veine, et faire l'extraction du coagulum qui remplit sa cavité. On ne devrait point appliquer de ligature au-dessus et au-dessous de la piqûre; la plus légère compression suffirait pour arrêter l'hémorrhagie, et le vaisseau s'oblitérerait par l'inflammation consécutive.

Les anciens avaient l'habitude d'enlever les varices par l'excision, ou de les détruire par le fer incandescent. Plutarque rapporte que Caïus Marius, vainqueur des Cimbres, se fit extirper des varices aux jambes, et que vaincu par la force de la douleur, il ne put laisser achever l'opération. Quand la varice avait un grand nombre de circonvolutions, les anciens préféraient l'extirpation; mais quand son trajet était droit, ils la découvraient en incisant la peau, et la cautérisaient ensuite.

J. L. Petit, MM. Boyer et Richerand, et plusieurs autres chirurgiens, ont plusieurs fois extirpé les varices avec succès.

L'extirpation des varices n'a pas toujours pour résultat de prévenir la formation de nouvelles varices, et quelquefois son exécution est fort difficile et très-douloureuse. En effet, on ne peut apprécier que d'une manière incertaine l'étendue des tumeurs variqueuses, lorsqu'on ne les juge que d'après l'apparence qu'elles ont sous la peau. Les varices ne sont pas toujours bornées aux veines superficielles, et lorsqu'elles s'étendent aux veines profondes, l'opération est pour le moins inutile. On ne devrait entreprendre cette opération, comme l'observe M. Delpech, que lorsque la maladie est accompagnée de symptômes dangereux, ou que le malade est privé de l'usage de ses jambes. On a cru pouvoir étendre au traitement des varices la ligature employée pour le traitement de l'anévrysme, en portant une ligature sur le tronc veineux principal, au point où l'affection variqueuse commence; on a cru pouvoir arrêter le cours du sang dans le vaisseau malade, et en conséquence déterminer sa coagulation, et plus tard l'oblitération des veines variqueuses. La ligature des veines variqueuses a été employée par Ambroise Paré et Dionis; ces auteurs appliquaient une double ligature sur la veine malade qu'ils divisaient ensuite entre cette double ligature. Éverad Home rapporte plusieurs observations de veines variqueuses de la jambe, dont plusieurs mêmes étaient accompagnées d'ulcères rebelles. Dans ces cas, la ligature de la grande veine saphène, à la partie interne du genou, non-seulement diminua la dilatation des veines de la jambe, mais encore guérit très-promptement les ulcères. Ce procédé a réussi plusieurs fois à Béclard, mais dans d'autres cas il n'a point eu de succès, ou même a déterminé des accidens fort graves.

Après la ligature du tronc auquel viennent se rendre les veines variqueuses, on a vu l'inflammation de la veine liée s'étendre très-loin dans ce vaisseau, se propager jusqu'à la veine cave inférieure, se compliquer d'accidens généraux, analogues à ceux de la fièvre typhoïde, et la mort survenir. J'ai été témoin de deux cas dans lesquels de semblables résultats ont suivi la ligature de la veine saphène. Chez d'autres malades on a vu des abcès se former au-dessus et au-dessous de la veine liée, et le malade échapper à la mort après avoir éprouvé des accidens généraux plus ou moins graves. Aussi a-t-on objecté à la pratique de la ligature des veines variqueuses l'inflammation de la membrane interne des veines, et ses suites trop souvent funestes. M. Brodie pense que pour éviter les accidens qui suivent la ligature, il conviendrait de pratiquer l'opération sur les branches des veines variqueuses, et non sur leur tronc commun. Dans quelques cas de varices, le même chirurgien appliqua la potasse caustique de manière à perforer la peau et la veine située au dessous; mais il ne trouva dans l'avantage que les malades retirèrent de la guérison de leurs varices, qu'une compensation imparfaite pour la douleur que le caustique leur occasionna, et l'inconvénient de la guérison lente de l'ulcère qui leur resta après la séparation de l'escarre.

Dans d'autres cas, M. Brodie fit une incision avec un bistouri à travers la varice et la peau qui la recouvrait; il détruisit la varice aussi complétement que par le caustique, et trouva ce moyen préférable : l'opération, en effet, fut moins douloureuse, et comme il n'y avait pas de perte de substance, la plaie se cicatrisa dans un espace de temps beaucoup plus court. M. Brodie a exécuté plusieurs fois cette opération avec avantage. Mais tout récemment il vient de trouver une manière qui la simplifie beaucoup, et la rend bien moins grave, bien que la guérison soit aussi certaine que prompte. Il est évident, comme l'observe M. Brodie, qu'une incision étendue de la peau qui recouvre la varice ne peut être avantageuse, qu'au contraire elle doit avoir l'inconvénient d'exiger un certain temps pour se cicatriser. Le perfectionnement qu'il propose pour l'opération consiste à diviser complétement les vaisseaux variqueux, en conservant intacte la peau qui les recouvre, à l'exception d'une simple piqûre que nécessite l'introduction de l'instrument avec lequel on fait la section de la veine malade. La plaie intérieure se trouve dans les meilleures conditions possibles pour guérir, et on dispense le malade de l'ennui de la cicatrisation d'une plaie de la peau. M. Brodie se sert ordinairement, pour cette opération, d'un bistouri étroit, pointu, et légèrement recourbé sur le tranchant. Après s'être assuré exactement de la position de la veine ou du rameau veineux qui paraît être le siége de la douleur, il introduit la pointe du bistouri à travers la peau sur l'un des côtés du vaisseau variqueux, et la dirige à plat entre la peau et ce vaisseau, jusqu'à ce qu'elle ait atteint le côté opposé; il tourne alors le bord tranchant de l'instrument en arrière; et en retirant le bistouri, il effectue la section. Le malade éprouve une douleur qui est quelquefois assez vive, mais qui disparaît en peu de temps; il se fait une hémorrhagie qui pourrait devenir abondante, mais que l'on arrête facilement par une compression modérée, exécutée au moyen d'une compresse et d'un bandage convenablement appliqué. M. Brodie conseille, après l'opération, de laisser le malade au lit pendant quatre ou cinq jours dans un repos parfait, et de n'ôter le bandage, au bout de ce temps, qu'avec beaucoup de précautions. Il recommande également de ne pas pratiquer une incision trop profonde. L'inflammation de la membrane interne des veines n'a eu lieu dans aucun des cas où ce chirurgien a pratiqué l'opération; cependant il dit qu'il ne faut pas l'employer toujours et indistinctement, mais qu'on doit faire attention aux circonstances individuelles. Les cas où il a employé son procédé ne sont pas ceux où les veines de la jambe étaient variqueuses, et où les malades ne souffraient que peu ou point; mais ceux où il existait une douleur considérable dans un point particulier, où l'hémorrhagie était imminente par les vaisseaux dilatés, ou lorsque ces derniers avaient occasionné un ulcère douloureux et rebelle.

La section transversale des veines variqueuses a été quelquefois suivie de symptômes graves et même funestes. On lit plusieurs observations de ce genre dans l'ouvrage de Hodgson sur les maladies des artères et des veines. Il est juste cependant de dire que, dans ces cas, on n'avait point employé le procédé de M. Brodie, qui a reçu depuis une approbation générale, et en faveur duquel M. Carmichaël rapporte plusieurs observations intéressantes.

Quelquefois une opération pratiquée pour une autre maladie que pour les veines variqueuses guérit celles-ci, lorsque le tronc auquel elles viennent se rendre a été divisé ou emporté. Un homme fut opéré pour une tumeur cancéreuse qu'il portait en dedans du genou droit; la grande veine saphène fut emportée avec la tumeur, et depuis cette époque les nombreuses varices qui couvraient la jambe du malade ont disparu complétement. *Voyez* les articles Varicocèle et Hémorrhoïdes.

(J. Cloquet.)

VARICELLE, s. f., *varicella;* petite vérole volante, vérolette, verrette, *variolæ pusillæ, spuriæ, volaticæ, lymphaticæ, crystallinæ, fatuæ, chickenpox, crystals-pox, water-pox, etc.*

On désigne sous ce nom une phlegmasie cutanée aiguë contagieuse, caractérisée par des vésicules transparentes, qui se dessèchent ordinairement quatre à cinq jours après leur apparition, et laissent après elles de très-petites taches rouges.

On ne sait rien de positif sur l'origine de cet exanthème, qui très-probablement n'était pas connu des anciens médecins. Suivant quelques auteurs, il aurait paru en Europe dès le VIe siècle, en même temps que la petite vérole; on s'accorde plus généralement toutefois à regarder Phil. Ingrassias et Vidus Vidius comme les premiers qui l'aient désigné d'une manière précise, l'un en 1553 (*de tum. prœt. nat.*), et l'autre en 1596 (*ars medicinalis*). Rivière paraît être le premier médecin français qui en ait fait mention.

La varicelle, long-temps confondue avec la variole par la plupart des auteurs qui en ont parlé, ou regardée par d'autres comme une simple variété de cette maladie, n'en fut guère distinguée que vers le milieu du XVIIIe siècle, d'abord par Hatté, Debeaux et Héberden, puis un peu plus tard par MM. Desoteux et Valentin, par Willan et quelques médecins plus modernes. Mais cette distinction, adoptée depuis la découverte de la vaccine surtout, vient tout récemment d'être contestée par le docteur Thomson. Suivant lui, la varicelle n'est qu'une modification de la petite vérole, les deux maladies sont le produit d'une même cause, et les variétés de leurs symptômes dépendent de quelque influence étrangère à l'agent contagieux qui leur donne naissance. Cette opinion, partagée maintenant par plusieurs praticiens distingués, est appuyée sur quelques faits que nous allons faire connaître. Remarquons toutefois auparavant que presque tous les auteurs qui ont écrit sur la varicelle regardent comme telle toute éruption varioliforme bénigne et de courte durée, et par conséquent toutes les variétés de variole modifiée. Il est facile de se convaincre de l'exactitude de cette assertion en parcourant la plupart des observations qui ont été publiées sous le titre de *varicelle*, *de petite vérole volante*, *etc.* Ceci une fois posé, il nous sera moins difficile de répondre aux objections suivantes avancées par les partisans de l'identité des deux maladies : 1° L'inoculation du pus variolique a quelquefois donné lieu au développement de la varicelle, surtout lorsqu'il était encore séreux. Ce qu'on a regardé comme une petite vérole volante n'était véritablement qu'une variole modifiée des plus légères. 2° Dans toutes les varioles il y a des pustules semblables à celles de quelques-unes des variétés de la varicelle; ces variétés ne nous paraissent être autre chose que des varioloïdes. 3° La première apparition de la varicelle date précisément de la même époque que celle de la variole. Rien n'est moins prouvé que cette assertion, car les ouvrages antérieurs au XVIe siècle ne font pas du tout mention de la varicelle. 4° Il n'existe pas d'épidémie de varicelle, sans variole, ni d'épidémie de variole sans varicelle. Ceci n'est pas généralement vrai; d'ailleurs ces deux affections ne peuvent-elles pas coïncider sans qu'il existe entre elles aucun rapport de cause à effet? 5° Lorsqu'on inocule du pus variolique à un grand nombre d'individus inoculés, variolés ou vaccinés, plusieurs contractent ordinairement la varicelle. Cette opération ne produit le plus communément aucun résultat, comme l'ont prouvé les nombreuses expériences tentées par l'ancien comité de vaccine; dans un petit nombre de cas, on observe seulement alors des pustules vers le lieu d'insertion du virus; plus rarement on donne lieu par ce moyen au développement d'une varioloïde. Mais je ne connais aucun exemple de véritable varicelle survenue dans ce cas, malgré les faits invoqués par M. le docteur Thomson.

MM. Bryce, Abercrombie et beaucoup de praticiens dont nous partageons l'opinion, croient encore à l'existence de la varicelle, comme maladie essentiellement différente de la variole. En effet, la varicelle, quand elle se communique, donne toujours lieu à une éruption absolument semblable qui présente les mêmes caractères; elle affecte indistinctement les individus vaccinés ou non vaccinés, ceux qui ont eu la variole, comme ceux qui n'en ont pas été atteins. MM. Bryce et Abercrombie citent neuf familles dans lesquelles s'est manifestée une varicelle, et qui chez tous les sujets a offert absolument la même marche. Or ici, comme le dit fort bien le rédacteur du *Journal d'Édimbourg*, si l'on suppose que la contagion soit celle de la varicelle, tout s'explique naturellement; mais combien d'anomalies, si l'on veut que ce soit celle de la petite vérole. La varicelle ne s'oppose pas au développement subséquent de la vaccine, et ne donne aucune garantie contre l'infection variolique. MM. Bryce et Abercrombie citent à cet égard les exemples les plus remarquables; elle peut exister sans la variole, et n'affecte pas plutôt les individus précédemment vaccinés ou variolés que ceux qui n'ont encore eu ni la vaccine, ni la variole ; très-rarement elle est confluente, et dans aucun cas elle ne compromet l'existence de ceux qui en sont affectés ; il est très-difficile, pour ne pas dire impossible, d'inoculer la varicelle. Je sais qu'on rapporte quelques exemples de réussite, mais ce qu'il y a de certain, c'est que plusieurs praticiens l'ont inutilement tenté, et MM. Bryce, Abercrombie et Alison disent avoir échoué six fois dans cette tentative, malgré les précautions les plus minutieuses. Dans tous les cas de varicelle, le fluide est tout-à-fait transparent ou semi-transparent, et se trouve renfermé immédiatement au-dessous de l'épiderme dans une cavité unique; on ne trouve pas de fausse membrane adhérente d'une part à la face interne de l'épiderme, et de l'autre, à la surface du derme, comme cela s'observe dans les pustules varioliques, qui sont d'ailleurs multiloculaires. La pellicule qui recouvre les vésicules de la varicelle se rompt très-aisément, se sèche et se transforme en une croûte qui laisse en tombant une surface plane, et point de cicatrice, à moins qu'on ne l'ait arrachée. Il est douteux que la varicelle provienne de la même contagion que la variole, et il paraît certain que jamais la varicelle ne donne naissance à la variole, et qu'elle conserve toujours ses caractères propres, soit qu'elle se présente avant, soit qu'elle survienne après la variole ou la vaccine, comme j'en ai vu des exemples. La varicelle est toujours vésiculaire dès son principe: souvent, dit M. Bryce, quand on commence à les apercevoir, les vésicules sont déjà de la grosseur d'une moitié de pois; la variété de variole qui offre le plus d'analogie avec la varicelle, celle que M. Abercrombie appelle *horn-pox*, ne devient ordinairement vésiculaire que dans l'espace de trois jours, et dans les cas plus rares où elle revêt ce caractère au bout de douze à quinze heures, les vésicules sont toujours moins saillantes, et une partie de l'éruption se sèche avant même d'acquérir l'apparence vésiculaire : cette dernière circonstance n'a jamais lieu dans la varicelle. Enfin, quand il existe des vésicules dans une variole modifiée, elles reposent sur une base solide et un peu élevée; dans la varicelle, au contraire, l'inflammation qu'on observe à la base des vésicules offre à peine une tuméfaction apparente, elle est tout-à-fait bornée à la surface du derme, au lieu qu'elle pénètre dans son épaisseur dans la petite vérole. En un mot, la varicelle ressemble, suivant nous, beaucoup moins à la variole qu'au pemphigus avec lequel certains auteurs l'ont même confondue. Il est évident toutefois qu'elle diffère de ce dernier, dont les larges bulles, ordinairement isolées, sont tout-à-fait caractéristiques.

Nosographie de la varicelle.—Cette affection débute ordinairement sans froid initial, ou bien avec un léger frisson suivi d'une chaleur peu marquée; quelquefois on observe un peu d'accélération dans le pouls, de céphalalgie et de malaise, prodrôme qui dure de quelques heures à vingt-quatre ou quarante-huit au plus, et qui est parfois si léger que le malade s'en aperçoit à peine, et que les enfans n'interrompent même point leurs jeux. Dans beaucoup de cas, il n'y a point de mouvement fébrile avant l'éruption qui est alors le premier symptôme. Cette éruption se présente d'abord sous la forme de petites taches rouges, au centre desquelles se forment rapidement de petites vésicules contenant un liquide absolument incolore ou de couleur légèrement citrine. Suivant quelques auteurs, si l'on examine à la loupe les petites taches rouges dès qu'elles commencent à se manifester, on y reconnaît déjà l'apparence vésiculaire. Quoi qu'il en soit, le deuxième jour, les vésicules ont environ une ligne et demie à deux lignes de diamètre; leur base est quelquefois un peu enflammée. Le troisième jour, il n'existe d'autre changement qu'une coloration jaunâtre du liquide; le quatrième jour, les vésicules qui n'ont pas été accidentellement rompues ou déchirées commencent à s'affaisser, et se rident à leur circonférence; peu d'entre elles sont intactes le cinquième jour; mais les orifices de celles qui ont été ouvertes sont fermés ou adhèrent à la peau, de manière à renfermer dans leur circonférence une petite quantité de lymphe opaque; le sixième jour, de petites croûtes brunâtres occupent partout la place des vésicules; le septième et le huitième jour, les croûtes jaunissent et se dessèchent de la circonférence au centre; enfin, le neuvième ou le dixième jour, elles tombent et laissent de petites taches qui subsistent pendant quelque temps, mais sans offrir de dépressions à la peau.

Bateman donne, d'après Willan, le nom de *varicelle lenticulaire* à l'éruption que nous venons de décrire. Les deux autres variétés qu'il désigne sous les noms de *varicelle conoïde* et *varicelle globuleuse* nous paraissent se rapporter en partie du moins à quelques-unes des nombreuses variétés de variole.

modifiée (*voyez* VARIOLE); nous nous abstiendrons d'en donner ici la description. L'éruption de la varicelle commence en général par la poitrine et par le dos, elle gagne ensuite la face et se porte enfin aux extrémités. Les vésicules peuvent se développer sur toutes les parties de la surface de la peau, mais elles se trouvent ordinairement en petit nombre sur chacune. Elle est quelquefois accompagnée, chez les enfans surtout, d'une sensation de démangeaison ou de cuisson assez désagréable qui excite à se gratter; de sorte que, comme le dit Bateman, les vésicules caractéristiques se trouvent souvent déchirées dès leur première période; et plusieurs d'entre elles s'entourent parfois alors d'un cercle inflammatoire, et se transforment en de véritables pustules qui laissent des cicatrices à la peau. A moins que l'éruption varicelleuse soit confluente, ce qui est rare, ou qu'elle soit compliquée d'une autre maladie, elle n'est pas ordinairement accompagnée d'un mouvement fébrile très-intense ni d'aucun trouble notable dans les fonctions. Elle peut se développer avec presque toutes les phlegmasies cutanées, et chez les enfans on la voit quelquefois avec des affections gastro-intestinales plus ou moins graves. La variole, inoculée pendant l'éruption de la varicelle, suit sa marche sans influencer celle de la première. Elle n'empêche pas non plus le développement de la vaccine.

Étiologie. — La cause première de la varicelle est tout aussi obscure que celle de la variole, de la scarlatine et de la rougeole. Ce qu'on sait, c'est qu'elle est contagieuse à un degré beaucoup plus faible que la variole. Il n'est pas absolument prouvé qu'elle puisse se transmettre par inoculation, et tous les individus qui s'exposent à la contracter sont bien loin d'en être également atteints; elle règne quelquefois d'une manière épidémique; les enfans en sont presque exclusivement affectés.

La varicelle est, dit-on, plus fréquente dans les contrées méridionales; elle n'est pas très-commune à Paris, et nous avons assez rarement l'occasion de l'observer à l'hôpital des Enfans; elle n'est d'ailleurs particulière à aucune saison.

Le traitement de cette maladie consiste dans le repos, une diète légère et l'usage d'une boisson douce; les complications, s'il en existait, devraient être combattues par des moyens appropriés. Vers la dernière période, et lors de la chute des croûtes, on peut employer quelques bains tièdes avec avantage.

La varicelle constitue en général une affection si légère qu'il serait à peine besoin de recourir à l'isolement, si elle venait à se manifester dans une famille composéede plusieurs enfans.

(GUERSENT.)

VARICOCÈLE, s. m. ou f., *varicocele*, de *varix*, varice, et de κήλη, tumeur; tumeur variqueuse, (*voyez* CIRSOCÈLE). Les veines du scrotum sont très-petites, et par cela même très-rarement affectées de dilatation variqueuse : et quand cette dilatation existe indépendamment d'une maladie des testicules ou du cordon spermatique, elle est ordinairement trop légère pour exiger les secours de l'art. Il n'en est pas de même de la dilatation variqueuse du cordon spermatique. Cette maladie, plus fréquente chez les jeunes gens que chez les adultes et les vieillards, reconnaît pour causes tout ce qui peut s'opposer au retour du sang des vaisseaux testiculaires. Ainsi, l'équitation, les violences extérieures exercées sur le cordon spermatique, sa compression par la pelotte d'un bandage mal appliqué, l'existence de quelque tumeur dans le bas-ventre, paraissent avoir assez souvent produit la dilatation des veines testiculaires. Cette affection existant plus fréquemment du côté gauche que du côté droit, et surtout chez les individus habituellement constipés, on en conclut avec vraisemblance qu'elle résulte dans ce cas de la compression exercée sur le cordon spermatique gauche par le rectum rempli de matières endurcies. Chez ces individus aussi on accuse les efforts qu'ils doivent faire pour aller à la garde-robe; mais comme ces causes agissent quelquefois très long-temps, et chez beaucoup de sujets, sans amener la maladie qui nous occupe, il est rationnel d'admettre chez ceux qui en sont atteints une faiblesse particulière des parois des veines.

Les signes du varicocèle sont équivoques au début de la maladie; des douleurs qui se prolongent du trajet du cordon jusqu'à la région des reins, un sentiment de lassitude et de pesanteur très-incommode dans le scrotum et le cordon testiculaire, et quelquefois des coliques pourront cependant en faire soupçonner l'existence. Bientôt à ces signes rationnels se joignent des signes sensibles : on distingue sur le trajet du cordon spermatique une tumeur ordinairement noueuse, molle, qui semble partir des testicules, et se perd aux environs de l'anneau inguinal. Cette tumeur, constamment plus volumineuse après la longue station de la journée que le matin, diminue par la pression, par la position horizontale, et par l'action du froid sur le scrotum.

Le varicocèle est une maladie plus incommode que dangereuse. Cependant on a vu le testicule comprimé par les veines dilatées, menacer de s'atrophier, se ramollir, se désorganiser. Dans d'autres cas, la tumeur acquiert un volume considérable, et condamne le malade à une inaction absolue. Parvenu à ce dernier point, le varicocèle est quelquefois aussi difficile à reconnaître qu'à son début, à cause de la confusion et de l'épaississement des parties. Pour y parvenir, il faut, après s'être enquis de toutes les circonstances commémoratives, examiner successivement le cordon et le testicule en descendant de l'un à l'autre; et s'assurer de leur volume. On reconnaît que la maladie est simple, quand le raphé est incliné d'un côté (le côté malade); elle est double, au contraire, lorsque le raphé reste situé à la partie moyenne du scrotum. A l'aide de ces diverses données, M. le professeur Boyer est parvenu à reconnaître un varicocèle sur lequel le malade appliquait depuis long-temps un bandage, croyant avoir une hernie.

Le varicocèle est une maladie fort difficile à guérir. Les bains froids, les topiques résolutifs, toniques et astringens produisent bien une diminution momentanée de la tumeur, mais elle reparaît dans tout son volume, après la cessation de ces moyens. Il faut donc conseiller au malade de garder une position horizontale, le plus long-temps qu'il le peut, et lorsqu'il devra en changer, de porter un suspensoir qui maintienne exactement les parties. Il est utile de combattre la constipation si elle existe, et d'entretenir la liberté du ventre par un régime convenable, des lavemens et de légers minoratifs, s'il en est besoin. Dans des cas où la tumeur variqueuse était considérable, et condamnait des malades à la perte de leur état, par l'inaction absolue qu'elle exigeait, J.-L. Petit et d'autres chirurgiens ont extirpé les veines malades avec succès; mais cette opération, assez difficile à exécuter, n'a pas eu toujours un résultat aussi heureux, et d'ailleurs la maladie peut récidiver. On ne devrait avoir recours à la castration, que si le testicule était désorganisé ou affecté de cancer. (J. CLOQUET.)

VARICOMPHALE, s. m., *varicomphalus*, mot hybride, composé de *varix*, varice, et de ὀμφαλός, nombril; tumeur variqueuse du nombril. Cette tumeur, que l'on dit formée par la dilatation des veines qui rampent autour du nombril, est fort rare, si même elle a été observée. La compression serait le seul moyen à lui opposer pour diminuer son volume, ou arrêter son développement, dans le cas où l'on aurait occasion de la voir et de la traiter. *Voyez* VARICE.

VARIOLE, s. f.; *variola, variolæ*, petite-vérole, picotte; *febris variolosa*, small-pox, etc.; de *vari*, boutons, bourgeons, ou mieux peut-être, de *varius*, bigarré, tacheté, à cause de l'espèce de bigarrure que présente la peau des individus affectés de variole. Cette affection exanthématique, essentiellement contagieuse de sa nature, ne paraît pas avoir été connue des Grecs ni des Romains, et ce n'est qu'à l'aide d'interprétations forcées ou de citations incomplètes qu'on prétend en retrouver des traces dans les ouvrages qu'ils nous ont laissés. Prosper Alpin s'appuie, pour la faire naître d'Égypte, sur ce que toutes les maladies contagieuses viennent de ce pays, où l'abaissement des eaux du canal du Caire lui paraît une cause susceptible d'en produire le développement. Rien n'est moins fondé sans doute qu'une telle supposition, et l'on s'accorde bien plus généralement à regarder l'Arabie comme le lieu où la variole a pris naissance. Suivant un manuscrit arabe de la bibliothèque de Leyde, elle y aurait paru, pour la première fois, en 572, à l'époque de la naissance de Mahomet. Portée en Égypte en 640, lors de la conquête de ce pays par le calife Omar, elle se répandit ensuite partout où les Sarrasins portèrent leurs armes. C'est ainsi qu'elle parvint en Espagne, en Sicile, à Naples et en France, d'où elle fut transmise dans le reste de l'Europe et en Amérique. Néanmoins, le passage suivant extrait de la chronique de Marius, évêque d'Avenches, tendrait à faire croire que la variole s'est manifestée en Europe bien avant l'époque à laquelle on suppose qu'elle y fut introduite. « *Hôc anno* (570) *morbus validus cum-profluxio ventris et* variolis, *Italiam, Galliamque valde afflixit.* » Joseph Frank n'ajoute aucune foi à ce témoignage : il est bien difficile au moins de savoir au juste si le mot *variolis* s'applique à l'affection connue ensuite sous cette dénomination. Quoi qu'il en soit, la plus ancienne description que nous ayons de la variole est celle qu'en a donnée Rhazès dans le IXe siècle.

Nosographie de la variole. — La variole est régulière ou irrégulière dans son développement. La variole régulière présente quatre périodes bien distinctes, qu'on a coutume de désigner sous les noms de *périodes d'incubation*, d'*invasion*, de *suppuration*, et de *dessiccation*.

1° *Incubation.* — Il n'existe pas ordinairement de phénomènes généraux bien tranchés dans cette période, dont la durée varie de trois, quatre à sept ou huit jours.

2° *Invasion.* — Elle est souvent marquée par des frissons suivis d'une chaleur plus ou moins vive, avec disposition à la sueur ou sécheresse de la peau, accélération du pouls, lassitudes, douleurs dans les membres, à l'épigastre, dans le dos ou dans les lombes, céphalalgie, nausées, vomituritions ou vomissemens, assoupissemens avec réveil en sursaut ou insomnie. Dans certains cas la face est animée, il y a coryza, larmoiement, agitation, mouvemens convulsifs, bornés aux lèvres et aux autres muscles de la face, ou étendus au reste du corps; il existe des bâillemens, de la dyspnée, une anxiété et des inquiétudes inexprimables. Le début de la variole peut être annoncé par des symptômes de méningite, de pneumonie, ou de gastrite, et ce prodrôme, après avoir persisté avec plus ou moins d'intensité pendant deux, trois ou quatre jours, cesse ordinairement au moment où l'éruption vient à paraître ; quelquefois il se prolonge beaucoup plus long-temps. Je l'ai vu durer près de quinze à vingt jours : dans ce cas même, ne songeant pas à la variole, parce que l'enfant portait des traces évidentes de vaccine, et voyant qu'il existait de la fièvre, de l'assoupissement et des vomissemens, je crus d'abord à l'imminence d'une inflammation vers le cerveau, et j'eus recours aux antiphlogistiques. Mais les symptômes persistant, et l'idée d'une petite-vérole m'étant venue enfin, j'employai quelques excitans, et je vis bientôt paraître une éruption variolique qui se termina d'une manière favorable.

Parmi les phénomènes précurseurs de la variole, quelques-uns ont fixé l'attention des praticiens. C'est ainsi que Rosen a regardé le larmoiement de l'œil gauche, Rhazès la douleur dorsale, et Sydenham les convulsions, comme des préludes en quelque sorte pathognomoniques de la variole, chez des individus qui n'auraient pas encore été affectés de cet exanthème. Mais ces divers symptômes sont loin de mériter la confiance que leur ont accordée ces auteurs. Dans un certain nombre de circonstances, il n'existe aucune espèce de prodrôme, et le développement des pustules constitue le premier symptôme de la maladie.

3° *Éruption.* — Elle commence ordinairement sous la forme de petites taches ou de petits points rouges, qui bientôt présentent une légère convexité. Ils paraissent d'abord sur le menton, autour des lèvres, puis au front et aux joues, d'où ils s'étendent au cou, au tronc et aux extrémités inférieures. Quelquefois les parties génitales sont les premières sur lesquelles se développent les pustules; d'autres fois c'est sur la partie inférieure des reins et sur les fesses qu'on en observe les premières traces. Presque toujours aussi, quand il existe un vésicatoire où quelques ulcérations à la peau, c'est à leur pourtour que se présente d'abord l'éruption. Ces petites taches s'élèvent peu à peu au-dessus du niveau de la peau, et dès le lendemain ou le surlendemain on aperçoit sur le sommet de chacune d'elles un point transparent qui se transforme en une vésicule superficielle et plate dans laquelle s'accumule un fluide d'abord séreux et incolore, puis trouble et d'un blanc jaunâtre. Quelquefois on observe alors des pustules développées sur les membranes muqueuses de la bouche, du pharynx, des paupières, de l'œil, du prépuce et de la vulve. Ces pustules se présentent sous la forme de petites taches blanchâtres et circulaires. Elles offrent ordinairement une petite dépression au centre, qui cependant n'existe pas toujours; celles de la conjonctive sont beaucoup moins saillantes que toutes les autres. Pendant trois à quatre jours les pustules de la peau continuent à se développer, elles s'arrondissent, deviennent dures au toucher, et leur centre offre une dépression ombilicale bien plus prononcée que celle des pustules vaccinales. Comme ces dernières, elles sont environnées d'un cercle rougeâtre assez étendu. Du quatrième au septième jour, les pustules prennent une forme hémisphérique, le pus qu'elles contiennent devient plus consistant, et l'aréole inflammatoire qui les entoure se dessine davantage. En même temps le tissu cellulaire sous-cutané se tuméfie; le gonflement occupe d'abord la face, où il est surtout très-marqué aux paupières et aux lèvres. Au huitième jour, l'éruption a ordinairement acquis son summum d'intensité, et l'on voit alors la tuméfaction se manifester aux mains et aux parties génitales. Les phénomènes fébriles qui ont précédé l'éruption de la variole cessent communément ou diminuent au moins, lorsqu'elle est achevée; mais ils reparaissent en général du huitième au dixième jour. C'est à cette époque, ou un peu avant, qu'on observe quelquefois du délire, des vomissemens, de la diarrhée, de la toux, et cette fièvre, secondaire improprement appelée *fièvre de suppuration*. Dans certains cas on voit survenir du septième au huitième jour une salivation qui tantôt paraît dépendre de la quantité des pustules développées dans la bouche, et d'autres fois existe sans cette circonstance. Cet appareil de symptômes s'éteint d'ailleurs par degrés au bout de quelques jours.

4° *Dessiccation*.—C'est ordinairement du dixième au douzième jour que survient cette période. La tuméfaction de la face commence à diminuer, et l'on aperçoit, sur un certain nombre des pustules qui recouvrent cette partie, un point noirâtre qui remplace la dépression centrale, et par lequel la dessiccation se fait d'abord : quelquefois au contraire toute la surface de la pustule se dessèche en même temps. D'autres pustules se fendent et laissent suinter un partie de la matière qu'elles contiennent; cette matière se durcit et forme une croûte jaune, rugueuse, qui brunit avant de se détacher. La chute des croûtes a lieu du quinzième au vingt-cinquième jour, quelquefois plus tôt, d'autres fois plus tard. Les pustules des membres et du tronc offrent absolument la même succession de phénomènes que celles du visage, mais quelques jours plus tard. L'existence d'une inflammation dans le tissu où les pustules se développent peut quelquefois en accélérer la marche. Ainsi, comme le remarque M. Rayer, lorsque des individus affectés de psoriasis, de lichen ou d'eczema chroniques, sont atteints de variole, les pustules qui naissent sur les points déjà enflammés ont ordinairement parcouru toutes leurs périodes en huit jours; elles se rapprochent alors de celles des membranes muqueuses qui se terminent presque toujours de très-bonne heure, et à peu près constamment par résolution : les taches d'un rouge brun qui persistent sur la peau après la chute des croûtes sont dans quelques circonstances le siége d'une desquamation furfuracée.

Caractères anatomiques des pustules varioliques, et examen cadavérique. — Si l'on examine attentivement une pustule variolique bien ombiliquée, au commencement de la période de suppuration, on trouve que la dépression centrale est produite par un petit filament cellulaire, dont l'extrémité supérieure répond à l'épiderme, tandis que l'extrémité inférieure adhère à une espèce de fausse membrane dont l'épaisseur varie. Vers la fin de la période de suppuration on ne trouve plus cette petite bride qui s'est rompue par suite de la distension de la pustule. Au-dessous de la fausse membrane existe le derme lui-même plus ou moins rouge ou violacé, et quelquefois même assez profondément érodé ou ulcéré. Suivant Cotugno, lorsqu'on incise verticalement les pustules varioliques, de manière à les partager en deux segmens égaux, on distingue en procédant de dehors en dedans : 1° une ligne blanchâtre formée par l'épiderme épaissi; 2° au-dessous une couche purulente; 3° plus inférieurement une ligne rougeâtre formée par le corps réticulaire enflammé; 4° au-dessous le corium non altéré; 5° enfin, au centre même des pustules, un petit corps blanchâtre dont l'extrémité supérieure filiforme s'implante au milieu de l'ombilic, tandis que l'inférieure est renflée et adhérente au corps réticulaire enflammé. Cette disposition, que Cotugno donne comme constante, offre quelques exceptions : en effet, M. Rayer dit avoir vu des pustules qui présentaient jusqu'à trois de ces petits corps filamenteux : un central plus court, deux excentriques et plus alongés; tandis que d'autres, quoique également ombiliquées, n'en offraient aucun. Quant à la nature de ce corps filamenteux, les uns le regardent avec M. Deslandes comme un des conduits excréteurs de la peau, les autres comme un follicule pileux, parce qu'il est renflé à son extrémité profonde, et qu'il est quelquefois traversé par un poil. Enfin, on a supposé aussi que ce petit corps n'était qu'une papille du derme, laquelle avait acquis plus de volume par suite de l'inflammation de la peau.

Suivant M. Gendrin, la peau couverte de pustules varioliques se putréfie beaucoup plus promptement que la peau saine. Dès la fin du premier mois de macération, elle est réduite en putrilage à sa surface externe; et avant la fin du deuxième, toute son épaisseur est dans le même état. Il faut, dit ce médecin, avoir injecté avec soin des cadavres d'individus morts de la variole, pour concevoir avec quelle prodigieuse facilité on parvient à colorer toute la peau, tant ses capillaires sont devenus perméables. Les pustules et la portion cutanée qui les entoure immédiatement, et qui est sur le cadavre d'un rouge brunâtre, ne se laissent pas pénétrer par l'injection; il semble que du sang noirâtre soit incorporé dans ce tissu, et que tous ses vaisseaux soient oblitérés ou détruits, car sa couleur rougeâtre est uniforme, et l'aréole rouge qui entoure les pustules pendant la vie, et qui disparaît presque complétement à la mort, se dessine parfaitement par les injections avec la térébenthine colorée. Quand on injecte avec du mercure, il se forme de petits épanchemens de métal autour et dans la cavité des pustules; mais aucun vaisseau ne paraît pénétré dans cet endroit par le métal. On rencontre quelquefois encore des pustules sur la muqueuse buccale et pharyngienne, mais jamais on ne retrouve de liquide purulent au-dessous de l'épithélium; dans certains cas elles se sont terminées par des ulcérations dont on observe les traces. Dans les intervalles de ces pustules, la membrane est ordinairement fort injectée. Presque constamment aussi, dans les varioles très-graves, l'intérieur du larynx, de la trachée-artère et des bronches principales, est parsemé de petites taches blanchâtres ou grisâtres, oblongues ou arrondies, isolées ou confluentes; les unes plus pâles et légèrement déprimées au centre, où manque l'épithélium; les autres n'offrant aucune dépression centrale, et ayant tout-à-fait l'apparence de vésicules transparentes, surtout lorsqu'on les examine à la loupe. Cette altération pénètre presque toute l'épaisseur de la membrane muqueuse, qui est d'ailleurs plus ou moins rouge dans tous les points où ces sortes de pustules n'existent pas. Des pustules analogues se voient dans quelques circonstances dans l'œsophage, dans l'estomac, et jusqu'à la fin de l'intestin : elles sont plates et semblent formées par le boursouflement du derme muqueux. L'existence de ces dernières pustules est admise par un très-grand nombre d'auteurs, et révoquée en doute par beaucoup d'autres, sous prétexte qu'on a pu les confondre avec les follicules. Quant à moi, je ne nie pas la possibilité de cette erreur dans certains cas, mais je crois pouvoir affirmer que plusieurs fois j'ai eu l'occasion d'observer de ces pustules dans l'intestin grêle et le gros intestin. M. Rostan dit en avoir vu aussi dans le gros intestin, et jusque dans le rectum. Assez souvent dans l'estomac elles sont entremêlées de petites taches rougeâtres et comme pétéchiales. M. Tanchou dit avoir rencontré dans le plus grand nombre des cadavres qu'il a ouverts à la suite de la variole une inflammation de la membrane interne des artères;

il est très-ordinaire en effet d'observer de la rougeur dans les grosses artères, et même dans les veines, sur les cadavres des variolés; mais dans ce cas, comme dans toutes les fièvres graves, cette rougeur, ordinairement livide, ne me paraît être qu'un effet cadavérique; elle est le résultat de l'état particulier des fluides et des solides; on l'observe plus particulièrement dans les grandes chaleurs, et elle est d'autant plus prononcée qu'il s'est écoulé un plus long intervalle entre l'époque de la nécroscopie et celle de la mort. Toutes les autres lésions pathologiques qu'on observe sur les individus qui ont succombé à cette maladie sont dues à des complications, et n'appartiennent pas, à proprement dire, à la variole elle-même. Plusieurs fois il nous est arrivé, à l'ouverture cadavérique, de ne rien trouver pour expliquer la mort, que les traces d'une éruption cutanée des plus confluentes.

Variole irrégulière. — La variole irrégulière offre un grand nombre de variétés : les unes sont relatives à l'éruption, et les autres dépendent des symptômes généraux qui l'accompagnent, et des complications. Relativement à l'éruption, on distingue la variole en *discrète* et en *confluente*, suivant que les pustules sont rares et isolées, ou très-nombreuses et rapprochées les unes des autres, ou même tout-à-fait confondues. Cette distinction, admise par tous les auteurs qui ont écrit sur la variole, n'est pas sans importance sous le rapport du pronostic : il est à remarquer que c'est moins d'après le nombre des pustules qui existent sur le tronc et les membres, qu'en raison de celles de la face, qu'on distingue surtout ces deux variétés. Dans la variole confluente, les phénomènes sont ordinairement beaucoup plus graves que dans la variole discrète; le développement de l'éruption est aussi plus précoce; les pustules sont aplaties, peu élevées au-dessus du niveau de la peau, et semblent se confondre toutes par leur rapprochement en une sorte de pellicule commune, agglutinée à la face. Le gonflement de cette partie survient plus tôt, il est plus considérable : il commence en général à diminuer vers le dixième jour, époque à laquelle les pustules sont remplies d'un liquide blanchâtre ou brunâtre, quelquefois sanguinolent, qui s'écoule à leur rupture, et se convertit en croûtes brunes ou noirâtres; de larges lambeaux d'épiderme soulevés par du pus se détachent, et tout le corps exhale une odeur d'une fétidité repoussante et presque caractéristique. Bien plus fréquemment que dans la variole discrète, l'éruption s'étend aux membranes muqueuses, et principalement à celle du larynx et de la trachée-artère; l'inflammation qui en résulte est presque toujours funeste. Elle détermine une toux sèche, aiguë, douloureuse et déchirante dans le trajet des parties affectées; la voix est enrouée, éteinte, et souvent on croit alors à l'existence du croup. Il est fort rare que la desquamation soit complète avant le vingt-cinquième ou le trentième jour; quant aux symptômes généraux, ils offrent toujours aussi dans cette variété une intensité beaucoup plus grande. La salivation chez les adultes est si fréquente que Sydenham prétend que dans le grand nombre d'individus variolés qu'il eut occasion de voir, elle manqua chez un seul; souvent elle est accompagnée de dysphagie, et il est fort rare, chez les enfans au moins, qu'il n'existe pas alors de la diarrhée et un assoupissement plus ou moins marqué. Ordinairement il survient chaque nuit un redoublement fébrile très-intense, accompagné de délire. Quelques praticiens désignent sous le nom de variole *cohérente* celle qui tient le milieu entre la variole discrète et la précédente. On a nommé variole *crystalline* celle dont les pustules sont remplies d'un liquide demi-opaque, ou presque transparent; *verruqueuse* ou *cornée*, celle dans laquelle les pustules se durcissent et se dessèchent sans se rompre; *pemphigoïde*, celle dont les pustules sont très-larges, et ressemblent aux bulles du pemphigus, jusqu'au huitième ou dixième jour, où elles se dépriment, et deviennent purulentes : la dessiccation s'en opère au reste assez peu régulièrement; dans quelques-unes la matière reste fluide jusqu'à la fin, l'épiderme se ramollit, se crève et laisse échapper le pus sans qu'il y ait pour ainsi dire formation de croûte et excavation à la peau. On a appelé variole *sanguine*, celle dont les pustules contiennent du sang, ou du moins un liquide sanguinolent. Dans quelques circonstances il n'y a ni desquamation ni croûtes; les pustules varioliques se vident dans l'espace de trente-six à soixante heures, par suite de la résorption du pus, et laissent à peine de cicatrices; mais une chose fort importante, c'est que ce phénomène se passe sans qu'il survienne aucune espèce d'inconvénient.

Quant à ce qui est des affections désignées sous les noms de *variolettes*, *petites-véroles bâtardes*, *fausses varioles*, etc., elles sont des plus nombreuses, et ne me semblent être aussi que de simples variétés d'un même genre de maladies, c'est-à-dire de la variole discrète et bénigne. J'en dirai autant de la *varioloïde*, dénomination qu'on a proposé d'assigner à la variole qui se manifeste chez des sujets préalablement vaccinés, ou qui déjà ont été atteints une première fois de la variole naturelle ou inoculée. C'est à tort, suivant nous, que quelques praticiens ont cherché à faire de cette variété une affection particulière, et ce qui le prouve, c'est le peu d'accord qu'on remarque dans la plupart des descriptions qu'ils en ont données, descriptions qui d'ailleurs sont tout-à-fait applicables à certains cas de véritable variole discrète et d'une nature bénigne. D'après M. Dufresne de Genève, le prodrôme de la varioloïde varie depuis un simple malaise jusqu'à celui de la maladie inflammatoire la plus grave. Chacun sait qu'il en est de même dans la variole : comme dans cette dernière, l'éruption paraît sur la fin du troisième jour, elle continue le quatrième jour, mais les pustules sont moins développées que dans la petite-vérole primitive. D'autres médecins prétendent au contraire qu'elles le sont davantage. Il existe à peine d'élévation et d'induration à leur base, l'aréole est mal circonscrite et irrégulière, et dès la fin du quatrième jour le sommet des boutons prend une couleur blanc d'eau; le cinquième ils deviennent séreux et s'arrondissent; le sixième, la fièvre et l'aréole disparaissent; la sérosité devient quelquefois rousse ou opaque, mais ne prend pas le caractère purulent; elle s'échappe du plus grand nombre des pustules, et elle est absorbée dans les autres; le septième jour, dessiccation et retour à la santé. Très-certainement dans beaucoup de varioles mitigées par le virus vaccin ou variolique, on peut observer ce qui précède, mais ne voit-on pas aussi souvent alors les pustules offrir absolument les mêmes caractères que celles de la variole primitive, et la maladie ne différer quelquefois que par la bénignité de sa nature et la rapidité de sa marche? Suivant M. Lüders de Copenhague, la varioloïde diffère de la variole, par l'irrégularité de sa marche, l'inconstance de ses symptômes, le mode d'apparition des pustules qui a lieu par masses successives, occupant d'abord les extrémités, puis le tronc, puis la face; par l'imperfection de la suppuration, la promptitude de la dessiccation et l'absence de fièvre secondaire. Aucun de ces caractères n'est constant dans la varioloïde, puisque, dans quelques cas, cette maladie marche avec la plus grande régularité, et que la variole elle même est sujette à des modifications infinies, suivant les dispositions individuelles. Ne voit-on pas en effet chez quelques malades les phénomènes qui la précèdent, être si légers qu'ils sont presque inaperçus, tandis que chez d'autres ils offrent une violence extrême, et tout-à-fait disproportionnée au nombre des pustules; ce nombre varie d'ailleurs, suivant les individus, depuis quelques unes jusqu'à des milliers. Chez telle personne, les pustules ombiliquées sont mêlées à d'autres qui restent conoïdes ou globuleuses; chez telle autre, elles sont entremêlées de vésicules. La fièvre secondaire, qui survient du huitième au neuvième ou dixième jour, manque quelquefois tout-à-fait. Ces différences, provenant de l'action d'une même contagion, et qui ont été notées par les observateurs de variole épidémique, ne tiennent-elles pas, comme le pensent Thomson et quelques autres, à ce que la forme de la maladie dépend plutôt du corps qui la reçoit que de celui qui la donne, comme sembleraient le prouver les exemples de variole confluente, produite par la contagion d'une variole discrète et bénigne, et *vice versâ*.

M. Gendrin, dans un mémoire fort curieux qu'il a publié récemment sur la variole, la varioloïde et la vaccine, est amené aux conclusions suivantes : 1° les sujets variolés ou vaccinés peuvent ressentir l'influence du contagium variolique, qui alors a pour effet de produire la varioloïde; 2° le principe contagieux de la variole, agissant sur des sujets peu aptes à éprouver ses effets, c'est-à-dire, n'ayant eu ni la variole ni la vaccine, peut encore faire naître la varioloïde; 3° la varioloïde, quoique tirant son origine de la variole, se propage par inoculation aux seuls sujets qui n'ont été ni variolés ni vaccinés, et conserve toujours ses caractères propres, sans tendre à se rapprocher de la variole. La première partie de cette proposition est constatée par des expériences que rapporte l'auteur; quant à la seconde, plusieurs observations prouvent qu'elle n'est pas constamment vraie. 4° La varioloïde diffère de la variole par le siége de ses pustules qui ne dépasse pas la couche papillaire. Cette pustule tuberculeuse, comme celle de la variole, se trouve sous-épidermique, et se termine toujours par résolution; ne contenant aucun liquide, elle ne paraît pas multiloculaire. J'ai plusieurs fois examiné avec attention les pustules de la varioloïde, sans trouver aucune différence entre elles et celles de la variole primitive. Quant à l'opinion de M. Moreau de Jonnès, qui regarde la varioloïde comme une espèce de maladie variolique, distincte par ses symptômes, ses effets et son origine, de la variole ordinaire, elle ne nous paraît pas appuyée sur des faits assez concluans pour qu'on puisse l'admettre; et d'ailleurs elle est en contradiction avec celle de presque tous les médecins qui ont parlé de cette affection. Il est pour nous hors de doute que la contagion variolique peut atteindre, très-rarement sans doute, les personnes variolées, inoculées ou vaccinées, et déterminer chez elles une maladie qui ne diffère pas en général par des traits essentiels de la variole primitive, si ce n'est toutefois le plus ordinairement par sa bénignité, et par la terminaison plus rapide des phénomènes qu'on observe à la peau. Parmi les individus variolés ou vaccinés qui s'exposent à la contagion variolique, on a cru remarquer que les premiers échappent plutôt que les seconds à l'influence des miasmes; mais que si tous les deux éprouvent les effets de la contagion, les chances de guérison sont peut-être en faveur de ceux qui ont été vaccinés. Indépendamment de toutes les variétés dépendantes de la forme de l'éruption que nous venons de signaler, on a admis sous le nom de *variolæ sine variolis* une variété particulière de cette maladie, dans laquelle le virus variolique donne lieu à tous les phénomènes généraux de la variole sans aucunes traces d'éruption : c'est particulièrement dans les épidémies varioliques, et à la suite de l'inoculation, qu'on a eu lieu d'observer cette variété sans éruption.

Varioles compliquées. — La variole peut être compliquée avec la rougeole, la scarlatine, l'ecthyma, le purpura hæmorrhagica, etc. L'érysipèle, les furoncles et les abcès sous-cutanés ne sont pas rares, surtout dans la dernière période de cette affection. J'ai vu plusieurs fois les cupules du favus se développer à la suite des pustules varioliques. Une complication presque toujours de fâcheux augure est l'éruption de bulles se manifestant au milieu des pustules : on la rencontre fréquemment à l'hôpital des enfans. Quelquefois les bulles ont un volume considérable; le plus communément elles occupent les membres, très-rarement on les voit sur la face. Cette éruption ne saurait être dans ce cas attribuée à l'entassement des malades, ni à la chaleur atmosphérique; car l'année dernière, par exemple, nous avons eu occasion d'en observer dans des conditions hygiéniques absolument inverses. Les organes des sens, et l'œil en particulier, offrent assez souvent des complications plus ou moins fâcheuses. Les ophthalmies se présentent en première ligne: mais il est rare que celles qui coïncident avec le développement des pustules sur la conjonctive soient très-graves; le plus souvent elles se terminent d'une manière favorable, ces pustules étant en général de courte durée, et n'étant pas ordinairement suivies d'ulcérations. Il n'en est pas de même de ces inflammations quand elles surviennent dans la dernière période de la variole, époque à laquelle il n'existe plus de pustules. Le plus communément on voit alors en quelques jours se développer une phlegmasie profonde dans l'œil; la cornée s'ulcère et se ramollit, et alors, ou les humeurs s'écoulent, et l'œil se vuide complétement, ou parfois l'iris vient faire hernie au dehors en obturant l'ouverture. C'est aussi dans la période de dessiccation qu'on observe assez fréquemment des otites, et même des abcès qui se forment dans le conduit auriculaire entre le tissu fibreux et la membrane interne. Le coryza et les angines simples ou couenneuses viennent aussi quelquefois singulièrement aggraver la variole; il en est de même des bronchites, des pleurésies et de la pneumonie, qui se manifestent ordinairement dans la seconde ou la troisième période. L'une des complications les plus ordinaires de la variole, surtout chez les enfans, est sans contredit l'inflammation gastro-intestinale sous toutes ses formes. Les méningites et l'encéphalite sont au contraire fort rares, chez ces derniers au moins: sur cent douze enfans qui ont succombé à la variole dans mon service à l'hôpital des enfans, pendant l'épidémie de 1825, nous n'avons pas eu occasion d'en trouver un seul exemple. Assez souvent, il est vrai, on observe sur les individus qui ont succombé à des varioles confluentes, une injection passive des méninges, due sans doute à la gêne qu'éprouve le retour du sang par suite du gonflement du tissu cellulaire de la face et du col; mais il ne faut pas confondre cette injection déterminée par une cause purement physique, avec une véritable phlegmasie. La complication de variole avec un état ataxique s'observe quelquefois. L'éruption débute alors assez souvent par des douleurs aiguës vers la tête, un violent lumbago, ou des convulsions qui persistent pendant toute la durée de la maladie, ou bien qui cèdent pour faire place à une fièvre intense, accompagnée d'un délire continuel qui emporte les enfans du cinquième au neuvième jour. La variole adynamique présente un aspect tout-à-fait particulier ; les malades sont, dès les premiers instans, plongés dans un abattement excessif ; on remarque une pâleur et une décoloration des muqueuses à leur origine, les pustules sont petites, aplaties, entourées d'une aréole pâle ; en peu de jours on les voit noircir, se gangréner, et dans leurs intervalles on observe des taches violacées ; des hémorrhagies passives ont lieu par diverses voies, et sont quelquefois si générales que le sang s'exhale et transsude par presque tous les points du corps où il existe des ulcérations, des déchirures, des vésicatoires, etc. ; il est d'ailleurs assez ordinaire dans ces sortes de cas de trouver après la mort des traces de phlegmasies dans plusieurs organes.

Dans plusieurs circonstances on a remarqué que la petite vérole fait cesser d'autres maladies. Rosen et Mead rapportent des exemples de fièvres intermittentes guéries par l'apparition de cet exanthème. M. Andral fils cite le cas d'une pneumonie fort grave et presque désespérée, dont les symptômes se dissipèrent comme par enchantement, en même temps qu'une éruption varioleuse commença à s'effectuer. On parle aussi de quelques individus scrofuleux dont l'état s'est amélioré sensiblement à la suite de la variole; mais j'ai rarement eu l'occasion de vérifier ce fait à l'hôpital des enfans : une circonstance notable même, c'est que la phthisie tuberculeuse reçoit ordinairement de la variole une impression des plus défavorables ; presque toujours alors sa marche est accélérée, et sa terminaison funeste suit de près.

Étiologie de la variole. — La variole est produite par un principe contagieux, dont la formation première et la nature sont inexplicables, mais dont les effets ne sauraient être contestés. Sous l'influence de certaines conditions atmosphériques, ou autres, qu'il nous est impossible d'apprécier exactement, on voit la variole, tantôt se montrer sporadique, et n'attaquer qu'un petit nombre d'individus isolés, et tantôt se propager épidémiquement, et sévir avec une violence qui n'est pas la même dans tous les cas. Sydenham, après avoir étudié plusieurs épidémies varioliques avec le plus grand soin, a noté que lorsqu'elles sont régulières et bénignes, elles commencent vers l'équinoxe du printemps ; tandis qu'elles suivent une marche irrégulière, et qu'elles sont extrêmement graves quand elles surviennent plus tôt, c'est-à-dire vers le mois de janvier. Dans les épidémies ordinaires la maladie éclate en général au printemps, domine en été, continue en automne, et cesse en partie vers la fin de cette saison, pour disparaître entièrement pendant l'hiver; mais, suivant Bucholz et quelques auteurs, la variole suit quelquefois une marche absolument inverse. Il s'écoule ordinairement plusieurs années entre une épidémie et l'autre; d'autres fois, au contraire, elles se succèdent à des époques très-rapprochées. Du reste, une foule de circonstances particulières peuvent modifier singulièrement la maladie, soit qu'elle règne épidémiquement, soit qu'elle se montre d'une manière sporadique. Il est d'observation que la variole jouit communément d'une intensité plus grande dans les saisons chaudes, que dans les saisons froides; il en est de même relativement au climat. Aucun âge, aucun sexe, n'en sont exempts; cependant elle est assez rare dans la vieillesse, se montre quelquefois dans l'âge mûr, affecte assez fréquemment la jeunesse et l'adolescence, et paraît être plus particulière à l'enfance. Le fœtus renfermé dans l'utérus peut même en être atteint: Mauriceau, Mead, Murray, Ludwig, Fernel, Smellie, Dimsdale et d'autres auteurs en citent des exemples. Cette circonstance s'observe lorsque la mère est affectée de variole, ou même sans qu'elle le soit. Ainsi Mauriceau naquit avec des traces non équivoques de petite vérole, quoique sa mère n'en eût pas été atteinte pendant sa grossesse, et M. Husson a rapporté un fait analogue. Certains individus ne la contractent jamais, et, chose assez remarquable, c'est que dans quelques familles cette disposition préservative se transmet des pères aux enfans: on rapporte que tous les aînés d'une même famille en furent exempts. Quelquefois cette heureuse idiosyncrasie n'existe que jusqu'à un certain âge, et on voit survenir la variole chez quelques personnes déjà septuagénaires, qui bien des fois déjà s'étaient impunément exposées à la contagion. L'un des faits les plus remarquables de ce genre est cité par M. le docteur Cross; c'est celui d'un homme qui, croyant avoir eu la variole dans son enfance, vécut pendant dix ans comme infirmier dans un établissement destiné à recevoir les personnes inoculées, et qui au bout de ce temps en fut attaqué et succomba. Il est aussi des individus qui sont aptes à ressentir plusieurs fois les effets de cette maladie. Mead avait été témoin de trois éruptions varioleuses, qui s'étaient succédé immédiatement chez la même femme; le fils de Forestus en fut attaqué deux fois, et Dehaën parle d'une personne qui, en ayant été affectée six fois, succomba à la septième. Ces exemples ont été souvent révoqués en doute; mais il nous paraît difficile de ne pas y ajouter foi, quand des faits analogues ont été observés tout récemment encore par un grand nombre de praticiens tant en Amérique qu'en Angleterre et en France.

On ignore l'époque précise à laquelle se développe le principe contagieux de la variole; mais on suppose, avec quelque vraisemblance, que c'est au moment où le pus commence à se former dans les pustules. Il peut se conserver pendant fort long-temps, et l'on a remarqué, lors de la vogue de l'inoculation, que des croûtes varioliques, préservées du contact de l'air extérieur, avaient encore toute leur activité au bout de trois ans: un peu plus tard elles commencent à perdre la propriété contagieuse. Les divers modes de contagion de la variole ont été l'objet des recherches de quelques médecins. Fouquet a observé, par exemple, qu'elle se propageait presque toujours dans la direction des vents; tandis que d'autres praticiens ont nié que l'air pût lui servir de véhicule. Le contact médiat ou immédiat est, quoi qu'il en soit, le moyen de transmission le plus ordinaire. Rien n'est plus commun que de voir les vêtemens qui ont servi à des variolés, communiquer ensuite la maladie, même après avoir été exposés à l'air. On rapporte qu'un homme contracta la variole pour avoir couché dans un lit occupé trois mois auparavant par une personne atteinte de cette affection. Des lancettes ayant servi à saigner des varioleux, ont suffi quelquefois pour inoculer la petite vérole. Werloff dit qu'elle fut une fois transmise par une lettre. Les croûtes desséchées et réduites en poudre ont produit le même effet, mêlées au tabac et prises avec lui, ajoutées à du lait, enveloppées dans des pruneaux ou des grains de raisin et portées ensuite dans l'estomac. Enfin, le pus récent sécrété par les pustules, déposé sous l'épiderme, a été pendant long-temps, comme on sait, l'un des moyens les plus employés pour transmettre cette maladie.

La variole semble être exclusive à l'homme, bien que certains auteurs aient pensé qu'elle était commune à lui et aux animaux. Vainement, à plusieurs reprises, on a tenté de l'inoculer à la vache, au cheval et à divers autres quadrupèdes.

Thérapeutique de la variole. — Le traitement de la variole peut être distingué en curatif et en préservatif. Le traitement curatif varie à raison de la forme qu'affecte la maladie et de ses complications. Dans la variole simple et discrète, qu'il faut considérer en quelque sorte comme une maladie inflammatoire générale, bénigne, on se contente ordinairement de prescrire l'usage des boissons adoucissantes ou acidules, des lavemens émolliens, des pédiluves simples ou légèrement irritans, et une diète plus ou moins sévère. Au début de l'éruption, on conseille d'appliquer des cataplasmes de farine de lin seule ou mélangée avec la moutarde, aux extrémités inférieures, pour y attirer en quelque sorte l'éruption. Pendant la période d'éruption, le malade doit être astreint à une abstinence complète; on permet ensuite quelques alimens lors de la dessiccation, époque à laquelle on se trouve bien de faire prendre un ou deux bains tièdes, pour faciliter la chute des croûtes et rendre la peau plus perméable.

Quant à la variole confluente, on convient généralement du danger plus grand qui l'accompagne. Quelques médecins ont proposé, pour diminuer le nombre des pustules et la gravité de la maladie, de pratiquer, dès le début d'une variole qui s'annonce comme devant être confluente, une ou deux saignées copieuses, soit à l'aide de la lancette, soit par les sangsues appliquées à l'épigastre. Ce moyen peut sans doute être utile dans certains cas particuliers, mais il ne saurait produire constamment l'effet qu'on en attend. Cotugno conseillait alors l'éthiops minéral, d'autres le calomel à dose laxative, etc.; mais outre que ces médicamens sont fréquemment contre-indiqués dans cette période, ils sont loin de procurer les avantages qu'on s'en promettait. Quant aux vésicatoires placés aux jambes dès ce moment, M. Delaroche, ex-médecin de la maison royale de santé, en a souvent obtenu de fort bons effets; nous les avons employés, mais avec des résultats variables. Pendant la période d'éruption, il faut insister sur les boissons délayantes et la diète la plus sévère. Il est important de placer les malades dans une chambre assez vaste et modérément chaude, de les changer souvent de linge, et d'avoir soin de renouveler de temps en temps l'air qu'ils respirent. Sydenham rapporte un fait qui prouve le danger d'une trop grande chaleur dans cette maladie. Un jeune homme atteint de variole, chez lequel on avait cherché à provoquer la chaleur par tous les moyens possibles, tomba dans un état d'anéantissement qu'on prit pour la mort: dans cette persuasion, les personnes qui le veillaient l'enveloppèrent d'un linceul, et le placèrent tout nu sur une table. Ce malheureux ne tarda pas à éprouver l'heureuse influence du refroidissement, il se ranima peu à peu, et finit par guérir de sa petite vérole. Quelques personnes ont proposé de recourir aux bains froids, ou aux ablutions fraîches, pour diminuer la violence de l'éruption; ce moyen réussit rarement lorsque la face est énormément tuméfiée et douloureuse; il est bon de recourir alors à la saignée générale, ou d'apposer un certain nombre de sangsues, soit au cou, soit derrière les oreilles. Lorsqu'il existe une vive agitation, on obtient souvent de très-bons effets du bain tiède; les narcotiques conseillés alors par Sydenham ne conviennent pas ordinairement chez les enfans : c'est chez ces derniers surtout qu'il faut alors employer les soins les plus minutieux; leur laver fréquemment les yeux avec des décoctions émollientes, telles que l'eau de laitue, ou l'eau végéto-minérale tiède et affaiblie; déboucher les narines en y introduisant des liquides doux; diminuer la chaleur qui existe dans l'intérieur de la bouche, à l'aide de gargarismes et d'injections, et en les faisant boire souvent; s'opposer autant que possible à ce qu'ils se grattent, et si on n'a pu l'empêcher, ou que les pustules soient ulcérées, saupoudrer exactement avec la poudre d'amidon toutes les parties qui sont au vif. Pendant la période de dessiccation, on a recours aux bains tièdes simples ou émolliens, et plus ou moins répétés. En général, lorsque la fièvre persiste à cette époque, et qu'elle ne cède pas à l'usage de quelques bains, il faut rechercher si elle n'est pas entretenue par une phlegmasie latente des organes thoraciques ou abdominaux, qu'on devra se hâter de combattre si elle existe. Ceci nous mène naturellement à parler des complications de la variole qui, lorsqu'elles sont graves, appellent en quelque sorte à elles seules l'emploi des moyens thérapeutiques les plus énergiques. Les laryngites sont combattues quelquefois avec avantage par l'application des sangsues d'abord, des cataplasmes émolliens, et ensuite par un vésicatoire au devant du cou. Les inflammations thoraciques et gastro intestinales réclament les saignées locales et générales, qu'on doit pratiquer alors aussi hardiment que s'il n'existait pas d'éruption cutanée, en n'oubliant pas néanmoins que, chez les enfans et les vieillards, ces émissions sanguines un peu abondantes amènent assez fréquemment un affaissement très-rapide, et qu'il n'est pas rare d'observer après elles la plupart des symptômes rattachés par les auteurs aux fièvres adynamiques. La dyssenterie surtout revêt souvent alors ce caractère fâcheux, et résiste avec une opiniâtreté désespérante à toute espèce de traitement. Lorsque la variole débute par des convulsions, il suffit ordinairement, pour les faire cesser, de l'application de quelques sangsues, ou d'une saignée générale, suivies parfois d'un vomitif, qui agit en même temps en révulsant l'affection cérébrale, et en produisant une douce diaphorèse. Les convulsions qui surviennent après l'éruption ou pendant sa durée, peuvent être le résultat d'une phlegmasie cérébrale, et cèdent quelquefois assez promptement à l'usage des antiphlogistiques un peu actifs. Pour celles qui semblent étrangères à cette cause, et qu'on ne peut en quelque sorte rapporter à aucune lésion inflammatoire, on leur oppose dans certains cas, avec succès, les bains tièdes long-temps prolongés, l'oxyde de zinc, les lavemens de camphre, de valériane, ou d'assa fœtida, etc. La complication ataxique réclame à peu près les mêmes moyens, et de plus les affusions fraîches ou froides. En cas d'adynamie bien évidente, on a recours aux vésicatoires et aux toniques, tels que le quinquina, le vin pur, etc. Quant aux hémorrhagies passives, c'est bien souvent en vain qu'on cherche à s'en rendre maître à l'aide des astringens de toute espèce, même les plus énergiques; il est important de s'abstenir en pareille circonstance des révulsifs à l'extérieur, afin de ne pas ouvrir de nouvelles voies à l'écoulement du sang.

On s'est d'autant plus occupé du traitement local de la variole, qu'on espérait par là s'opposer plus efficacement à la difformité des traits du visage. Cotugno, persuadé que l'humidité des parties s'oppose au développement complet des pustules, conseillait de laver fréquemment la face pour accélérer leur marche, et rendre leurs traces moins apparentes. D'autres personnes ont recommandé d'ouvrir les pustules de bonne heure avec la pointe d'une aiguille, afin de donner issue au pus qu'elles renferment; mais comme il est évident que cette excavation ne tient pas à la présence du pus, mais à l'altération du derme, on conçoit l'infidélité d'un tel moyen. M. Bretonneau, toujours rempli d'idées ingénieuses, a proposé de cautériser les pustules varioliques le troisième jour au plus tard de leur éruption, dans le double but de les faire avorter et de prévenir les cicatrices qu'elles laissent après elles. Le procédé qu'il emploie consiste à traverser le sommet des pustules, à les épointer avec une aiguille d'or ou d'argent, chargée d'une solution de nitrate d'argent. Il a observé qu'il était souvent plus sûr pour réussir d'enlever la pointe des pustules, et de les toucher ensuite avec un crayon de pierre infernale plus ou moins aigu, ou bien avec un stylet chargé du même corps en poudre. M. Velpeau a répété et confirmé toutes les expériences de M. Bretonneau. J'ai de mon côté réussi, par ces moyens, à arrêter complétement la marche d'un certain nombre de pustules isolées, et je pense qu'on pourrait s'en servir avec avantage pour prévenir les cicatrices du visage, dans les cas de variole discrète.

Sous le nom de *méthode ectrotique*, M. Serres a fait une application beaucoup plus étendue de l'emploi du nitrate d'argent dans le traitement de la variole. Non-seulement, en effet, il le propose pour éviter la difformité des cicatrices, mais il pense que c'est le remède le plus efficace qu'on puisse mettre en usage pour s'opposer à l'encéphalite, aux otites et à l'ophthalmie, complications si terribles de la maladie qui nous occupe. Le mode de cautérisation qu'il emploie varie suivant qu'il veut agir sur des pustules isolées, ou sur des masses de pustules plus ou moins étendues. Dans le premier cas, il se sert d'un crayon de nitrate d'argent qu'il porte sur les pustules isolées, mais sans les ouvrir, comme le fait M. Bretonneau. Pour la cautérisation en masse, il fait usage d'une dissolution aqueuse de nitrate d'argent, à un, deux ou trois degrés de concentration : le degré le plus faible se prépare avec quinze grains du sel qu'on fait dissoudre dans une once environ d'eau distillée ; pour le deuxième degré, la dose du sel pour la même quantité d'eau est de trente grains ; elle est de quarante-cinq pour le troisième. On trempe un petit pinceau de charpie dans la solution, et on enduit, à deux reprises différentes, toute la surface que l'on veut cautériser. Au moment même où la cuisson qui succède à cette cautérisation superficielle se fait sentir, on arrose la partie d'eau froide, ou on la recouvre de compresses imbibées de décoctions émollientes ; un peu plus tard, on y fait des embrocations avec l'huile d'olive. Dix à douze heures après la cautérisation, il est quelquefois nécessaire d'appliquer des sangsues au cou, en assez grand nombre, et d'y revenir même plusieurs fois, s'il existe de la tuméfaction. Lorsque la cautérisation en masse des pustules est superficielle, elle s'oppose au développement des pustules, mais elle n'arrête pas la marche de la maladie; il existe toujours, au-dessous de la croûte noire qui s'est formée, un suintement séreux; et quand celle-ci vient à tomber, on remarque fréquemment les traces des pustules qui ont continué à parcourir leurs périodes. Mais si la solution saline est très-concentrée, elle agit comme caustique; l'épiderme et les pustules sont desséchés et transformés en une simple brûlure au second degré, ordinairement fort douloureuse; mais les malades n'en succombent pas moins si la variole confluente est très-grave. Quant aux encéphalites que M. Serres se propose principalement de prévenir par ce genre de cautérisation, cette complication est excessivement rare chez les enfans et les adolescens, quoique les méningites soient d'ailleurs assez communes à cet âge; et pour les adultes, n'est-ce pas une question de savoir si la cautérisation d'un grand nombre de pustules à la face ne serait pas plus propre à provoquer chez eux les affections cérébrales qu'à les prévenir, à cause de la douleur qui l'accompagne et de la réaction qui la suit. De nombreuses observations comparatives peuvent seules décider ce point de thérapeutique. M. Damiron, dans un mémoire sur cet objet, conclut en disant que la cautérisation de la face dans la variole n'empêche pas le développement des encéphalites, attendu que celles-ci ne résultent pas du gonflement de la face, qui, presque toujours, a disparu lorsqu'elles se manifestent; mais il trouve, avec M. Serres, cet avantage à la cautérisation de prévenir les grandes cicatrices, d'empêcher que les yeux ne se ferment, et de laisser un moyen de faire avorter les boutons de la conjonctive et de la cornée. C'est aussi l'opinion de M. Noble. Cependant, relativement à cette cautérisation des pustules de la conjonctive, il faut observer qu'elle est le plus souvent inutile, parce que ce n'est ordinairement qu'après la disparition de ces pustules qu'on voit survenir les ophthalmies les plus graves, celles d'où résulte le ramollissement de la cornée et la perte de l'œil. A cela j'ajouterai que je n'ai jamais vu les pustules de la conjonctive suppurer; que, dans tous les cas, elles m'ont paru se terminer par résolution, et que ce n'est pas seulement au disque inférieur de la cornée qu'elles siégent, puisqu'on en observe tout autant à sa partie supérieure et dans le reste de son étendue. Ne pourrait-on pas craindre d'ailleurs que la cautérisation du bord libre des paupières ne nuise en provoquant l'ophthalmie qu'on cherche à prévenir?

Traitement prophylactique de la variole. — Le temps et l'expérience ont fait justice de tous les moyens médicamenteux mis anciennement en usage pour s'opposer au développement de la variole. Nous nous abstiendrons d'en parler, et nous terminerons par quelques mots sur l'inoculation. Cette méthode, à l'aide de laquelle on dépouillait en quelque sorte la variole de ses effets les plus funestes, en la communiquant dans des circonstances favorables, a été généralement abandonnée depuis qu'on a trouvé dans la vaccine l'heureux préservatif de cette cruelle maladie.

Pratiquée de temps immémorial en Afrique et en Asie, pour modérer la violence de la variole spontanée, l'inoculation fut introduite à Constantinople par Timoni et Pilarino, lors d'une épidémie variolique qui ravagea cette ville en 1673. Importée de là en Angleterre par lady Montaigue, cette méthode ne tarda pas long-temps à se répandre dans le reste de l'Europe. Il est à remarquer toutefois que la France fut encore une des dernières à admettre l'inoculation : en 1764, la Faculté de médecine de Paris, consultée par le parlement à ce sujet, rendit un arrêt à la majorité de cinquante-deux voix contre vingt-six, en faveur de la pratique de l'inoculation dans le royaume.

C'était ordinairement après l'usage de quelques bains tièdes destinés à assouplir la peau, qu'on avait coutume de procéder à cette opération. Elle était pratiquée avec succès à presque tous les âges et dans toutes les saisons, chez des sujets bien portans; la dentition, l'époque des règles, la grossesse, les maladies épidémiques et les phlegmasies aiguës, étaient généralement regardées comme devant la contre-indiquer. Diverses méthodes étaient employées pour communiquer artificiellement la variole : le simple contact de la matière variolique, fraîche ou desséchée, avec la peau recouverte ou privée d'épiderme, ou bien avec les membranes muqueuses; le séton, le vésicatoire, les incisions, et enfin les piqûres. Ce dernier procédé, originairement usité dans le Levant, était aussi depuis long-temps celui dont on se servait en Angleterre et en France. La partie interne des bras était choisie de préférence par les inoculateurs, qui d'ailleurs procédaient absolument comme nous l'avons dit pour la vaccination. Le lendemain du jour de l'insertion du virus, un léger prurit se faisait sentir dans le lieu où la piqûre avait été faite, et on y distinguait, à l'aide d'une loupe, une petite tache d'un rouge orangé, visible à l'œil nu le troisième jour, et de la largeur alors d'une lentille environ. Le quatrième jour, augmentation de la rougeur sur laquelle existait un peu d'élévation et de picotement. Le cinquième jour, démangeaison plus vive; progrès des symptômes inflammatoires; on découvrait à la loupe une petite vésicule transparente. Le sixième jour, gêne dans les mouvemens du bras qui était douloureux; la pustule commençait à blanchir à son centre, qui se déprimait; un cercle rougeâtre se voyait au pourtour. Le septième jour, la douleur se propageait le long de la partie interne du bras jusqu'à l'aisselle et au cou; la pustule formait une espèce de phlegmon, quelquefois entouré de pustules très-petites, et déjà se déclarait la fièvre d'invasion, marquée le huitième jour par de légers frissons, de la chaleur, une céphalalgie plus ou moins forte, de l'assoupissement, de la tristesse, des nausées, et même des vomissemens; phénomènes qui précédaient ordinairement de vingt-quatre heures une éruption tout-à-fait semblable à celle de la variole naturelle la plus simple et la plus discrète.

Cette maladie offrait néanmoins, dans quelques circonstances, la plupart des variétés que nous avons notées en parlant de la petite-vérole primitive. Elle pouvait être aussi, quoique plus rarement, compliquée de certaines affections qui en rendaient le pronostic beaucoup plus grave. Son traitement ne différait d'ailleurs en rien de celui que nous avons précédemment fait connaître.

Nous ne dirons rien ici des préjugés et des argumens que l'inoculation eut à combattre avant d'être adoptée. Ses avantages étaient d'atténuer la violence des phénomènes fébriles, de diminuer le nombre des pustules, d'abréger la durée de la maladie, d'en améliorer le caractère, en un mot, de la rendre comparativement bénigne et sans danger. D'un autre côté, pratiquée presque toujours partiellement, elle avait l'inconvénient d'entretenir en quelque sorte un foyer contagieux, qui parfois se répandait au loin d'une manière épidémique, et donnait lieu, dans quelques cas, chez les inoculés eux-mêmes, aux accidens les plus fâcheux de la variole confluente primitive ou spontanée. C'était à Jenner qu'il était réservé de nous offrir un préservatif sinon plus sûr, au moins exempt de toute espèce d'inconvéniens. *Voyez* VACCINE. (GUERSENT.)

VARIOLEUX, VARIOLIQUE, adj., *variolicus*, qui est atteint de la variole, qui a rapport à la variole, qui tient de la nature de cette maladie. *Individu variolcux*, *affection*, *virus varioliques*. *Voyez* VARIOLE.

VARIQUEUX, adj., *varicosus*, qui est affecté de varice, qui est de la nature de la varice, qui dépend de cette maladie : *veine variqueuse*, *ulcère variqueux*, *anévrysme variqueux*. *Voyez* VARICE, ULCÈRE, ANÉVRYSME.

VASCULAIRE ou VASCULEUX, adj., *vasculosus*, *vascularis*, qui a rapport aux vaisseaux. Bichat a donné le nom de *système vasculaire* à l'ensemble des vaisseaux des différentes parties du corps. *Voyez* VAISSEAU.

On dit aussi d'un organe, ou d'une partie quelconque du corps, qu'il est plus ou moins vasculaire, pour indiquer qu'il est pourvu d'une quantité plus ou moins considérable de vaisseaux.

VASTE, adj., *vastus*, qui offre une grande étendue. On désigne particulièrement sous ce nom les portions externe et interne du muscle triceps fémoral. *Voyez* TRICEPS.

VÉGÉTATIONS; petites tumeurs, de formes assez variées, le plus communément occasionées par la syphilis, survenant tant à la peau que sur les régions peu profondes des membranes muqueuses, et qui semblent plutôt percer l'épaisseur de ces enveloppes membraneuses que provenir d'un accroissement insolite des replis ou des tubercules qu'elles présentent dans leur état naturel; disposition qui établit une différence bien tranchée entre les végétations et les excroissances. *Voyez* ce dernier mot. (L. V. LAGNEAU.)

VÉGÉTO-MINÉRALE, adj. On désigne sous le nom d'*eau végéto-minérale* le sous-acétate de plomb liquide étendu d'eau. *Voyez* PLOMB, et EAU.

VEILLE, s. f., *vigilia*; état de l'économie animale pendant lequel les fonctions intellectuelles, sensoriales et locomotrices sont en action ou sont susceptibles d'entrer immédiatement en action avec la régularité qui leur est naturelle. C'est l'état opposé au sommeil. Lorsque la veille, qui ne doit avoir qu'une durée déterminée, se prolonge au-delà de ce temps, elle devient un état pathologique, et prend le nom d'*insomnie*, d'*Agrypnie*. *Voyez* ces mots.

VEINE, s. f., *vena*. On donne ce nom aux vaisseaux qui rapportent au cœur le sang de toutes les parties du corps; les anciens confondaient cet ordre de vaisseaux avec les artères; mais la découverte de la circulation du sang fit voir toute la différence qui existe entre ces dernières et les veines. La disposition générale des veines est semblable à celle des artères, c'est-à-dire que ces canaux représentent une succession de divisions et de subdivisions analogues; mais si l'on a égard à la direction du sang qui les parcourt, on voit que les veines ressemblent plutôt aux racines d'un arbre qu'à ses branches, car elles ont leur origine là où se terminent les ramuscules des artères, et elles s'abouchent successivement avec des rameaux de plus en plus gros qui s'ouvrent eux-mêmes par plusieurs troncs dans les cavités du cœur. Chacune de ces divisions et subdivisions, considérée isolément, forme autant de veines dont la description a été donnée en particulier dans le cours de cet ouvrage. Nous allons exposer seulement ici l'histoire générale, ou l'anatomie générale des veines, en commençant par l'étude de leur organisation, adoptant ainsi la marche qui a été suivie dans la description des ARTÈRES (*voyez* ce mot), et qui contribuera à faire ressortir mieux les caractères différentiels de ces deux ordres de vaisseaux.

Le tissu veineux est généralement d'un blanc grisâtre, plus ou moins bleuâtre par sa transparence qui laisse voir la couleur du sang contenu dans ces vaisseaux; cette teinte est d'autant plus foncée des troncs vers les branches, parce que les parois des veines diminuent d'épaisseur à mesure qu'on les examine plus près des ramuscules d'origine, et en effet, cet amincissement augmente à peu près en raison directe de la diminution des diamètres du vaisseau : les radicules sont incolores ou rouges suivant qu'ils admettent une seule série de globules ou plusieurs à la fois. La densité de ces parois est de 115 ou 110; leur consistance est bien moindre que celle des artères, aussi s'affaissent-elles lorsqu'elles ne sont plus distendues par le sang, à moins qu'elles n'adhèrent par leur surface extérieure au tissu des organes, comme on le voit pour les veines du foie, de l'utérus, etc. Trois tuniques ou membranes superposées composent le tissu veineux.

La membrane externe est plus mince et moins serrée que celle des artères avec laquelle elle a beaucoup d'analogie. Il s'en détache des prolongemens qui s'étendent à la membrane moyenne et même à l'interne, ce qu'on n'observe pas dans celle des artères. Les veines sont, comme tous les vaisseaux, enveloppées par le tissu cellulaire des parties où elles sont situées, qui forme une gaîne lâche autour des troncs et assez adhérente à la surface des rameaux : celle qui entoure la veine porte dans le foie est connue sous le nom de *capsule de glisson*.

La membrane moyenne est formée de fibres plus rougeâtres, plus extensibles, moins consistantes, et moins aisées à rompre que celle des artères. Ces fibres, qui sont le plus généralement longitudinales et dont plusieurs des plus internes paraissent annulaires, sont moins rapprochées, forment un tissu moins serré; toutefois elles sont aussi difficiles à séparer et à déchirer dans le sens longitudinal que transversalement. Chez l'homme, cette membrane moyenne est bien plus épaisse dans l'ensemble des ramifications et des branches de la veine cave inférieure que dans le système de la veine cave supérieure; elle est également plus marquée dans les veines sous-cutanées que dans les veines profondes. Cette membrane contient des fibres distinctement musculaires dans les troncs qui s'abouchent avec les oreillettes : elle manque dans certaines régions, et l'on peut citer comme exemple les sinus de la dure-mère, les veines des os qui ne sont en quelque sorte formés que par la membrane interne.

Cette dernière est plus mince, plus extensible et moins cassante que celle des artères; sa texture est filamenteuse, comme on le voit en la distendant ou en la déchirant, et elle forme en quelque sorte à elle seule, ainsi que nous venons de le dire, certains canaux veineux; mais ce qui la différencie le plus de la membrane interne des artères, ce sont les replis valvulaires qu'elle offre dans la plus grande partie de son étendue. Ces valvules sont généralement semi-lunaires, correspondant par leur bord convexe aux parois de la veine, tandis que leur bord concave est libre et tourné du côté du cœur, en sorte que la direction de chaque valvule est oblique et telle qu'une de ses faces regarde la cavité du vaisseau, et que l'autre répond à ses parois. L'épaisseur de la valvule est moindre à sa partie moyenne qu'à ses bords, et la veine est ordinairement un peu dilatée là où chacun de ces replis se rencontre : ils ont d'autant plus de largeur que le vaisseau est plus gros, et sont d'autant plus alongés qu'il est plus petit. Ces replis ne sont pas simplement formés par l'adossement des lames de la membrane interne, on trouve encore dans leur épaisseur un tissu cellulaire dense et quelquefois des fibres. Les valvules sont ordinairement disposées par paires, placées alternativement suivant deux diamètres opposés de la veine; il n'y en a qu'une dans les rameaux d'une demi-ligne, tandis qu'elles sont réunies trois par trois dans les gros troncs, et quelquefois même au nombre de quatre. Les valvules n'existent pas régulièrement à tous les points de jonction des rameaux avec les branches, ni à une égale distance les unes des autres dans tous les vaisseaux; les petites veines sont celles où elles sont le plus rapprochées.

Les valvules se rencontrent dans toute l'étendue du système veineux, à l'exception de la veine porte, des veines pulmonaires, de la veine ombilicale, du tronc de la veine cave inférieure, des veines cérébrales, diploïques, rachidiennes, des veines du cœur, des reins et de l'utérus. Le plus ordinairement on n'en trouve aucune dans les branches anastomotiques, comme la veine médiane du bras, par exemple; il n'en existe qu'un petit nombre à l'embouchure de l'azygos. Elles sont plus multipliées dans les veines superficielles que dans les veines profondes, et surtout que dans les veines des cavités splanchniques. Elles sont également plus nombreuses dans les veines des parties déclives, et conséquemment plus dans celles des membres abdominaux que dans celles des membres thoraciques et des parties supérieures du tronc. Les valvules ont pour usages de soutenir la colonne du sang quand il remonte contre son propre poids dans les veines, et de concourir à la régularité de son cours en s'opposant au reflux qui aurait lieu quand ce liquide rencontre quelqu'obstacle à son trajet.

Les veines reçoivent bien moins de vaisseaux que les artères, ce qui paraît être une conséquence de l'épaisseur moindre de leurs parois. Leurs nerfs, qui proviennent à la fois du grand sympathique et de la moelle épinière, sont aussi moins nombreux que ceux des artères.

Considérées dans leur forme extérieure, les veines présentent, comme les artères, deux surfaces, l'une externe et l'autre interne. La première correspond à diverses parties comme des muscles, du tissu cellulaire et du tissu adipeux, des organes glanduleux, ligamenteux, etc.; cette surface, moins régulièrement arrondie et cylindrique que dans les artères, est renflée d'espace en espace, là où se trouvent les valvules, quand le vaisseau est rempli de sang. La surface interne, dont nous avons déjà fait mention en parlant de la membrane qui la tapisse, est surmontée par les replis précédemment décrits; la cavité qu'elle représente est cylindrique lorsque le sang circule dans les veines; elle s'affaisse et ses parois se touchent quand ce liquide cesse d'y pénétrer ou qu'on coupe le vaisseau en travers : cet affaissement résulte du défaut d'élasticité du tissu qui les constitue.

La disposition générale du système veineux offre moins de régularité que celle du système artériel. Les radicules veineuses, qui se continuent avec les ramifications capillaires et terminales des artères, ne présentent d'uniformité dans leurs réunions successives que dans certaines parties, comme les poumons, l'intestin, etc.; dans d'autres, comme le rachis, le col de la vessie, etc., elles forment des plexus irréguliers dont on ne trouve pas d'analogues dans les anastomoses répétées des ramifications artérielles : les communications multipliées des veines au-dessous des tégumens forment un réseau étendu, à mailles angulaires et pentagonales, et dans quelques organes ces communications existent à la fois avec des dilatations plus ou moins larges qui forment les tissus caverneux ou ÉRECTILES (*voyez* ce mot). Il ne résulte pas de leurs anastomoses répétées un ordre régulier d'accroissement dans le volume des troncs, et de décroissement dans leur capacité totale, car on observe fréquemment des branches très-volumineuses qui se rendent dans un tronc assez petit : disposition qui est autant l'effet de la mollesse des parois veineuses que de la multiplication des anastomoses de ces vaisseaux. Ces communications offrent des variétés analogues à celles qui ont été indiquées pour les ARTÈRES (*voyez* ce mot); mais il existe en outre des réunions entre de gros troncs, comme celle des veines caves par l'intermédiaire de l'azygos, celles des veines profondes avec les veines superficielles, comme on le voit à la tête et aux membres.

Dans leur trajet des radicules d'origine aux gros troncs qui s'abouchent avec les oreillettes du cœur, les veines ont généralement une direction moins flexueuse que les artères, et conséquemment leur longueur est comparativement moindre; mais leur situation est généralement la même, car ces deux ordres de vaisseaux s'accompagnent dans leur distribution, seulement l'un commence où l'autre finit; toutefois, il existe quelques exceptions à cet égard. Ainsi, les veines sous-cutanées ne sont satellites d'aucunes branches artérielles; l'azygos est également isolée. Dans le crâne, le rachis, l'œil et le foie, les artères et les veines suivent une distribution différente les unes des autres. Là où ces vaisseaux se répandent en s'accompagnant, on trouve ordinairement une, et assez souvent deux, et quelquefois même trois veines pour une artère; aussi le nombre des veines est-il en général beaucoup plus considérable que celui des artères; on voit, en effet, deux veines-caves et une veine cardiaque correspondant au seul tronc de l'aorte, quatre veines pulmonaires à l'artère pulmonaire et à ses deux branches; toutes les veines sous-cutanées n'ont point d'analogues dans le système artériel, et, comme nous venons de le dire, on trouve communément deux veines accompagnant une artère, surtout dans les parties profondes. Néanmoins, dans quelques organes, comme les reins, les testicules, les ovaires, l'estomac, etc., les veines et les artères sont en nombre égal, et quelques parties même ont moins de veines que d'artères; mais cette différence en nombre est compensée alors par la capacité plus grande des rameaux veineux, ainsi qu'on l'observe dans le cordon ombilical, le pénis, le clitoris, la vésicule biliaire, les capsules surrénales, etc. D'ailleurs la grandeur des veines en général étant réellement plus considérable que celle des artères auxquelles elles correspondent, la capacité totale du système veineux l'emporte sensiblement sur celle du système artériel : à part les différences accidentelles, individuelles, et celles qui dépendent du genre de mort et des progrès de l'âge, on peut admettre, avec Haller, que la capacité des veines est au moins double de celle des artères. Mais il ne faut pas considérer cette différence comme étant la même dans toutes les régions du corps; dans le système pulmonaire, par exemple, les veines et les artères ont, à peu de chose près, une égale capacité.

Le système veineux présente à ses deux extrémités, comme le système artériel, des connexions intimes avec les organes : 1° d'une part, il tient au cœur; 2° d'autre part, il se trouve confondu dans le tissu de toutes les parties avec les dernières ramifications capillaires artérielles dont ses radicules sont la continuation. Mais les veines ne se réunissant jamais en un nombre de troncs communs aussi petit que celui des vaisseaux principaux qui donnent naissance aux artères, il en résulte que les aboutissans du système veineux au cœur sont bien plus multipliés; ainsi l'aorte et l'artère pulmonaire proviennent seules de leur ventricule respectif; les veines du corps, au contraire, arrivent à l'oreillette droite par trois troncs, la veine cave supérieure, la veine cave inférieure et la grande veine cardiaque, tandis que les veines pulmonaires s'ouvrent dans l'oreillette gauche au nombre de quatre, quelquefois cinq et même six, et rapportent au cœur le sang de l'un et l'autre poumons. On voit donc ici, comme dans le système artériel, deux circulations distinctes : l'une générale, qui fait affluer dans l'oreillette droite le sang du corps; l'autre, qui est pulmonaire, et ramène dans l'oreillette gauche le sang du poumon. La circulation veineuse générale renferme, en outre, un système veineux particulier, dont la disposition est fort remarquable; ce système veineux, situé dans l'abdomen, est placé comme intermédiaire entre les derniers ramuscules des artères gastriques, intestinales et spléniques qui se continuent avec ses racines, et les premières radicules des veines sus-hépatiques qui sont la continuation de ses rameaux. La veine porte et ses divisions constituent ce système spécial; le sang n'y circule pas de manière à être transmis immédiatement des viscères abdominaux dans la veine cave inférieure, parce que cette grande veine se ramifie en sens inverse dans le foie, et représente ainsi deux arbres dont l'un offre la disposition des veines, et transmet le sang des branches au tronc moyen, tandis que l'autre offre, sous ce dernier rapport, une analogie complète avec les artères, puisque le sang se distribue de ce même tronc dans le foie, d'où il passe dans la veine hépatique pour arriver enfin à la veine cave inférieure. Ainsi, ce système vasculaire, eu égard au cours du sang qui le traverse, ressemble aux veines par sa moitié intestinale, et aux artères par sa moitié hépatique. *Voyez* VEINE PORTE.

Les veines ont moins d'extensibilité en longueur que les artères, mais beaucoup plus circulairement; toutefois les veines sont plus faibles dans ce dernier sens que les artères, aussi elles cèdent bien davantage dans ce sens, et se déchirent également en travers plus souvent que les artères. Suivant Béclard, elles offrent beaucoup plus de résistance que les artères à la distension en long. L'élasticité des parois veineuses est moindre que celle des parois artérielles ; leur irritabilité ou contractilité vitale est supérieure à celle des artères, mais inférieure à celle des vaisseaux CAPILLAIRES (*voyez* ce mot). Cette propriété est surtout notable dans les gros troncs veineux, pourvus de fibres bien apparentes. La sensibilité y est obscure.

Les veines ont pour usages de ramener au cœur le sang des différentes parties du corps : le mouvement progressif de ce liquide dans leur intérieur a lieu d'une manière uniforme, et non saccadée comme dans les artères, quoique la circulation s'y opère sous l'influence du cœur, des artères et des capillaires. Il n'est pas douteux non plus que les veines exercent en même temps une action additionnelle. En outre, le relâchement alternatif du cœur détermine une sorte d'attraction sur les portions de ce liquide contenues dans les troncs avoisinant cet organe, et ce phénomène est encore secondé par les mouvemens d'inspiration et par la pression des muscles environnans. Les valvules favorisent aussi le cours du sang, en fractionnant la colonne de ce liquide, et la disposition du système veineux en général est telle que la vitesse de la circulation augmente successivement des rameaux vers les troncs, parce que la capacité totale des vaisseaux diminue dans le même sens, ce qui a lieu d'une manière inverse dans les artères. Ces diverses circonstances prouvent en même temps que le cours du sang veineux n'est pas comme celui du sang artériel, pour ainsi dire indépendant de toute influence étrangère à l'appareil circulatoire. Le trajet du sang dans les veines étant continu et uniforme, ainsi que nous venons de le dire, ces vaisseaux ne présentent pas de pulsations, si ce n'est dans quelques circonstances particulières; ce pouls veineux est surtout manifeste lorsqu'il survient une grande gêne dans la respiration.

Le développement du système veineux, de même que celui du système vasculaire en général, n'a encore été bien étudié que dans les oiseaux. Nous ne répéterons pas ici des détails qui ont été donnés ailleurs (*voyez* OEUF HUMAIN) ; seulement nous rappellerons que les veines, celles de la vésicule ombilicale en particulier, se forment avant le cœur et les artères, et qu'on les distingue d'abord sous la forme de petites vésicules arrondies et séparées les unes des autres, dont le nombre augmente successivement, qui se réunissent ensuite, et donnent naissance à un réseau vasculaire très-délié. Dans le jeune âge, le système veineux offre moins de capacité relativement au système artériel que dans l'âge adulte : la proportion est inverse chez le vieillard. On observe peu de changemens dans les parois veineuses, causés par les progrès de l'âge, si ce n'est de nombreuses dilatations partielles, indépendamment de l'élargissement que l'ensemble du système veineux a subi : il est très-rare d'y rencontrer des ossifications comme dans les parois artérielles.

La pathologie des veines est moins avancée que celle des artères. Leur inflammation, qui a été étudiée précédemment, a reçu le nom de PHLÉBITE (*voyez* ce mot). Piqués ou divisés, ces vaisseaux présentent beaucoup d'analogie avec les artères sous le rapport des phénomènes locaux qui sont la conséquence de ces lésions ; mais ces blessures sont bien plus fréquemment suivies d'ulcération ou d'inflammation étendue, et leur réunion ne s'effectue pas aussi facilement. La ligature ne rompt pas immédiatement leur membrane interne ; cette dernière ne se divise que fort lentement, et les adhérences qui se développent consécutivement sont faibles. Toutefois quand l'oblitération d'une veine a lieu, soit par cette cause, soit par suite de la pression de tumeurs développées dans le voisinage du vaisseau, la circulation s'établit par les branches collatérales : cette occlusion des veines a lieu quelquefois par suite de l'épaississement de leurs parois. On possède des exemples assez nombreux de l'oblitération spontanée de la plupart des gros troncs veineux. L'état opposé, c'est-à-dire la dilatation des veines, est très-commun, et présente plusieurs variétés : il constitue les VARICES (*voyez* ce mot). Il est rare de trouver des productions accidentelles dans les parois veineuses : leur ossification ne se rencontre presque jamais. Béclard a remarqué que les parois des veines sont plus épaisses du côté qui touche à une artère que dans le reste de leur circonférence, et il rapporte à cette occasion un fait qui pourrait faire présumer que cette disposition aurait quelque influence sur l'ossification sénile des parois de ces vaisseaux. La cavité des veines renferme quelquefois de petites concrétions arrondies et libres, qu'on a nommées *phlébolithes ;* elles sont composées de couches fibrineuses superposées, et il est probable qu'elles résultent de la stagnation du sang dans les dilatations latérales des veines, où elles sont souvent logées ; aussi les trouve-t-on plus particulièrement dans les veines où le sang éprouve plus de lenteur dans son cours. Il n'est point encore démontré qu'on ait rencontré de corps étrangers animés dans la cavité de cet ordre de vaisseaux.

VEINEUX, EUSE, adj., *venosus*, qui a rapport aux veines.

VEINEUX (le canal) n'existe que chez le fœtus, et occupe la partie postérieure du sillon horizontal du foie, s'étendant de la bifurcation de la veine ombilicale jusqu'à la veine cave inférieure, au-dessous du diaphragme. Il se termine quelquefois dans l'une des veines sus-hépatiques.

VEINEUX (les canaux), situés dans l'épaisseur des os du crâne, ne sont autres que des veines dont les parois sont exclusivement formées par la membrane interne propre à ce genre de vaisseaux. *Voyez* VEINE.

VEINEUX (système). *Voyez* VEINE.

VEINULE, s. f., *venula*. On donne ce nom aux radicules, ou ramifications d'origine des VEINES. *Voyez* ce mot.

(C. P. OLLIVIER.)

VÉLAR, s. m., *erysimum vulgare*, L. *sisymbrium officinale*, DC., Rich., *Bot. méd.*, t. II, p. 660. C'est une plante appartenant à la famille des crucifères et à la tétradynamie siliqueuse, et qui croît communément dans les lieux incultes et sur le bord des chemins. Sa tige, simple inférieurement, légèrement rameuse à sa partie supérieure, porte des feuilles alternes; les inférieures presque lyrées, pubescentes, les supérieures hastées et irrégulièrement dentées; les fleurs sont petites, jaunes, formant de longs épis à l'extrémité des rameaux; les siliques sont pubescentes, un peu quadrangulaires, et amincies en pointe de la base vers le sommet. Le vélar, que l'on connaît aussi sous les noms d'*erysimum*, d'*herbe au chantre*, *etc.*, n'a pas la saveur piquante des autres crucifères; il est un peu astringent. Ses feuilles sont employées en infusion théiforme dans le catarrhe pulmonaire chronique; elles forment la base du sirop d'érysimum composé. Cette plante jouit, dit-on, d'une grande réputation parmi les chanteurs, pour dissiper l'enrouement; de là le nom vulgaire d'*herbe au chantre* sous lequel on la désigne quelquefois.

(A. RICHARD.)

VELOUTÉ, adj. On a donné le nom de *membrane veloutée* à la membrane muqueuse de l'estomac et des intestins, à cause des villosités qu'elle présente, et qui l'ont fait comparer à l'étoffe connue sous le nom de *velours*. *Voyez* MUQUEUX, ESTOMAC, INTESTIN.

VÉNÉNEUX, adj., *venenosus*, qui agit comme *poison* : *substance vénéneuse*.

VÉNÉRIEN, ad., *venereus*, de *Vénus*, déesse de la volupté ; qui a rapport à l'acte de la génération, aux plaisirs de l'amour ; c'est dans ce sens qu'on dit *excès vénériens*. On a donné au mot *vénérien* une signification toute spéciale : ainsi, par *maladie* ou *affection vénérienne*, on désigne l'ensemble des symptômes compris sous la dénomination de *syphilis*. Le mot *vénérien*, qui, suivant son étymologie, devait indiquer ce qui est causé par les plaisirs de l'amour, devient alors synonyme de syphilitique. *Voy*. COÏT, SYPHILIS.

VÉNIMEUX, adj., *venenatus* ; nom donné aux animaux qui ont un réservoir à *venin*.

VENIN, s. m., *venenum* ; liquide sécrété par certains animaux dans un appareil particulier, et qui leur sert de moyen d'attaque ou de défense. Les venins diffèrent des virus, en ce que ceux-ci sont accidentellement produits par une sécrétion morbide, qu'ils se reproduisent par suite de la maladie qu'ils occasionent, et qu'ils transmettent la même maladie d'un individu à un autre. *Voyez* VIRUS.

VENT, s. m. *Voyez* AIR.

VENTS, VENTEUSES (maladies). *Voyez* PNEUMATOSE.

VENTILATEUR, s. m. Tous les médecins connaissent les dangers de l'encombrement dans les hôpitaux ; les maladies typhoïdes, la gangrène, ou pourriture d'hôpital, en sont les résultats funestes, et à peu près inévitables. Toutes les fois qu'un grand nombre d'individus se rassemblent dans un lieu étroit, l'air qu'ils respirent s'épuise bientôt de gaz réparateur, et se charge d'émanations animales, produites par les perspirations pulmonaire, cutanée, et même intestinale ; si l'air n'est pas renouvelé, les accidens les plus graves se manifestent, et les individus peuvent succomber en peu d'heures, en proie aux plus affreux tourmens. Personne n'ignore l'histoire de ces malheureux renfermés dans un cachot étroit qui ne recevait l'air et la lumière que par un petit soupirail ; on sait qu'ils périrent presque tous après avoir livré des espèces de combats à outrance pour approcher de la seule ouverture par où ils pussent respirer une faible quantité d'air renouvelé. Cet exemple justifie l'expression énergique de Rousseau, lorsqu'il s'écrie que

« l'haleine de l'homme est mortelle pour l'homme, au physique comme au moral. »

Pour remédier à ces graves inconvéniens, on a imaginé une multitude de moyens, qui tendent tous à renouveler l'air, à chasser celui qui est enfermé pour introduire celui du dehors. Ces moyens sont extrêmement variés, et la description de chacun d'eux nous entraînerait dans des détails trop étendus. Nous donnerons seulement une idée sommaire des principaux d'entre eux.

Le moyen le plus simple de renouveler l'air, et nous croyons aussi le plus efficace, c'est d'établir des courans, en ouvrant les fenêtres et les portes, et surtout celles qui se correspondent, c'est-à-dire qui sont en face les unes des autres : par cette manière, l'air contenu sort d'un côté, tandis qu'il est remplacé par celui qui entre du côté opposé. Toutefois ces courans ne sont pas sans danger. L'air frais ainsi introduit, venant à remplacer subitement l'air intérieur, ordinairement élevé à une plus haute température, pourrait occasioner tous les accidens qui suivent la transition subite du chaud au froid. Ces inconvéniens seraient surtout sensibles dans les salles de bal, où les femmes hâletantes de chaleur, couvertes de sueur, sont vêtues de la manière la plus légère ; ils le seraient encore, mais à un moindre degré, dans les salles de spectacle : ce n'est, dans ces circonstances, qu'avec les plus grandes précautions qu'on doit introduire l'air ambiant. Toutefois c'est là le ventilateur le plus simple.

Il en est un autre qui ne lui cède en rien sous le rapport de la simplicité, et auquel nous devons la salubrité de nos appartemens, je veux parler des cheminées. Le feu qu'on établit dans le foyer raréfie les couches d'air les plus voisines ; ainsi raréfiées, elles s'élèvent à la partie supérieure de l'appartement, ou s'échappent par le tuyau de la cheminée ; aussitôt d'autres couches viennent remplacer les premières, et ainsi de suite. Il s'établit de la sorte un véritable courant de dedans en dehors ; mais comme l'atmosphère tend sans cesse à se mettre en équilibre, il s'ensuit que l'air de l'appartement ainsi raréfié, doit être remplacé par l'air des parties voisines, ce qui a lieu, en effet, par les fissures des fenêtres, ou par les ouvertures des portes, etc. Les appartemens les mieux clos ne le sont pas si hermétiquement que ce renouvellement ne puisse pas avoir lieu.

On pourrait aussi se servir du fourneau d'appel que l'ingénieux M. Darcet a fait placer à une certaine hauteur des cheminées, dans les ateliers où l'on manipule des substances dont les exhalaisons peuvent être nuisibles à l'artisan. Ce fourneau dilate l'air du tuyau de la cheminée, qui raréfié s'élève et s'échappe par l'ouverture supérieure, tandis qu'il est remplacé par celui du laboratoire ; ce qui établit un courant qui produit tous les résultats désirables.

On a proposé d'effectuer la ventilation au moyen de soufflets plus gros que ceux des forges, disposés de telle sorte que les uns verseraient dans l'intérieur de l'appartement l'air qu'ils auraient puisé au dehors, tandis que les autres rejetteraient au dehors l'air qu'ils auraient pris dans l'intérieur. Nous pensons que ces ventilateurs n'ont jamais été mis en usage, et qu'ils ne sont pas assez simples pour l'être. Ces soufflets constituent un appareil dispendieux, et dont l'établissement ne me paraît pas une chose facile.

Dans les salles de spectacle nouvellement construites, on a établi tout simplement dans chaque loge du bas, mais à la partie la plus élevée, de sorte que l'air n'arrive sur les spectateurs que d'une manière diffuse, des espèces de tuyaux en tôle, évasés à leur ouverture extérieure qui s'ouvre dans les corridors, ou même tout-à-fait au dehors des théâtres, et retrécis à leur extrémité intérieure qui verse l'air dans la salle, à quelques pieds au dessus de la tête des spectateurs. Par ce moyen, qui est à peu près celui que l'on met en usage dans les navires, l'air chaud s'élève à la partie supérieure de la salle d'où il s'échappe par les ouvertures qui y sont pratiquées, et se trouve remplacé par un air frais et riche d'oxigène. On évite ainsi les syncopes, les asphyxies même, qui résultaient autrefois de l'encombrement d'un grand nombre d'individus dans un espace étroit.

On a employé des espèces de pompes pour aspirer l'air méphitique et pour le remplacer par de l'air pur. Ces moyens sont aujourd'hui généralement abandonnés. Nous en dirons autant de la roue centrifuge dont le docteur Désaguliers s'était servi pour renouveler l'air de la chambre des communes. Cette roue, composée de douze compartimens, aspirait, à l'aide d'un tuyau de communication, l'air de l'intérieur, et le versait au dehors.

Le ventilateur de Hales est celui qui a joui de la plus grande célébrité. Cet appareil, abandonné comme les précédens, consistait en deux boîtes de dix pieds de long, sur cinq de large et deux de hauteur. Un diaphragme, fixé seulement sur l'un des côtés à l'aide de charnières, les coupait en deux parties égales. Ce diaphragme était mis en mouvement par une verge de fer fixée à l'extrémité de son côté libre ; ce mouvement alternatif d'élévation et d'abaissement comprimait et dilatait successivement les deux compartimens de ces boîtes. Sur la paroi où le diaphragme était fixé, on avait pratiqué quatre ouvertures munies de soupapes s'ouvrant en sens inverse, de manière que les unes recevaient l'air de l'extérieur, et les autres laissaient échapper celui de l'intérieur.

Dans certains pays chauds on suspend au plafond une espèce de couronne large composée de feuilles légères, d'une forme ordinairement élégante, qui, tournant sur son axe, produit une ventilation agréable. Mais cet appareil ne peut servir qu'à diminuer la chaleur de l'air, en lui imprimant un certain mouvement, et ne tend nullement à le renouveler. (ROSTAN.)

VENTOUSE, s. f., *cucurbita*, *cucurbitula*, petite cloche destinée à être appliquée sur la peau pour y déterminer le gonflement de son tissu, en opérant le vide à l'aide de la succion, de la chaleur, ou d'une pompe aspirante.

Des diverses espèces de ventouses, et de la manière de les appliquer. — Les ventouses sont en corne, en métal ou en verre. On se servait anciennement en Égypte et chez les Hottentots, d'une simple corne de bœuf percée à son sommet d'un trou, par lequel on exerçait la succion de l'air. Celles de métal ont été presque généralement abandonnées, parce qu'ayant l'inconvénient de n'être pas perméables à la lumière, elles privent de l'avantage d'apprécier le gonflement de la peau. Les ventouses de verre, qui sont maintenant les seules en usage, sont de dimensions très-différentes, de douze à trente-six lignes de diamètre, de forme hémisphérique, plus larges vers leur fond qu'à leur orifice, qui est ou circulaire ou elliptique pour s'adapter plus facilement aux différentes surfaces sur lesquelles on les applique. La convexité de la ventouse et le rétrécissement de son orifice ne sont pas nécessaires, et on emploie avec autant d'avantage tous les verres à boire.

On distingue deux sortes principales de ventouses, par rapport à la manière dont on les applique et aux effets qu'elles produisent; des ventouses qu'on appelle *sèches*, à l'aide desquelles on se contente de produire le gonflement de la peau; et des ventouses *scarifiées*, dans lesquelles on incise la peau, préalablement tuméfiée, à l'aide de différens scarificateurs.

Qu'on veuille appliquer une ventouse sèche ou scarifiée, il est convenable de raser préalablement la partie, si elle est couverte de poils; cette précaution est surtout indispensable si on emploie le feu pour produire le vide, afin d'éviter la douleur déterminée par la brûlure des poils.

Quand on adopte la méthode de la raréfaction de l'air à l'aide de la chaleur, méthode qui a des avantages incontestables sur la succion, on brûle dans le verre ou dans la ventouse du papier bien sec, du chanvre ou du coton, de la ouate sèche ou imbibée d'alcool, ou on y place une très-petite lampe portée sur un disque de carton; et à l'instant même où ces corps sont en pleine combustion, on applique très-promptement la ventouse sur le point qui a été bien déterminé d'avance, et sur lequel on a eu soin d'abord de placer la ventouse, pour s'assurer si elle s'adapte bien exactement à la partie. Lorsque le gonflement de la peau est jugé suffisant, on presse, à l'aide du doigt ou d'un instrument quelconque, sur un des points de la circonférence de la ventouse, afin d'y faire pénétrer l'air et de l'enlever facilement.

Le vide à l'aide de la succion est un moyen maintenant abandonné, parce qu'il est impossible d'obtenir par ce procédé une turgescence assez considérable de la peau. On ne se sert plus de ce moyen que pour tirer du lait de la mamelle, et on emploie alors des ventouses à orifice très-étroit, garni d'un bord large et concave qui s'applique exactement autour du mamelon; la partie convexe de cette sorte de ventouse est terminée par un long bec recourbé, que la personne qui exerce la succion place dans sa bouche. Les ventouses à pompe sont d'un usage beaucoup plus sûr et plus commode; il faut, quand on se sert de ce procédé, après avoir, comme dans la méthode précédente, choisi une ventouse dont la forme s'adapte facilement à la partie sur laquelle on veut l'appliquer, la placer perpendiculairement en exerçant une légère pression. On tourne ensuite le robinet de manière à établir la communication entre la ventouse et le corps de pompe. On fixe la ventouse avec la main gauche, tandis que de la main droite on imprime au piston les mouvemens nécessaires pour faire le vide, en ayant soin de les exercer assez rapidement mais sans secousses. Lorsqu'on a obtenu le boursoufflement convenable de la peau, on ferme le robinet pour intercepter toute communication entre la ventouse et la pompe. Si on veut détacher la ventouse, il suffit de tourner le robinet dans un autre sens, afin de permettre à l'air extérieur de pénétrer dans la cloche.

Dans les ventouses scarifiées, après avoir préalablement tuméfié la peau à l'aide des moyens indiqués, on se sert d'un bistouri ou d'un scarificateur, à l'aide duquel on pratique des incisions très-superficielles dirigées en croix. On emploie aussi quelquefois les lancettes et les scarificateurs à ressort; mais ces derniers instrumens ont l'inconvénient de ne faire que des mouchetures plus ou moins étendues qui donnent très-peu de sang. Lorsqu'on veut obtenir, à l'aide des ventouses scarifiées, une saignée locale abondante, il faut réappliquer plusieurs fois et successivement la ventouse. Après avoir obtenu la quantité de sang nécessaire, on lave la partie scarifiée avec de l'eau tiède, et on la recouvre avec un linge enduit de cérat ou d'huile, ou avec un cataplasme.

Pour simplifier l'application des ventouses scarifiées, M. Sarlandière a imaginé d'adapter à une ventouse à pompe un scarificateur mobile fixé sur une tige métallique qui glisse à frottement, et peut être élevé et abaissé dans l'intérieur de la ventouse, sans qu'on soit obligé de la déplacer. La cloche est garnie en outre latéralement d'un robinet qui permet d'évacuer le sang lorsqu'il est amassé en assez grande quantité. M. Demours, au lieu du scarificateur de M. Sarlandière, a adapté à la ventouse à pompe des aiguilles qui s'élèvent et s'abaissent à volonté, et qui agissent à la manière de l'acupuncture faite dans le vide et sur une partie déjà ventousée. Ces deux instrumens ont reçu le nom de *bdellomètre*.

Des effets des ventouses. — Dans les ventouses sèches, la raréfaction par la chaleur produit, comme la succion dans la ventouse à pompe, une tuméfaction plus ou moins considérable de la peau, suivant que le vide est plus ou moins parfait; mais dans le premier cas, la chaleur détermine une rubéfaction plus vive et une injection plus marquée des capillaires. Si le boursoufflement de la peau est très-considérable, et qu'on laisse quelque temps la ventouse en place, l'afflux des liquides devient tel, qu'il s'infiltre dans le tissu du derme, forme de larges ecchymoses, soulève l'épiderme, et le déchire même en faisant explosion. L'écoulement des liquides qui a lieu dans ce cas est ordinairement très-peu abondant, et ne peut être comparé à la saignée capillaire qu'on obtient dans les ventouses scarifiées. En effet, celles-ci, indépendamment de la fluxion considérable des capillaires et de la rubéfaction de la peau qu'elles déterminent comme les ventouses sèches, agissent en outre à la manière des sangsues, par le dégorgement qu'elles opèrent dans l'endroit même qui a été ventousé; elles offrent donc à la fois les avantages des révulsifs qui fluxionnent la peau, réunis à ceux des saignées capillaires: on conçoit, par conséquent, que ce moyen thérapeutique peut être employé avec succès comme un puissant dérivatif et révulsif dans une foule de cas. Il est cependant des individus dont la peau est tellement irritable, qu'il leur est impossible de supporter l'action des ventouses, même pendant quelques secondes, et chez lesquels par conséquent ce moyen est inapplicable.

Des cas dans lesquels on applique les ventouses. — On applique les ventouses sèches et scarifiées sur toutes les parties du corps qui peuvent s'accommoder à la forme de la cloche; et en modifiant leur grandeur et leur forme, il n'est presque aucune région du corps sur laquelle on ne puisse les placer.

Elles sont depuis très-long-temps mises en usage dans beaucoup de maladies aiguës ou chroniques, locales ou générales. Hippocrate et Arétée les employaient fréquemment. Arétée en parle avec détails dans son livre des *Maladies aiguës;* il les recommande principalement contre la pleurésie après le septième jour révolu: c'est en effet une des maladies aiguës dans lesquelles les ventouses réussissent le plus constamment. On n'en retire pas moins d'avantages dans les pleuro-pneumonies, les catarrhes, les rhumatismes, la pleurodynie, la sciatique; mais dans la plupart des cas, elles ne sont vraiment utiles que lorsque leur application a été précédée de saignées générales et du traitement antiphlogistique. Dans le cas contraire, loin d'agir comme révulsifs, l'irritation locale que produisent les ventouses augmente l'état fluxionnaire local et la réaction fébrile qui l'accompagne. Ces effets ne sont pas à craindre dans les phlegmasies aiguës qui s'accompagnent de peu de réaction, de même que dans les inflammations chroniques.

Ce n'est pas seulement dans les phlegmasies chroniques que

les ventouses ont été avec raison recommandées; on les appliquait dès le temps d'Hippocrate aux mamelles pour arrêter les hémorrhagies utérines; Galien les préconisait dans l'épistaxis. On les a employées avec avantage dans ces derniers temps dans certains cas d'hématurie, de métrite et de catarrhe de la vessie, soit à la région lombaire, soit au périnée; elles ne sont pas moins utiles à la partie interne des cuisses dans plusieurs cas d'aménorrhée.

Parmi les maladies chroniques qui ont été combattues avec succès à l'aide des ventouses scarifiées, on peut citer les arthritis avec ou sans épanchement. Petit, de Lyon, les appliquait sur les abcès par congestion, après les avoir ouverts par une simple ponction; il évite ainsi l'introduction de l'air dans le foyer. M. Sarlandière, dans la même intention, conseille d'ouvrir ces sortes d'abcès dans le vide à l'aide du bdellomètre. M. Larrey a employé avec beaucoup de succès des ventouses sur diverses parties du corps dans l'emphysème général, suite de plaies pénétrantes de poitrine. On a fait usage en Angleterre avec avantage, dans la goutte et le rhumatisme, de ventouses d'une grande dimension, dans lesquelles on place un membre entier. L'action révulsive de ce moyen, appliqué sur une aussi grande surface, doit être en effet très-énergique.

On a tenté de se servir de la force attractive des ventouses pour empêcher l'absorption des virus. Le docteur anglais Barry a fait sur ce sujet plusieurs expériences curieuses, dont il a communiqué le résultat à l'Académie de médecine. Les commissaires de l'Académie ont répété ces expériences, et constaté 1° qu'une ventouse appliquée sur une plaie dans laquelle on a introduit une substance vénéneuse, s'oppose au développement des phénomènes qui appartiennent à l'absorption du poison, pendant tout le temps qu'elle reste appliquée sur la plaie; 2° que si on applique la ventouse lorsque les effets du poison se sont déjà manifestés, ceux-ci sont aussitôt suspendus momentanément, et ne reparaissent que lorsqu'on cesse d'agir avec la ventouse. Frappé de ce résultat, M. Itard a pensé que l'inoculation du virus vaccin fournirait un moyen simple de répéter les expériences de M. Barry sur l'homme. En conséquence, il a vacciné un enfant sur les deux épaules, et recouvert ensuite d'une ventouse les piqûres d'un côté seulement, avec l'attention d'en laisser une en dehors. Toutes les piqûres recouvertes par la ventouse n'ont donné lieu à aucun bouton; toutes les autres ont été suivies de pustules vaccinales régulières. Cette expérience paraissait décisive en faveur de l'opinion de M. Barry; mais elle était isolée, et par conséquent peu concluante. M. Bousquet, chargé par l'Académie de répéter l'expérience de M. Itard, n'a pas obtenu des résultats aussi favorables à l'action des ventouses. Il a fait à dix-neuf enfans environ deux cents piqûres, dont moitié ont été recouvertes d'une ventouse appliquée au plus pendant une demi-heure, et quarante-trois pustules de vaccin bien régulières se sont manifestées malgré l'application des ventouses. Dans plusieurs cas, il a semblé à l'observateur que l'action de la ventouse retardait le développement de la vaccine. Ces expériences, encore fort incomplètes, ne suffisent pas sans doute pour justifier toutes les espérances qu'avait conçues M. Barry; mais si elles ne prouvent pas que les ventouses puissent s'opposer à l'absorption et au travail morbide des virus, il paraît évident au moins qu'elles en retardent les effets. Elles peuvent être utiles sous ce rapport, en donnant au médecin le temps nécessaire pour recourir à des moyens plus certains.

(GUERSENT.)

VENTRICULE., s. m., *ventriculus*, diminutif de *venter*, petit ventre. On donne ce nom à l'estomac, aux excavations latérales résultant du rapprochement des cordes ou replis du LARYNX, aux cavités à parois contiguës qu'on observe dans l'ENCÉPHALE, et aux cavités droite et gauche du COEUR.

(MARJOLIN.)

VÉNULE. *Voyez* VEINULE.

VÉRATRINE, s. f. Base salifiable végétale, découverte en 1819 par MM. Pelletier et Caventou, et à peu près à la même époque par Meissner. Elle est composée de 66,75 de carbone, de 5,04 d'azote, de 8,54 d'hydrogène, et de 19,60 d'oxygène. On la trouve dans les graines du *veratrum sabadilla*, dans les racines de l'*ellébore blanc* et des *colchiques*.

Propriétés physiques et chimiques.—Elle est solide, blanche, pulvérulente, inodore, d'une saveur *excessivement âcre*, sans mélange d'*amertume*. Lorsqu'on l'applique, même à petite dose, sur la membrane pituitaire, elle détermine des éternumens violens; ce caractère, ainsi que la saveur, suffisent pour distinguer la vératrine des autres bases salifiables. Elle entre en fusion à 50° th. c., et offre l'apparence de la cire, ce que ne font ni la strychnine ni la cinchonine; par le refroidissement, elle se prend en une masse translucide de couleur ambrée; l'eau bouillante n'en dissout que $\frac{1}{1000}$ de son poids, et acquiert une *âcreté sensible.* L'éther et surtout l'alcool la dissolvent facilement : on sait au contraire que l'émétine pure n'est pas sensiblement soluble dans l'éther. Elle ramène au bleu le papier de tournesol rougi par un acide, et sature les acides, avec lesquels elle forme des sels incristallisables et toujours acides : on sait au contraire que plusieurs des sels de quinine, de cinchonine, de brucine et de strychnine sont cristallisables. L'acide nitrique ne la rougit point, et la décompose facilement s'il est concentré et en assez grande quantité : la brucine et la morphine sont au contraire rougies par l'acide nitrique. Le per-hydrochlorate de fer ne la bleuit point, tandis qu'il communique cette couleur à la morphine. Les alcalis ne dissolvent point la vératrine. C'est à elle que l'ellébore blanc, le colchique et la cévadille doivent leurs propriétés vénéneuses. (*Voy.* POISON.)

M. Magendie a proposé de substituer la vératrine à l'ellébore, au colchique et à la cévadille, dans tous les cas où ces médicamens sont indiqués; il dit en avoir retiré de bons effets chez quelques vieillards dont les gros intestins contenaient une quantité considérable de matières fécales très-dures. Il propose de l'administrer en pilules, dissoute dans l'alcool, à l'état de sulfate et de pommade. Cette dernière préparation doit surtout être employée dans les cas de rhumatismes chroniques, d'anasarque et de goutte. La dose de vératrine à l'intérieur est de 1/8 à 1/4 de grain pour commencer. Jusqu'à présent les praticiens n'ont guère paru disposés à faire usage de ce médicament.

Préparation. — On épuise la cévadille par l'éther, qui dissout une matière grasse, un acide odorant, une matière colorante; on traite le résidu par l'alcool bouillant à plusieurs reprises; à mesure que les dissolutions alcooliques se refroidissent, il se précipite de la cire; on filtre et on évapore jusqu'en consistance d'extrait que l'on reprend par l'eau froide; on évapore la solution aqueuse, et l'on remarque qu'il se dépose une matière jaune orangée à mesure que l'évaporation a lieu. Lorsque la liqueur est suffisamment concentrée, on la précipite par l'acétate de plomb; on filtre, et l'on obtient un liquide presque incolore; on y fait passer un courant de gaz acide hydrosulfurique, pour décomposer l'acétate de plomb en excès. On filtre, on concentre la liqueur par l'évaporation, on la traite par la magnésie, et on la filtre de nouveau, le précipité magnésien contient la vératrine : on l'épuise par l'alcool qui dissout la vératrine. Il suffit d'évaporer la dissolution pour obtenir cette base, que l'on purifie en la dissolvant de nouveau dans l'alcool.

(ORFILA.)

VERGE. *Voyez* PÉNIS.

VERGETURES, s. f. pl., *vibex*, *vibices*. Cette dénomination, qui ne devrait s'appliquer qu'aux ecchymoses que produisent les coups de verges, de fouet, a été employée dans d'autres acceptions. Ainsi, par analogie d'aspect, on a donné le nom de vergetures aux lividités cadavériques qui se présentent sous la forme linéaire, par suite de liens étroits qui ont été appliqués à certaines parties du corps, ou par l'effet des plicatures des vêtemens qui l'enveloppaient, ou des inégalités du sol sur lequel il a reposé. On a donné le même nom aux petites raies rougeâtres qui subsistent après une forte distension de la peau, enfin à des taches violacées linéaires qui se rapportent au scorbut, au pourpre hémorrhagique.

VERJUS, s. m. On appelle ainsi le raisin encore vert, et non parvenu à sa maturité. *Voyez* VIGNE. (A. RICHARD.)

VERMICULAIRE, adj., *vermicularis*, qui a de la ressemblance avec un ver.

VERMICULAIRE (appendice), ou CÆCAL. *Voyez* INTESTIN.

VERMICULAIRES (éminences); saillies médullaires situées à la face inférieure du cervelet. *Voyez* ENCÉPHALE.

VERMIFUGE, s. m. et adj., *vermifugus*. Cette expression est ordinairement considérée comme synonyme d'anthelmintique, et ces deux mots sont indistinctement employés l'un pour l'autre. Cependant, l'étymologie semblerait indiquer que le nom de *vermifuge* devrait être exclusivement réservé aux agens thérapeutiques qui tuent les vers ou peuvent en provoquer l'expulsion au dehors; tandis qu'on rapporterait aux anthelmintiques, non-seulement tous les moyens à l'aide desquels on peut solliciter l'expulsion des vers, mais aussi ceux qui sont mis en usage pour s'opposer à leur développement : cette distinction grammaticale n'a pas été adoptée. Les vermifuges, considérés d'une manière générale, sont extrêmement nombreux; si nous jetons en effet un simple coup d'œil sur la liste des médicamens qui ont été à tort ou à raison décorés de ce nom, nous y trouvons des émolliens, des astringens, des toniques, des excitans, des diffusibles, des purgatifs et des narcotiques : on peut donc dire que toute la pharmacologie a été mise à contribution pour combattre les vers intestinaux ; et les faits ne manquent jamais, comme de raison, pour confirmer les croyances populaires sur ce sujet, de même que sur beaucoup d'autres ; mais cependant tous les moyens thérapeutiques qui peuvent concourir à l'expulsion des vers ne doivent pas être considérés comme vermifuges. Ces animaux se rencontrent souvent dans différentes sortes de maladies, et les moyens particuliers qui sont employés pour combattre ces affections morbides peuvent souvent agir secondairement en déterminant l'expulsion des vers intestinaux. Ainsi, supposez le développement des ascarides lombricoïdes avec une entérite aiguë, les moyens antiphlogistiques, les boissons émollientes, qui tendent à diminuer cette inflammation en calmant l'irritation intestinale et les vomissemens, ramènent nécessairement le mouvement péristaltique naturel, et favorisent l'expulsion des matières fécales et des vers intestinaux ; les émolliens et les saignées deviennent donc dans ce cas des espèces de vermifuges, sans avoir cependant aucune action directe sur les vers. Dans des circonstances opposées, lorsqu'un simple état saburral compliqué de vers intestinaux a lieu, les purgatifs, en provoquant les contractions de l'intestin, expulsent les vers intestinaux, comme les autres corps étrangers qui peuvent s'y rencontrer. Enfin, dans le cas d'une atonie remarquable des organes gastro-intestinaux, compliquée d'ascarides, les toniques et les stimulans peuvent à leur tour passer pour des espèces d'anthelmintiques. Ces divers moyens thérapeutiques ne peuvent cependant pas être considérés comme de véritables vermifuges ; ils n'agissent que secondairement sur les vers intestinaux. Les vermifuges proprement dits ont une action plus ou moins directe sur ces animaux, une sorte de spécificité anti-vermineuse. Il est à la vérité assez difficile de bien constater cette propriété : en effet, les vers intestinaux meurent spontanément comme ils se développent, et sont souvent expulsés, même vivans, du canal intestinal ou des autres organes par les seuls efforts de la nature. Il est en conséquence presque impossible de faire la part de ce qui peut être attribué à l'action du médicament, et de ce qui dépend de toute autre cause. Ensuite, les agens thérapeutiques qui agissent comme vermifuges, ne le sont pas également pour toutes les espèces de vers; certaines substances n'agissent que contre le ténia, d'autres que contre les ascarides : néanmoins, quand des agens médicamenteux sont employés contre les mêmes espèces dans des circonstances différentes, et favorisent constamment l'expulsion des vers, il n'est pas possible alors de se refuser à admettre une sorte d'action spécifique. Mais comment agissent-ils sur chaque espèce? c'est ce qui est extrêmement obscur; les expériences qui ont été faites par Andry, Bréra, et beaucoup d'autres, pour apprécier la manière d'agir des différens vermifuges hors du corps de l'homme, n'ont pas conduit à des résulats satisfaisans. La plupart des vers intestinaux meurent à l'instant même, ou peu après qu'ils sont sortis de l'intestin; les expériences sont donc à peu près insignifiantes pour ceux-ci : et quant aux ascarides lombricoïdes, qui sont les seuls dont la vie se prolonge quelque temps, l'action de l'air, ou de l'eau dans laquelle on les plonge, accélère toujours leur mort. Ils ne sont plus aussi impressionnables par les mêmes stimulans; les médicamens avec lesquels on peut les mettre en contact ne sont plus d'ailleurs modifiés comme ils le sont dans l'intestin par leur mélange avec une foule de substances très-différentes. Il est donc impossible de comparer la manière d'agir des vermifuges dans l'intestin ou hors de l'intestin : nous sommes réduits à observer leurs effets sur l'homme sain ou malade. Il est bien évident qu'on ne peut rapporter cette propriété vermifuge ni à une action mécanique (il n'y a point d'agent médicamenteux qui agisse dans l'intestin d'une manière purement mécanique), ni à une simple propriété stimulante, purgative ou autre. La propriété vermifuge est en dehors des autres propriétés immédiates des agens médicamenteux, et entièrement indépendante de celles-ci. Les médicamens les plus stimulans, comme les alcoolats de mélisse, de cannelle, de gingembre, et les purgatifs les plus énergiques, tels que le jalap, la gomme-gutte, l'aloès, etc., n'ont qu'une action très-faible sur les vers intestinaux, et comparable à celle de beaucoup d'autres médicamens; tandis que la mousse de Corse, la fougère mâle, l'écorce de la racine de grenadier, qui jouissent certainement de propriétés immédiates bien moins prononcées, présentent néanmoins la propriété vermifuge à un très-haut degré, et d'une manière incontestable. Il n'est donc pas vraisemblable que cette propriété vermifuge consiste dans la manière d'agir du médicament sur nos organes, mais plutôt sur les vers eux-mêmes, qu'ils affectent d'une manière désagréable, qu'ils irritent, qu'ils font fuir ou qu'ils tuent par une action directe et particulière encore peu connue.

D'après ces considérations, nous restreindrons à un très-petit nombre de substances les anthelmintiques; encore dans ce nombre peut-être en est-il dont l'action directe sur les vers est très-faible, et doit être de nouveau constatée par l'expérience. On peut ranger provisoirement au nombre des vermifuges, parmi les substances minérales, le zinc, l'étain, le deutochlorure de mercure, le sulfure de potasse, les eaux salines et sulfureuses et l'eau glacée. Dans les végétaux se trouvent l'ail, l'assafœtida, l'absinthe, la tanaisie, et la plupart des corymbifères aromatiques, le chenopode anthelmintique, le camphre, la cévadille, le semen-contra, la fougère mâle, la mousse de Corse, l'écorce de racine de grenadier, le brou de noix, les geoffreyca *inermis* et *surinamensis*, l'huile de térébenthine, et la plupart des huiles essentielles. Parmi les substances mixtes minérales et végétales, l'éther n'est pas sans effet. Enfin, au nombre des substances animales vermifuges, on range l'huile animale de Dippel, et l'huile empyreumatique de Chabert. *Voy.*, quant à la manière d'employer ces différens vermifuges, chacun de ces articles en particulier, et l'article général VERS. (GUERSENT.)

VERMIFORME, adj., *vermiformis;* qui ressemble à un ver. Cette expression, synonyme de VERMICULAIRE, s'applique aux mêmes parties que ce dernier mot. (MARJOLIN.

VERMINEUX, adj. *verminosus;* qui est produit par les vers; *maladies*, *affections vermineuses*. *Voyez* VERS.

VÉROLE, s. f.; nom vulgaire de la *syphilis*.

VÉROLE (petite); nom vulgaire de la VARIOLE.

VÉROLETTE, s. f.; nom sous lequel a été quelquefois désignée la VARICELLE.

VÉROLIQUE, adj.; synonyme de SYPHILITIQUE.

VÉRONIQUE, s. m. Genre de plantes de la famille des antirrhinées, et de la diandrie monogynie, très-facile à reconnaître à sa corolle monopétale, rotacée à quatre lobes inégaux, à ses deux étamines, et à sa capsule lenticulaire comprimée, à deux loges polyspermes. Plusieurs espèces de ce genre ont été employées en médecine; nous citerons ici les suivantes :

VÉRONIQUE OFFICINALE, *veronica officinalis*. (L. Rich., *Bot. méd.*, t. 1, p. 232.) Plante vivace à tige étalée et rampante; portant des feuilles opposées, ovales, obtuses, dentées, pubescentes, des petites fleurs d'un bleu très-pâle formant des épis axillaires et pédonculés. Cette plante, que l'on connaît sous le nom de *thé d'Europe*, est commune dans les bois aux environs de Paris, où elle fleurit pendant une partie de l'été. On emploie les feuilles et les jeunes tiges de cette plante, qui ont une saveur un peu amère et aromatique. Leur infusion théiforme est assez agréable, et forme une boisson légèrement excitante et diaphorétique. On l'administrait jadis dans tant de maladies différentes, que les modernes en ont à peu près abandonné l'usage. Ainsi, on l'a tour à tour employée contre l'ictère, la gravelle, les catarrhes chroniques, la colique néphrétique, etc.; mais nous le répétons, on a à peu près cessé de l'administrer.

VÉRONIQUE BECCABUNGA, *veronica beccabunga*. (L. Rich., *Bot. méd.*, t. 1, p. 231.) Cette espèce, qui est également vivace, croît dans les ruisseaux. Elle est glabre dans toutes ses parties, et ses fleurs sont petites, mais d'une teinte plus bleue que dans l'espèce précédente. Les feuilles fraîches de cette plante ont une saveur légèrement âcre et piquante, qui a quelque analogie avec celle d'un grand nombre de crucifères. Aussi les emploie-t-on comme antiscorbutiques; on en exprime le suc, que l'on administre à la dose de deux ou trois onces. Par son action excitante, le suc de beccabunga agit aussi comme diurétique.

Plusieurs autres espèces de ce genre, comme les *Veronica chamædrys*, *Ver. teucrium*, ont encore été employées dans des circonstances à peu près analogues à celles de la véronique officinale. Mais leur usage est tout-à-fait abandonné aujourd'hui.

(A. RICHARD.)

VERRE D'ANTIMOINE, s. m. On désigne ainsi un verre transparent, couleur d'hyacinthe, formé de protoxyde d'antimoine, de sulfure d'antimoine, d'alumine, de silice et de fer oxydé. Il est décomposé par le charbon à une température élevée, et il fournit de l'antimoine métallique. Si après l'avoir pulvérisé on le chauffe avec de l'acide hydrochlorique pendant quelques minutes, il se dissout en entier, à moins qu'il ne renferme une trop grande quantité de silice, et il se dégage du gaz acide hydrosulfurique : la dissolution contient de l'hydrochlorate d'antimoine décomposable par l'eau en blanc, et en orangé rougeâtre par l'acide hydrosulfurique; d'où il résulte que, pendant la dissolution du verre d'antimoine dans l'acide hydrochlorique, l'eau a été décomposée; et que, tandis que son oxygène a oxydé la portion d'antimoine qui était à l'état de sulfure, l'hydrogène s'est combiné avec le soufre de ce même sulfure. Le verre d'antimoine est employé pour préparer le tartre émétique et le vin antimonié; il est rarement administré seul, du reste il est fortement émétique. Hoffmann rapporte qu'il a déterminé l'empoisonnement et même la mort chez certains individus, à la dose de sept à huit grains.

On obtient ce verre en faisant griller le sulfure d'antimoine avec le contact de l'air, pour transformer une partie de soufre en acide sulfureux, en même temps que l'antimoine passe à l'état d'oxyde. Ce produit, ainsi grillé, est fondu dans un creuset de terre, et maintenu en fusion pendant long-temps; puis on le coule. Si la fusion n'était pas assez prolongée, on n'obtiendrait qu'un produit brun-marron, d'une cassure vitreuse, non transparent, c'est-à-dire, du *crocus metallorum* (*safran des métaux*, *safran d'antimoine*). Le verre d'antimoine doit sa transparence à la silice du creuset, qui a été attaquée pendant la fusion : en effet, que l'on fasse chauffer dans un creuset de platine du sulfure d'antimoine grillé, on n'obtiendra qu'une masse opaque; que l'on mette, au contraire, un mélange du même sulfure et de silice dans le même creuset, on ne tardera pas à former du verre transparent. (ORFILA.)

VERRUE, s. f., *verruca*; petit tubercule plus ou moins arrondi, indolent, à surface ordinairement granuleuse ou sillonnée pour peu qu'il soit ancien, se développant sur certaines régions de la peau ou des membranes muqueuses, comme aux mains, au visage et aux parties sexuelles. Cette tumeur, dont la substance est dure et comme cartilagineuse, pénètre plus ou moins profondément, par des espèces de racines, dans la partie sur laquelle on la voit naître, et quelquefois même jusqu'au tissu cellulaire sous-cutané ou sous-muqueux. Il en survient communément plusieurs chez un même individu.

Ces espèces de végétations, qui ont pour l'ordinaire une couleur plus pâle que celle des surfaces sur lesquelles elles sont implantées, ont depuis long-temps reçu des noms différens, suivant les formes qu'elles présentent. Quand elles sont peu élevées au-dessus du niveau des parties où elles siégent, et qu'elles y tiennent par une large base, on leur donne, d'après Celse, celui de verrues proprement dites (*acrothymion*, ἀκροθυμίον). On les voit le plus ordinairement aux mains. Sont-elles, au contraire, portées sur un pédicule alongé, leur corps présentant un renflement plus ou moins sillonné à l'extrémité libre de ce pédicule? on les appelle *poireaux*. Enfin, lorsque le renflement dont il vient d'être parlé n'existe pas, et que l'excroissance végétative se termine par une extrémité libre aussi grêle que sa base, les anciens auteurs lui ont donné le nom d'*acrochordon* (ἀκροχορδών). C'est le plus souvent au cou et à la face que ces deux dernières espèces s'observent, et quelquefois en assez grand nombre.

Les verrues surviennent à tout âge; mais c'est plus particulièrement pendant l'enfance qu'on les observe. Les peaux fines et délicates des individus à cheveux blonds ou roux m'ont toujours paru en être plus fréquemment affectées que les autres. Du reste, les irritations répétées de la peau des mains par un travail un peu rude, sont généralement regardées comme propres à les faire naître. Quelques personnes sont affectées d'un si grand nombre de ces tumeurs, et elles se reproduisent et pullulent si opiniâtrement, après avoir été enlevées ou détruites par un moyen quelconque, que plusieurs médecins sont disposés à croire qu'elles tiennent, dans ces cas particuliers, à l'existence d'une diathèse regardée comme étant de nature herpétique. Mais il paraît plus rationnel, dans l'état actuel de nos connaissances, de les considérer comme un désordre purement local. Les seules exceptions qu'on puisse admettre à cette manière d'envisager ces sortes de tumeurs, se trouvent dans les cas où elles sont évidemment produites par l'action du virus syphilitique. Alors elles se développent presque exclusivement aux parties génitales; et lorsqu'elles persistent, ce qui arrive souvent, après l'administration d'un traitement spécifique suffisamment prolongé pour en détruire la cause virulente, elles rentrent dans la catégorie des autres espèces de verrues. Dès lors il ne faut plus les considérer que comme une affection locale. *Voyez* VÉGÉTATIONS et EXCROISSANCES SYPHILITIQUES.

Ce qui sera dit ici du traitement des verrues en général se bornera donc à indiquer les moyens locaux qui ont été conseillés jusqu'à ce jour pour les guérir. Ainsi, des frictions répétées deux ou trois fois par jour sur ces petites tumeurs avec le sel ammoniac, la poudre de sabine, le muriate de soude, l'eau de chaux, l'eau de Goulard, l'eau phagédénique, la solution de sublimé; les sucs de citron, d'oignon cru, de grande chélidoine, d'euphorbe, ou avec toute autre substance irritante, parviennent souvent à les faire disparaître, à moins qu'elles ne soient d'une consistance par trop dure. Cependant tous ces remèdes sont loin de réussir d'une manière constante, et l'on regarde avec raison comme plus sûres et plus efficaces la ligature, l'excision ou l'application des divers caustiques.

Le premier de ces moyens, la ligature, ne convient que contre les verrues pédiculées, c'est-à-dire les poireaux. On embrasse avec un fil ciré la base de chacune de ces tumeurs, le plus près possible de la peau ou de la muqueuse à laquelle elles sont attachées, afin d'en prévenir plus sûrement la reproduction.

L'excision, qui peut être employée dans tous les cas d'excroissances verruqueuses, se pratique avec des ciseaux courbes sur leur plat, et doit comprendre une portion du derme ou de la membrane muqueuse sur lesquels elles se trouvent implantées. La même attention doit être observée lorsqu'on fait cette excision avec des petits ciseaux à pointes fort aiguës. Cette opération réussit presque toujours de la manière la plus complète, surtout aux parties extérieures de la génération; mais comme dans beaucoup de cas le point d'implantation ne peut être totalement enlevé, ainsi qu'il arrive presque constamment pour les verrues qui siégent sur les mains, parce que les racines en sont très-profondes, on est obligé de cautériser le point excisé, dans la vue de prévenir plus efficacement la réapparition de ces productions morbides. Cette cautérisation s'opère le plus communément alors avec le nitrate d'argent, caustique qui me paraît un des plus convenables pour ce second temps du traitement des verrues, parce qu'il se développe presque toujours sous l'escarre noire et parcheminée qui résulte de son application, une inflammation qui réduit en un petit foyer de suppuration toutes les radicules filamenteuses de ces végétations. Quelquefois cependant on se sert avec avantage du sulfate de cuivre.

Les verrues peuvent aussi être exclusivement traitées par d'autres caustiques plus actifs, qui, en raison de leur forme plus ou moins liquide, peuvent être employés sans excision préliminaire. Les acides nitrique et sulfurique, le nitrate acide de mercure, la potasse caustique, l'ammoniaque pure, l'hydrochlorate d'antimoine, telles sont les substances dont on fait le plus ordinairement usage. Il suffit de toucher une ou plusieurs fois, en laissant dans le second cas deux jours d'intervalle entre les cautérisations, chaque verrue avec un petit morceau de bois aiguisé en forme de cure-dent, après en avoir trempé l'extrémité dans l'un de ces liquides. Quand on se sert pour cette opération de la potasse concrète, il faut s'opposer à son action sur les parties saines environnantes, en les couvrant avec un peu de sparadrap de diachylon gommé au milieu duquel on aura pratiqué une ouverture proportionnée au volume de la verrue qu'on veut détruire. (L. V. LAGNEAU.)

VERS (pathol.). La pathologie des vers intestinaux est beaucoup moins avancée que leur histoire naturelle, et les progrès qu'a faits dans ces derniers temps l'helminthologie, n'ont eu que très-peu d'influence sur la connaissance des maladies vermineuses. Nous n'avons encore rien de satisfaisant sur les symptômes auxquels les vers intestinaux peuvent donner lieu, et sur les moyens de distinguer les accidens qu'ils produisent de ceux qui dépendent d'autres causes. On trouve dans la plupart des auteurs beaucoup d'erreurs ou même de relations fabuleuses sur ce sujet, et peu de notions précises. Plusieurs praticiens ont été tellement frappés de cette vérité, qu'ils sont tombés dans une sorte de scepticisme relativement aux maladies vermineuses, et les ont à peu près rayées du catalogue de la pathologie, tout en considérant néanmoins l'étude des vers intestinaux comme très-curieuse, et même importante sous le rapport de l'anatomie pathalogique et de l'histoire naturelle de l'homme. Cette opinion est celle de plusieurs hommes très-distingués, et même de ceux qui, comme Rudolphi, Bréra, Bremser, se sont le plus occupés des affections vermineuses. Sauf quelques exceptions, j'engage les praticiens, dit Bremser, à ne pas attacher trop d'importance à la présence des vers, et encore moins à une évacuation de ces animaux, quand il s'agit de déterminer la cause d'une maladie. C'était aussi la manière de voir d'Albers de Bremen, qui s'en expliquait avec moi dans une conversation que nous eûmes lors du dernier voyage qu'il fit à Paris. Il est certain, en effet, qu'on a très-souvent attribué à la présence des vers plusieurs maladies auxquelles ces animaux sont entièrement étrangers. C'est surtout dans l'étude de la pathologie des enfans qu'on est le plus à même de se convaincre de cette vérité. On a toujours fait jouer un rôle beaucoup trop important aux entozoaires dans les maladies du premier âge. A mesure que cette partie de la pathologie se perfectionne, on reconnaît que la plupart des enfans qui succombent après avoir rendu des vers, ou même en en ayant encore, sont affectés de maladies aiguës ou chroniques qui laissent après la mort des traces incontestables de leurs effets, et qui par elles-mêmes sont nécessairement mortelles.

Indépendamment de cette source fréquente d'erreurs, beaucoup de praticiens, peu versés dans l'étude de l'helminthologie, ont très-souvent pris pour des vers intestinaux une foule de corps qui n'en sont pas. La classe des pseudo-helminthes, comme les désigne Bremser, est assez nombreuse. L'ouvrage de Bréra renferme un catalogue assez complet d'observations sur ce sujet. On peut diviser les pseudo-helminthes, en substances animales et végétales. Il n'est pas très-rare de voir sortir du canal intestinal des larves de mouches qui ont été introduites avec les alimens, et qui ensuite ont été décrites comme des vers particuliers. Bréra lui-même est tombé dans cette erreur, en désignant sous le nom de cercosome une larve d'éristale qu'il avait prise pour un vers intestin. Dans d'autres cas, de simples concrétions fibrineuses, à la suite d'hémorrhagies internes, des portions de larynx d'oiseaux rejetées par les vomissemens, ou rendues par les selles, ont été prises pour des vers intestinaux; et des corps savans ont même été la dupe de semblables erreurs. Dans d'autres circonstances, des insectes tombés accidentellement au milieu des matières fécales, ou dans les vases de nuit, ont été regardés comme sortis du canal intestinal ou de la vessie. Parmi les substances végétales qui ont été décrites comme des vers, on peut citer d'abord le diacanthos polycéphale de Stiébel qui ne paraît être autre chose qu'une rafle de raisin; les prétendus vers des dents, qui, comme l'a très-bien prouvé Bremser, ne sont que des graines germées de jusquiame. Le ditrachyceros de Stulzer (bicorne hérissé de Blainville) n'est peut-être lui-même aussi qu'une graine, quoique cette opinion ne soit pas généralement adoptée par tous les naturalistes.

Les praticiens pourront éviter le plus souvent ces méprises, en observant avec grand soin les différens corps rendus avec les crachats, les selles, les urines et les divers écoulemens utérins. Après les avoir d'abord lavés dans l'eau tiède pure ou légèrement acidulée, et les avoir séchés dans un linge, il sera facile de s'assurer si ces corps appartiennent ou aux végétaux ou aux animaux ; la plus simple combustion, à l'aide d'une bougie, suffira pour décider la question. Je me suis servi plusieurs fois de ce moyen, et particulièrement dans un cas où je voulais prouver à un de mes confrères que des fragmens de betterave rendus par les selles, et qu'il avait pris pour des vers intestinaux, n'en étaient pas. Lorsqu'il est reconnu que les corps qu'on observe appartiennent réellement au règne animal, il ne s'agit plus, pour constater si ce sont de véritables helminthes, que de vérifier si ces corps sont réguliers, symétriques, mous, dépourvus d'organes articulés, caractères communs à tous ces animaux.

Au reste, quoique les méprises soient souvent possibles, et qu'on ait, dans beaucoup de cas, pris des corps particuliers pour des vers intestinaux; quoique d'une autre part on ait aussi rangé à tort, dans le catalogue des maladies vermineuses, beaucoup d'affections cérébrales, pulmonaires, ou gastro-intestinales très-tranchées, qui étaient tout-à-fait indépendantes de la présence des vers, il est toutefois incontestable que le développement de ces animaux dans les cavités, ou au milieu du tissu même de nos organes, donne quelquefois lieu à des phénomènes morbides très-variés, et parfois même assez graves pour entraîner la mort. C'est donc à tort que l'on prétendrait devoir borner la partie médicale de l'étude des vers, à celle de l'anatomie pathologique; la nosographie ne doit pas dédaigner de s'en occuper. L'étiologie des maladies vermineuses est au moins aussi obscure que l'histoire de leurs symptômes. Quant aux moyens thérapeutiques qu'on leur oppose, ils sont pour la plupart purement empiriques, et cette partie importante de la pathologie se ressent nécessairement beaucoup du peu de progrès que la science a fait jusqu'à ce jour sur ce point.

Nosographie des affections vermineuses. — Les phénomènes physiologiques et les altérations pathologiques auxquels donne lieu le développement des vers intestinaux, varient nécessairement beaucoup, suivant la différence des organes qu'ils occupent et des appareils auxquels ces organes appartiennent. Les vers qui se rencontrent le plus ordinairement dans le canal intestinal de l'homme sont l'ascaride lombricoïde, l'ascaride vermiculaire ou oxyure vermiculaire, le trichocéphale dispar, les tœnia solium et lata. Les symptômes que ces animaux peuvent déterminer, sont ou locaux ou généraux. Parmi les premiers, on remarque surtout ceux-ci : la langue est blanche ou saburrale, la salive épaisse, plus abondante que dans l'état de santé parfaite, l'haleine à jeun est acide ou fade, comme à la suite d'un accès fébrile. Le malade se plaint quelquefois d'une espèce de resserrement au pharynx, d'une sensation de reptation le long de l'œsophage, qui s'accompagne dans certains cas d'une espèce de picotement vers la gorge. L'appétence pour les alimens est nulle ou très-vive, et en général très-variable. Souvent le malade a des nausées, des éructations avant le repas, et parfois ces nausées sont suivies d'un vomissement de matières liquides et purement muqueuses; des coliques de différentes espèces, tantôt sourdes, tantôt aiguës, se font souvent sentir, principalement vers la région ombilicale. Au lieu de coliques, les malades se plaignent quelquefois de mouvemens de reptation, de picotemens et de morsures dans l'intestin; mais il faut bien se garder de s'en laisser imposer par des sensations souvent imaginaires, sur lesquelles le malade s'abuse lui-même; car, comme l'observe très-bien Bremser, presque toutes ces sensations sont le résultat de l'imagination des malades, qui ont entendu parler de la morsure des vers, des accidens graves qu'ils peuvent produire, et qui se persuadent qu'ils sont tourmentés par ces animaux lors même qu'ils n'en ont point. Le ventre, chez les individus affectés de vers, est quelquefois ballonné, plus ou moins dur et douloureux à la pression; les matières fécales sont liquides ou solides, et souvent accompagnées, surtout chez les enfans, de matières glaireuses, quelquefois mêlées de sang, et de couleur d'un vert jaunâtre. Enfin, les matières stercorales, ainsi que celles qui sont rejetées par le vomissement, contiennent souvent des vers ou des portions de vers. Ce dernier caractère est le seul vraiment certain, tous les autres, même réunis, pouvant appartenir à des maladies différentes, et la présence des vers dans le canal intestinal ne donnant souvent lieu, dans beaucoup de cas, à aucune altération des fonctions digestives. Les vers qui siégent plus particulièrement vers le rectum, tel que l'oxyure vermiculaire, provoquent ordinairement des accidens particuliers, tels que le ténesme, le prurit et la démangeaison de l'anus, qui s'accompagnent surtout le soir de beaucoup d'agitation et d'insomnie.

Les symptômes généraux et sympathiques que peuvent produire les vers développés dans le canal intestinal, sont très-variables. Le corps maigrit, la face est pâle, hâve, les paupières cernées, les pupilles très-dilatées et souvent inégalement; une démangeaison très-incommode, et revenant par accès, se fait sentir vers l'orifice des fosses nasales; les ailes du nez sont quelquefois gonflées. Il ne faut cependant pas attacher trop d'importance à la démangeaison du nez, surtout chez les enfans, parce qu'ils se frottent presque toujours cette partie, quelle que soit la nature de la maladie dont ils sont atteints, par la raison que ne pouvant point se moucher, il leur est impossible de rejeter au dehors les mucosités qui se concrètent dans le nez, et qui par leur présence causent une démangeaison assez désagréable.

Le système nerveux, principalement chez les enfans, est souvent sympathiquement affecté par la présence des vers dans le canal intestinal. Indépendamment des changemens notables des yeux que nous avons indiqués en parlant des altérations de la face, il survient quelquefois des mouvemens convulsifs partiels, et même des convulsions générales qui simulent dans certains cas l'épilepsie et la chorée. Cependant ces convulsions sont certainement beaucoup plus rares et moins graves qu'on ne le pense généralement; je n'ai vu jusqu'ici qu'un seul cas dans lequel des convulsions mortelles ont paru déterminées par la présence d'ascarides lombricoïdes. Un enfant qui se plaignait de coliques légères fut bientôt après pris de convulsions qui furent suivies d'une mort prompte; à l'ouverture du cadavre, nous ne trouvâmes aucune altération dans le cerveau, dans le prolongement rachidien et dans les organes contenus dans la poitrine et dans le ventre; on reconnut seulement que deux ascarides de sept à huit pouces de longueur avaient pénétré par le canal hépatique, et s'étaient introduits profondément dans les canaux biliaires. Comme les convulsions avaient immédiatement suivi les coliques, nous avons pensé que l'introduction brusque et instantanée de ces deux animaux dans les conduits biliaires avait été la véritable cause de ces convulsions. Dans tous les cas où j'ai retrouvé des phénomènes nerveux, et des convulsions mortelles chez des enfans affectés de vers, il existait évidemment une maladie cérébrale, pulmonaire ou gastro-intestinale, indépendante de la présence de ces animaux.

La fièvre est rarement causée par la présence des vers dans l'intestin, à moins cependant qu'ils ne soient en très-grand nombre, et alors ils déterminent une sorte d'entérite, et s'accompagnent de la sécheresse de la peau et d'une grande prostration. Cette espèce d'entérite, qu'on pourrait appeler vermineuse, offre tous les caractères de l'entérite adynamique; mais ici, comme dans beaucoup de cas, les vers intestinaux sont-ils cause ou effet, ou sont-ils étrangers à l'un et à l'autre : c'est ce qu'il est impossible le plus souvent de déterminer.

On a regardé la toux sèche qui survient principalement à jeun ou avant le repas, comme un signe indicatif de la présence des vers; ce signe se rencontre quelquefois en effet, mais il est loin d'être constant. En général les vers intestinaux n'agissent que très-rarement sur les organes de la respiration. Cependant, quand les ascarides lombricoïdes remontent de l'estomac dans l'œsophage, ils produisent le plus souvent une toux sèche sympathique, qui peut être suivie de vomissemens ou de l'expulsion de ces animaux par la bouche ou par les fosses nasales. Les ascarides lombricoïdes s'introduisent aussi quelquefois dans le larynx, et pénètrent même dans la trachée-artère et les bronches, surtout chez les malades très-prostrés et peu sensibles à l'action des stimulans extérieurs. Lorsque cette introduction a lieu avant la mort, elle peut donner lieu à une sorte de suffocation, qui accélère la perte des malades, surtout lorsqu'ils sont déjà très-affaiblis. Nous avons trouvé quelquefois de ces animaux dans la trachée-artère, et jusque dans les dernières divisions des bronches; mais il nous a été impossible de déterminer si cette introduction avait eu lieu avant ou après la mort, celle-ci n'ayant été précédée d'aucuns symptômes, qu'on puisse attribuer au passage de quelques corps étrangers dans l'intérieur des voies aériennes.

Les altérations pathologiques produites directement par les vers développés dans le tube digestif, sont le plus souvent peu remarquables. Les trichurides, en quelque quantité qu'ils soient dans le cœcum ou dans le colon, agissent peu sur la membrane muqueuse de ces intestins, et déterminent tout au plus une légère injection. Il en est de même pour l'oxyure vermiculaire; quoique souvent en quantité considérable dans le rectum, à peine remarque-t-on que la membrane interne soit rouge. Il ne paraît pas que le tœnia, presque toujours isolé, produise d'inflammation remarquable, quoiqu'il adhère souvent par sa bouche à la paroi interne de l'intestin. Les ascarides lombricoïdes en grand nombre, souvent entrelacés sous forme de pelotes, donnent lieu à l'injection capillaire de tous les vaisseaux qui pénètrent dans les parois de l'intestin. La membrane muqueuse, dans ce cas, est d'une couleur violacée, uniforme, qui n'est pas celle des enterites ordinaires; elle présente au-dessus et au-dessous de ces agglomérations une plus ou moins grande quantité d'un mucus écumeux, d'un jaune verdâtre, analogue par la couleur au nostoc ou aux conferves qui flottent dans les eaux croupissantes, ou mieux encore au mucus intestinal qui est le produit de l'action du calomel. Lorsque les ascarides sont isolés ou en très-petit nombre, on n'observe pas ordinairement d'injection notable de la membrane muqueuse; mais les liquides contenus dans l'intestin sont écumeux et dégagent souvent, comme dans le premier cas, une odeur alliacée. Les ascarides lombricoïdes parcourent facilement toute l'étendue du tube digestif et sortent souvent par la bouche. Après la mort on les trouve quelquefois engagés dans l'œsophage ou dans l'estomac; mais ils séjournent plus ordinairement dans l'intestin grêle, plus rarement dans le gros intestin. Leurs extrémités pointues et assez résistantes leur permettent de s'introduire facilement par les ouvertures les plus étroites. J'en ai fréquemment rencontré un ou deux dans l'appendice cœcal. Philibert Gmelin en a trouvé un de trois pouces de long engagé dans le canal pancréatique. Laënnec a observé sur un individu les canaux biliaires distendus par un grand nombre de ces vers, dont plusieurs remplissaient la vésicule biliaire; ils habitaient même de petites cavités qu'ils s'étaient pratiquées dans le parenchyme du foie. M. le professeur Cruveilhier a eu l'occasion de rencontrer une disposition à peu près semblable. Enfin, j'ai parlé moi-même plus haut de deux ascarides lombricoïdes de huit pouces de longueur, qui avaient pénétré en entier par le canal hépatique dans les canaux biliaires. On trouve quelquefois même aussi des ascarides lombricoïdes dans la cavité du péritoine. Ce fait est constaté par un assez grand nombre d'observations. On en a même observé jusque dans le mésorectum, et dans la vessie à la suite d'ulcération de l'intestin. Il n'est pas au reste plus extraordinaire de voir passer les ascarides lombricoïdes dans le péritoine ou dans la vessie par suite de ramollissemens ou d'ulcérations, qu'il ne l'est de les voir sortir au dehors par des anus contre nature, ou par suite d'abcès qui ont perforé les parois abdominales et l'intestin, comme on en trouve des exemples rapportés par Heister, Baldinguer, etc., etc. Mais les ascarides lombricoïdes peuvent-ils perforer l'estomac et les intestins lorsqu'ils sont parfaitement sains, comme le prétendent plusieurs praticiens. On cite à l'appui de cette opinion plusieurs observations remarquables. M. Gauthier de Claubry, le père, affirme, entre autres, avoir vu l'estomac et les intestins perforés par plusieurs ascarides lombricoïdes qui avaient passé à moitié dans la cavité péritonéale, et qui étaient tellement pressés par l'ouverture qu'ils avaient faite, qu'on ne pouvait les retirer qu'avec peine. Cependant il ne décrit pas d'une manière satisfaisante l'état des membranes, ne parle ni de leur couleur, ni de leur consistance, et il serait possible que des ulcérations ou des ramollissemens partiels, comme on en observe quelquefois, eussent pu livrer un passage plus ou moins facile à ces animaux : une description très-exacte de l'état des parties était donc absolument nécessaire pour dissiper tous les doutes. La plupart des helminthologistes pensent en effet que les ascarides lombricoïdes ne sont point pourvus d'organes propres à perforer les membranes saines ; les espèces d'aiguillons cornés qu'on remarque autour de leur bouche peuvent bien faciliter leur passage au milieu de très-petites ulcérations qui auraient détruit une partie des membranes, et altéré ou ramolli les autres ; mais on conçoit difficilement qu'ils puissent percer d'outre en outre des membranes saines, qui sont d'ailleurs résistantes quoique cédant à la plus légère pression, et sur lesquelles ils doivent glisser d'autant plus facilement, qu'elles sont sans cesse lubrifiées par des liquides onctueux. J'ai ouvert certainement plus de deux cents enfans qui avaient des ascarides lombricoïdes dans le canal intestinal, et chez plusieurs de ces individus, j'en ai trouvé jusqu'à cinquante, soixante, et même davantage, et je n'ai jamais remarqué qu'un seul de ces animaux ait pénétré dans la cavité abdominale, quand l'intestin était sain. Je ne prétends pas cependant révoquer en doute les faits contraires, parce que je ne les ai pas observés ; mais je pense qu'ils ne sont pas encore assez circonstanciés, pour qu'on puisse admettre comme certaine la perforation des membranes intestinales dans l'état sain. Si les tubercules cornés des ascarides étaient susceptibles de perforer ainsi d'outre en outre l'intestin, cet accident devrait avoir lieu fréquemment, surtout quand ces animaux s'engagent dans l'appendice cœcal, puisque le mouvement naturel de reptation devrait les porter à franchir cet obstacle ; et cependant c'est ce que personne n'a encore rencontré, quoiqu'il ne soit pas rare d'observer plusieurs de ces animaux dans l'appendice cœcal.

Les organes accessoires de la digestion sont quelquefois envahis par différentes espèces de vers intestinaux. On a trouvé des fascioles dans la vésicule et les canaux biliaires; des acéphalocystes ont été observés dans la rate, le foie, et même dans des kystes développés sous le péritoine en dehors de ces organes. Mais le diagnostic de ces altérations pathologiques est extrêmement obscur. Les accidens produits par ces animaux sont ordinairement très-analogues à ceux que déterminent les hépatites et les splénites chroniques, maladies qui d'ailleurs accompagnent toujours le développement des acéphalocystes. On ne peut donc alors que soupçonner la présence de ces animaux, sans avoir aucune certitude sur leur existence, à moins que le malade n'en ait rendu. On trouve, dans les auteurs et dans les journaux de médecine, un grand nombre d'observations dans lesquelles des acéphalocystes développés, ou dans la rate ou dans le foie, ont été rejetés au dehors, soit par les selles, soit par des abcès ouverts sur les parties latérales du ventre, soit enfin par l'expectoration.

Les cysticerques et les acéphalocystes se rencontrent quelquefois dans les poumons, les mamelles, le cerveau, le canal rachidien, entre les muscles, dans les os, et même jusque dans les articulations. Mais dans tous ces cas rien ne peut nous éclairer d'une manière positive sur le diagnostic de ces diverses altérations, que la présence même de ces animaux.

Plusieurs vers intestinaux peuvent se développer dans les organes urinaires; on retrouve quelquefois des acéphalocystes dans le parenchyme du rein, et alors ils donnent souvent lieu aux symptômes d'une néphrite chronique. Le strongle géant a été quelquefois rendu par les urines, ou reconnu dans le rein lui-même. Les symptômes par lesquels s'annonce la présence de ces vers jusqu'à ce qu'ils soient expulsés, ne diffèrent point ordinairement de ceux des autres affections chroniques des reins.

On a observé dans l'utérus deux espèces d'acéphalocystes, dont le diagnostic est souvent assez obscur (*voyez* ACÉPHALO-

CYSTE). Enfin la vulve et le vagin contiennent dans quelques cas des oxyures vermiculaires, qui viennent du rectum, mais qui en passant dans ces parties donnent lieu à un prurit extrêmement incommode, et par suite à une insomnie qui ne se calme que par la destruction de ces animaux. Quant aux accidens produits par les vers qui se rencontrent exclusivement dans le tissu cellulaire et sous la peau, *voyez*, pour éviter des répétitions inutiles, l'article FILAIRE.

Étiologie des affections vermineuses. — Les causes qui président à la formation des vers intestinaux sont ou prédisposantes et plus ou moins éloignées, ou prochaines et efficientes. Les premières sont relatives à l'âge, au sexe, à la constitution, au climat et à la manière de vivre.

Les très-jeunes enfans à la mamelle sont rarement affectés de vers intestinaux avant l'âge de six mois. Les exemples qu'on cite comme contraires à cette expression générale des faits ne sont que des exceptions. Au-dessus de l'âge de six mois, on les rencontre déjà, mais très-rarement; à peine trouve-t-on un ou deux ascarides, sur plusieurs centaines d'enfans du premier âge; tandis que depuis trois ans jusqu'à dix, on en trouve sur un vingtième, et dans quelques saisons même sur un plus grand nombre. Dans l'adolescence les vers intestinaux sont plus rares, et encore plus rares dans la vieillesse. Mais si on rencontre moins souvent des vers dans le canal intestinal des adultes et des vieillards que dans celui des enfans, d'un autre côté c'est plutôt sur les hommes d'un âge mûr et chez les vieillards, qu'on observe des acéphalocystes et des cysticerques qui compliquent souvent chez eux les affections organiques des viscères abdominaux.

Les femmes, parmi les adultes, sont plus fréquemment exposées aux ascarides, aux tœnias, aux oxyures, que les hommes; et on remarque que les hommes qui ont la peau très-blanche, les cheveux blonds et une constitution efféminée, sont en général plus fréquemment atteints de ces vers intestinaux que les autres. Une constitution sèche, robuste, un tempérament bilieux, semblent s'opposer au développement des vers intestinaux, tandis qu'au contraire le tempérament lymphatique, et surtout celui dans lequel prédomine le système muqueux en général, est surtout favorable à la production de ces animaux. Cette constitution, qui dispose primitivement aux affections vermineuses, peut être même transmise par la génération : on a souvent remarqué que les enfans de ceux qui étaient affectés de maladies vermineuses, en étaient eux-mêmes atteints comme leurs parens.

Le climat influe certainement sur le développement des vers intestinaux. On les observe en général plus fréquemment, toutes choses égales d'ailleurs, dans les pays humides et froids, ou chauds et humides, que dans les climats dont la température est entièrement différente. Les ascarides sont très-communs en Hollande ; dans certaines contrées de la Suisse, la plupart des femmes sont affectées du tœnia. Ne doit-on pas attribuer aussi la fréquence de cette espèce de vers intestinal, dans la ville du Caire, à l'humidité chaude qui règne dans ce pays pendant la saison des inondations. De toutes les causes éloignées prédisposantes, il n'en est peut-être pas de plus efficaces que celles qui dépendent de la manière de vivre. Tous les médecins ont remarqué depuis long-temps, que les ascarides lombricoïdes sont beaucoup plus communs en été et en automne, dans tous les pays où l'on mange une grande quantité de fruits et de légumes, surtout lorsque l'influence de ce régime végétal n'est pas contrebalancée par l'usage des boissons fermentées. C'est par cette raison sans doute, que dans plusieurs cantons de la Normandie, où les enfans des campagnes vivent presque exclusivement de laitage et de pommes, et ne boivent que du cidre ou de l'eau, les affections vermineuses sont en général très-fréquentes.

Toutes les causes que nous venons d'indiquer prédisposent prochainement au développement des vers intestinaux, et surtout à celui des ascarides ; mais il est en outre une cause cachée, qui favorise plus particulièrement chez tel individu que chez tel autre la formation de ces animaux, et qui les fait naître. On retrouve parmi les vers intestinaux tous les modes de génération : les uns ont des sexes séparés ; les autres sont androgynes, quelques-uns, comme les acéphalocystes, semblent se multiplier par des espèces de gemmes ou de bourgeons qui se détachent de l'individu ; ainsi il faut bien admettre pour les uns des espèces d'œufs, et pour les autres des gemmes ou des germes qui sont plus ou moins répandus, qui circulent avec nos humeurs ou séjournent dans les parties les plus déliées de nos organes, et s'y développent spontanément. Il n'est pas de notre objet d'entrer ici dans la grande question de la génération des vers; mais, soit qu'on la regarde comme spontanée, ou comme le résultat d'ovules développés par une génération quelconque, il n'en faut pas moins admettre comme cause efficiente, la disposition particulière de tels ou tels organes, propre à favoriser le développement des œufs ou des germes. C'est à cette cause latente, qui dépend de plusieurs circonstances qui sans doute échappent à nos sens, qu'appartient véritablement la production des affections vermineuses; et toutes les causes prédisposantes peuvent se rencontrer réunies et être sans effet, lorsque celle-ci, qui est vraiment efficiente et prochaine, ne se retrouve pas.

Thérapeutique des affections vermineuses. C'est seulement contre les vers qui se rencontrent dans le canal intestinal, que les moyens thérapeutiques peuvent être dirigés avec quelque espérance de succès. Tous les vers qui se développent dans le tissu de nos organes, et aux dépens mêmes de ces tissus, qui le plus souvent leur servent de kystes, ne sont point attaquables à l'aide de moyens directs; à moins qu'ils ne se fassent jour au dehors par des abcès, ou ne se développent dans un organe qui offre quelque communication extérieure comme l'utérus, ou enfin n'apparaissent sous la peau comme le filaire de Médine (*voyez* ce mot). Mais dans tous les autres cas, les agens thérapeutiques vermifuges qui ont été vantés, comme les mercuriaux, et qui ne peuvent pénétrer que par absorption, n'agissent en général que très-faiblement sur les vers intestinaux.

Les moyens que l'art nous fournit pour combattre les vers qui se développent dans le canal intestinal, sont ou médicamenteux ou hygiéniques. Parmi les premiers se trouvent d'abord ceux qui jouissent de quelques propriétés spécifiques, et que nous avons indiqués à l'article *vermifuge;* les autres, qui n'ont qu'une action secondaire, appartiennent particulièrement à la classe des purgatifs, des toniques et des excitans. C'est souvent à la combinaison de ces divers moyens réunis que sont dus les succès des traitemens antivermineux : mais les mêmes substances n'agissent pas de la même manière sur les différentes espèces de vers; chacune d'elles réclame un mode de traitement particulier. Les ascarides lombricoïdes occupant toute l'étendue du canal intestinal, et remontant quelquefois jusque dans l'estomac et l'œsophage, il est utile, pour les combattre, d'administrer les médicamens par la bouche. Parmi les différens moyens qu'on peut mettre en usage, se rencontrent particulièrement le semen-contra, la cévadille, le calomel, l'huile empyreumatique de Chabert, l'huile animale de Dippel, etc., etc. Le semen-contra n'agit comme vermifuge contre les ascarides, qu'à une très-forte dose, et seulement quand les fleurs sont très-odorantes; il en est de même de la tanaisie, de l'absinthe. La cévadille, qui jouit de propriétés plus énergiques, ne peut être employée qu'avec beaucoup de ménagemens, à cause de son action fortement purgative, chez les enfans et les adultes, dont l'intestin est très-irritable. Le calomel, qu'on peut facilement administrer sous toute sorte de formes, en pastilles, en bonbons, dans des biscuits, dans des macarons, etc., et qui, par cette raison est très-usité, offre le grand inconvénient d'être un médicament infidèle, et a de plus celui de provoquer, quelquefois à très-petites doses, une salivation opiniâtre. On peut, avec plus d'avantage, recourir à de fortes décoctions de mousse de Corse bien choisie, qu'on peut administrer chez de jeunes enfans, sous forme de confitures. Si tous ces moyens sont insuffisans, on aura recours à l'huile de térébenthine, ou à l'huile empyreumatique de Chabert édulcorée avec du sirop de limons pour la rendre moins désagréable; on peut encore les combiner avec différentes poudres vermifuges sous forme d'électuaire. On pourra enfin recourir aux électuaires composés de vermifuges et de purgatifs, analogues à ceux qu'a proposés Bremser; mais la plupart de ces moyens sont peu praticables chez les enfans, à cause de la difficulté de les leur faire avaler. Le traitement qui convient aux ascarides lombricoïdes serait également applicable aux fascioles, si on en avait observé dans les évacuations alvines.

Tous ces moyens vermifuges peuvent être mis en usage sans inconvéniens, lorsque les vers intestinaux ne sont compliqués d'aucune espèce de maladie; mais s'il existe une complication quelconque, il faut avant tout combattre la maladie principale par les remèdes appropriés; car les vermifuges spécifiques ou accessoires jouissent toujours de propriétés générales astringentes, stimulantes ou purgatives, etc., etc., qui ne pourraient être que très nuisibles dans la plupart des maladies aiguës, et surtout dans les affections intestinales. La maladie principale détruite, on peut alors employer les vermifuges, sans craindre de nuire; mais dans tous les cas douteux, il vaut mieux s'abstenir. Il n'est pas rare de rencontrer dans la pratique des exemples funestes de l'oubli de cette sage précaution : j'ai vu souvent des affections intestinales aggravées par l'administration imprudente des vermifuges. On peut en dire autant des complications des vers avec des affections de poitrine et du cerveau. Toutes les fois qu'il existe des caractères tranchés d'entérite, de pneumonie, accompagnés de la présence de vers, il faut négliger la complication vermineuse, même dans les épidémies, jusqu'à ce que les symptômes de l'affection principale soient détruits. Il y a quelques cas, cependant, où une affection gastro-intestinale peu inflammatoire peut être entretenue par la présence d'une grande quantité d'ascarides, et alors il devient nécessaire, pour combattre même la phlegmasie, d'expulser les vers intestinaux. Dans cette circonstance délicate, il est prudent d'abord de commencer par l'emploi des vermifuges appliqués extérieurement; on se servira avec succès des onctions faites sur le ventre avec les huiles essentielles de semen contra, de tanaisie, dissoutes dans des huiles fixes camphrées ; on pourra recourir également aux cataplasmes préparés avec la tanaisie, l'absinthe, l'ail pilé, et aux autres substances réputées pour vermifuges. J'ai vu dans plusieurs cas, où l'on avait lieu de craindre l'emploi des vermifuges à l'intérieur, à cause d'une phlegmasie intestinale, ces différens topiques procurer l'expulsion des vers, sans augmenter l'irritation des organes abdominaux.

Les oxyures vermiculaires, n'occupant le plus ordinairement que le rectum et le vagin, ne réclament que des moyens locaux. Les vermifuges introduits par la bouche seraient insignifians dans ce cas, à cause de la longueur du canal intestinal, à l'extrémité duquel ces animaux se trouvent placés. Les lavemens à l'eau froide, ou préparés avec des infusions chaudes d'absinthe, de tanaisie, ou mieux encore avec une solution de six à douze grains de sulfure de potasse dans huit onces d'eau, sont ordinairement suffisans pour détruire ou chasser ces vers incommodes. Lorsqu'ils occupent la vulve, les bains d'eau salée et les bains sulfureux sont les moyens les plus efficaces.

Les trichocéphales, ne donnant jamais lieu à aucun accident remarquable, ne réclament aucun moyen thérapeutique.

Quant aux diverses espèces de tœnia, les traitemens particuliers qu'ils exigent, ayant été exposés à l'article TOENIA même, nous y renverrons pour éviter des répétitions inutiles.

Les moyens médicamenteux que nous venons d'indiquer doivent être secondés par un régime approprié; on évitera dans le traitement des affections vermineuses l'usage des alimens relâchans, et particulièrement celui du laitage, des fruits, des corps gras, des farineux; et après l'expulsion des vers, on aura recours à un régime tonique et excitant. On permettra les viandes bouillies et rôties, le vin, les amers. Le changement de régime seul suffit souvent pour procurer l'expulsion des vers. J'ai vu des enfans qui étaient tourmentés par des ascarides lombricoïdes, pendant le temps qu'ils étaient à la campagne nourris de lait et de fruits; de retour à la ville, et mis à l'usage des potages, au bouillon de viande, ils rendaient des quantités considérables de vers, et en étaient ensuite complétement débarrassés.

Les moyens préservatifs des affections vermineuses consistent principalement dans l'éloignement de toutes les causes prédisposantes qui peuvent les faire naître, et que nous avons indiquées en traitant de leur étiologie; mais c'est surtout dans l'emploi du régime animal et d'une administration bien réglée des toniques et des excitans, qu'on trouvera le plus sûr moyen prophylactique des affections vermineuses. (GUERSENT.)

VERS VÉSICULAIRES, s. m., pl. Sous ce nom sont compris les êtres que les naturalistes ont désignés également par la dénomination d'*hydatides*, et qui se rangent sous les cinq genres suivans : *cysticerque*, *polycéphale*, *ditrachyceros*, *echinococcus* et *acéphalocyste*. Chacun de ces genres de vers vésiculaires a été décrit au mot qui lui appartient, à l'exception de l'echynococcus, qui, ayant été omis, a été traité à l'article HYDATIDE. Enfin, pour compléter l'histoire de cette partie de la pathologie, nous indiquerons l'article OEUF (pathologie), tome XV, page 381, dans lequel il est traité plus particulièrement des *acéphalocystes* qui se développent dans l'utérus, et auxquels les médecins assignent plus communément le nom générique d'*hydatides*.

VERSION DU FOETUS. Pour que l'accouchement se termine par les seules forces de la nature, il faut le concours de plusieurs conditions; il faut principalement que le fœtus présente, à l'orifice de l'utérus et aux détroits du bassin, l'une des extrémités de l'ovoïde qu'il représente tant qu'il est contenu dans l'utérus. Toutes les fois que c'est un autre point de la surface du fœtus qui répond à ces ouvertures, qu'il est placé en travers par rapport à elles, l'accouchement est impossible; il faut, pour qu'il puisse s'effectuer, changer la position du fœtus, le faire tourner dans la matrice : c'est ce qu'on appelle opérer la *version du fœtus*. Dès que les médecins ont commencé à s'occuper des accouchemens, ils ont reconnu ce fait. Hippocrate l'exprime clairement dans son premier livre des *Maladies des femmes*, et cherche à le rendre sensible en comparant le fœtus à un noyau placé dans une fiole à cou étroit; noyau que l'on ne peut extraire, s'il est disposé en travers. Celse donne le précepte formel d'amener avec la main vers l'orifice de la matrice la tête ou les pieds du fœtus, quand ces parties ne s'y présentent pas naturellement; mais Celse ne parle que de l'enfant mort, car de son temps on ne songeait à employer quelque procédé opératoire dans l'accouchement, que quand l'enfant était mort. Aëtius et Paul d'Egine font l'application de ce précepte à l'enfant vivant. Cette pratique resta ignorée aux médecins du moyen âge. On n'en trouve aucune trace dans les ouvrages de Rhodion et de Rueff; mais on la voit reparaître dès que les ouvrages des anciens commencèrent à être connus. Elle est indiquée dans l'*Harmonia gynæciorum* de Wolf. Franco et A. Paré en parlent en peu de mots, non comme d'une chose nouvelle ou d'une découverte qui leur appartînt, mais comme d'une chose vulgaire. Cependant, quelques médecins ont discuté pour savoir auquel des deux doit être attribuée la gloire de cette découverte. On voit, par ce qui vient d'être dit, qu'elle n'est due ni à l'un ni à l'autre. Guillemeau a développé le précepte de Celse en l'appliquant aux différens cas qui peuvent se présenter; et il mériterait par là, à plus juste titre que ces prédécesseurs, la gloire de l'invention. Dans presque tous les cas, il donne la préférence à l'accouchement par les pieds, sur celui dans lequel on ramène la tête à l'orifice de l'utérus. Sa manière de voir a été suivie par les accoucheurs qui sont venus depuis lui. Toutes les fois que le fœtus se présentait mal, on introduisait la main dans la matrice pour aller saisir les pieds, et tirer sur ces parties afin de changer la position du fœtus et de l'amener au dehors. Cependant, quand la tête était près de l'orifice de l'utérus, que le bassin était bien conformé, et que tout était bien disposé pour un accouchement naturel, on recommandait encore de repousser avec la main la partie qui se présentait à l'orifice de l'utérus, et de laisser descendre la tête ou même de la diriger avec la main, et de la placer vers cet orifice. Osiander, après avoir lu les ouvrages d'Hippocrate et de Celse, c'est-à-dire le petit nombre de lignes qu'ils ont écrites sur les accouchemens, crut devoir essayer la méthode de *retourner l'enfant sur la tête;* et l'ayant trouvée aussi avantageuse que facile à exécuter, il l'a pratiquée et enseignée publiquement. Voici le résumé de sa doctrine, relativement à ce point de pratique : « Ou la tête se trouve à la proximité de l'utérus, ou » elle en est éloignée; si la tête se présente dans une mauvaise » position à la proximité de l'orifice de l'utérus, l'accoucheur » doit chercher à lui donner une position naturelle, en donnant » à l'occiput une position plus basse qu'au front, et en le tour- » nant, s'il est possible, vers le pubis. Si la tête est éloignée » de l'orifice de la matrice, et que le bassin soit bien con- » formé, on fera mieux de tirer l'enfant par les pieds, en se ré- » servant d'appliquer le forceps, si l'extraction de la tête offre » quelques difficultés. Au contraire, dans le bassin dont le » détroit supérieur est trop étroit, la version sur les pieds sera » toujours funeste à l'enfant; il faudra, dans ce cas, se donner » toute la peine possible pour amener la tête dans ce détroit; et » quand elle y sera parvenue, on terminera l'accouchement par » le moyen du forceps. Cependant, si le détroit supérieur du » bassin offre assez d'ampleur pour que la tête puisse s'y enga- » ger et enclaver par de fortes douleurs, et qu'en même temps » le détroit inférieur soit trop rétréci par l'arcade du pubis trop » peu évasée et trop inclinée en dedans, on ne réussira pas à pou- » voir tirer la tête avec le forceps; en pareille occasion, c'est » par la version sur les pieds et l'application du forceps, quand » l'enfant est sorti jusqu'à la tête, qu'on parvient à tirer l'en- » fant sans le blesser. » Quelques accoucheurs, et notamment *M. Flamant*, ont adopté les idées d'*Osiander* à cet égard, et ont même été plus loin que lui. Le plus précieux avantage que l'on a cru trouver à cette méthode, est qu'elle présente souvent plus d'espoir et de moyens de conserver la vie à l'enfant. On s'appuie sur ce que l'on perd beaucoup moins des enfans que l'on amène au moyen du forceps, que de ceux que l'on amène par les pieds. On a admis ce résultat en lui-même, sans examiner de quelles causes il dépend, ou pour mieux dire, en l'attribuant à des causes bien incapables de le produire. Pour voir jusqu'à quel point il peut prouver en faveur de la version sur la tête, il faut considérer d'abord que l'accouchement naturel dans lequel l'enfant se présente par les pieds n'offre pas des chances sensiblement moins favorables à la conservation de la vie de l'enfant, que celui dans lequel il présente à l'orifice de l'utérus le sommet de la tête; et ensuite, que dans la version par les pieds les dangers que court le fœtus sont en raison de la compression qu'il a éprouvée et qu'il éprouve encore de la part de l'utérus, en raison de la difficulté que cette compression oppose aux mouvemens qu'on doit lui faire exécuter, et des violences qui en résultent. Comme ces circonstances n'existent pas dans la version sur la tête, il n'y a pas de comparaison à établir entre elle et la version sur les pieds. En effet, suivant la remarque fort juste de M. Schweighœuser, pour que l'on puisse opérer la version sur la tête, il faut que l'orifice de l'utérus soit suffisamment dilaté ou disposé à l'être, que de fortes contractions de cet organe ne s'opposent pas à la manœuvre de l'opérateur, et même que le fœtus conserve encore une grande mobilité, car tout ce qu'on peut faire, c'est de soulever la partie qui se présente à l'orifice pour laisser tomber la tête vers cette ouverture, et ensuite de diriger la tête avec la main pour lui donner une position convenable. Cette partie n'offre pas à la main de l'opérateur une prise assez facile pour qu'il puisse exercer des tractions sur elle, comme il peut le faire sur les pieds, et vaincre des résistances s'il s'en présente. Aussi, on ne doit entreprendre cette opération que lorsqu'on est convaincu de la possibilité de donner à la tête une position telle, qu'on puisse ensuite confier son expulsion aux contractions utérines, ou l'extraire avec le forceps. D'après cela, on voit que les cas dans lesquels on peut, avec avantage pour la mère et pour l'enfant, ramener la tête à l'orifice de la matrice sont très-rares, même lorsqu'elle est près de cet orifice. Lorsqu'elle est éloignée de l'orifice, je ne pense pas qu'on puisse trouver plus d'avantages à l'y ramener qu'à extraire l'enfant par les pieds. Les cas où on pourrait le faire seraient encore plus rares que les précédens, même en admettant les suppositions posées par M. Flamant, pour fortifier la proposition d'aller chercher la tête du fœtus quand il présente les fesses à l'orifice de l'utérus, et que le bassin offre un défaut de proportion tel, que le fœtus périrait avant qu'on ait pu extraire la tête : tel est le cas où un fœtus monstrueux serait privé des membres inférieurs, ou ne présenterait que de petits moignons près des fesses, qui ne fourniraient point assez de prise aux mains de l'accoucheur pour tirer au dehors l'extrémité inférieure du tronc, et où la mobilité du tronc laisserait entrevoir la possibilité de faire descendre la tête en soulevant les fesses; tel est encore celui d'une femme dont le détroit abdominal ne présente que trois pouces et trois lignes de diamètre sacro-pubien, si elle a perdu plusieurs fœtus venus par les fesses, et qu'ils aient tous offert une tête plus grosse que dans l'état naturel, si l'on est obligé de rompre les membranes, ou si, peu de temps après l'écoulement des eaux, le fœtus paraît assez mobile dans l'utérus. Sauf un nombre de cas fort limité, c'est donc à la version par les pieds qu'il faut avoir recours, quand le fœtus ne se présente pas convenablement à l'orifice de l'utérus; c'est d'elle que je vais m'occuper. Mais la forme de cet ouvrage ne me permettant pas d'entrer dans le détail de tous les cas particuliers, je me bornerai à tracer des regles générales précises, mais cependant capables de diriger l'accoucheur dans toutes les circonstances, comme je l'ai fait en parlant du forceps. Denman, Baudelocque, Schweighœuser, et d'autres observateurs, ont rapporté des exemples de versions du fœtus qui se sont opérées spontanément : on lit même dans l'ouvrage de Louise Bourgeois qu'un fœtus laissa sortir son bras et le retira ensuite, et que l'accouchement ne se fit que deux mois après. Cette histoire passe toute croyance. Les cas de version spontanée sont trop rares pour qu'on puisse espérer de les voir se reproduire au besoin, et pour qu'on puisse compter en rien sur le pouvoir salutaire de la nature pour la terminaison heureuse de l'accouchement, lorsque le fœtus est mal placé dans l'utérus. Ces changemens spontanés de position ne peuvent avoir lieu que quand l'utérus est encore distendu par l'eau de l'amnios, et quand le fœtus est très-petit et par conséquent très-mobile. Il est impossible d'en assigner les causes, et je crois que ce serait bien en vain qu'on chercherait à imiter le procédé de la nature, en imprimant au corps de la femme des secousses en divers sens, comme il est recommandé de le faire dans un fragment informe, faussement attribué à Hippocrate, et comme on prétend l'avoir fait nouvellement avec succès, pour changer une position transversale de la tête dans l'excavation du bassin. D'ailleurs ces changemens de position n'ont pas toujours été avantageux ; et Baudelocque, a cru devoir conseiller de rompre promptement les membranes, quand le fœtus, après avoir pris successivement diverses positions, se présente enfin d'une manière convenable, voulant par là l'empêcher d'en changer encore : conseil qui me semble très-judicieux.

Les causes qui nécessitent l'extraction du fœtus par les pieds, ou qui rendent ce procédé préférable à tout autre, ont été exposées et appréciées à l'article DYSTOCIE. Après avoir bien reconnu l'existence d'une de ces causes et la nécessité d'opérer, après avoir exactement déterminé la situation du fœtus dans l'utérus, l'accoucheur doit fixer le temps convenable pour entreprendre son opération. Quand il n'existe aucun accident pressant, et que la mauvaise position du fœtus est la seule cause qui force à recourir à l'opération, il faut attendre que l'orifice de l'utérus soit complétement dilaté, ou au moins qu'il soit aminci, souple, et suffisamment dilatable, pour permettre facilement le passage de la main de l'accoucheur et ensuite celui du fœtus. En agissant autrement, outre les difficultés que l'on rencontrerait soit pour introduire la main, soit pour la faire mouvoir ensuite dans l'utérus, soit pour extraire le corps du fœtus, on aurait encore le grave inconvénient de contondre et de déchirer les lèvres de l'orifice. On doit aussi opérer immédiatement après la rupture des membranes, et profiter de ce que la matrice, n'étant pas encore revenue sur elle-même, conserve toute son étendue. La facilité que l'on trouve alors à faire mouvoir le fœtus et à changer sa position est un si grand avantage, que quelques accoucheurs ont recommandé de ne pas rompre les membranes, mais de porter la main entre elles et la surface interne de l'utérus, jusqu'à ce qu'elle soit arrivée vers le fond de l'organe, pour les déchirer à cet endroit et opérer la version du fœtus. M. Morlanne a renouvelé ce précepte, il y a quelques années. On a fait plusieurs objections assez graves contre cette manière d'agir; mais elles doivent disparaître devant la considération de la facilité qu'elle donne en raison de la grande mobilité que le fœtus conserve. Peut-être pourrait-on redouter l'action de la main qui porte à nu sur la paroi de l'utérus ; peut-être pourrait-on craindre de rencontrer le placenta, et de déterminer son décollement prématuré ? Ces craintes sont certainement exagérées. Pour s'en affranchir, cependant, on pourrait rompre les membranes au centre de l'orifice en introduisant la main; le bras de l'accoucheur, occupant l'orifice du vagin, s'opposerait à l'issue de l'eau de l'amnios; et l'on trouverait autant d'avantage qu'à ne percer les membranes que vers le fond de l'utérus. J'ai supposé jusqu'à présent que l'accoucheur est maître de choisir le moment le plus favorable pour opérer. Il n'en est pas toujours ainsi : Une hémorrhagie utérine, ou tout autre accident qui met les jours de la femme dans un danger pressant, peut forcer d'opérer avant que l'orifice soit complétement dilaté, avant même qu'il ait commencé à se dilater. La crainte de voir la femme succomber en peu d'instans, la nécessité de la sauver, doivent l'emporter sur toute autre considération. Il faut dilater forcément l'orifice, mais apporter à cette opération tous les ménagemens qui peuvent en prévenir les mauvais effets. On introduira d'abord un doigt, puis deux, puis trois, puis la main tout entière, convenablement disposée, en écartant doucement et avec précaution les bords de l'orifice. Dans d'autres cas, il n'existe pas d'accidens, mais les membranes se sont ouvertes prématurément, l'eau de l'amnios s'écoule, et la matrice se contractera d'autant plus que l'on attendra davantage. On est dans l'alternative d'avoir à lutter contre les difficultés qui résultent du resserrement de l'orifice de l'utérus, ou contre celles qui dépendent de la contraction du corps de cet organe. Il est un cas où ces deux sortes de difficultés se rencontrent fréquemment, c'est lorsque le fœtus présente l'épaule à l'orifice de l'utérus, et que son bras a franchi cet orifice avant qu'il ne soit dilaté. Le bras et l'épaule se tuméfient souvent, semblent remplir complétement le vide de l'orifice et opposer à l'introduction de la main un obstacle insurmontable. Cette circonstance a pendant long-temps fixé uniquement l'attention des observateurs; pour lever cet obstacle, plusieurs accoucheurs n'ont trouvé rien de mieux à proposer et à exécuter, que d'arracher le bras en le tordant, ou d'en faire l'amputation régulière; et pour faire cette opération, on a inventé divers instrumens. Ces pratiques barbares ont dû devenir de plus en plus rares, et enfin disparaître entièrement, à mesure qu'on a mieux étudié la théorie des accouchemens laborieux; et actuellement il n'est plus permis à un homme instruit de les mettre en usage en aucun cas. L'idée d'un resserrement spasmodique de l'orifice de l'utérus sur bras du fœtus, de manière à y produire une sorte d'étranglement, s'est également évanouie. On a reconnu que le bras n'est serré, ou ne paraît l'être, que parce qu'il s'est gonflé, et que l'orifice ne s'est pas encore assez dilaté pour lui rendre la liberté qu'il avait nécessairement avant de se tuméfier; qu'en attendant cette dilatation, le bras cessera de faire obstacle à l'introduction de la main, car il n'est jamais assez volumineux pour occuper une partie notable du cercle de l'orifice entièrement ou presque entièrement dilaté. Il est vrai que, pendant que l'on attend ainsi, l'utérus, dont l'orifice ne se dilate que par l'effet des contractions du corps, s'applique de plus en plus sur le corps du fœtus, et l'étreint avec tant de force qu'on a toutes les peines du monde à faire pénétrer la main. Deleurye, qui avait bien reconnu cette difficulté, dit que dans un cas semblable, comme il ne pouvait porter la main assez avant pour atteindre les pieds, Péan lui conseilla de saisir la main du fœtus opposée à celle qui était descendue dans le vagin; qu'il exécuta ce conseil, et qu'ayant, par des tractions exercées sur cette main, changé la position du fœtus, et dégagé le col de l'utérus, il put porter sa main sur les pieds, les saisir et les entraîner au dehors. De ce fait il déduit le précepte général d'agir de la même manière en pareille circonstance. Baudelocque n'approuve pas ce précepte, parce qu'il pense, avec raison, suivant moi, que si on peut introduire la main assez avant, pour saisir la main du fœtus, on pourra bien pénétrer un peu plus avant pour arriver jusqu'aux pieds. Dans un cas semblable, pour lequel je fus appelé, l'enfant se présentait dans la deuxième position de l'épaule droite (suivant la classification de Solayrès), les eaux étaient écoulées, et le bras sorti depuis huit jours; l'utérus était fortement collé sur la surface du corps du fœtus; il repoussait ma main avec tant d'énergie, que je désespérai pendant quelque temps de parvenir à vaincre sa résistance; je ne parvins en effet à introduire la main qu'en écrasant la poitrine du fœtus qui était mort depuis quelques jours: mais dès que ma main eut pénétré dans l'utérus, je parvins, quoique avec peine, à saisir les pieds: je ne crois pas que j'eusse eu plus de facilité à saisir la main gauche. L'accoucheur, placé entre deux écueils, doit tâcher de garder un juste milieu et de saisir l'instant favorable; mais pendant son expectation il doit mettre en usage tous les moyens propres à prévenir et à combattre la trop grande rigidité des fibres du corps et du col de l'utérus, à relâcher et assouplir ces parties, tels que les bains, les saignées, les embrocations et injections émollientes et narcotiques. Les préparations de belladone, mêlées à de l'huile ou à un autre corps gras et doux, peuvent être portées avec avantage dans le vagin.

La situation à donner à la femme est la même que celle qui a été prescrite pour l'application du forceps (*voyez* FORCEPS); les aides seront disposés de la même manière. L'accoucheur doit être appuyé sur un genou, être assis ou debout, selon la hauteur du lit sur lequel la femme est placée : il serait plus maître de ses mouvemens, s'il pouvait se tenir debout; mais pour cela il faudrait que la femme fût placée sur un lit assez élevé, car la main et l'avant-bras de l'accoucheur, pour pénétrer dans l'utérus, doivent inévitablement suivre l'axe du détroit supérieur, c'est-à-dire, en raison de la situation de la femme, une ligne qui, considérée relativement à l'accoucheur, se porterait de bas en haut et d'arrière en avant.

Pour porter la main dans le vagin, et de là dans l'utérus, on doit choisir l'intervalle de deux contractions utérines, et profiter du relâchement où se trouvent alors les parties. On recommande d'introduire la main dans le vagin pendant la douleur, parce que la femme, en poussant, semble venir au devant d'elle, et qu'elle confond la douleur qui est produite par l'introduction de la main avec celle qui résulte de la contraction utérine; mais on veut que l'on attende la cessation de la douleur pour pénétrer dans l'utérus. Cette distinction de deux temps me semble bien subtile, bien difficile à suivre dans la pratique, et inutile. Il faut disposer la main de manière qu'elle offre le moindre volume possible. Suivant le conseil généralement donné, les extrémités des cinq doigts doivent être réunies de manière à présenter le sommet d'un cône, dont la base est formée par les articulations des premières et des secondes phalanges entre elles. Mon père voulait que les quatre doigts fussent rapprochés de manière à former une gouttière dans laquelle le pouce est reçu et s'efface, la main formant alors un cône beaucoup plus alongé, et dont la base est moins large. Cette disposition me semble la plus convenable; je me suis toujours bien trouvé de l'avoir adoptée, et je vois que les praticiens l'adoptent généralement. La surface dorsale de la main se trouve seule en rapport avec les parois du vagin et de l'utérus; elle doit seule être enduite d'un corps gras ou mucilagineux qui en facilite le glissement. La même précaution doit être prise pour la partie de l'avant-bras, que l'on présume devoir être introduite dans ces parties. On doit d'abord diriger la main suivant la direction de l'axe du détroit inférieur pour la faire pénétrer dans le vagin ; mais ensuite on doit la diriger en avant, suivant la direction de l'axe du détroit supérieur, pour la porter dans l'utérus. Quand on introduit la main dans le vagin, il faut qu'elle soit placée de champ, c'est-à-dire dans une situation moyenne entre la pronation et la supination. On la laisse dans cette situation, quand elle doit suivre la paroi latérale de l'utérus ; on la met en supination pour suivre la paroi postérieure, et en pronation pour glisser derrière la paroi antérieure. Dès que l'on commence à porter une main dans l'intérieur des organes génitaux, et jusqu'à ce que la version du fœtus soit opérée, il faut que l'autre main soit exactement appliquée sur la surface antérieure de l'abdomen, pour soutenir l'utérus et le maintenir appuyé sur le détroit supérieur. C'est une précaution qu'il ne faut jamais manquer de prendre, quand on doit introduire une main dans l'utérus ; faute de cette précaution, dans les efforts souvent assez violens que l'on est obligé de faire pour pénétrer dans la cavité utérine, on soulève, on repousse l'utérus, on distend la partie du vagin qui s'unit à cet organe, et on risque de la déchirer, ainsi que les parois utérines elles-mêmes. Cette main, placée à l'extérieur, sert en outre, dans certains cas, à imprimer une direction convenable à l'utérus et au fœtus qu'il contient, et même à ramener, pour ainsi dire, les pieds au devant de la main qui va les chercher. Elle peut aussi servir à éloigner du détroit supérieur, par de douces pressions, la tête ou les épaules du fœtus, si elles s'en rapprochaient, et tendaient à venir y former obstacle à l'abaissement des pieds.

Le choix de la main qu'il faut introduire est toujours déterminé par la considération de la position du fœtus dans l'utérus. On peut établir comme précepte général que l'on doit se servir de la main dont la paume regarde naturellement la surface antérieure du fœtus, et se porte le plus directement vers les pieds ; mais ce précepte souffre des exceptions. Je vais entrer dans quelques détails sur ce point qui est un des plus importans. Quand l'enfant présente à l'orifice de l'utérus une des deux extrémités de son grand diamètre, ou une des régions de ses surfaces latérales, si sa surface antérieure regarde plus ou moins directement la partie latérale droite de la mère, c'est la main gauche qu'il convient d'employer; c'est au contraire la main droite, quand la surface antérieure est tournée à gauche; et quand elle est tournée directement en avant ou en arrière, ce qui est assez rare, il est indifférent de se servir de l'une ou de l'autre main. Il en est de même, quand un des points des surfaces antérieure ou postérieure du fœtus répond à l'orifice de l'utérus, et que les pieds sont portés directement en avant ou en arrière; mais quand dans ces cas les pieds occupent la partie latérale droite de l'utérus, on porte la main droite pour les saisir, et au contraire la main gauche, quand ils occupent la partie latérale gauche de l'utérus. Dans les positions de l'épaule, et des autres régions des surfaces latérales du corps, dans lesquelles le fœtus est placé suivant le diamètre transversal du grand bassin, quand les pieds sont situés vers la fosse iliaque droite, si l'abdomen regarde en arrière, il faut introduire la main droite; et s'il regarde en avant, on introduit au contraire la main gauche. La raison de cette différente manière d'agir est fondée sur ce que, dans ces positions transversales, la main ne peut point passer facilement entre le corps du fœtus, et la partie postérieure des pubis, tandis qu'elle pénètre facilement en arrière le long des gouttières qui sont sur les côtés de l'angle sacro-vertébral. Or, dans le premier cas, la main droite, glissant entre l'abdomen du fœtus et la région sacrée du bassin, arrive directement sur les pieds, et les ramène aussi facilement vers l'abdomen: dans le second cas, cette même main, glissant entre le dos du fœtus et la région sacrée du bassin, arriverait difficilement sur les pieds, et ne pourrait les ramener que vers le dos du fœtus, direction dans laquelle les cuisses ne peuvent se fléchir; la main gauche, au contraire, introduite entre les mêmes parties, sera facilement ramenée d'arrière en avant, le long des fesses du fœtus, en suivant la partie droite du grand bassin, et entraînera avec elle les membres inférieurs qu'elle fléchira sur l'abdomen, et attirera dans le vagin, ensuite au dehors, en faisant tourner le corps du fœtus sur lui-même. L'inverse aura lieu, si les pieds sont situés vers la fosse iliaque gauche.

Si on porte la main dans l'utérus, sans s'être auparavant bien rendu compte de la disposition du fœtus, bien que la cavité de cet organe soit assez rétrécie, qu'elle le soit souvent beaucoup trop, on s'y trouve comme perdu, on ne sait où se diriger. J'ai entendu des personnes dire qu'il faut aller à la recherche des pieds ; il me semblait voir des navigateurs errans dans les mers immenses du pôle austral, en cherchant les traces de l'infortuné Lapeyrouse. Cette expression rend cependant assez bien l'incertitude d'un accoucheur qui agit sans méthode. Au contraire, celui qui connaît son art, en introduisant sa main dans l'utérus, empoigne la partie qui se présente à l'orifice, la soulève, l'éloigne du détroit supérieur; puis il suit le côté du fœtus qui répond à la face palmaire de sa main, et arrive ainsi sur les fesses dont les pieds se trouvent rapprochés; il saisit les membres inférieurs, et les ramène dans le sens naturel de leur flexion. Il ne faut pas craindre d'introduire la main trop profondément; il faut se ménager la faculté d'agir avec aisance, et ne pas atteindre les pieds seulement du bout des doigts. Après que la main de l'accoucheur est arrivée sur les fesses du fœtus, il doit saisir, empoigner cette partie, en portant le pouce dans le pli de l'aine, et l'abaisser de manière à augmenter la courbure naturelle du corps en avant, à la pelotonner, selon l'expression pittoresque d'un de nos plus célèbres professeurs, à lui donner une forme globuleuse qui facilite sa rotation dans l'utérus. On commence ainsi à opérer véritablement la version. Pour la terminer avec le plus de facilité possible, et par conséquent avec le moins de douleur possible pour la mère et le moins de risque pour le fœtus, il faut que l'accoucheur ait continuellement présens à l'esprit les faits suivans : la colonne vertébrale ne peut se fléchir que sur sa partie antérieure; c'est en avant aussi que s'opère la flexion de la tête et celle des cuisses; c'est aussi dans ce sens qu'il faut ramener les membres inférieurs dans tous les cas. Si on les développait en arrière, le corps du fœtus ne formerait plus qu'une ligne droite, longue, inflexible, arcboutée par ses deux extrémités contre les parois de l'utérus et celles du grand bassin, et par cela même immobile, comme j'ai eu occasion de le voir, ce qui m'a rendu bien plus difficile la terminaison de l'accouchement, car il m'a fallu commencer par réduire le fœtus à sa disposition primitive. L'abduction des cuisses est très-bornée; et, si on veut la porter un peu loin, on s'expose à luxer ou à fracturer le fémur; l'adduction est au contraire facile, et peut sans inconvénient être portée assez loin; c'est donc dans le sens de l'adduction qu'il faut porter le membre inférieur, quand on ne peut d'abord en saisir et en dégager qu'un seul. Le diamètre transversal du grand bassin, et celui du détroit supérieur, étant ceux qui ont le plus d'étendue, c'est dans leur sens qu'il faut ramener le grand diamètre du corps du fœtus. La partie postérieure de l'utérus, appuyant contre la surface saillante du corps des vertèbres lombaires, ce n'est jamais de ce côté qu'il faut tourner le dos de l'enfant, mais bien vers les parties supérieure ou antérieure de cet organe qui, ne répondant qu'à des parties molles et flexibles, peuvent facilement s'accommoder à la courbure de la colonne vertébrale du fœtus. Enfin, pour que la terminaison de l'accouchement soit facile et avantageuse, quand le fœtus vient les pieds les premiers, il faut que la surface antérieure de son corps corresponde à la région postérieure du bassin (*voyez* ACCOUCHEMENT). La méditation de ces faits servira à résoudre les questions les plus importantes, telles que celle du choix de la main à employer, celle de savoir quel pied on doit amener, quand on n'en peut saisir qu'un seul, dans quel sens il faut diriger les pieds, qu'elle direction on doit imprimer au corps du fœtus, et pour cela sur quel pied il convient d'exercer les plus fortes tractions, ou si on doit tirer également sur tous les deux.

Il y a toujours beaucoup d'avantages à saisir les deux pieds et à les amener ensemble dans le vagin; mais on ne peut pas toujours y parvenir, on ne peut pas même toujours réussir à dégager le premier pied que l'on a choisi, car les deux pieds sont quelquefois croisés l'un sur l'autre, et il faut bien commencer par amener celui qui est en-dessus. Quand un pied est ainsi amené, on l'entraîne dans le vagin et même hors de la vulve, si on peut, et on y attache un lacq (*voyez* ce mot), non dans l'intention d'exercer immédiatement de fortes tractions sur le membre, mais pour pouvoir facilement l'attirer simultanément avec l'autre, quand celui-ci aura été amené à son tour. Pour arriver sûrement et sans hésitation sur le second pied, dans ce cas, il faut suivre le côté externe du membre déjà dégagé, et remonter ainsi sur les fesses vers lesquelles on trouve le second. Si on ne prenait cette précaution on serait exposé à prendre le pied d'un second enfant, s'il y en a deux dans l'utérus, et si leurs membranes se trouvent déchirées en même temps. Une fois que les deux membres se trouvent développés sur la région abdominale, on les saisit en plaçant le doigt indicateur entre les jambes, au-dessus des malléoles internes, le pouce et les autres doigts au-dessus des malléoles externes, et on les entraîne à travers l'orifice de l'utérus, le vagin et la vulve, en tirant également sur les deux pieds, s'il convient d'amener le corps dans la direction où il se trouve, ou en exerçant de plus fortes tractions sur l'un des deux, si l'on veut abaisser un des côtés du corps du fœtus pour le déterminer à tourner sur lui même. A mesure que l'on entraîne les pieds, les hanches du fœtus descendent et abandonnent le lieu qu'elles occupaient; la partie supérieure du corps remonte et vient occuper ce même lieu. La version du fœtus est opérée, et son expulsion peut être confiée aux seuls efforts de la nature. Le mouvement de rotation que l'on doit faire exécuter au fœtus éprouve cependant quelquefois des difficultés, parce que la tête reste appuyée sur le bord du grand bassin; plus on tire sur les pieds, le corps étant plié sur lui-même, plus on attire en même temps la tête vers le détroit supérieur. On doit alors chercher à la diriger, par de douces pressions exercées de bas en haut avec la main qui est à l'extérieur sur la saillie que la tête et les épaules forment à travers les parois de l'abdomen; on peut aussi la repousser avec le talon de la main qui tient les pieds, ou même quitter les pieds qu'on retrouvera toujours facilement, et saisir la tête pour la porter vers le fond de l'utérus.

Je viens de dire que lorsqu'une fois la version du fœtus est opérée, on peut confier son expulsion aux seuls efforts de la nature. Mais doit-on le faire? ou pour mieux dire, dans quels cas doit-on le faire? telle est la question qu'il s'agit d'examiner. En abandonnant à la nature la terminaison de l'accouchement, a-t-on dit, le fœtus n'éprouve pas de tractions qui puissent lui être nuisibles; le passage de la vie intra-utérine à la vie extra-utérine n'est pas brusque, il est lent et gradué, comme dans l'accouchement naturel; l'utérus n'est pas vidé subitement, on n'a pas à craindre qu'il reste dans un état d'inertie, et par suite qu'il se renverse sur lui-même ou devienne le siége d'une hémorrhagie; on n'a pas à craindre que le col utérin, se resserrant sur le cou du fœtus, apporte de grandes difficultés au passage de la tête. Les craintes sont elles bien fondées? Les avantages sont-ils aussi grands qu'on l'a supposé? Si l'on a opéré quand l'orifice était complétement dilaté, on ne doit pas craindre qu'il se resserre de nouveau; si on a été forcé d'opérer avant cette époque, les bras retenus par le resserrement même de l'orifice, ne se trouveront-ils pas étendus sur les parties latérales du cou et de la tête, et ne soutiendront-ils pas les bords de cet orifice? Quant à l'inertie, est-elle vraiment à redouter? Un organe éminemment contractile, comme est l'utérus, après avoir été vivement excité par la présence de la main de l'accoucheur et par les mouvemens qu'il a fait exécuter au fœtus, restera-t-il dans l'inaction? N'observe-t-on pas plus communément qu'il se contracte fortement, et qu'il seconde puissamment, par son action, les efforts de l'accoucheur? Le cas où on pourrait se croire fondé à appréhender cette inertie de l'utérus, ne me semble pas devoir être celui où on devrait attendre de la nature la terminaison de l'accouchement; car alors le fœtus, restant arrêté trop long-temps au passage, courrait risque de périr par suite de l'interruption de la circulation dans le cordon ombilical, qui serait frappé par l'air extérieur et comprimé par le ressort des parties de la mère. D'ailleurs il serait facile d'obvier aux inconvéniens d'un accouchement trop prompt, en graduant lentement l'extraction du fœtus, et en faisant usage des moyens propres à solliciter la contraction de l'utérus. Excepté un petit nombre de cas où il faut agir avec promptitude, pour soustraire la femme au danger pressant résultant d'une hémorrhagie foudroyante ou de quelque autre accident semblable, on doit procéder à l'extraction du fœtus, avec lenteur, sans secousses, sans violence, attendant l'effet des contractions utérines, secondant leur action plutôt que cherchant à les prévenir. Par ce moyen, on évitera des tractions trop fortes sur la colonne vertébrale et la moelle épinière, et la naissance du fœtus ne sera pas trop précipitée. D'ailleurs dans un grand nombre d'accouchemens naturels, l'expulsion du fœtus n'est-elle pas beaucoup plus rapide que ne peut l'être son extraction dans l'accouchement artificiel, sans cependant qu'il en résulte des inconvéniens pour sa santé? De ce qui vient d'être dit, il résulte que si dans quelques cas il faut se hâter d'extraire le fœtus, le plus souvent on peut confier son expulsion à la nature, mais qu'il vaut mieux suivre une voie moyenne, également éloignée de trop de lenteur et de trop de précipitation. On aura ainsi l'avantage de tirer plus promptement la femme de l'anxiété où elle est sur son sort et sur celui de son enfant, depuis l'instant où elle a consenti à se soumettre à l'opération, ce qu'elle n'a fait que dans l'espoir d'être bientôt délivrée de ses souffrances.

Pour l'extraction du fœtus, l'accoucheur a un guide qui ne peut l'égarer, c'est la nature; il doit imiter en tout le procédé qu'elle suit dans l'expulsion du fœtus qui se présente par les pieds. Aussitôt que les pieds sont arrivés à l'extérieur, il faut les saisir séparément, après les avoir enveloppés d'un linge sec pour empêcher qu'ils ne glissent entre les doigts. Le pied qui est situé vers la partie antérieure de la vulve sera tenu avec la main, dont la paume regarde la partie antérieure du fœtus, et l'autre avec la main du côté opposé. On doit avoir soin d'appliquer sur les parties du fœtus de larges surfaces des mains, pour diminuer les effets de la pression en la répartissant sur un plus grand nombre de points, et de reporter les mains successivement sur les parties au fur et à mesure qu'elles se montrent à l'extérieur, pour éviter l'inconvénient d'une pression trop longtemps continuée sur les mêmes parties, et de tractions faites sur les mêmes articulations. Les tractions doivent être faites avec douceur, d'une manière soutenue et non par saccades, en ligne droite, et non en portant le corps alternativement de droite à gauche, ou d'avant en arrière, ou en lui faisant décrire des mouvemens de circonduction. Ces mouvemens que quelques personnes exercent, et même avec brusquerie, dans le but de désengréner pour ainsi dire la surface du corps du fœtus, sont inutiles, car cette surface, enduite d'une matière cérumineuse, et mouillée par l'eau de l'amnios, le sang et les mucosités qui s'échappent de l'utérus, ne peut être retenue par un frottement considérable; ils peuvent être très nuisibles par leur effet sur la moelle épinière. Le corps de l'enfant sera porté en bas et en arrière, en l'appuyant sur le bord du périnée, pour lui faire suivre, autant qu'il sera possible, la direction de l'axe du détroit supérieur; et, en le faisant avancer, on lui fera décrire une spirale qui le ramène de plus en plus dans une situation telle que son dos réponde à une des branches de l'arcade des pubis, et l'abdomen au ligament sacro-ischiatique, du côté opposé : situation qu'il prendra d'autant plus facilement qu'on aura déjà dû l'y disposer en opérant la version. Le fœtus disposé de cette manière présentera les épaules, et ensuite le diamètre bipariétal, suivant l'un des diamètres obliques du détroit supérieur, et le diamètre occipito-bregmatique, suivant le diamètre oblique opposé, le face regardant la courbure du sacrum : disposition qui a été démontrée être la plus favorable à l'accouchement

(*voyez* ACCOUCHEMENT). Lorsque les hanches ont dépassé la vulve, on porte une main sur la partie antérieure du bassin, et l'autre sur la partie postérieure. Les mains doivent rester appliquées sur cette partie, qui seule présente des os pour point d'appui. Placées plus haut, les mains porteraient sur l'abdomen, et contondraient inévitablement les organes contenus dans cette cavité. Aussitôt que l'abdomen s'avance à la vulve, pour éviter que le cordon ombilical, retenu par la pression qu'il éprouve, ne soit tiraillé, et qu'à cause de l'angle aigu qu'il forme, il ne se déchire à l'endroit de son insertion, il faut le saisir avec le pouce et le doigt indicateur de la main qui répond à l'abdomen, et attirer au-dehors une portion de sa partie placentaire, suffisante pour former une anse dont le développement corresponde à la longueur du corps du fœtus. Cette anse sera portée vers la partie postérieure de la vulve où elle sera à l'abri de la compression. On aurait de même l'attention de tirer la portion placentaire du cordon, si celui-ci était passé entre les cuisses; on tâcherait même de faire passer dans l'anse du cordon le membre qui est vers le périnée. S'il n'était pas possible d'en attirer au-dehors une quantité suffisante pour prévenir sa tension, qu'il fût tendu et menaçât de se rompre ou de détacher et d'entraîner le placenta, il ne faudrait pas balancer à le couper, en ayant soin de mettre la plus grande promptitude à terminer l'accouchement.

Les épaules qui auront franchi le détroit supérieur en s'y présentant suivant un des diamètres obliques, devront, une fois qu'elles seront descendues dans l'excavation, être ramenées dans la direction du diamètre antéro-postérieur; et alors, en tirant sur le corps du fœtus, l'accoucheur le porte vers la partie antérieure de la mère. Les épaules s'engageront bientôt au détroit inférieur, celle qui est vers le périnée avançant plus que celle qui est sous la symphyse des pubis. Avec le doigt indicateur et le pouce de la main qui répond au dos du fœtus, il va saisir l'épaule, qui est en arrière, pendant qu'il soutient le corps avec l'autre main; il l'abaisse en la faisant glisser sur le tronc; puis il porte le doigt indicateur et celui du milieu sur toute la longueur de l'humérus, qu'il protège ainsi contre le danger d'être fracturé, et appuyant l'extrémité de ces doigts sur le pli du coude, il force le bras à descendre le long du thorax, et à sortir vers la partie postérieure de la vulve. Ce bras étant dégagé, il l'applique le long du corps de l'enfant, en l'enveloppant du même linge, et soutient ce corps avec la main qui vient d'opérer, tout en l'abaissant vers le périnée. Il peut alors procéder à l'extraction du membre qui est derrière les pubis, et qui, jusque là, resserré entre les branches de ces os, ne se serait dégagé qu'avec la plus grande peine. Avec le doigt indicateur et le pouce de la main qui est libre et qu'il tient dans une pronation forcée, il saisit et abaisse l'épaule, et portant deux doigts étendus sur l'humérus, en même temps qu'il appuie sur le pli du coude, il dirige le bras vers la partie postérieure de la vulve, là où se trouve la plus grande largeur du détroit inférieur; en même temps il élève le côté opposé du fœtus, en le faisant tourner sur son axe. Le bras se trouve bientôt dégagé et extrait de la manière la plus facile et la plus favorable; et on le place le long du tronc, comme on l'a fait pour le bras qui a été dégagé le premier.

Il ne reste plus à extraire que la tête, qui, lorsque le détroit supérieur est vaste, se trouve déjà descendue au détroit inférieur, mais qui quelquefois ne peut être amenée à ce point qu'avec la plus grande difficulté. Dans les circonstances favorables, on doit confier son expulsion aux efforts de la femme, en se bornant à lui donner une direction convenable; mais si la femme court quelque risque imminent, et du côté de l'enfant, si la circulation dans le cordon ombilical cesse ou s'affaiblit, si la respiration, qui s'était établie, devient gênée et laborieuse, et paraît entravée par quelque obstacle, il faut procéder à l'extraction de la tête. Pour cela, il faut lui faire exécuter les mêmes mouvemens qu'elle aurait suivis d'elle-même dans l'accouchement naturel. On y parvient, en portant deux doigts de la main qui répond à la partie antérieure du fœtus, en arrière le long de la face, jusque sur les parties latérales du nez. Ces doigts appuieront sur la mâchoire supérieure, qui leur offre un point d'appui solide, pour abaisser la face, pendant qu'avec deux doigts de l'autre main on repoussera l'occiput. Après avoir ainsi saisi la tête entre ces doigts, on ramène son diamètre occipito-bregmatique dans un des diamètres obliques du détroit supérieur; et faisant alors de légères tractions sur le tronc, que l'on soutient avec les paumes des mains et les autres doigts, on la fait descendre dans l'excavation; puis on lui imprime un léger mouvement de rotation qui place l'occiput derrière la symphyse des pubis, en se gardant bien de tirer sur le tronc, avant d'être parvenu à donner à la tête cette situation. On déprime de plus en plus la face, et on la dégage enfin, en élevant le tronc vers le pénil. Quelques efforts de la femme aideront puissamment la sortie de la tête; mais on ne doit jamais exercer de fortes tractions sur le tronc, la mort de l'enfant, s'il est encore vivant, et la déchirure ainsi que la séparation du cou, s'il est mort, pouvant être le résultat immédiat des tractions. Encore moins doit-on faire tirer sur le corps du fœtus par un aide; car cet aide ne pourrait coordonner ses tractions avec les mouvemens des parties qui sont à l'intérieur, et les modérer à temps. Si on en emploie un, il ne doit que soutenir le corps. Si la tête éprouve quelques difficultés un peu notables à travers les détroits ou l'excavation du bassin, on ne doit pas hésiter à appliquer le forceps, suivant les principes qui ont été développés en parlant de cet instrument (*voyez* FORCEPS). Ce qui vient d'être dit prouve l'utilité de cette pratique, qui est recommandée par tous les accoucheurs habiles.

Je suis entré sur le manuel de la version du fœtus dans des détails que quelques personnes trouveront peut-être trop minutieux; mais j'ai voulu dans l'exposition de ces préceptes généraux prévoir tous les cas particuliers que la nature de cet ouvrage ne me permettait pas de parcourir. J'espère y avoir réussi, et je suis persuadé que les jeunes praticiens trouveront qu'il n'y a pas un de ces préceptes qui soit superflu, et dont l'omission ne puisse avoir de graves inconvéniens. En les suivant, je n'ai jamais trouvé d'accouchemens impossibles, je n'ai jamais été dans la nécessité de mutiler le fœtus, je n'ai jamais eu à remédier à la fracture ou à la luxation de ses membres.

(DESORMEAUX.)

VERT-DE-GRIS. *Voyez* CUIVRE (acétate de).

VERTÉBRAL, ALE, adj. *vertebralis;* qui a rapport aux vertèbres.

VERTÉBRAL (canal). *Voyez* RACHIS.

VERTÉBRALE (l'artère) est une des branches les plus considérables de la SOUS-CLAVIÈRE. *Voyez* ce mot.

VERTÉBRALE (la colonne) est une longue tige osseuse formée par la réunion des vertèbres, et qu'on nomme aussi RACHIS. *Voyez* ce mot.

VERTÉBRALE (moelle) ou ÉPINIÈRE. *Voyez* MOELLE.

VERTÉBRAUX (les ligamens), sont deux bandes ligamenteuses qui règnent dans toute la longueur du rachis, et qu'on distingue, d'après leur position, en antérieur et postérieur.

Le *ligament vertébral antérieur*, placé au devant du corps des vertèbres, s'étend depuis l'axis jusqu'au sacrum; sa forme est celle d'une longue bande aplâtie, d'un aspect nacré et luisant, composée de fibres qui sont superficielles, moyennes et profondes. Les premières se fixent, d'une part, au corps ou au fibro-cartilage d'une vertèbre, et de l'autre part au corps ou au fibro-cartilage de la quatrième ou cinquième vertèbre située au-dessous; les secondes s'étendent d'une vertèbre, ou d'un fibro-cartilage, à la troisième vertèbre, ou au troisième fibro-cartilage placé plus bas; les fibres profondes se portent d'une vertèbre ou d'un fibro-cartilage à celle ou à celui qui est immédiatement au-dessous. Dans la région cervicale seulement, on voit sur les côtés du ligament vertébral antérieur, et au niveau de chaque articulation, un faisceau ligamenteux oblique qui s'étend de la vertèbre supérieure à celle qui est au-dessous. Ces différentes fibres s'insèrent en général moins aux vertèbres qu'aux fibro-cartilages avec le tissu desquels elles se confondent, et elles laissent entre elles de petits intervalles irréguliers qui livrent passage à des vaisseaux.

Le ligament vertébral antérieur est très-étroit dans la région cervicale, un peu plus large dans la région dorsale, et bien davantage dans la région lombaire; il a peu d'épaisseur dans la première région et dans la dernière, mais il en offre davantage dans la seconde. Au cou, il est recouvert par le pharynx et l'œsophage; au dos, par ce dernier, par l'artère aorte, la veine azygos et le canal thoracique; aux lombes, par l'aorte et la veine-cave inférieure; sur les côtés il correspond aux muscles droits antérieurs et aux longs du cou dans la région cervicale, et aux muscles psoas dans la région lombaire.

Le *ligament vertébral postérieur*, situé le long de la face postérieure du corps des vertèbres, à l'intérieur du canal vertébral, s'étend de la partie postérieure du corps de l'axis, et du ligament occipito-axoïdien, avec lequel il s'entrelace, jusqu'au sacrum; il offre plus de densité et une texture plus serrée que le précédent. Les fibres qui le composent sont superficielles et profondes : les premières occupent l'intervalle de quatre ou cinq vertèbres ou fibro-cartilages, tandis que les secondes s'étendent du corps d'une vertèbre à celui de la seconde au-dessous, puis à celui de la vertèbre contiguë, enfin tout-à-fait profondément au fibro-cartilage qui naît de cette même vertèbre.

Le ligament vertébral postérieur est plus étroit et plus épais dans la région dorsale que dans les deux autres; on remarque que dans son trajet il s'élargit un peu au niveau de chaque fibro-cartilage inter-vertébral, et qu'il se rétrécit au contraire vis-à-vis le corps de chaque os, d'où il suit que son aspect général est celui d'une longue bande dont les bords sont ondulés uniformément. Adhérent en avant aux vertèbres et à leurs ligamens inter-articulaires, il est contigu en arrière à la dure-mère rachidienne, dont il n'est séparé que par un tissu cellulaire filamenteux, dans lequel on n'observe jamais de tissu adipeux.

Ces deux ligamens ont pour usage d'affermir les articulations du corps des vertèbres dans toute l'étendue du rachis.

VERTÉBRAUX (nerfs) ou RACHIDIENS, SPINAUX. *Voyez*, pour leurs caractères communs, l'article NERF.

VERTÈBRE, s. f., *vertebra ;* nom donné aux os qui constituent, par leur réunion, la colonne vertébrale, le RACHIS.

Les vertèbres sont au nombre de vingt-quatre, superposées les unes aux autres; leur forme est symétrique, quoique chaque portion, située sur les côtés de la ligne médiane, soit extrêmement irrégulière. Leur volume augmente généralement d'autant plus qu'elles deviennent plus inférieures; mais cet accroissement n'a pas lieu d'une manière tout-à-fait uniforme, puisque le RACHIS offre, comme nous l'avons vu (*voyez* ce mot), une épaisseur moindre dans le haut de la région dorsale, que dans la région cervicale. Toutes les vertèbres sont placées horizontalement dans la station verticale du corps, et on les distingue par le nom numérique qui indique le rang qu'elles occupent dans la série; la première et la seconde cervicales seules ont une dénomination particulière. On appelle la première *atlas*, et la seconde *axis*. Les vertèbres présentent dans leur conformation générale des caractères communs que nous allons examiner d'abord; nous ferons connaître ensuite les différences que ces os peuvent offrir dans telle ou telle région du rachis.

Sur chaque vertèbre on observe d'avant en arrière, et sur la ligne médiane en premier lieu, le corps de l'os, qui constitue la plus grande partie de sa masse totale, ayant la forme d'un segment cylindrique ou ovalaire, large et épais, adhérent par ses faces supérieure et inférieure aux ligamens inter-vertébraux ; plus ou moins convexe antérieurement, et creusé en même temps par un enfoncement transversal dans le fond duquel on voit des trous plus ou moins larges qui livrent passage à des vaisseaux ; plane ou concave dans sa partie postérieure qui fait partie du canal vertébral, et sur laquelle on remarque aussi des orifices vasculaires ; continu latéralement avec le reste de l'os par une partie rétrécie ; derrière le corps de la vertèbre, le trou nommé *vertébral*, ovale ou triangulaire, qui concourt à former le canal vertébral, et dont la circonférence est surmontée postérieurement par une apophyse saillante en arrière, qu'on nomme épineuse, dont la direction et la forme varient suivant les régions du rachis.

De chaque côté du corps de la vertèbre sont les masses latérales ou apophysaires, sur lesquelles on voit, d'avant en arrière, deux échancrures, une supérieure assez superficielle, une inférieure plus profonde, creusées sur le pédicule rétréci qui se joint au corps, et formant par le rapprochement des vertèbres les trous de conjugaison ou inter-vertébraux ; deux apophyses articulaires, distinguées en supérieure et inférieure, correspondant à celles de la vertèbre voisine ; une apophyse transverse, plus ou moins saillante, dirigée en dehors, et donnant attache à des muscles ; enfin, une lame aplatie, variable en épaisseur et en largeur, réunie angulairement avec celle du côté opposé.

Cette conformation générale des vertèbres est diversement modifiée dans les régions cervicale, dorsale et lombaire du rachis, et surtout dans la partie moyenne de chacune de ces régions. Les vertèbres cervicales sont au nombre de sept ; leur corps est alongé transversalement, un peu plus épais en avant qu'en arrière ; sa face supérieure, plus étendue que l'inférieure, est surmontée latéralement par deux petites lames ; sa face inférieure est creusée de deux échancrures superficielles, et antérieurement il offre trois surfaces distinctes, l'une moyenne, qui correspond au ligament vertébral antérieur, et deux latérales aux muscles longs du cou. Les trous vertébraux ont la forme d'un triangle à angles arrondis ; les apophyses épineuses ont une direction horizontale et leur sommet bifurqué. Les échancrures sont antérieures aux apophyses articulaires ; les apophyses articulaires inférieures sont ovales, et dirigées en avant et en bas ;

les supérieures, en arrière et en haut. Les apophyses transverses sont courtes, bifurquées à leur sommet, creusées supérieurement en gouttière dont les bords donnent attache aux muscles inter-transversaires, et traversées à leur base par un trou qui livre passage à l'artère vertébrale. Les lames des vertèbres cervicales sont plus longues et moins larges que celles des autres régions.

Les vertèbres dorsales sont au nombre de douze; leur corps a moins d'étendue transversalement que d'avant en arrière, plus d'épaisseur en arrière qu'en avant, convexe en avant, légèrement concave en arrière, offrant dans la plupart deux demi-facettes sur les côtés pour son articulation avec les côtes. Remarquons ici que le corps des premières vertèbres dorsales diminue progressivement jusqu'à la cinquième, et augmente successivement depuis cette dernière jusqu'à la douzième. Le trou vertébral est plus petit que dans les vertèbres cervicales, et arrondi. L'apophyse épineuse est longue, prismatique, dirigée obliquement en bas et en arrière. Les échancrures placées au devant des apophyses transverses sont plus grandes que celles des vertèbres du cou. Les apophyses articulaires supérieures sont verticales, dirigées en arrière, tandis que les inférieures le sont en avant. Les apophyses transverses sont longues, épaisses, obliques en arrière, à sommet tuberculeux qui s'articule avec la tubérosité des côtes; les lames sont larges et épaisses.

Enfin, les vertèbres lombaires, qui sont au nombre de cinq, ont le corps très-volumineux, plus haut et plus large que celui des vertèbres dorsales, coupé horizontalement en haut et en bas. Le trou vertébral est triangulaire, et augmente de largeur; l'apophyse épineuse est très-large, aplatie latéralement, horizontale, quelquefois à peine marquée dans la dernière lombaire; les échancrures sont profondes; les apophyses articulaires sont larges, saillantes; les inférieures sont convexes, ovales, dirigées en dehors, tandis que les supérieures, également ovales, sont concaves et tournées en dedans; les apophyses transverses sont minces, longues, horizontales; les lames sont plus épaisses, plus larges, et moins étendues transversalement que dans les autres régions.

Ces caractères, communs aux vertèbres d'une même région, présentent quelques différences dans plusieurs de ces os; tels sont, parmi les vertèbres cervicales, la première, la seconde et la septième.

La première vertèbre cervicale, ou l'*atlas*, représente un anneau, ovalaire transversalement, dont le contour est formé antérieurement par un arc aplati, convexe et tuberculeux en devant, concave en arrière, et offrant une facette articulaire qui correspond à l'apophyse odontoïde de l'*axis* ou seconde vertèbre. Cet arc osseux donne attache, par sa partie supérieure, aux ligamens qui unissent la vertèbre à l'occipital, et par sa partie inférieure, à des ligamens qui s'insèrent d'autre part à la seconde vertèbre. Le trou vertébral est très large, et divisé par le ligament transverse. L'apophyse épineuse est remplacée par un tubercule auquel s'attachent les muscles petits droits postérieurs de la tête. Les échancrures sont situées derrière les apophyses articulaires, et celles qui sont supérieures livrent passage au nerf sous-occipital et à l'artère vertébrale : quelquefois une lamelle osseuse les convertit en trou. Les apophyses articulaires sont horizontales et larges; les supérieures, oblongues, concaves, s'articulent avec les condyles de l'occipital; les inférieures sont planes, et répondent aux facettes supérieures de l'axis. Les apophyses transverses ont peu de longueur, et ne sont pas bifurquées. Les lames forment un arc double de l'antérieur.

La seconde vertèbre cervicale, ou l'*axis*, est remarquable par la hauteur de son corps, dont la face antérieure est divisée par une ligne verticale et saillante qui sépare deux enfoncemens dans lesquels s'attachent les muscles longs du cou. La face supérieure du corps de l'os est surmontée en arrière par l'*apophyse odontoïde*, qui s'élève verticalement, articulée en avant avec l'atlas, correspondant en arrière au ligament transverse, et dont le sommet donne attache aux ligaméns odontoïdiens. Le trou vertébral est triangulaire, l'apophyse épineuse très-prononcée, les échancrures supérieures sont placées plus en arrière que les inférieures; les apophyses articulaires supérieures sont larges, planes, à peu près horizontales; les inférieures sont ovales, légèrement concaves, tournées en avant et en bas. Les apophyses transverses sont courtes, non bifurquées; les lames ont beaucoup d'épaisseur. La septième vertèbre cervicale se distingue des autres par la saillie considérable de l'apophyse épineuse, qui lui a fait donner le nom de *proéminente ;* elle offre dans son ensemble beaucoup d'analogie avec les premières dorsales.

Parmi ces dernières qui sont au nombre de douze, il en est quatre qui présentent quelques variétés : ainsi, le corps de la première dorsale est plus étendu transversalement que d'avant en arrière, et l'on voit sur ses parties latérales une facette articulaire complète en haut, et une demi-facette en bas ; son apophyse épineuse est longue, presque horizontale, à sommet tuberculeux. La dixième n'a le plus souvent qu'une seule facette articulaire entière en haut, et dans les deux dernières chaque corps n'a qu'une facette entière sur les côtés pour chacune des deux dernières côtes. Les cinq vertèbres lombaires ont toutes une conformation à peu près semblable, à l'exception de la cinquième, dont le corps est coupé obliquement en bas pour s'accommoder à l'inclinaison de la base du sacrum.

Les articulations des vertèbres offrent, pour la plupart, une disposition semblable dans les ligamens qui les unissent, et dans les rapports de contiguité que ces os ont entre eux. Quelques-uns présentent seulement des différences que nous indiquerons, après avoir fait connaître, dans une description générale, les caractères communs à ces diverses articulations. Toutes les vertèbres s'articulent entre elles par leur corps, par les apophyses articulaires, par les lames et par les apophyses épineuses. Le mécanisme du rachis, que les vertèbres forment par leur rapprochement, exigeait une grande résistance dans les moyens d'union de ces os entre eux ; aussi leurs articulations sont-elles maintenues par des ligamens à la fois très nombreux et très-forts. Deux grands ligamens règnent en avant et en arrière du corps des vertèbres dans toute la longueur du rachis, et contribuent à affermir la jonction de ces os dans leur ensemble : ils ont été décrits précédemment. *Voy.* VERTÉBRAL (ligament).Chaque corps vertébral est uni à celui qui l'avoisine par un tissu ligamenteux très-flexible, qu'on trouve depuis l'articulation de la deuxième vertèbre cervicale avec la troisième, jusqu'à celle qui réunit la cinquième lombaire avec le sacrum. Ce tissu, qu'on appelle *ligament* ou *fibro-cartilage inter-vertébral*, a une forme semblable à celle du corps des vertèbres qu'il unit, et une épaisseur plus grande en avant qu'en arrière au cou et aux lombes, tandis qu'on observe l'inverse dans la région dorsale. Les ligamens inter-vertébraux sont composés à leur circonférence de fibres et de lames très-serrées, qui leur donnent une apparence cartilagineuse ; plus en dedans, ces fibres et ces lames sont plus molles, plus lâchement réunies; leurs aréoles sont imbibées d'un liquide visqueux. Au centre, il n'y a qu'un tissu aréolaire très-mou, spongieux, élastique, dont les vacuoles sont remplies de la même humeur qu'on y trouve en abondance. En dessus et en dessous, les corps inter-vertébraux présentent à peu près les mêmes gradations dans leur structure, seulement au milieu de chaque face, la substance solide est très-mince. Il résulte de cette disposition que chacun de ces corps inter-vertébraux renferme dans son centre une sphère liquide; et comme chacun d'eux est très-solidement fixé par ses faces aux deux vertèbres qu'il réunit, on peut considérer, suivant la remarque de Béclard, chaque espace inter-vertébral comme contenant dans son centre un globe solide sur lequel deux vertèbres, munies chacune d'une espèce de cavité cotyloïde formée par la portion solide du corps inter-vertébral, se meuvent ensemble ou isolément, selon la variété des mouvemens. La disposition que nous venons de décrire est surtout apparente dans la région lombaire. Quant aux apophyses articulaires, elles sont revêtues d'une couche mince de cartilage, et une poche synoviale se réfléchit sur les deux facettes contiguës, dont le rapprochement est maintenu par des fibres ligamenteuses disposées assez irrégulièrement et adhérentes en dehors à leur circonférence.

Les lames des vertèbres sont unies entre elles depuis la deuxième jusqu'au sacrum par des faisceaux fibreux qu'on nomme *ligamens jaunes*, dont le tissu est éminemment élastique. Ils complètent en arrière le canal vertébral, en remplissant l'espace qui sépare chaque lame. Chaque ligament jaune est partagé en deux portions, l'une droite et l'autre gauche, réunies à angle vers la base de l'apophyse épineuse : ils sont fixés par leur bord supérieur à la face interne de la lame de la vertèbre qui est au-dessus, et par l'inférieur, au bord même de la lame placée au-dessous. En arrière, ils semblent se continuer avec les ligamens inter-épineux. Les fibres qui les constituent ont une direction verticale; elles sont de la même nature que celles qui forment la membrane moyenne des artères. Elles jouissent d'une force de ressort très-prononcée.

Les apophyses épineuses des vertèbres sont unies par des ligamens nommés inter-épineux et sus-épineux. Les premiers sont situés dans les intervalles des apophyses épineuses, au dos et aux lombes : des muscles les remplacent dans la région cervicale; ils sont étroits et triangulaires au dos, larges et quadrilatères aux lombes, fixés d'une part à la partie inférieure de l'apophyse épineuse supérieure, et inférieurement au bord supérieur de l'apophyse épineuse qui est au-dessous. Ils sont composés de fibres qui s'entrecroisent de telle sorte que quelques-unes de leurs fibres s'insèrent d'un côté à la base d'une apophyse épineuse, et de l'autre au sommet de l'apophyse correspondante; ils reçoivent plusieurs fibres des ligamens sus-épineux. Ces derniers sont au nombre de deux, qu'on désigne sous les noms de *cervical* et de *dorso-lombaire;* ils ont été déjà décrits. *Voyez* SUS-ÉPINEUX.

Cette description générale des articulations vertébrales n'est pas applicable en tous points à celle de l'articulation de la première vertèbre cervicale avec la seconde. Quant au mode de jonction de la tête avec le rachis, on l'a fait connaître précédemment (*voyez* OCCIPITO-ATLOÏDIEN, OCCIPITO-AXOÏDIEN et ODONTOÏDIEN). Dans l'articulation *atloïdo-axoïdienne*, l'apophyse odontoïde, qui est maintenue par les ligamens occipito-axoïdiens et odontoïdiens, présente en avant et en arrière deux facettes articulaires convexes, qui correspondent l'une à une facette située à la partie postérieure de l'arc antérieur de l'atlas, l'autre qui glisse contre le ligament transverse. Ce ligament est un faisceau fibreux, épais, aplati, plus large à sa partie moyenne qu'à ses extrémités, qui se fixent à la partie interne des surfaces articuculaires de l'atlas; ce ligament décrit un quart de cercle, et forme ainsi, avec l'arc antérieur de cette vertèbre, une espèce d'anneau qui reçoit l'apophyse. odontoïde. Le ligament transverse est contigu en arrière au ligament occipito-axoïdien, et en avant aux ligamens odontoïdiens. Les deux facettes articulaires de l'apophyse odontoïde sont revêtues d'une capsule synoviale. L'articulation du corps des deux vertèbres a lieu par deux surfaces articulaires analogues à celles que présentent les autres vertèbres; elle est maintenue en avant par un ligament antérieur qui s'attache en haut au bord inférieur du petit arc de l'atlas et à son tubercule antérieur, en bas à la base de l'apophyse odontoïde et au-devant du corps de l'axis. Ce ligament est un peu recouvert par les muscles grands droits antérieurs. En arrière, l'articulation correspond à un ligament postérieur qui est très-mince, extrêmement lâche pour permettre les divers mouvemens de rotation de l'atlas sur l'axis; il s'attache en haut au grand arc de la première vertèbre, et en bas aux lames de l'axis. Il répond en avant à la dure-mère, et en arrière aux muscles obliques inférieurs.

Chaque vertèbre est en général formée de trois points osseux primitifs : l'un antérieur qui par son développement en fait le corps ou la partie solide, et deux latéraux qui constituent les masses apophysaires, et qui, réunis entre eux et avec le premier, forment l'anneau vertébral. En outre, chaque vertèbre est complétée par plusieurs points secondaires. Les recherches de Béclard, dont nous ne rappellerons ici que les résultats généraux, ont fait voir qu'entre trente-cinq et quarante jours de la vie intrà-utérine, les cartilages d'ossification des vertèbres sont opaques et consistans à la partie supérieure des faces latérales, et vers le milieu de la face antérieure du rachis. C'est entre quarante et quarante-cinq jours que l'ossification commence dans les vertèbres; les masses latérales ou apophysaires commencent à s'ossifier avant le corps, et successivement de la première à la dernière vertèbre. L'ossification du corps commence par un point impair pour chacune, au bas de la région dorsale, et s'étend de là dans les autres vers les deux extrémités du rachis. A quatre mois et demi le corps des deux vertèbres supérieures du cou est encore cartilagineux; à six mois la seconde cervicale commence à s'ossifier par deux points verticaux ; à la naissance, l'arc antérieur de l'atlas a commencé à s'ossifier. Ainsi, l'on voit que le rachis s'ossifie dans sa partie tubulée de haut en bas, et dans sa partie solide ou pleine, du milieu vers les extrémités.

La septième vertèbre cervicale présente, dès les premiers jours du troisième mois de la vie utérine, un point d'ossification costiforme devant le pédicule de son apophyse transverse, et qui, vers cinq ou six ans, s'unit par son extrémité interne avec la partie antérieure du pédicule, et la partie latérale du corps, tandis que par son extrémité externe il se joint au sommet simple de l'apophyse transverse. Dans la seconde vertèbre ou l'axis, les deux points osseux qui se forment en avant, et qui apparaissent vers six mois, sont superposés; l'inférieur qui doit former le corps apparaît quelques jours avant le supérieur qui naît quelquefois par deux germes : ce dernier prend ensuite plus d'accroissement, et constitue à la fois la partie supérieure du corps et l'apophyse odontoïde. Ces deux parties se réunissent à deux ou trois ans ; l'atlas se développe ordinairement par trois points comme les autres, et quelquefois par quatre. Ainsi, l'arc antérieur qui n'a le plus souvent qu'un point médian, en offre deux latéraux, une fois sur quatre ou cinq sujets. On observe aussi dans certains cas une épiphyse lenticulaire derrière l'arc postérieur.

En résumé, l'ossification des vertèbres a lieu par trois points principaux; et dans la réunion de ces trois points, celle des deux masses apophysaires entre elles précède toujours celle du corps avec ces masses. La réunion des masses latérales en un anneau a lieu, à quelques exceptions près, comme le développement de ces masses, dans les vertèbres supérieures d'abord, et successivement dans les inférieures. Les corps vertébraux, dont les surfaces supérieure et inférieure sont long-temps convexes, rugueuses, continuent de croître en hauteur. A dix-huit ans ils ne sont pas encore achevés, et une partie du cartilage d'ossification s'en sépare si on veut les isoler par la macération des substances intervertébrales. Au même âge, on trouve les apophyses épineuses, les apophyses transverses, de toutes les vertèbres, et quelques unes des apophyses articulaires supérieures des vertèbres lombaires, surmontées d'une épiphyse lenticulaire, formée dans le sommet du cartilage d'ossification de ces parties. De vingt à vingt-cinq ans, le corps des vertèbres présente deux épiphyses; chacun de ces points secondaires est circulaire, étroit, aplati de haut en bas. Il est appliqué sur le contour des deux surfaces planes du corps de chaque vertèbre. A cet âge, les épiphyses du corps des vertèbres sont soudées avec elles. Entre vingt-cinq et trente ans, les épiphyses du corps des vertèbres sont réunies à lui, et l'ossification des vertèbres, ainsi que l'accroissement du rachis, sont achevés. Chez les vieillards, les vertèbres subissent plusieurs changemens remarquables; elles augmentent d'épaisseur dans leur circonférence par l'ossification qui envahit successivement le contour des corps intervertébraux, et de cette transformation résulte le défaut de souplesse et d'élasticité du rachis. Entre les vertèbres, ainsi soudées, on voit au centre du corps intervertébral ossifié des aréoles larges encore au milieu de quelques filets osseux; c'est le lieu où existait la matière liquide centrale du fibro-cartilage. En outre le corps des vertèbres diminue sensiblement de hauteur; les cellules, dont il est creusé, s'agrandissent et forment quelquefois une large excavation qui envahit toute leur épaisseur.

Le rachis, que les vertèbres forment par leur réunion, est susceptible de différens mouvemens qui ont été indiqués ailleurs (*voyez* PROGRESSION, RACHIS, STATION). Mais indépendamment de ces mouvemens d'ensemble, il existe pour chaque vertèbre des mouvemens partiels, qui sont généralement obscurs; aussi n'est-ce que de l'assemblage de plusieurs que résulte un effet notable. Ces mouvemens ont lieu dans le sens de la flexion, de l'extension et de la réunion latérale. Toutefois la circumduction isolée ne peut être sensible, et la rotation est aussi à peu près nulle; ces deux mouvemens ne peuvent avoir lieu que dans une région étendue du rachis ou dans sa totalité. L'atlas et l'axis font seuls exception à cette règle, car ils jouissent d'une rotation isolée, et peuvent conséquemment éprouver un déplacement partiel : la tête accompagne toujours la première vertèbre dans les différens mouvemens que celle-ci exécute sur la seconde. Ces divers mouvemens sont toujours une rotation, mais une rotation très-étendue : de cette disposition résulte la possibilité d'une luxation de la première vertèbre sur la seconde, déplacement qui le plus souvent entraîne immédiatement la mort. *Voyez* LUXATION.

(C. P. OLLIVIER.)

VERTÉBRO-ILIAQUE, adj., *vertebro-iliacus*, qui est relatif aux vertèbres et à l'os iliaque. On a donné le nom d'articulation vertébro-iliaque à la jonction de la dernière vertèbre lombaire avec l'os iliaque, par l'intermédiaire du ligament iléo-lombaire, qui s'étend de l'apophyse transverse de cette vertèbre à la partie supérieure et postérieure de la crête de l'iléon.

VERTEX, s. m.; mot latin employé dans notre langue comme synonyme de sinciput, pour désigner le sommet ou la partie supérieure de la tête.

VERTIGE, s. m., *vertigo*, de *vertere*, tourner; sensation particulière qui fait croire aux individus qui l'éprouvent que les objets tournent autour d'eux, ou qu'ils sont eux-mêmes entraînés dans un mouvement de rotation. Ce symptôme, commun à plusieurs affections du cerveau, et qui dénote toujours une congestion cérébrale, s'accompagne souvent d'un sentiment de défaillance et de palpitations. On a distingué deux espèces de vertiges : 1° le *vertigo simplex*, dans lequel le malade voit les objets qui l'entourent; et 2° le *vertigo tenebricosa*, dans lequel la vue est obscurcie, et qui s'accompagne de perte de connaissance plus ou moins complète. *Voyez* CONGESTION, APOPLEXIE, ÉPILEPSIE, etc.

VERUMONTANUM, s. m. Mot latin composé de deux autres, *veru* broche, dard, et *montanum*, élevé. On donne ce nom à la crête uréthrale. *Voyez* PÉNIS. (MARJOLIN.)

VERVEINE, s. f., *verbena officinalis*. (L. Rich., *Bot. méd.*, t. 1, p. 242.) Plante de la famille des verbénacées et de la didynamie angiospermie, qui croît communément dans les lieux incultes et sur le bord des chemins. Sa racine, qui est bisannuelle, donne naissance à une tige d'un pied à dix-huit pouces de hauteur, carrée, striée, presque simple, légèrement pubescente et comme visqueuse, portant des feuilles opposées, profondément incisées, surtout les inférieures, et velues; les supérieures sont lancéolées, et simplement dentées à leur base. Les fleurs sont très-petites, violacées, formant un long épi simple à la partie supérieure de la tige. A ces fleurs succèdent de petits fruits tétragones tronqués, à quatre loges monospermes et indéhiscentes. Ces fruits sont renfermés dans le calice qui est persistant.

L'odeur de la verveine est presque nulle; sa saveur, assez fade, est légèrement amère et astringente. Cependant cette plante a joui pendant long-temps d'une réputation prodigieuse. Sans parler ici de son emploi dans l'art des enchantemens et de la sorcellerie, sans rappeler le respect qu'avaient pour elle les peuples de Rome et d'Athènes, et les Druïdes qui la faisaient entrer dans l'eau lustrale; en un mot, en laissant de côté tous les titres de la verveine à la crédulité et à la superstition des anciens, nous ne pouvons nous empêcher de remarquer l'influence que ces idées mensongères ont exercée sur les prétendues propriétés médicales de cette plante. Ainsi, elle a long-temps été considérée comme une sorte de panacée universelle, ainsi que l'indique le nom vulgaire d'*herbe à tous maux*, sous lequel on la désigne communément. On l'a tour à tour vantée comme très-efficace dans l'ictère, l'hydropisie, la pleurésie, les ulcères, et une foule d'autres maladies aussi différentes les unes des autres. Mais les médecins observateurs, réduisant à leur juste valeur les éloges prodigués à cette plante, la considèrent simplement comme une plante légèrement émolliente, qui peut être utilement employée pour faire des cataplasmes que l'on applique sur les parties affectées d'inflammation; mais c'est un remède à peu près inusité. Cependant les habitans des campagnes préparent, avec ses feuilles bouillies dans le vinaigre, des cataplasmes rubéfians qu'ils appliquent sur le côté douloureux dans la pleurésie. Ce moyen dérivatif est quelquefois assez efficace.

(A. RICHARD.)

VÉSANIE, s. f., *vesania* fureur, extravagance, délire. Sous ce nom on comprend généralement toutes les affections qui consistent en un dérangement des facultés intellectuelles et morales; mais les divers nosologistes qui l'ont employé comme expression générique ont plus ou moins étendu son acception. C'est ainsi que, pour nous borner à l'un des principaux, Sauvage rapporte à sa huitième classe de maladie, sous le titre *vesaniæ*, 1° le vertige, la berlue, la diplopie, le tintouin, l'hypocondrie, le somnambulisme; 2° le pica, la boulimie, la polydipsie, l'antipathie, la nostalgie, la panophobie, le satyriasis, la nymphomanie, le tarantulisme, la rage; 3° le délire, la démence, la mélancolie, la manie, la démonomanie; 4° l'amnésie, l'agrypnie. Cullen ne comprit sous le même titre que la folie et ses divers genres. Pinel y ajouta le somnambulisme et l'hdrophobie. Aujourd'hui que les classifications ne jouissent plus de la même vogue, il est à peu près indifférent de discuter sur le plus ou moins d'extension qu'il est permis de donner à un mot aussi vague que celui de *vésanie*. *Voyez* FOLIE, HYPOCONDRIE, etc.

VÉSICAL, ALE, adj., *vesicalis*, qui a rapport à la vessie.

VÉSICAL (trigone). *Voyez* VESSIE.

VÉSICALE (luette). *Voyez* VESSIE.

VÉSICALES (les artères) offrent dans leur nombre et leur origine beaucoup de variétés; mais ces branches appartiennent toutes à un tronc commun, l'hypogastrique ou iliaque interne. *Voyez* ILIAQUE.

VÉSICALES (les veines) sont bien plus nombreuses que les artères du même nom; elles s'ouvrent dans le plexus veineux hypogastrique.

(MARJOLIN.)

VÉSICANT, *vesicans*, adj., pris quelquefois substantivement. Ce nom s'applique à tous les moyens thérapeutiques qui peuvent déterminer une inflammation vésiculeuse sur la peau. Différens agens minéraux, végétaux ou animaux, produisent des inflammations cutanées vésiculaires. Parmi les moyens minéraux on remarque surtout le calorique accumulé à l'aide d'un verre convexe, d'un corps incandescent, de l'eau bouillante, les acides minéraux concentrés, certains oxydes, quelques sels, l'ammoniaque. Un grand nombre de végétaux jouissent de la propriété vésicante; elle s'y trouve même répandue par familles : l'écorce et les feuilles de presque tous les *daphne* et particulièrement des *daphne mezereum*, *laureola*, *gnidium*, *etc.*, produisent un effet vésicant sur la peau; plusieurs *plumbago* sont dans le même cas; les corymbifères aromatiques qui contiennent beaucoup d'huiles essentielles aromatiques, comme les armoises, les tanaisies, les anthémis, les matricaires, etc., ont une action vésicante très-marquée, lorsqu'on applique leurs fleurs ou leurs feuilles pilées sur la peau. La plupart des renonculacées contiennent des sucs qui déterminent également une inflammation vésiculaire : dans ce nombre on trouve surtout les genres renoncule, clémalite, hellébore. Parmi les crucifères, les graines des *sinapis*, les feuilles des *lepidium*, des *cochlearia*, *etc.*, jouissent particulièrement de cette propriété. On trouve dans la famille des urticées le *ficus toxicaria*, et le genre anthiare qui contient plusieurs espèces pourvues d'un suc âcre très-vésicant. Un grand nombre de végétaux fort différens les uns des autres, et qui appartiennent à des familles qui n'ont entre elles aucun rapport d'organisation, sont également pourvus de la propriété vésicante à un degré plus ou moins prononcé; les plus connus sont les euphorbes, la chélidoine vulgaire, la lobélie brûlante, le rhus toxicodendron, le fruit de l'anacarde, connu sous le nom de noix d'acajou. Dans la classe des animaux vésicans se trouvent particulièrement les cantharides, les mylabres, les meloé et plusieurs autres espèces de coléoptères dans lesquels M. Bretonneau a également reconnu la cantharidine.

La propriété vésicante, dans tous les corps que nous venons d'indiquer, dépend de beaucoup de principes immédiats très différens les uns des autres, et qui n'ont entre eux aucune espèce d'analogie. Tantôt l'agent immédiat de la vésication est le calorique libre ou combiné; tantôt un acide, un alcali, un sel. Dans la classe des végétaux, la propriété vésicante dépend encore d'un plus grand nombre de principes immédiats; on y retrouve des huiles essentielles, des principes particuliers, tels que la strychnine, la vératrine, et divers principes végétaux dont les propriétés chimiques n'ont pas encore été bien appréciées; les animaux ne présentent jusqu'à présent qu'un seul principe immédiat bien connu pour vésicant, c'est la cantharidine.

La diversité des causes vésicantes détermine des différences assez remarquables dans leurs effets locaux : tantôt la vésication est formée par de grandes ampoules remplies d'une sérosité abondante et limpide, comme dans la vésication produite par l'eau bouillante, les solutions huileuses de cantharidine et l'ammoniaque; tantôt, au contraire, ce sont de toutes petites vésicules grosses comme des lentilles ou des grains de millet; c'est ce que l'on observe dans l'action de la renoncule âcre, des clématites et du garou. Dans quelques cas ces vésicules sont encore beaucoup plus petites et semblables à celles qui appartiennent au genre eczéma ou à la miliaire; c'est ce qu'on retrouve dans l'action vésicante de la noix d'acajou. La sérosité dans ces vésicules varie suivant la nature des stimulans; elle est ordinairement transparente à la suite de l'application des cantharides. Celle qui succède à l'emploi du garou est louche et puriforme; enfin les vésicules produites par l'émétique contiennent un liquide souvent sanguinolent. La vésication ne varie pas seulement par la forme des vésicules et la nature des liquides qu'elles contiennent, elle est différente encore par la marche et l'étendue de l'inflammation qui les accompagnent : dans certains cas, la surface seule du corps muqueux participe à l'inflammation qui est circonscrite, comme on l'observe dans l'action des vésicatoires; dans d'autres circonstances, l'inflammation s'étend au loin, et détermine une espèce d'érythème : c'est ce que l'on voit dans l'action des sinapismes et de la noix vomique; enfin, quand on emploie l'eau bouillante ou les acides concentrés, le derme lui-même est brûlé et détruit au-dessous de la vésicule; l'inflammation est alors circonscrite par l'escarre de la peau.

Les effets généraux des vésicans sont en rapport avec leurs effets locaux : toutes les fois que l'inflammation vésiculaire est légère et circonscrite, ils se rapprochent de la manière d'agir des rubéfians; si leur action est plus profonde, elle ne diffère pas de celle des vésicatoires; et si enfin le derme est cautérisé au-dessous de la vésicule, l'escarre, en se détachant, donne lieu à un véritable exutoire. *Voyez* ces mots pour éviter des répétitions inutiles.

VÉSICATOIRE, s. m., pris adj., *vesicatorium;* de *vesica* vessie, ampoule. On donne le nom de vésicatoire, tantôt à certains topiques irritans dans lesquels entrent le plus ordinairement les cantharides, et tantôt à la phlegmasie elle-même déterminée par ces topiques.

On trouve dans les ouvrages de pharmacie et de matière médicale les formules d'un grand nombre d'emplâtres vésicatoires. Celui de Janin, tout-à-fait inusité aujourd'hui, se composait d'une partie de cantharides pulvérisées, d'une demi-partie d'euphorbe, de trois parties de mastic, et d'autant de térébenthine. Après s'en être servi, on le lavait, et il pouvait être employé de nouveau dans l'occasion, ce qui lui avait mérité le nom de vésicatoire perpétuel. Deux emplâtres ont été substituées au précédent dans le *Codex*; l'un est formé de trois parties de poix blanche, une de térébenthine, deux et un quart de cire jaune, et une et demie de cantharides réduites en poudre fine. Avant de l'appliquer, on le saupoudre encore de cantharides : c'est l'emplâtre vésicatoire ordinaire. L'autre, nommé vésicatoire anglais, et mieux vésicatoire par incorporation, est généralement préféré : il consiste dans un mélange à parties égales d'emplâtre de cire, d'axonge de porc et de cantharides bien pulvérisées. Ces dernières y entrant en proportion plus considérable, il est inutile d'en saupoudrer encore la surface, comme on le fait pour le vésicatoire officinal. Une autre formule d'un emplâtre à peu près analogue a été donnée il y a déjà fort long-temps par M. Louyer-Villermay, qui fut un des premiers à rappeler l'attention des praticiens sur ce genre de vésicatoire et les avantages qu'il présente; la voici : Poix blanche, une partie; résine, une demi-partie; cire jaune, une partie et demie; térébenthine, une demi-partie; onguent basilicum, deux parties; cantharides pulvérisées, deux parties; le tout aromatisé avec suffisante quantité d'huile de lavande. On a imaginé aussi dans ces derniers temps certains sparadraps agglutinatifs rendus vésicans, qui peuvent assez bien remplacer les emplâtres dont nous venons de parler. L'un des plus efficaces est celui de M. Baget, qui en a tenu jusqu'ici la composition secrète. D'après ce pharmacien, il ne contiendrait pas de cantharides; mais je ne sais jusqu'à quel point il est permis de croire à cette assertion, puisqu'il donne quelquefois lieu à une véritable dysurie. La formule suivante, insérée dans le *Codex*, est due à M. Guilbert, professeur à l'école de pharmacie : Ecorce de garou divisée, vingt-quatre parties; faites bouillir dans quinze cents parties d'eau; passez au tamis et ajoutez à la colature cantharide en poudre, myrrhe et euphorbe pulvérisée, de chaque vingt-quatre parties; faites chauffer jusqu'à l'ébullition, et évaporez jusqu'à ce que ce mélange ait acquis une consistance suffisante pour être étendu avec un pinceau sur du taffetas. Le sparadrap suivant, proposé par M. Boullay, paraît encore préférable : Cantharides en poudre, une partie; huile d'olive, une partie et demie. Faites macérer quatre jours à quarante degrés de chaleur, passez et mettez à la presse. Pour composer l'emplâtre, on prend une partie de cette huile vésicante, et on la mêle à une partie et demie de cire jaune et de résine fondues ensemble. On étend ensuite selon l'art sur du taffetas ou de la toile. D'autres personnes ont conseillé, pour préparer un taffetas analogue, de se servir d'une solution de cantharides dans l'éther acétique ou l'alcool, à laquelle on mélange de la cire et de la résine. Ces divers sparadraps, qui offrent le grand avantage d'adhérer à la peau, et de s'adapter plus exactement aux différentes formes des parties, paraissent toutefois moins sûrs et moins énergiques dans leurs effets. Les cantharides, au reste, ne sont pas les seuls insectes dont on puisse se servir pour composer les vésicatoires. M. Bretonneau, dans un mémoire qu'il a dernièrement présenté à l'Académie des sciences, vient de prouver qu'une espèce de coléoptères du genre mylabre (différant peu du mylabre de la chicorée), jouissait d'une activité plus grande que les cantharides elles-mêmes. Diverses expériences, répétées par MM. les commissaires chargés du rapport, lui ont fait reconnaître aussi que les mêmes propriétés vésicantes appartenaient à toutes les espèces du genre de méloé ou scarabée. En effet, guidé par les préceptes d'analyse donnés par M. Robiquet, il est parvenu facilement à isoler de ces insectes la cantharidine, seul principe actif, comme on sait, des cantharides. Cette substance particulière, étendue dans une huile fixe, a servi ensuite à imbiber un morceau de papier qui a donné lieu à tous les effets du vésicatoire le plus énergique. De tous les moyens dont nous venons de parler, le plus généralement usité maintenant est le vésicatoire par incorporation, dont on peut augmenter l'activité en en diminuant même les inconvéniens, si, comme le recommande M. Bretonneau, on le recouvre, avant de l'appliquer, d'une feuille de papier joseph légèrement imbibée d'huile. La solubilité de la cantharidine dans l'huile rend parfaitement raison de l'avantage attaché à cette interposition, depuis fort long-temps connue, et mise en usage sans qu'on eût jamais cherché peut-être à l'expliquer.

Le choix de l'emplâtre étant fait, le lieu où il doit être apposé, déterminé d'après l'indication particulière à remplir, on procède de la manière suivante à son application. Après avoir exactement rasé la partie, si elle est recouverte de poils, afin d'épargner des douleurs au malade lors de la levée du vésicatoire, on la frotte avec un linge sec, ou imbibé de vinaigre, jusqu'à ce qu'elle rougisse; puis on y place l'emplâtre, qui s'y maintient facilement, si on a eu soin de le faire entourer d'une petite bordure de diachylon gommé, ou bien encore, si, au lieu de l'étendre, comme on le fait ordinairement, sur un morceau de peau ou de linge, on l'applique sur du sparadrap agglutinatif, dont on laisse cinq ou six lignes de libre. Pour plus de sûreté, on l'assujétit ensuite avec des compresses et un bandage approprié à la forme des parties. Lorsque cette forme ne se prête pas à l'emploi d'un bandage convenablement serré, ou que le genre de maladie ne permet point d'en faire usage, on se borne à recouvrir l'emplâtre de bandelettes de diachylon, croisées en différens sens, et assez longues pour le dépasser de côté et d'autre de deux à trois pouces environ. Il faut, en général, éviter d'exercer sur l'emplâtre une constriction trop forte, car il est d'observation que dans ce cas l'effet du vésicatoire est absolument nul. Quelques heures après l'application du vésicatoire, le malade éprouve ordinairement, dans la partie qui est couverte, de la chaleur, de la cuisson, et un sentiment de tension plus ou moins pénible. Si alors on enlève l'emplâtre, on aperçoit à la place qu'il occupait une rougeur uniforme très-prononcée; la température y est sensiblement augmentée, et il existe une tuméfaction légère qu'il est facile de reconnaître aux limites de la partie phlogosée. Que l'application au contraire soit continuée, et bientôt l'épiderme se trouve soulevé, dans toute l'étendue de la peau enflammée, par de la sérosité sécrétée au-dessous de lui à la surface réticulaire du derme. Ce liquide, presque incolore, ou de couleur ambrée, un peu visqueux, inodore et de saveur salée, offre quelquefois l'apparence d'une gelée transparente qui s'écoule rapidement lorsqu'on vient à percer la bulle. La surface du derme ainsi dénudée est d'un rose vif tirant un peu sur le jaune, tendue et douloureuse au plus léger contact; on y distingue une multitude de petites stries rouges très-rapprochées, et des gouttelettes tout-à-fait limpides.

Chez certains individus, à ces phénomènes locaux, se joint un trouble général plus ou moins marqué; le pouls s'accélère ainsi que la respiration; il survient de l'agitation, de la soif, et dans quelques circonstances, les malades éprouvent des ardeurs, suivies quelquefois de dysurie, de strangurie, et même d'hématurie. Six à huit heures d'application suffisent; dans les cas ordinaires, pour que l'action du vésicatoire soit complète; toutefois on a coutume de laisser écouler douze à vingt-quatre heures avant de procéder au pansement. Après avoir enlevé le bandage avec soin, on retire aussi l'emplâtre, en évitant de déchirer l'épiderme en même temps. Si l'on veut guérir la plaie en quelques jours, ou en d'autres termes, si l'on n'a dessein que de produire un vésicatoire volant, il faut ouvrir la bulle dans sa partie inférieure, ou bien y faire quelques petites mouchetures, afin de donner issue à la sérosité qui la distend, laisser ensuite l'épiderme en place, et recouvrir la surface vésicatoriée d'un morceau de linge, de papier brouillard, ou d'une feuille de poirée, enduits de beurre ou de cérat. A l'aide de ce pansement, répété une seule fois en vingt-quatre heures, pendant quatre à cinq jours, on voit bientôt un nouvel épiderme se former, et il ne reste d'autre trace du vésicatoire qu'une rougeur qui ne tarde pas ordinairement à s'effacer. Le pansement est différent, lorsqu'on se propose d'entretenir ou faire suppurer cette plaie artificielle. Dans ce cas, on enlève toute la portion soulevée d'épiderme, après l'avoir coupée à la circonférence de la bulle, ou bien si le malade est trop excitable, on la laisse en place, pour ne point exposer à l'air les houpes nerveuses, et le lendemain on l'enlève. Dans les cas où l'on veut produire une vive excitation, il est nécessaire de l'arracher sur-le-champ. Voici d'ailleurs comment doit se faire le pansement: on taille un morceau de linge de la forme du vésicatoire, mais un peu plus grand, et on l'enduit de beurre frais ou de cérat; ensuite on le couvre d'une feuille de poirée, dont les côtes ont été enlevées ou aplaties, et sur laquelle on a étendu une légère couche de beurre. Au lieu de linge on peut se servir de deux feuilles de poirée accolées l'une à l'autre. On applique ce petit appareil sur la plaie, et on l'y maintient à l'aide d'une compresse pliée en plusieurs doubles, et d'un bandage approprié. Si l'on craignait que l'emplâtre ne se dérangeât, on le coudrait à la compresse, qu'on fixerait elle-meme avec deux ou trois bandelettes agglutinatives. A défaut de feuilles de poirée, on emploie le linge ou le papier brouillard. Quelques pharmaciens vendent aussi, pour cet usage, un taffetas et un papier enduits d'une couche emplastique plus ou moins irritante. Pendant les premiers jours, le beurre est nécessaire pour modérer la trop vive excitation de la plaie; mais il faut bientôt le remplacer par une pommade plus irritante, si l'on veut éviter qu'elle ne se cicatrise tout-à-fait. Ces pommades, désignées sous le nom d'*épispastiques*, varient singulièrement dans leur composition, et presque toutes doivent leurs propriétés à la poudre de cantharides. (*Voyez* POMMADE.) Celle de Pelletier n'en contient pas, et se compose d'axonge, de cire, d'huile d'olive, de feuilles de sabine et de rhus radicans : il en est d'autres où l'on fait entrer la sabine, l'euphorbe, et diverses espèces de daphnés. Quelle que soit au reste la pommade, dont on fasse usage, on l'emploie seule ou mélangée avec une certaine proportion de cérat ou de beurre, suivant son activité, le degré de sensibilité de la plaie, et l'effet qu'on veut produire. Lorsque la pommade est trop irritante, ou quand on en met trop, il en résulte une vive douleur, et une inflammation qui s'oppose à la sécrétion du pus. Si au contraire elle est trop faible, la suppuration diminue et finit même par se tarir. Il est donc fort important de donner à la pommade le degré de force nécessaire pour obtenir toujours à peu près la même irritation sécrétoire. Il faut avoir soin aussi que la feuille de poirée ne soit pas plus large que la plaie, et qu'elle ne soit pas non plus enduite d'une trop forte proportion de pommade, sans quoi cette dernière, agissant sur la peau environnante, y déterminerait de l'inflammation et agrandirait la plaie sans nécessité. Il est facile d'ailleurs de parer à cet inconvénient en entourant la surface vésicatoriée de bandelettes de linge ou de papier brouillard couvertes de cérat, ou bien en l'encadrant en quelque sorte d'un morceau de linge enduit de cérat, et qui présente dans son milieu une ouverture d'une grandeur égale à celle de la plaie. A chaque pansement, qu'on renouvelle toutes les douze heures en hiver et trois fois par jour pendant les grandes chaleurs de l'été, il est bon de laver les bords de la plaie avec de l'eau tiède, et d'absterger le pus qui en recouvre la surface à l'aide d'une éponge très-fine imbibée d'eau, ou mieux avec un linge fin sur les extrémités duquel on tire légèrement après en avoir appliqué le milieu sur la plaie.

Dans certains cas, malgré le peu d'activité de la pommade, et les précautions les plus minutieuses apportées dans le pansement, les malades éprouvent de vives douleurs et une agitation extrême. On se trouve bien alors quelquefois d'ajouter une petite proportion d'opium ou d'acétate de morphine à la pommade dont on se sert, ou d'employer le cérat seul : d'autrefois, au contraire, les douleurs n'en persistent pas moins, et l'on est obligé de supprimer tout-à-fait le vésicatoire. Il n'est pas rare de voir la plaie se couvrir de concrétions membraniformes d'un blanc jaunâtre, qui rendent nulle l'action de la pommade, et finiraient même par amener la cicatrisation si l'on n'y portait remède. On conseille ordinairement de soulever cette espèce de fausse membrane avec des pinces à anneaux, et de l'enlever entièrement lorsqu'elle est peu adhérente. Si elle tient d'avantage, on se contente de l'ébranler ; et le lendemain on l'enlève facilement. Quelquefois on parvient au même but en recouvrant la plaie d'un cataplasme émollient pendant plusieurs heures. On détruit les végétations ou bourgeons qui viennent à se manifester à la surface des vésicatoires, en les touchant avec le nitrate d'argent, ou en les saupoudrant d'alun pulvérisé ou de crème de tartre. Lorsqu'ils ont des pédicules étroits, il est plus commun de les exciser avec des ciseaux courbes sur leur plat, en ayant soin de cautériser ensuite avec la pierre infernale. Chez quelques individus il se développe, autour des vésicatoires, des eczéma, des érythèmes et des érysipèles qui s'étendent quelquefois même au tissu cellulaire sous-cutané. Dans ces cas, on modère l'irritation de la plaie au moyen des cataplasmes émolliens, et on combat les complications par les moyens appropriés : le plus souvent alors, on est obligé de supprimer le vésicatoire. La gangrène, chez les enfans surtout, peut aussi s'emparer des vésicatoires. Leur surface devient alors grisâtre ou livide, elle est parsemée de taches violacées ou noires, et elle rend une sanie roussâtre, sanguinolente et fétide. Souvent alors elle se couvre d'une croute plus ou moins épaisse ; d'autrefois elle présente une multitude d'ulcérations arrondies et grisâtres. Il faut, dans ces différens cas, substituer aux pommades ordinaires l'onguent styrax, le baume d'Arcœus ; laver la plaie avec l'alcool camphré, la décoction de quina, ou le chlorure d'oxyde de sodium, et la saupoudrer de quinquina pulvérisé et de camphre. Quelquefois, et sans cause appréciable, la plaie du vésicatoire s'étend de plus en plus, et cette espèce d'ulcération rongeante finit par envahir un membre tout entier, malgré tous les efforts de l'art. Dans d'autres cas, la surface vésicatoriée devient le siége d'une exhalation sanguine qui tantôt paraît due à l'excès de l'inflammation, et d'autrefois est tout-à-fait passive. Quant au gonflement des ganglions, situés au-dessus ou aux environs de la partie où est placé le vésicatoire, il cesse ordinairement de lui-même au bout de quelques jours, ou bien il persiste, en diminuant néanmoins d'intensité, pendant tout le temps que l'exutoire est conservé. Si les pommades cantharidées déterminent la dysurie ou l'ischurie, il faut d'abord supprimer ces pommades irritantes, et les remplacer par d'autres qui ne contiennent point de cantharides, puis combattre les symptômes à l'aide des bains et des boissons émulsionnées.

Les vésicatoires, si fréquemment employés de nos jours, paraissent l'avoir été fort peu du temps des anciens médecins grecs et romains. Archigène et Arétée sont les premiers, dit on, qui en aient fait usage. Préconisés plus tard par Sydenham et Freind, leur emploi fut singulièrement restreint par Baglivi, qui en exagéra les inconvéniens, et se borna à les conseiller dans les cas les plus graves et pour ainsi dire comme dernière ressource.

Les vésicatoires agissent tantôt principalement à la manière des stimulans énergiques et des irritans, tantôt à la manière des évacuans, et souvent comme révulsifs : dans beaucoup de cas ces divers effets réunis se combinent. Lorsque leur action n'est pas assez prolongée pour déterminer le soulèvement de l'épiderme, ils rentrent dans la classe des rubéfians (*voyez* ce mot). Si, l'épiderme étant soulevé, on se contente de crever la cloche, de laisser écouler la sérosité et de réappliquer l'épiderme pour qu'il se réunisse au derme, le vésicatoire est peu irritant, superficiel et passager comme le sinapisme ; mais lorsqu'au contraire on enlève l'épiderme et qu'on fait suppurer long-temps les vésicatoires, ils deviennent alors des espèces d'organes sécréteurs particuliers. *Voyez* EXUTOIRE.

La thérapeutique ne nous fournit point de stimulant local en général aussi énergique, et dont l'action soit aussi certaine que celle du vésicatoire. Lorsqu'on lui laisse produire tout l'effet local possible, il détermine bientôt une réaction vive, d'abord sur le système nerveux, et ensuite sur la circulation, qui porte souvent l'excitation jusqu'à la fièvre, même chez l'homme en état de santé. Le docteur Chapman rapporte qu'un des plus célèbres avocats de Londres se faisait appliquer un vésicatoire chaque fois qu'il avait une affaire importante à plaider. Ce moyen irritant peut convenir au phlegme anglais, mais il serait sans doute plus nuisible qu'utile à nos avocats français, qui retrouvent toujours assez de chaleur et d'énergie naturelles dans leur cœur, et n'ont pas besoin de ces violens stimulans pour développer leurs talens. L'effet irritant des vésicatoires est bien plus marqué encore sur l'homme malade et en proie à la fièvre; aussi n'a-t-on recours en général aux vésicatoires, dans les maladies aiguës, que lorsque les forces sont très-diminuées, et vers le déclin des maladies. Autrement la réaction vive qu'ils produisent ajouterait encore à l'état fébrile, et pourrait même dans certains cas déterminer des mouvemens convulsifs, comme j'en ai vu des exemples. Aussi c'est principalement dans les cas d'adynamie franche, de prostration et de refroidissement à la suite d'hémorrhagies abondantes, dans des accès de fièvres rémittentes ou intermittentes pernicieuses, lorsque l'énergie vitale est très-affaiblie enfin, que l'action fortement stimulante des vésicatoires est surtout recommandable. Dans tous ces cas graves, le vésicatoire, quoiqu'il n'agisse pas aussi promptement que le sinapisme, a cependant sur lui le grand avantage de produire un effet plus soutenu et plus durable, et de ne pas irriter autant les sujets très-nerveux.

Lorsque le médecin a pris également pour but de mettre seulement en jeu la propriété stimulante ou révulsive passagère du vésicatoire, il est préférable de ne l'employer que volant, afin de pouvoir le renouveler au besoin, et le promener à la surface du corps. Lorsqu'au contraire il a l'intention de produire une révulsion soutenue, et de profiter en même temps de l'évacuation purulente des vésicatoires, il faut alors avoir recours aux larges vésicatoires suppurans, placés de préférence aux extrémités. C'est en effet ce qu'on se propose dans toutes les fièvres graves, où les principaux organes essentiels à la vie ont reçu une atteinte plus ou moins forte, et dans lesquelles les accidens cérébraux qui se prolongent souvent long-temps, réclament quelquefois des révulsifs soutenus. Il me semble que par ces raisons les vésicatoires suppurans sont préférables dans les typhus et les fièvres ataxiques; en général, l'inconvénient qu'on leur reproche dans ce cas, est de déterminer des escarres et des ulcères difficiles à guérir, qui retardent les convalescences. Mais quand ce reproche serait fondé, qu'importe la longueur de la convalescence dans une maladie grave? l'important est de guérir, et n'est-il pas probable que ces altérations locales produites artificiellement peuvent y concourir? Il est d'observation, en effet, que la gangrène des vésicatoires est en général un signe critique dans le typhus; Hildebrand et plusieurs autres praticiens le regardent comme favorable.

Il n'est pas de notre objet d'entrer ici dans le détail des affections nombreuses qui réclament l'emploi des vésicatoires, soit comme excitans généraux, soit comme révulsifs et même comme évacuans; nous nous contenterons de rappeler que sous ces différens points de vue thérapeutique, ils ont été principalement employés avec de grands succès dans la plupart des inflammations parenchymateuses et membraneuses aiguës, sub-aiguës ou chroniques, dans plusieurs rhumatismes, névroses et névralgies, enfin dans la plupart des phlegmasies cutanées aiguës ou chroniques, lorsque la réaction fébrile a été suffisamment modérée par les émissions sanguines générales ou locales. Le praticien ne doit jamais perdre de vue, que dans tous les cas de phlegmasies, la réaction produite par le vésicatoire tend toujours à réveiller l'inflammation si elle n'a pas été suffisamment combattue: c'est ce qu'on observe souvent dans la plupart des phlegmasies membraneuses, comme la méningite, la pleurésie et la péritonite. Il est bon d'observer aussi, comme règle générale, que les vésicatoires ne réussissent jamais mieux dans les phlegmasies aiguës ou chroniques, que chez les sujets qui sont affectés habituellement d'éruptions cutanés ou de rhumatismes chroniques. On a employé avec avantage les vésicatoires volans dans plusieurs affections locales, principalement dans l'amaurose indépendante de lésions organiques. Il faut dans ce cas insister longtemps sur ce moyen fréquemment répété sur les tempes et le front. M. Dupuytren a souvent réussi par cette méthode à guérir l'amaurose chez les adultes, et j'ai aussi plusieurs exemples de succès chez les enfans. L'emploi local des vésicatoires volans dans l'érysipèle phlegmoneux et ambulant, et même dans la plupart des érysipèles des membres, est maintenant reconnu comme un moyen assez efficace dans beaucoup de cas, et qu'il ne faut pas négliger. Ces topiques agissent alors non-seulement comme stimulans et évacuans à la fois, mais aussi comme perturbateurs d'une phlegmasie spécifique. *Voyez*, pour les lieux d'élections, les articles RÉVULSIF, DÉTERSIF et EXUTOIRE. GUERSENT.

VÉSICATION, s. f., *vesicatio*; produit de l'action des vésicans en général, et des vésicatoires en particulier. *Voyez* VÉSICANT et VÉSICATOIRE.

VÉSICULE, s. f., *vesicula*, petite vessie. On donne ce nom à de petites élevures demi-sphériques ou conoïdes de la peau, formées par une gouttelette de sérosité épanchée entre l'épiderme et le corps réticulaire. Cette sérosité, quelquefois claire et sans couleur, le plus souvent opaque et blanchâtre ou couleur de perle, donne un aspect différent aux vésicules, qui sont par conséquent transparentes ou blanchâtres. Elles se terminent par une légère desquammation, ou par des croûtes minces ou lamelleuses. Suivant la manière dont les vésicules se développent ou se groupent, elles forment des maladies particulières. Bateman a rapporté aux affections vésiculeuses la *varicelle*, la *vaccine*, l'*herpes*, le *rupia*, la *miliaire*, l'*eczéma* et l'*aphthe*. Cet auteur n'y a pas compris la *gale*, dont le caractère est évidemment vésiculeux. La varicelle pourrait tout aussi bien appartenir aux affections pustuleuses, puisque dans certaines variétés l'affection est constituée par des pustules bien marquées, et se rapproche par là de la variole, dont elle n'est, suivant plusieurs auteurs, qu'une modification. La vaccine n'est point purement vésiculeuse : si l'éruption commence par cet élément, elle devient après un certain temps pustuleuse. Enfin le *rupia*, par la dimension des élevures, se rapporte plutôt aux affections bulleuses, qui forment un des ordres de la classification adoptée par Bateman ; et les *aphthes* sont des affections spéciales aux membranes muqueuses, et ne sont pas formés d'ailleurs par une éruption vésiculeuse. *Voyez ces divers mots.*

VÉSICULE BILIAIRE (la), ou VÉSICULE DU FIEL, *cystis fellax*, est un réservoir membraneux, pyriforme, qui fait partie de l'appareil excréteur de la bile. *Voyez* FOIE.

VÉSICULE OMBILICALE. On appelle ainsi une poche membraneuse, annexée à l'embryon dès le commencement de sa formation, et qui paraît remplir chez l'homme des fonctions analogues à celles de la membrane vitellaire chez les oiseaux. *Voyez* OEUF HUMAIN.

VÉSICULE SÉMINALE. On donne ce nom à deux petites poches

sinueuses qui semblent être la continuation du canal déférent, et qui servent de réservoir au sperme. *Voy.* TESTICULE.

(MARJOLIN.

VESSIE, s. f. *vesica;* réservoir musculo-membraneux, conoïde, situé, chez l'adulte, dans l'excavation pelvienne, destiné à recevoir l'urine, à la contenir pendant quelque temps, et à l'expulser ensuite. Cet organe n'est conoïde que chez l'homme adulte; chez les enfans il est plutôt cylindroïde, très-alongé de haut en bas, et remontant toujours au-dessus du détroit supérieur du bassin; chez les femmes adultes, et surtout chez celles qui ont eu plusieurs enfans, il est arrondi, et offre même plus d'étendue transversalement que verticalement.

Les dimensions de la vessie sont très-variables, toutes choses égales d'ailleurs, relativement à l'âge et à la stature des individus; ces variétés dépendent pour la plupart de la nature et de la quantité des boissons dont on fait habituellement usage, du temps plus ou moins long pendant lequel on laisse l'urine s'accumuler, de l'état sain ou morbide de cet organe. Le plus grand nombre des anatomistes admet, d'après Haller, que la vessie de la femme offre plus de capacité que celle de l'homme; mais il faut convenir que les exceptions à cette disposition sont très-nombreuses. La vessie, lors même qu'elle est entièrement contenue dans l'excavation du bassin, n'est pas absolument verticale; elle est légèrement oblique de haut en bas et de devant en arrière, son sommet un peu incliné à gauche. Son obliquité devient d'autant plus grande qu'elle s'élève davantage au-dessus du niveau de la symphyse pubienne.

La surface externe de la vessie présente, comme l'interne, six régions à considérer, et le col de cet organe en constitue une septième qui doit être examinée à part. La région supérieure de la face externe, qu'on nomme ordinairement le sommet ou le fond de l'organe, est contiguë aux circonvolutions inférieures de l'iléon; le péritoine ne recouvre habituellement que la moitié postérieure de cette région : il ne la tapisse en totalité que lorsque la vessie est très-petite. L'ouraque, espèce de cordon fibreux (*voyez* OEUF HUMAIN), s'élève du milieu de cette région supérieure, et se prolonge jusqu'à l'ombilic où il se termine en s'épanouissant : il est accompagné sur les côtés par les artères ombilicales ou leurs débris. La région inférieure est bornée en devant par la base de la prostate, en arrière par un repli que forme le péritoine, en passant sur le rectum ou sur l'utérus, latéralement elle n'a pas de limites précises. Cette région, plus large en arrière qu'en devant, et dont la partie la plus reculée porte le nom de *bas-fond* de la vessie, est en rapport immédiat chez l'homme avec le rectum, les vésicules séminales, les canaux déférens, une petite portion des uretères, du tissu cellulaire et graisseux abondant, des artères et des veines très-nombreuses. Chez la femme, cette région correspond seulement au vagin.

Les régions latérales, plus larges inférieurement que supérieurement, recouvertes en haut par le péritoine, sont en rapport au-dessous de cette membrane, avec les artères ombilicales, les canaux déférens, les vaisseaux et les nerfs hypogastriques du tissu cellulaire et adipeux, et les muscles releveurs de l'anus. La région antérieure n'a ordinairement aucune connexion avec le péritoine; cependant, chez quelques sujets, cette membrane se prolonge sur son tiers, ou même sur sa moitié supérieure : cette disposition n'a lieu que lorsque la vessie est très-petite. La région antérieure correspond à la face postérieure du corps des pubis, dont elle est séparée par un intervalle assez considérable rempli de tissu cellulaire et adipeux, et plus bas au ligament inférieur de la vessie. Quand cet organe est distendu par une grande quantité d'urine, et qu'il s'élève beaucoup au-dessus de la symphyse pubienne, le haut de sa région antérieure touche presque immédiatement la face postérieure des muscles abdominaux, à un pouce ou un pouce et demi au-dessus du pubis. La région postérieure est revêtue par le péritoine, séparée du rectum ou de l'utérus par une fosse triangulaire, plus ou moins profonde, et en rapport avec l'intestin grêle.

Le col de la vessie, vu extérieurement, représente chez l'homme un cône tronqué, plus long sur les côtés et en bas que supérieurement, presque horizontal chez l'adulte, oblique en bas et en devant avant la puberté, embrassé en devant par la prostate, et reposant en arrière sur le rectum qui le déborde assez souvent à droite et à gauche, surtout chez les vieillards affectés de constipation habituelle. Chez la femme, le col de la vessie offre moins de longueur.

La face interne de la vessie est beaucoup moins villeuse que celle de l'estomac et de l'intestin. Elle offre dans la plus grande partie de son étendue, et dans l'état de vacuité de l'organe des vides, des replis irréguliers, formés par la membrane muqueuse, et qui s'effacent quand la vessie est remplie par l'urine. On voit aussi quelquefois des colonnes saillantes, entrecroisées diversement, et formant des cellules de grandeur et de profondeur variables : ces colonnes saillantes sont formées par des faisceaux de la membrane musculeuse. La partie antérieure du bas-fond de la vessie présente en outre le *trigone vésical*, espace triangulaire, à surface lisse, limité par trois lignes, dont deux se prolongent en arrière et en dehors du col de la vessie aux orifices des uretères, tandis que la troisième s'étend transversalement de l'un de ces orifices à l'autre. L'angle antérieur du trigone correspond à une saillie oblongue qu'on nomme *luette vésicale*, et qui se prolonge dans l'urètre sous le nom de *crête urétrale* (*voyez* PÉNIS). Les deux angles postérieurs sont indiqués par l'insertion des uretères, dont les orifices sont situés chacun au devant d'une légère saillie oblongue, oblique, formée par la membrane muqueuse. Le bas-fond, proprement dit, de la vessie, est la partie la plus déclive de la paroi inférieure; sa largeur, qui est plus grande transversalement que d'avant en arrière, mesure l'espace compris entre la base du trigone et la paroi postérieure. Enfin, l'orifice interne de la vessie qui occupe la partie inférieure de la paroi antérieure est semi-lunaire, et embrasse dans sa concavité la luette vésicale.

Trois membranes forment les parois de la vessie ; l'une extérieure ou péritonéale, n'existe que sur le sommet et les parties latérales supérieures et postérieures de la vessie; un tissu cellulaire assez lâche l'unit à la membrane sous-jacente, en sorte qu'elle ne participe jamais dans la même proportion que les autres membranes à la distension de l'organe. Cette membrane, dont la texture et les propriétés sont d'ailleurs les mêmes que celles du péritoine, dont elle n'est qu'une continuation, est appliquée immédiatement sur la seconde membrane de la vessie, ou la tunique musculaire. Celle-ci est formée par un grand nombre de faisceaux charnus blanchâtres, aplatis, plus ou moins apparens, et affectant diverses directions : les uns, situés sur la ligne médiane, semblent monter directement, en devant et en arrière, de la prostate et du col de la vessie jusqu'à la base de l'ouraque; d'autres fibres naissent des parties latérales du col de cet organe, remontent aussi jusque vers son sommet, et en couvrent d'autres moins longues et obliques ; quelquefois même on en rencontre dont la direction est tout-à-fait transversale. Les fibres de la membrane musculeuse, étant plus rapprochées les unes des autres vers le sommet de la vessie et vers son col que dans le reste de son étendue, y forment toujours un plan plus épais que partout ailleurs. Quelquefois, comme on l'a dit précédemment, elles se réunissent en colonnes cylindroïdes entrecroisées, laissant entre elles des cellules plus ou moins profondes dans lesquelles peuvent se loger des calculs. La membrane musculaire ou moyenne est unie à la membrane interne ou muqueuse par une couche de tissu cellulaire lamelleux et dense qu'on décrit assez souvent comme une quatrième membrane, mais qui ne doit être considérée que comme le moyen d'union de la membrane moyenne avec l'interne. Cette dernière, qui se continue immédiatement avec la membrane de l'urètre, a peu d'épaisseur, ses villosités généralement peu apparentes, sa couleur blanchâtre, et légèrement nuancée de rose. Son extensibilité est très-grande, mais sa rétractilité est bien moins prononcée; les follicules muqueux, dont elle est pourvue, sont difficilement perceptibles dans l'état sain, toutefois ils doivent être très-multipliés.

Le col de la vessie offre plus de résistance et d'épaisseur que le corps; environné en arrière par du tissu cellulaire dans lequel se ramifient beaucoup de vaisseaux, notamment des veines; en contact en bas avec le rectum, latéralement avec les muscles releveurs de l'anus, il s'enfonce antérieurement dans l'épaisseur de la prostate, et celle-ci tend toujours à réagir sur lui, à le resserrer. Les fibres musculaires qui concourent à le former sont nombreuses, mais elles ne forment pas un sphincter régulier; on rencontre au-dessous d'elles une couche d'une substance blanchâtre, ferme, élastique, extensible, qui se prolonge en s'amincissant jusque vers la base du trigone. Ce tissu, qui a presque l'apparence fibreuse, contribue à former la saillie de la luette vésicale. Le tissu cellulaire sous-muqueux, et la membrane muqueuse qui le recouvre, ont aussi plus d'épaisseur dans cette région que dans tous les autres points de la vessie.

Les artères de la vessie naissent des iliaques internes et de leurs branches, telles que des ischiatiques, des hémorrhoïdales moyennes, des honteuses internes et des ombilicales chez les jeunes sujets. Leur nombre est très-variable, ainsi que leur volume; les plus grosses sont situées sur les parties latérales du bas-fond et dans le voisinage du col : elles sont d'ailleurs flexueuses comme les artères de tous les organes creux. Les veines, bien plus multipliées que les artères, forment autour du col et sous le bas-fond de la vessie un plexus très-considérable ; elles se terminent en général dans les veines hypogastriques. Les nerfs de la vessie proviennent du plexus formé par la partie inférieure des grands sympathiques et les troisième et quatrième paires sacrées. Les lymphatiques suivent, pour la plupart, le trajet des vaisseaux sanguins; ils traversent quelques petites glandes situées dans l'excavation pelvienne, et se rendent ensuite dans le plexus hypogastrique.

Dans le fœtus, l'étroitesse extrême du bassin empêche la vessie de plonger dans sa cavité; elle est située alors beaucoup plus haut que chez l'adulte, en sorte que l'urètre a une longueur proportionnelle bien plus considérable. La vessie est beaucoup plus petite avant qu'après la naissance, et sa forme est bien plus alongée; aussi a-t-elle dans le principe l'apparence d'un simple filament, et ne semble-t-elle être qu'une légère dilatation de la partie inférieure de l'ouraque. La plus grande étendue en hauteur de la vessie chez le fœtus et les nouveau-nés, est telle que son sommet est situé alors à peu de distance de l'ombilic; son bas-fond n'est pas développé, mais ses parois ont une épaisseur relative très-considérable. A mesure que l'enfant avance en âge, la vessie diminue de longueur, s'élargit, son bas-fond s'étend, et sa situation devient plus déclive ; enfin, à l'âge de la puberté, cet organe, dans son état de vacuité se trouve entièrement contenu dans l'excavation pelvienne qui offre à cette époque les dimensions qu'elle conservera par la suite. Chez la plupart des vieillards, la vessie affaiblie est flasque et très-dilatée; assez souvent les veines de son col paraissent variqueuses; ce n'est que lorsqu'elle est devenue le siége de quelque maladie, qu'on la trouve, à cet âge, rétrécie, raccornie, dure, en quelque sorte revenue sur elle-même.

Tous les mammifères ont une vessie urinaire. Elle manque, au contraire, dans les oiseaux, chez lesquels l'urine se mélange ordinairement, dans le cloaque, avec les excrémens solides; l'autruche et le casoar, dont le cloaque est tellement organisé qu'il sert de vessie, et que les urines peuvent s'y accumuler, sont les seuls qui fassent exception, et conséquemment les seuls oiseaux qui urinent. L'existence de la vessie est très-variable chez les reptiles; on la rencontre chez les uns, elle manque chez les autres. On trouve peut-être encore plus de variétés à cet égard dans les poissons: chez un grand nombre, les uretères s'ouvrent dans un cloaque analogue à celui des oiseaux; et dans la plupart des poissons osseux, les deux uretères se dilatent à quelque distance de leur terminaison, et se confondent en un large canal qui tient lieu de vessie. Les dimensions de la vessie ne sont pas les mêmes dans tous les animaux. Il n'est pas exact de dire que, parmi les mammifères, elle soit généralement plus ample dans les herbivores que dans les carnivores. En effet, si son volume est beaucoup plus petit dans les carnivores, c'est en partie parce que ses parois, qui sont bien plus musculeuses, sont plus fortement contractées à l'instant de sa mort. Elle paraît également petite dans ceux des herbivores qui l'ont très-musculeuse. Sa structure varie à cet égard, d'une manière remarquable, dans les mammifères; ainsi, les carnassiers ont généralement d'épaisses colonnes musculeuses dans les parois de leur vessie, et les faisceaux charnus sont dirigés transversalement ou verticalement depuis son fond jusqu'à son col. Parmi les herbivores, le cheval présente une structure analogue de la vessie, tandis que chez les autres animaux de cette même classe et chez les omnivores, la membrane musculeuse de la vessie n'est pas à proportion plus épaisse que chez l'homme. Elle est extrêmement vaste chez les chéloniens, et ses parois très-minces et plus musculeuses; son fond est divisé en deux cornes plus ou moins marquées. Parmi les batraciens, les grenouilles ont également une vessie divisée, ce qui n'est plus dans les autres reptiles; mais dans tous, elle reçoit l'urine par son col ou par un commencement d'urètre, et elle s'ouvre immédiatement dans le cloaque. Dans les poissons, c'est généralement par une ouverture séparée de l'anus et plus en arrière, que la vessie verse l'urine au dehors : cette ouverture sert aussi d'issue aux œufs et à la laite; le volume de la vessie est ordinairement très-petit, et ses parois minces et peu musculeuses.

L'appareil urinaire est un de ceux qui offrent le plus d'anomalies chez l'homme, et la vessie y participe fréquemment. Parmi les vices de conformation primitifs de cet organe, nous citerons d'abord son absence et sa petitesse extrême. La scission de la vessie, qui constitue l'exstrophie ou l'extroversion de cet organe, n'est pas très-rare : dans ce vice de conformation, on remarque dans la région du pubis une surface rouge, molle, mamelonnée, au centre de laquelle existe une scissure profonde d'où l'urine suinte continuellement. Cette disposition insolite résulte ordinairement de l'absence de la paroi antérieure de la vessie, dont la surface interne fait saillie au dehors par l'écartement partiel de la ligne blanche. Les mamelons que présente ordinairement cette surface rouge et molle correspondent aux orifices des uretères : l'ombilic est alors beaucoup plus inférieur, et fait partie de l'ouverture remplie par les débris de la vessie. La symphyse pubienne est le plus souvent plus ou moins imparfaitement réunie. Il arrive aussi quelquefois que la vessie est primitivement biloculaire ou multiloculaire ; enfin, d'autres fois, l'ouraque est resté perméable, et son canal communiquant avec la cavité vésicale, l'urine s'écoule par l'ombilic.

La vessie présente encore des vices de conformation acquis, consécutifs à la naissance. Ainsi, cet organe a parfois un volume excessif, résultant soit d'une dilatation simple, soit d'une dilatation et d'un épaississement de ses parois. Cette hypertrophie est dans certains cas très-considérable, et peut exister sans la dilatation de la vessie, ou même avec diminution de sa capacité. Cet accroissement, qui a toujours exclusivement son siége dans la membrane musculeuse, est le plus fréquemment produit par une irritation prolongée, comme celle que causent les calculs. La vessie offre assez souvent des dilatations partielles plus ou moins profondes, et formées par une sorte de hernie de la membrane muqueuse à travers l'écartement des fibres charnues sous-jacentes : ces dilatations se développent habituellement sous l'influence d'efforts répétés pour uriner, et sont assez communément la conséquence des rétrécissemens de l'urètre. La vessie peut aussi subir des déplacemens plus ou moins étendus, comme on le voit dans certaines hernies vaginales et inguinales. Nous n'examinerons pas ici les autres altérations que la vessie est susceptible d'éprouver, et qui ont été l'objet d'un examen particulier dans d'autres articles. *Voyez* CALCUL, HERNIE, PLAIES, etc.

(MARJOLIN.)

VESTIBULAIRE, adj. ; qui est relatif au VESTIBULE.

VESTIBULAIRE (fenêtre, ouverture) DU TYMPAN. On nomme ainsi la fenêtre ovale. *Voyez* OREILLE.

VESTIBULAIRE (rampe) DU LIMAÇON. On donne ce nom à la rampe externe du limaçon, parce qu'elle s'ouvre dans le vestibule. *Voyez* OREILLE.

VESTIBULE, s. m., *vestibulum ;* cavité irrégulière qui fait partie du labyrinthe ou de l'OREILLE interne.

VÊTEMENS, s. m. Les vicissitudes atmosphériques, qui se font sentir à toutes les latitudes, bien qu'à des degrés différens, durent, dès les premiers âges du monde, faire éprouver à l'homme la nécessité de s'y soustraire. Moins bien partagé que les autres animaux, sous le rapport des moyens de résister aux diverses intempéries de l'air, doué de plus de sensibilité qu'eux, il dut chercher de bonne heure les moyens de suppléer à cette espèce d'oubli de la nature. On peut se former une juste idée des tentatives que firent en ce genre les hommes dans l'enfance des sociétés, par ce que font encore aujourd'hui les peuplades que nous regardons comme sauvages. Sans doute, comme ceux-ci, l'antre des rochers leur servit de première habitation ; bientôt ils creusèrent des grottes, et construisirent des huttes grossières : ils durent aussi se couvrir de la dépouille des animaux qui leur avaient servi de pâture, ou des feuilles larges de certains végétaux : telles sont encore en effet aujourd'hui les habitations et les vêtemens des peuples chez lesquels la civilisation n'a pas encore pénétré. Mais lorsque les arts eurent fait sentir aux hommes leur influence bienfaisante, des tissus de toute espèce, sans doute bien informes dans les premiers essais, vinrent non-seulement les préserver des variations atmosphériques, mais encore servir à leur parure ; car le désir de plaire est aussi naturel à l'espèce humaine que celui de se conserver ; mais il fallut sans doute bien du temps avant que les Tyriens eussent appris à teindre la pourpre, et que les Indiens fussent parvenus à tisser le cachemire. Nous ne savons rien de bien précis sur les vêtemens des anciens peuples. Nous savons seulement que les Lévites hébreux étaient revêtus de vastes robes de lin ; quand bien même nous serions mieux informés des détails des vêtemens de ces peuples antiques, il serait ici hors de propos de les exposer avec l'étendue qui conviendrait. Nous devons seulement remarquer que les Grecs et les Romains, nos maîtres en tous genres, semblent avoir atteint la perfection hygiénique dans leurs costumes. Ne dirait-on pas, en effet, en considérant les vastes vêtemens qui les couvraient, qu'ils avaient réfléchi sur les dangers de comprimer les membres, et les viscères renfermés dans les diverses cavités du corps? qu'ils avaient senti combien pouvait devenir funeste la gêne de la circulation dont ils ignoraient cependant l'admirable mécanisme? Aussi, combien devaient être rares chez eux, et le rachitisme et les maladies organiques des viscères, et les congestions, suites ordinaires de la gêne de la circulation! Et, comme s'ils eussent voulu fournir une nouvelle preuve que la beauté est l'ordinaire compagne de l'utilité, quelle noblesse, quelle élégance, brillaient dans leur costume! que nos petits habits sont puérils et ridicules! Je n'entrerai pas dans le détail de chaque pièce, et ne dirai pas la forme et le nom de chaque partie de l'habillement antique : ces recherches sont plus utiles pour les beaux-arts que pour le sujet qui nous occupe. On a remarqué, comme différences importantes, que les Orientaux et les peuples du Midi portaient pendant la paix des vêtemens longs et amples, qui se fixaient sur les épaules, étaient retenus par une ceinture sous les mamelles, ou au-dessus des hanches, et de là flottaient jusqu'à terre; tandis que les barbares de l'Occident ou du Nord portaient des vêtemens beaucoup plus courts, divisés en deux parties, dont l'une couvrait les épaules, et s'arrêtait à la ceinture, et l'autre fixée à la ceinture descendait jusqu'aux pieds. Dans la guerre les habits étaient plus courts et moins amples, sans doute pour favoriser les mouvemens. Les femmes ont, dans tous les temps, et presque chez tous les peuples, porté des habillemens longs. Cette manière de se vêtir était favorisée par l'heureux climat de l'Asie, de la Grèce et de l'Italie. L'inconstance de l'atmosphère des Gaules et de la Germanie a toujours dû s'opposer à l'introduction de ces formes de costumes; c'est seulement par cette raison qu'on peut justifier la bizarrerie de nos vêtemens.

A considérer nos vêtemens modernes, nous ne saurions nous empêcher de reconnaître qu'ils semblent avoir été inventés en dépit de l'hygiène. Le ridicule de leurs formes peut seul égaler les inconvéniens attachés à leur usage. Il semble qu'on ait pris à tâche de faire marcher ensemble les dangers et les ridicules; ce qui peut servir de contre-preuve à ce que nous venons de dire en parlant de la beauté et de l'utilité de l'habillement antique. Que voit-on, en effet, de plus absurde qu'un frac qui se termine en pointe par derrière, que ces chapeaux cylindriques, à bords étroits, qui ne garantissent ni de la pluie ni du soleil? Quoi de plus nuisible que ces liens de toute espèce qui nous étranglent, ces cravates, ces jarretières, ces corsets, ces ceintures, etc.?

Mais arrêtons un moment nos regards sur la nature, la forme, la couleur, enfin sur les diverses propriétés physiques de nos vêtemens; tâchons d'en signaler les inconvéniens, et d'indiquer les avantages qu'on peut en retirer.

Rien n'est plus digne d'attention que la nature, la forme et la couleur des vêtemens; destinés à nous garantir des influences atmosphériques qui peuvent devenir la source d'une multitude de maladies, rien n'est plus déplorable que de voir la mode capricieuse, dictée par des ouvriers ignorans, servir de loi dans cette matière importante. On ne saurait croire combien de maladies on éviterait, si, bravant le ridicule que jette cette espèce de tyran sur ceux qui ne suivent pas ses décrets, on consentait à porter des vêtemens tels que les réclame la raison.

Les personnes qui veulent contester l'utilité des vêtemens, et rejeter toutes considérations hygiéniques sur cette matière, ne manquent pas de dire que la nature ne nous a pas faits pour être vêtus : on ne saurait, en effet, nier cette proposition. Mais cette manière de raisonner peut s'étendre fort loin, et l'on peut affirmer de même que la nature ne nous a point faits pour loger dans des maisons commodes; qu'elle n'a pas fait le vin, ni inventé la cuisine, etc., ce qui revient à dire que l'état social n'est point l'état de la nature; ce que personne ne veut contester : mais puisque nous vivons dans cet état de société, nous devons autant que possible profiter de ses avantages, et chercher à éviter ses dangers.

Il est bien vraisemblable qu'on pourrait aussi par l'habitude parvenir à se passer de vêtemens sous toutes les températures, aucun organe n'étant plus flexible aux habitudes que la peau. *L'Indien est tout visage*, et nous ne voyons pas pourquoi les Européens, dont la figure n'est jamais couverte, ne pourraient pas s'habituer à laisser nues les autres parties du corps. Dans nos climats les femmes sont généralement bien moins vêtues que les hommes. Leurs bras sont souvent nus dans les saisons les plus rigoureuses, et leurs robes flottantes permettent en tous temps un libre accès à l'air sur leurs membres inférieurs; et cependant la délicatesse et la sensibilité de leur peau devraient les rendre bien plus susceptibles que nous des impressions du froid. On ne peut méconnaître là l'empire de l'habitude; nul doute que par son influence on ne pût parvenir à braver avec le même vêtement, et le froid rigoureux des hivers, et les chaleurs accablantes des étés. Cette habitude ne saurait avoir aucun inconvénient pour les personnes robustes; elle pourrait même leur être très-avantageuse en les rendant insensibles aux vicissitudes du temps. Mais n'oublions pas que c'est surtout pour les personnes délicates et faibles que nous écrivons, et que, pour elles, il est impossible de contracter les habitudes dont nous parlons, et que le choix de leurs vêtemens est loin d'être une chose indifférente.

Les vêtemens doivent être légers en été, et chauds en hiver. On a prétendu que dans nos climats, où la température variait sans cesse, il n'était pas sans danger de porter des habits légers en été, parce qu'on recevait trop facilement les impressions de l'air; que le matin, au sortir du lit, la peau était ouverte aux agens extérieurs, et qu'il pouvait être funeste de ne la couvrir que légèrement; que le soir, après la chaleur du jour, le danger était encore plus grand ; on conçoit combien de pareils conseils sont timides. Mais tous les auteurs pensent qu'il convient de prendre les habits d'hiver de bonne heure, et de ne les quitter que tard. Il est en général très-dangereux de laisser sécher les habits mouillés sur le corps ; il peut en résulter de grands inconvéniens, dont le plus grave est d'empêcher la perspiration cutanée, ce qui peut être cause d'une foule d'affections.

C'est le règne organique qui nous fournit nos vêtemens. Le chanvre, le lin et le coton, tissus de mille manières différentes, la laine, la soie et quelques autres matières animales, après avoir passé par les mains industrieuses de cent ouvriers, viennent enfin nous mettre à couvert des injures de l'air. Ces substances jouissent à des degrés différens de la faculté conductrice du calorique; elles en absorbent plus ou moins; elles déterminent la production d'une plus ou moins grande quantité de fluide électrique; elles absorbent, retiennent ou laissent échapper avec plus ou moins de facilité l'humidité qui résulte de la transpiration, ou qui se trouve dans l'atmosphère. La toile de chanvre et de lin est très-bonne conductrice du calorique, qui la traverse avec la plus grande facilité, surtout lorsque le tissu est dense et serré. Elle se laisse facilement traverser par l'électricité, et condense la sueur avec la plus grande promptitude, de sorte que, lorsqu'elle est appliquée sur la peau et qu'elle est imprégnée de la matière de la transpiration, elle peut occasioner des accidens par la sensation de froid qu'elle détermine. Les étoffes de coton ne possèdent pas les mêmes qualités; elles transmettent difficilement le calorique, absorbent la sueur, la condensent moins promptement, sont d'un contact plus doux, et laissent moins aisément passer l'électricité. Plus chaudes que les précédentes, elles conviennent mieux pour les saisons et les climats froids, tandis que les premières sont plus agréables, sinon plus exemptes de dangers, pour les saisons et les climats chauds. La soie est une substance idio-électrique, isolante, etc. Lorsqu'elle est tissue d'une manière lâche, elle transmet mal le calorique dont elle se pénètre abondamment, mais elle se mouille vite et se sèche avec lenteur; on ne l'emploie pas en l'appliquant immédiatement sur la peau. La laine est une matière fort usitée comme vêtement. Presque tous les auteurs qui ont écrit sur cette matière s'accordent à lui donner les plus grands éloges sous le rapport de ses avantages comme vêtement qui doit couvrir la peau d'une manière immédiate. Rumfort et Hufeland lui reconnaissent beaucoup d'utilité; mais celui de tous qui la recommande avec le plus de chaleur, c'est le docteur Willich. Le seul auteur de l'article *habillement* de l'*Encyclopédie* en restreint l'usage aux personnes faibles et valétudinaires, et nous sommes entièrement de son avis : en s'accoutumant de bonne heure à la flanelle, on se prive d'une ressource précieuse que des circonstances ultérieures peuvent rendre nécessaire. On se rend d'ailleurs esclave d'une habitude qu'on n'est pas sûr de pouvoir toujours satisfaire, et qui, rendant le corps très-susceptible des impressions de l'air, peut être la cause d'une multitude d'affections. Ces auteurs prétendent que la nature, ayant donné la laine pour vêtement aux animaux qui s'approchent le plus de l'homme, semble indiquer par là quelle est la matière que nous devons préférer pour nous vêtir. La laine retient la chaleur autour du corps, détermine par son frottement une irritation cutanée qui augmente singulièrement la perspiration, et peut-être aussi une certaine quantité d'électricité. Elle ne condense pas la transpiration de manière que la vapeur peut la traverser, d'autant plus facilement que son tissu est ordinairement lâche. Lorsque la sueur est très-abondante, elle l'absorbe, et ne produit jamais la sensation de froid que déterminent les tissus bons conducteurs du calorique dont nous avons parlé. La flanelle détermine une sensation de prurit et de malaise, les premiers jours que l'on en porte; mais cette sensation ne tarde pas à se dissiper. C'est cette impression qui produit l'augmentation de perspiration, qui, dans beaucoup de cas, est l'effet qu'on veut obtenir. Willich prétend qu'elle ne détermine jamais d'éruption à la peau; mais par cela même qu'elle augmente l'action de cet organe, elle me semble très-propre à faire naître des efflorescences, des dartres, des boutons et autres phlegmasies chroniques de cette membrane. Il est nécessaire, lorsqu'on porte habituellement de la laine sur le corps, de la faire laver fréquemment; ce tissu exige la plus grande propreté. Sans adopter les idées exclusives de l'auteur que nous venons de citer, il est impossible de ne pas avouer que la laine convient parfaitement aux gens gras et dont les organes sont frappés d'atonie, aux adultes dans l'âge de décroissement, aux personnes sédentaires, sujettes aux phlegmasies chroniques des membranes muqueuses, aux convalescens, à tous ceux qui sont très-sensibles aux impressions de l'atmosphère, surtout dans les pays où elle varie beaucoup. Elle est beaucoup moins avantageuse aux personnes qui ne se trouvent pas dans ces circonstances. Les habits faits avec les poils de certains animaux sont idio-électriques, extrêmement chauds, sont très-susceptibles de s'imprégner des miasmes contagieux, s'imbibent facilement de sueur. Ils ne peuvent convenir que dans les froids excessifs.

La couleur dont les étoffes sont revêtues influe beaucoup sur leur capacité pour le calorique. Nous avons vu que les corps polis, blancs et opaques réfléchissaient les rayons du calorique, et que ceux qui sont rugueux, inégaux et ternes à leur surface l'absorbaient. Un miroir concave qu'on a noirci à la fumée d'une lampe absorbe tous les rayons de chaleur qu'il réfléchissait avant cette opération, et un thermomètre placé à l'autre foyer ne s'élève pas sensiblement. Un tissu d'une couleur claire, bien que de la même matière et de la même densité, réfléchira les rayons de lumière et de chaleur, et conviendra parfaitement durant l'été. Une étoffe d'une couleur brune, absorbant les mêmes fluides, sera très-convenable en hiver. Franklin a expérimenté que deux morceaux de draps, l'un blanc et l'autre noir, du même poids, de la même dimension, et tissus de la même manière, étendus sur la neige, en fondaient une quantité différente. Le drap blanc restait à la surface, mais le drap noir s'enfonçait beaucoup au-dessous du niveau : cette expérience, répétée de diverses manières par plusieurs physiciens, prouve d'une manière incontestable que la couleur noire absorbe réellement plus de chaleur que la blanche. Nous pensons que l'on a abusé du raisonnement, lorsqu'on a dit que les étoffes blanches pouvaient être utiles en hiver, en réfléchissant sur le corps sa propre chaleur, et que les étoffes noires seraient avantageuses en été en s'emparant de notre calorique et en le transmettant promptement au dehors. On a aussi avancé que, lorsque la chaleur ambiante était plus élevée que celle du corps humain, il était plus avantageux de se couvrir de vêtemens mauvais conducteurs de calorique, tels que ceux faits avec de la laine et lâchement tissus. Mais il est rare qu'on soit exposé à une chaleur de plus de + o 32° R; et dans ce cas-là même, il est permis de douter de la bonté de ce précepte, qui nous paraît le résultat d'une pure spéculation.

Quoique notre manière de nous vêtir soit généralement adoptée par tous les peuples de l'Europe, elle n'en est pas moins de toutes la moins noble, la plus incommode, et la plus sujette à de graves inconvéniens.

Une habitude que nous croyons très-vicieuse, c'est de se couvrir la tête de vêtemens lourds et pesans. L'Écossais porte un bonnet pesant, le Turc et le Persan un turban non moins lourd, et nous un chapeau ridicule, qui, par sa forme absurde, ainsi que nous l'avons dit, ne nous garantit de rien. Ces vêtemens de tête entretiennent sur cette partie une abondante transpiration, dont la suppression peut fort bien n'être pas sans danger. L'air contenu entre le crâne et les parois du bonnet se raréfie par la chaleur; et le feutre étant très-mauvais conducteur, il s'établit là une véritable étuve. Si quelque cause, comme la politesse, si souvent contraire au sens commun, vous force de vous découvrir dans un endroit froid, exposé au vent, etc., vous arrêtez le travail de la nature, et vous pouvez produire quelque rétrocession funeste. Le mieux serait, sans contredit, de s'habituer à marcher nu tête. Cependant, durant les grandes chaleurs, un chapeau léger en paille, et surtout un chapeau *blanc*, à larges bords, est certainement ce qu'il y a de plus raisonnable. Il pourrait y avoir de l'inconvénient à soumettre sa tête à une violente insolation.

Quant à la forme de la chemise, il est très-important que les poignets et surtout les cols ne soient pas trop serrés. On a vu des congestions cérébrales et des apoplexies occasionées par ce vêtement. Ceci doit nécessairement s'entendre aussi des cols, des cravates, des colliers et des rubans dont on se ceint le cou. La compression que ces liens exercent sur les jugulaires, empêchant le retour du sang que les artères carotides et les vertébrales, situées plus profondément, et à l'abri de cette cause, ne cessent pas d'envoyer au cerveau, détermine les accidens dont nous avons parlé. Il serait donc bien plus avantageux de ne porter aucun de ces vêtemens et d'avoir le cou libre. Mais puisque la tyrannie de la mode, que bien des scrofuleux sont intéressés à conserver, moins dure sur ce point pour les enfans et pour les femmes, force les hommes à être continuellement enchaînés, il faut au moins que ces colliers soient le moins serrés qu'il est possible. Presque tous les auteurs se sont élevés avec force contre les cravates dures que portent les militaires; elles offrent tous les inconvéniens dont nous venons de parler. On a vu des régimens entiers moissonnés par des affections cérébrales causées par cette pièce d'habillement.

Nous ne saurions blâmer avec trop d'énergie l'usage des corps et des lacets qui reprennent aujourd'hui une fâcheuse vogue; les accidens qu'occasione cette barbare coutume sont innombrables. Pour paraître avoir la taille fine, les femmes se détruisent la santé. En comprimant les côtes, ils empêchent leurs mouvemens, la dilatation du poumon. De là, la stase du sang dans ce viscère, la difficulté de respirer, le crachement de sang, les toux habituelles, les tubercules, la phthisie, les anévrysmes du cœur. La compression des organes contenus dans l'abdomen empêche tous les mouvemens des viscères qu'il renferme. De là, gêne dans la circulation des fluides, engorgement de tous les tissus et des organes parenchymateux, digestions pénibles et laborieuses, chyle de mauvaise nature, phlegmasies gastro-intestinales, et développement vicieux et irrégulier du fœtus. Lorsque l'utérus en contient, mort du produit de la conception; avortement, enfin, suivi de tous ses dangers. M. le docteur d'Astros, médecin éclairé et philanthrope, a publié dans le nouveau *Journal de médecine* une observation intéressante qui confirme cette influence pernicieuse des corsets. Telle est, et plus nombreuse encore, la série des accidens que font naître ces modes barbares.

Les manches des divers vêtemens qui nous couvrent ne doivent point être serrées, sous peine de déterminer aussi des inconvéniens plus ou moins graves; mais les femmes ont tort, dans nos climats, d'aller les bras nus. Si elles y étaient accoutumées dès l'enfance, sans doute il y aurait alors moins de dangers; mais il est bon de remarquer que le caprice de la mode les fait passer, sans intermédiaire, d'un extrême à l'autre. Elles sont couvertes chaudement, tout à coup la mode leur ordonne de se découvrir; qu'il pleuve, qu'il vente, qu'il gèle, elles se découvrent, et personne n'ignore ce qui en résulte.

Les principes que nous venons d'établir s'appliquent aux culottes. On s'est élevé récemment contre l'usage des bretelles; c'est cependant une des améliorations les plus utiles qu'on ait fait subir au costume, dans ces derniers temps. On était obligé, autrefois, pour fixer ce vêtement, de le serrer avec force au-dessus des hanches, par une boucle qui réunissait les deux parties d'une espèce de sangle. Or, on conçoit facilement qu'en comprimant de la sorte les viscères contenus dans l'abdomen, on occasionait la plupart des accidens dont nous avons parlé. Les bretelles larges, souples, élastiques, passant sur les épaules, n'exercent aucune compression; elles permettent de tenir la ceinture de la culotte large et aisée, et de cette manière nous exemptent des dangers que nous avons signalés. Les culottes doivent être larges; celles qui se fixent sous les genoux par une boucle ont le désavantage de produire l'œdème des jambes, des varices, etc. La forme la plus utile est sans doute celle des pantalons larges, si heureusement adoptés dans ces derniers temps. Elles doivent être d'une étoffe légère et d'une couleur claire en été; dans l'hiver, d'une étoffe plus chaude et d'une couleur brune. Les écrivains d'hygiène blâment les culottes de peau.

Les jarretières qui servent à fixer les bas ont les mêmes désavantages que celles qui fixent les culottes courtes. Les bottes trop serrées et d'un cuir trop ferme empêchent la jambe de se développer, et durcissent singulièrement les parties sur lesquelles elles pressent. On a beaucoup discuté pour savoir s'il convenait de porter des bas de fil, de coton, de soie ou de laine. Nous pensons que pour une personne bien portante peu importe le choix, pourvu qu'elle ait soin d'en changer souvent. Dans le cas où il s'agirait de rappeler l'exhalation qui a lieu aux pieds, il faudrait conseiller les bas de laine qui sont aussi fort convenables, en hiver, aux enfans et aux personnes faibles, valétudinaires ou convalescentes. Willich conseille de donner aux bas la forme des gants, afin d'absorber la sueur avec plus de facilité. Pour les souliers, tout le monde conçoit bien qu'il faut qu'ils ne soient ni trop grands ni trop petits; mais, chose étrange, peu de personnes se conforment à cette règle simple et naturelle; on veut avoir des pieds chinois, et l'on s'estropie. A l'égard de la matière des souliers, il serait bien à désirer qu'elle fût souple, élastique, et surtout imperméable, rien n'étant plus redoutable que l'humidité froide. Il convient du moins que les semelles soient épaisses et impénétrables, principalement dans la saison des pluies. On a proposé le procédé suivant pour rendre le cuir imperméable. On mêle bien ensemble, sur un feu lent, une pinte d'huile siccative, deux onces de cire jaune, deux onces d'esprit de térébenthine, et une demi-once de poix de Bourgogne. On peut ajouter, si l'odeur des résines est désagréable, quelques gros d'une huile essentielle aromatique. On frotte avec une brosse molle imbibée de ce mélange les souliers et les bottes, en les mettant au soleil ou à quelque distance du feu. On répète cette opération jusqu'à ce qu'ils deviennent secs, et qu'ils soient complétement saturés. Le docteur anglais cité ci-dessus, qui donne ce procédé, prétend qu'il rend le cuir parfaitement imperméable à l'humidité au bout de quelque temps; il serait à désirer qu'on en répétât l'expérience, et qu'on y suppléât dans le cas où cette méthode serait vicieuse. Les savans chimistes qui s'occupent d'économie domestique, devraient diriger leur attention sur ce point de la santé publique.

Les considérations générales auxquelles nous venons de nous livrer méritent quelques modifications relatives à certaines circonstances individuelles. La constitution, l'âge, le sexe, l'état de santé, etc., doivent en effet exiger dans l'habillement quelques différences que nous ne devons pas passer sous silence.

L'individu doué d'une constitution faible doit s'astreindre, plus qu'un autre, à l'observance des règles hygiéniques qui concernent les vêtemens; puisqu'il est vrai de dire que c'est pour lui seul qu'elles sont tracées. Il évitera, avec plus de soin qu'un autre, les vicissitudes atmosphériques. Mais c'est principalement contre l'humidité, et surtout contre le froid, agent essentiellement destructeur, qu'il devra se prémunir. C'est à lui que les vêtemens de laine, tissus d'une manière lâche, peu lourds, et tout-à-fait mauvais conducteurs du calorique, seront surtout utiles. Ce que nous disons ici s'applique directement aux convalescens et aux personnes qui, frappées d'affections chroniques, traînent une vie languissante.

Les vêtemens devraient varier suivant les professions; on sait qu'elles exposent plus ou moins à l'action de certaines qualités de l'atmosphère. Certains artisans sont exposés à une humidité constante, d'autres à une chaleur dévorante; quelques-uns exercent beaucoup certaines parties du corps, tandis que les autres sont dans une parfaite immobilité; enfin, il est des individus que leur profession expose à l'action de miasmes délétères, etc. La manière de se vêtir ne saurait être la même dans ces diverses circonstances. Des vêtemens imperméables à l'humidité extérieure devraient couvrir les premiers; des étoffes fraîches, légères, blanches, devraient former les habillemens des seconds; les autres devraient tenir plus chaudement les parties immobiles, et les derniers se revêtir d'habits sur lesquels les miasmes ne pussent s'arrêter, tels que le taffetas ciré, etc.

Durant plusieurs périodes de leur existence, les femmes doivent redoubler de sollicitude, pour éviter les vicissitudes de l'air. Les époques menstruelles, la grossesse, l'accouchement et les jours qui suivent l'instant où s'établit la menstruation, celui où elle cesse, réclament toute leur attention. Elles ne sauraient éviter avec trop de précaution toutes les variations de l'air; l'impression la plus légère de froid pouvant dans ces circonstances intervertir la marche de la nature, compromettre leur santé pour le reste de leurs jours, et même exposer leur existence au danger le plus imminent. C'est principalement aux jeunes filles qui deviennent nubiles, que peuvent nuire ces corsets étroits qui compriment les mamelles qui cherchent à se développer, ainsi que les organes contenus dans les cavités thoraciques et abdominales.

L'enfant qui vient de naître doit être tenu chaudement, et libre de tous ses membres. La température de l'atmosphère est en effet bien différente de celle qu'il vient de quitter; on doit y suppléer par la chaleur artificielle, et par des vêtemens souples, doux, légers et chauds. Il faut que ces vêtemens n'offensent en aucune façon la peau si délicate du nouveau-né. Mais une considération bien autrement importante, c'est qu'il faut que l'enfant ne soit nullement comprimé par l'habillement dont on l'enveloppe. Grâces soient rendues au philosophe de Genève dont la noble éloquence a si puissamment contribué à détruire les préjugés gothiques dont les enfans étaient les victimes. Les maillots sont aujourd'hui généralement abandonnés, et ce n'est plus que dans les pays ou dans une classe du peuple où les lumières ne pénètrent jamais, que l'on conserve précieusement encore les barbares traditions que nos aïeux nous ont transmises. Lorsque l'enfant commence à mouvoir ses membres, il est important de leur laisser le plus de liberté possible, en les protégeant toutefois contre l'influence de l'atmosphère; mais il ne faut jamais oublier que les compressions exercées par les vêtemens peuvent faire dévier les membres, la colonne vertébrale, gêner le développement des viscères contenus dans les diverses cavités, et produire par là une multitude de désordres fort graves; s'il est quelque compression permise, ce ne peut être que celle qu'on exerce avec discernement dans le but de corriger quelque déviation vicieuse. Il est un vêtement de tête qu'on nomme bourrelet qui, par sa lourdeur et par la chaleur qu'il entretient dans cette région, est loin d'être sans inconvénient; il favorise l'afflux du sang et des autres fluides vers la tête, et peut occasioner ainsi des éruptions de toute espèce, auxquelles les enfans sont d'ailleurs fort sujets, des congestions, des méningites, etc. On a fait sagement, dans ces derniers temps, de remplacer ces bourrelets lourds et massifs par une espèce de cage en baleine, élastique et légère. Peut être vaut-il mieux encore s'en passer entièrement. Je connais des enfans qui ont été élevés sans ces moyens, et pour lesquels les chutes, d'ailleurs si fréquentes à l'entrée de la vie, n'ont eu aucunes suites fâcheuses.

A l'âge de deux ou trois ans, lorsque l'enfant est d'une bonne constitution, on doit l'habituer de bonne heure à porter des vêtemens légers, afin qu'il s'accoutume à braver les intempéries des saisons.

Si dans l'âge adulte et dans la jeunesse on peut impunément

braver les préceptes de l'hygiène, il n'en est pas de même vers le déclin de la vie.

Nous avons souvent répété que le froid était mortel pour les vieillards. Placé dans un hospice peuplé de septuagénaires, nous avons pu fréquemment observer combien les rigueurs de l'hiver étaient meurtrières pour nos malades. Les maladies les frappent en masse, lorsque la température s'abaisse à — o 4 ou 5°. Les maladies du cœur surtout, restées latentes, pendant que la température était douce, en enlèvent un très grand nombre. Il est donc de la plus haute importance de chercher à lutter contre ces causes de destruction. C'est alors qu'il importe de couvrir les vieillards de vêtemens de laine, de coton, en même temps qu'on élève le plus possible la température ambiante. On évite ainsi les congestions vers le poumon, les intestins et le cerveau, congestions qui, en altérant les viscères de mille manières diverses, entraînent les malheureux vieillards dans la tombe.

(ROSTAN.)

VIABILITÉ, s., f. Etat du fœtus qui le rend apte à vivre et à continuer d'exister hors du sein maternel, de manière à pouvoir parcourir la carrière ordinaire de la vie humaine. Aussi ce mot ne vient-il pas de *vita*, vie, mais de *via*, chemin, carrière.

Confondre la vie avec la viabilité serait donc une erreur bien grave (*voyez* le mot INFANTICIDE, t. XII, pag. 129); car un fœtus peut, après sa naissance, exécuter pendant quelque temps les principaux actes de la vie organique; mais n'être pas constitué de manière à pouvoir la prolonger, et encore moins la vie de relation; comme il peut aussi périr immédiatement après sa naissance, bien qu'il fût viable.

En matière civile, les questions de viabilité se présentent toujours comme principales, et en quelque sorte exclusives : selon les articles 725 et 906 du Code civil, l'enfant qui naît avec des signes de vie n'est pas réputé avoir vécu, au moins pour la successibilité, s'il n'est pas viable, ou en d'autres mots : en matière de successibilité, on ne doit faire aucune différence entre l'enfant mort-né et l'enfant qui naît pour mourir. Suivant l'article 314, la légitimité d'un enfant ne peut pas être désavouée par le père, si l'enfant né avant le cent quatre-vingtième jour du mariage n'est pas déclaré viable. Enfin, selon l'article 340, le ravisseur, dans le cas d'enlèvement, peut, sur la demande des parties intéressées, être déclaré père de l'enfant, si l'époque de l'enlèvement se rapporte à celle de la conception.

En matière criminelle, au contraire, les questions de viabilité ne sont qu'accessoires; car la loi pénale ne demande pas s'il y a eu viabilité, elle demande s'il y a eu avortement ou infanticide, de sorte que les recherches sur la viabilité se fondent moins dans ces cas sur l'époque préfixe de la conception, qu'exclusivement sur les phénomènes que présente l'organisme individuel, et toujours dans ce sens que la viabilité devenant alors une circonstance aggravante, elle doit être déclarée réelle avec plus de réserve encore qu'en matière civile. *Voyez* le mot INFANTICIDE, t. XII, pag. 130 et 131.

Nos lois civiles ne font dater la viabilité que du cent quatre-vingtième jour de la conception; mais ce terme préfix est-il rigoureusement exact? Telle est la question qui a été agitée par plusieurs médecins, et qui mérite, par sa gravité, que nous nous y arrêtions quelques instans.

Le témoignage des auteurs, a-t-on dit, et des faits authentiques, établissent que chez quelques fœtus l'organisation est aussi parfaite à sept mois qu'au terme ordinaire. Il est prouvé incontestablement, selon Levret, qu'il y a des femmes qui accouchent à sept mois d'enfans aussi forts et aussi vigoureux que s'ils en avaient neuf. Lamotte en cite des exemples concluans, en ce que l'accouchement au terme de sept mois était héréditaire dans une famille. Or, puisqu'on voit naître à sept mois des enfans aussi bien conformés que ceux de neuf le sont ordinairement, pourquoi quelques-uns ne seraient-ils pas viables avant la première de ces époques? « Qui ignore, dit le docteur Hudellet (*Dissertation sur la viabilité du fœtus*. Paris, 1803), la variété infinie dans la somme des forces vitales, distribuée à chacun au moment de la conception, et les modifications nombreuses dont elles sont susceptibles? De cette inégalité ne doit-il pas résulter une activité plus ou moins grande dans la nutrition du fœtus, but unique de ses fonctions, d'où l'accroissement et la perfection plus ou moins rapides de ses organes, et par conséquent l'aptitude à jouir de la vie extérieure à des époques variables? » Enfin, l'on cite à l'appui de ce raisonnement un assez grand nombre d'exemples consignés dans les auteurs où il s'agit de fœtus viables, quoique nés dans le sixième et même dans le cinquième mois de la grossesse.

On conçoit qu'en regardant ces exemples comme suffisamment constatés, qu'en admettant même ceux où il est parlé de fœtus nés bien avant le cent quatre-vingtième jour de la conception, les derniers surtout ne pourraient être considérés que comme des exceptions très-rares, et dont le législateur n'aurait pu tenir compte sans jeter notre législation civile sur la légitimation et la successibilité dans un vague préjudiciable à l'ordre social. Enfin, comme les lois doivent être précises, et qu'il fallait nécessairement établir un début légal de la viabilité, on choisit avec raison le terme le plus rationnel, en ce qu'il s'accorde le mieux avec les faits bien observés, et sur la réalité desquels il ne peut exister le moindre doute.

Mais tout en respectant ce terme légal, il est néanmoins des cas où le médecin pourrait invoquer avec réserve les exemples de viabilité avant le cent quatre-vingtième jour de la conception, et s'étayer des raisonnemens par lesquels on cherche à expliquer de semblables anomalies. Ces cas, toutefois, ne sont qu'extra-judiciaires, et ne se rencontrent que lorsque l'opinion de l'homme de l'art peut tendre à rétablir la paix et le repos des familles, sans l'intervention des tribunaux.

Si le cent quatre-vingtième jour est le début légal de la viabilité, il ne s'ensuit pas que les fœtus nés après cette époque puissent être constamment considérés comme viables; car il peut arriver qu'un fœtus né même à terme ne soit pas conformé de manière à pouvoir conserver la vie. Tels sont les acéphales, les anencéphales, les fœtus manquant de poumons, d'estomac, etc. L'étude des *monstruosités* (*voyez* ce mot) est donc indispensable au médecin appelé pour éclairer des questions de viabilité. Non-seulement il doit savoir reconnaître anatomiquement ces aberrations congéniales, mais il doit surtout être en état d'apprécier physiologiquement les conséquences qu'elles peuvent exercer sur la vie extra-utérine.

Le médecin chargé de statuer sur les questions dont il s'agit doit encore étudier avec soin les phénomènes qui distinguent le fœtus aux différentes époques de la conception, surtout depuis le cinquième jusqu'au neuvième mois de la gestation. Il serait inutile de reproduire ici les détails dont se compose ce point de doctrine, puisqu'ils ont déjà été exposés aux mots AVORTEMENT (*Méd. lég.*), INFANTICIDE, et particulièrement au mot OEUF, t. XV, pag. 329 et suivantes.

Ce qui précède implique la nécessité de ne jamais prononcer sur une question de viabilité, sans s'être préalablement éclairé de toutes les ressources qu'offre l'anatomie. Il peut en effet arriver qu'un fœtus viable en apparence renferme dans son intérieur des conditions qui excluent sa viabilité; tel est entre autres l'exemple très-récent que rapporte M. Orfila (dernière édition de sa *Médecine légale*), où un fœtus d'une conformation externe des plus régulières était néanmoins anencéphale.

(MARC.)

VIABLE, adj., *viabilis;* qui est susceptible de vivre, qui possède la *viabilité. Voyez* ce mot.

VIBICES, s. f. pl., *vibices.* Ce mot latin, employé quelquefois dans le langage de la science, est synonyme de *vergeture*, qui n'en est que la traduction. *Voyez ce mot.*

VIBRANT, adj., *vibrans.* On désigne ainsi le pouls, lorsque l'artère bat avec force, qu'elle donne en même-temps au doigt qui la palpe l'impression d'une sorte d'oscillation. *Voy.* POULS.

VIDIEN, NNE, adj., *vidianus;* nom donné à deux conduits percés dans la base des apophyses ptérygoïdes, et qui ont été découverts par Vidus-Vidius, médecin de Florence. Ces conduits livrent passage à des vaisseaux et des nerfs qui portent aussi le nom de *Vidiens* ou PTÉRYGOÏDIENS.

VIE, s. f., *vita*, ζωη. La vie, sur laquelle les médecins, les philosophes et même les poètes ont tant écrit et si vainement disserté, regardée comme un être particulier, tour à tour appelé soufle, esprit, âme sensitive, émanation divine, principe de *vie*, force vitale, etc., etc.; la vie, disons-nous, que nous ne pouvons que sentir, qui reste inconnue dans sa nature et insaisissable dans son essence, ne frappe les esprits doués de quelque sévérité que par les seuls phénomènes propres ou caractéristiques des corps qui l'ont en partage.

Pénétrés de cette vérité, plusieurs physiologistes, à l'avis desquels nous nous sommes rangé, rejetant comme une pure abstraction, sans aucune sorte d'utilité, l'idée de la vie comme principe, ou force vitale unique (*voyez* FORCE), n'ont essayé de la définir que d'après les phénomènes organiques qui s'y rattachent. C'est ainsi que la vie n'est pour Bichat que l'*ensemble des phénomènes qui résistent à la mort;* ou, d'après M. Richerand, qu'*une collection de phénomènes qui se succèdent, pendant un temps limité, dans les corps organisés.*

Mais ces deux définitions peuvent paraître mériter quelques reproches. La première est évidemment vicieuse, attendu qu'elle fait jouer un rôle actif à la mort, inconnue en elle-même, et vraie qualité négative qui résultant, comme on sait, de la seule absence de la vie, ne saurait dès lors motiver la sorte de résistance ou de lutte supposée. Quant à la seconde, nous ferons remarquer qu'elle n'est pas exclusive à l'objet défini; car toute fonction de l'économie, isolément envisagée, d'autres phénomènes encore, comme la putréfaction, par exemple, développée dans les substances animales et végétales, présentent sans doute encore autant de collections de faits se passant pendant un temps déterminé, dans les corps organisés, et qui certes ne constituent pas la vie. Si donc il importait de définir la vie, voici quelle serait pour nous la définition que nous proposerions, comme propre à la caractériser, ou ne convenant qu'à elle seule. « La vie est cette manière d'être dans laquelle les corps qui en jouissent obéissent à des forces propres qui les soustraient, pendant un temps limité, à l'empire absolu des lois physiques ordinaires. » Mais essayons de justifier les différens termes de cette définition. C'est un fait incontestable que, parmi les corps, ceux-là seulement qui sont organisés présentent cette manière d'être qui nous donne l'idée de la vie; mais tous sans exception ne sont, ne se développent, ne manifestent les fonctions qui forment leur essence et assurent leur conservation, qu'à l'aide de forces spéciales qui leur sont inhérentes, telles que l'impressionnabilité avec ou sans conscience, la motilité, et l'affinité vitale, qui pénètrent les solides et les fluides de l'organisme. Ces forces propres, capables d'altération, de diminution, d'une durée déterminée et variable suivant la nature de chaque être, qui commence et finit, ne soustraient celui-ci que pour un temps limité à l'empire des forces physiques générales. Elles l'abandonnent en effet à la mort, et là commencent les phénomènes cadavériques, qui annoncent l'empire *absolu* que reprennent les forces universelles de la nature. Pendant la vie, ces dernières n'avaient pas sans doute perdu leur puissance, ou suspendu leur action sur le corps vivant; mais les phénomènes ordinaires qui résultent de cette action, sans cesse contre-balancés, détruits ou masqués par ceux qui dérivent immédiatement de l'exercice des propriétés actives des organes, ne jouaient qu'un rôle secondaire et tout-à-fait auxiliaire dans la production des actes de la vie. Rien, en effet, ou presque rien, ne se passe dans l'organisme vivant sous l'empire des forces physiques ou chimiques.

Quoi qu'il en soit de la justesse des définitions que l'on peut essayer de donner de la vie, cette importante modification de la manière d'être de certains corps se caractérise principalement par les particularités attachées à leur mode d'*origine*, à leur *développement* et à leur *fin*. Tous les êtres vivans ont un commencement appréciable; ils sont formés par *génération*, proviennent d'individus en tout semblables à eux, et *naissent*, en un mot, en se séparant d'une manière plus ou moins immédiate de ceux dont ils tiennent la vie. Après la naissance que précède la germination ou la fécondation, les êtres vivans se *développent* en s'emparant des substances alibiles au milieu desquelles ils se trouvent; mais ils les altèrent, se les approprient, et enfin les appliquent à leur propre substance par un ordre de mouvement du dedans au dehors, nommé d'*intussusception*; tandis que tous les corps ordinaires au contraire augmentent leur masse par simple superposition ou juxta-position de molécules. La *fin* des corps organisés n'est pas moins caractéristique de la *vie*; elle a lieu par la *mort*. Les phénomènes de la vie viennent à cesser par la raison même qu'ils ont commencé, et la mort qui signale leur disparition se montre comme une conséquence nécessaire de la vie, dont la durée temporaire contraste avec l'état immuable ou l'existence éternelle des corps ordinaires.

Les rapports de la vie avec les différens degrés de l'organisation montrent que l'entretien de cette dernière s'allie avec toutes les nuances de simplicité et de complication organique. L'on observe à ce sujet, soit dans la vie végétative, soit dans celle des animaux, que plus l'organisation est simple, plus chaque partie de l'être vivant offre en elle-même les diverses conditions de son existence. Dans l'organisation la plus complexe, l'individualité se prononce davantage, et la vie exige plus impérieusement le concours ou l'action simultanée de toutes les parties. C'est, toutefois, chez l'homme, pour lequel la nature a le plus multiplié les rouages nécessaires à l'entretien de la vie, que les médecins ont été conduits à sous-diviser pour ainsi dire la vie universelle en la vie particulière de chacun des organes. C'est ainsi que l'on parle de la vie propre du cerveau, de celle du cœur, du poumon, de l'estomac, etc., que l'on distingue encore la vie de chaque tissu, etc. Mais ces diverses manières de s'exprimer n'ont rien de rigoureux, et ne signifient autre chose, sinon que tel ou tel organe qui se distingue par des fonctions spéciales jouit par lui-même d'un état de forces qui le rend capable de cette particularité d'action. C'est ainsi, par exemple, que, tandis que le cerveau est le centre de la vie intellectuelle, l'estomac et l'intestin sont celui de la vie matérielle. Ceci nous conduit naturellement à parler de la brillante division adoptée par Bichat, et qui consiste à partager la vie générale, suivant la diversité de son but ou de ses fins, en vie *individuelle* ou relative à la conservation de l'individu, et en vie de l'*espèce*, où qui se rapporte au maintien de la race. Cet auteur a d'ailleurs encore sous-divisé la vie individuelle en vie *organique* ou *nutritive*, qui tend à assurer le bon état des organes, et en vie *animale*, extérieure ou de relation, qui établit spécialement les rapports de l'homme avec le monde extérieur. Cette division lumineuse, et qui sert de base à la distinction établie entre les grandes classes de fonctions, ne doit cependant pas être prise à la lettre, car l'on ne tarderait pas à s'apercevoir qu'à la rigueur elle sépare des choses réunies, et en confond d'entièrement analogues. Mais c'est là un des inconvéniens communs à la plupart de nos divisions artificielles.

Ce que nous avons dit aux articles ACCROISSEMENT, AGE, LONGÉVITÉ, auxquels nous renvoyons, de la *durée* de la vie, et des termes ordinaire et moyen de la vie humaine en particulier, nous dispense d'entrer maintenant dans de nouveaux détails à ce sujet. L'histoire des *probabilités* de la vie, c'est-à-dire des chances diverses que tout individu bien portant et d'un âge donné, a de parvenir à un autre âge déterminé, trouverait naturellement sa place ici; mais les résultats de ce genre, si connus et si bien appréciés en Europe, où ils ont permis l'établissement des *diverses tontines* ou *assurances mutuelles sur la vie*, nous dispensent encore de les reproduire. Nous nous contenterons donc de renvoyer ceux qui pourraient désirer des détails circonstanciés sur les calculs qui fondent les différentes probabilités de la vie humaine, à l'*Histoire naturelle* de Buffon, aux travaux de M. Mourgues de Montredon et aux mémoires de Deparcieux, insérés parmi ceux de l'Académie des sciences.

(RULLIER.)

VIEILLESSE, s. f., *senectus.* C'est l'âge avancé de la vie, la dernière période de l'existence des êtres vivans. Elle suit la virilité confirmée, et précède la mort naturelle ou *sénile.* La vieillesse survient plus ou moins vite, suivant une foule de circonstances, et elle se prolonge également plus ou moins longtemps. Beaucoup d'hommes ont, suivant leur constitution et leur genre de vie, une vieillesse hâtive, prématurée, sont vieux avant l'âge, tandis que d'autres conservent, dans un âge avancé, la vigueur de leur corps et la jeunesse de leur esprit. Les causes de ces différences ont été exposées au mot LONGÉVITÉ, auquel nous renvoyons. La vieillesse hâtive, ou retardée, longue ou courte, n'en offre pas moins dans son cours trois degrés différens, qui sont la première ou la *verte vieillesse*, la *caducité*, et la *décrépitude* qui conduit à la mort. Mais nous avons exposé ailleurs les phénomènes anatomiques, physiologiques et morbides de ces trois états, avec assez de détails, pour qu'il soit superflu de les reproduire ici. Nous nous contenterons dès lors de renvoyer à l'article AGE, ainsi qu'à ceux consacrés aux mots ACCROISSEMENT, MORT et NUTRITION. (RULLIER.)

VIF, adj., *virosus.* On désigne ainsi le pouls qui réunit les caractères de promptitude, de fréquence et de force sans dûreté. *Voyez* POULS.

VIGNE, *vitis vinifera.* (L. Rich., bot. med., t. II, p. 711.) Arbuste sarmenteux faisant partie de la famille des vinifères. La vigne est trop connue pour que nous croyions nécessaire d'en donner ici la description. On ne sait pas encore positivement l'origine et la patrie primitive de cet arbrisseau précieux, dont la découverte se perd dans la nuit des temps fabuleux. Quelques-uns la croient originaire d'Arabie, d'autres de l'Asie mineure, d'où elle passa successivement en Grèce et en Italie. Ce furent les Phéniciens qui la transportèrent dans les Gaules, au moment où ils vinrent fonder une colonie sur les bords de la Méditerranée, aux environs de Marseille. Quoi qu'il en soit de cette origine, restée encore incertaine, la vigne est aujourd'hui naturalisée et cultivée en abondance dans tout le midi et le centre de l'Europe. Ainsi on la trouve partout en Italie, en Espagne, en Autriche et une partie de la France. Relativement à ce dernier pays, nous ferons remarquer que la vigne ne croît que dans une partie du territoire français, mais vers le nord elle s'avance plus profondément du côté de l'est que de l'ouest, de manière à former une ligne obliquement transversale, qui partant vers l'ouest, un peu au-dessus de l'embouchure de la Loire, s'étend en passant à douze ou quinze lieues au nord de Paris, jusqu'à quelques lieues au-dessus du confluent de la Moselle dans le Rhin. Il résulte de cette disposition que la Bretagne, la Normandie, la Picardie, en un mot toutes les provinces au nord de cette ligne sont privées de vignes, qui y sont remplacées par le pommier.

La vigne est une des conquêtes les plus précieuses que la culture ait faites sur la nature sauvage. Aussi le nombre des variétés de raisins est-il extrêmement considérable, et chaque jour encore les soins du cultivateur, ou d'heureux hasards en font découvrir de nouvelles. La vigne et ses nombreux produits seraient un sujet inépuisable pour celui qui voudrait l'envisager sous tous les points de vue; mais nous nous contenterons ici d'indiquer ceux des produits qui sont employés en médecine.

Lorsqu'au retour du printemps on retranche de la vigne ses rameaux devenus inutiles, il suinte des plaies qu'on y a faites, un liquide incolore et limpide, sans odeur ni saveur marquées, et qui est la sève qui des racines s'élève vers les parties supérieures du végétal. Ce liquide est fréquemment employé dans la médecine populaire, pour le traitement des ophthalmies chroniques. On l'a aussi mis en usage comme diurétique. D'après l'analyse de M. Deyeux, il contient une matière végéto-animale, de l'acide acétique et d'acétate de chaux. C'est un remède presque inerte, qui par conséquent ne peut causer ni grand bien ni grand mal.

Les feuilles de la vigne, lorsqu'elles ont atteint leur plus haut degré de développement, ont une saveur acerbe. Les animaux herbivores en sont très-friands. Quelques auteurs en ont recommandé l'usage dans la diarrhée, et en général dans les catarrhes chroniques.

Parvenus à leur parfaite maturité, les raisins sont un des meilleurs fruits qui mûrissent dans nos climats. Ils joignent à une saveur douce, sucrée, rafraîchissante, un arôme extrêmement agréable et très-développé dans certaines variétés, comme dans les raisins muscats par exemple. Ils ne sont pas seulement un fruit des plus agréables, mais par leur chair succulente et fondante ils tempèrent les effets de la chaleur animale, et peuvent devenir un moyen diététique fort puissant. Mangé en trop grande quantité, le raisin devient laxatif. On a vu son usage long-temps prolongé amener des changemens très-notables dans l'économie, et être utile pour favoriser la guérison de plusieurs maladies chroniques, comme les engorgemens des viscères abdominaux, les dartres et autres affections cutanées, etc. On peut aussi permettre l'usage du raisin bien mûr aux convalescens, à la suite des maladies qui ont exigé une diète longue et sévère.

Non-seulement on mange les raisins à l'état frais, mais on les fait sécher pour pouvoir les conserver plus long-temps; cette pratique n'a lieu que dans les pays où la température est très-chaude, et où le raisin mûrit complétement. Tantôt on l'expose simplement sur des claies au soleil, comme on fait pour sécher les figues, tantôt on aide cette dessiccation par la chaleur du four. On distingue dans le commerce trois sortes de raisins secs, savoir : le *raisin de Malaga*, qui est le plus gros, un peu rougeâtre et bien fleuri; c'est le meilleur et le plus estimé. Il vient des côtes d'Espagne et des îles de l'Archipel. Le *raisin de Provence*, ou *raisin de caisse*, qui se récolte dans le midi de la France, et que l'on fait sécher au soleil après l'avoir trempé dans une lessive alcaline, est moins gros, moins coloré, non fleuri; il est moins estimé. Enfin, le *raisin de Corinthe*, qui nous vient des îles de l'Archipel, est en très-petits grains noirâtres, séparés de leur rafle, et dépourvus de graines.

Le raisin ainsi desséché a une saveur extrêmement sucrée, et très-souvent une partie du sucre qu'il renferme se solidifie, ce qui est beaucoup plus fréquent dans nos raisins de caisse que dans les deux autres sortes. On sert fréquemment les raisins secs sur nos tables, surtout en hiver. Les raisins de caisse sont aussi employés en médecine; ils forment avec les figues, les dattes et les jujubes, les fruits dits *béchiques* et *pectoraux*, dont la décoction adoucissante et sucrée est employée dans les maladies inflammatoires de l'estomac ou des poumons.

Le suc que l'on extrait par expression des raisins frais et mûrs porte le nom de *moût* (*mustum*); il est épais, un peu trouble, d'une saveur douce et très-sucrée. Dans son état récent, on peut l'employer, comme le miel, à édulcorer plusieurs préparations. En le faisant bouillir et réduire, et en neutralisant, par la craie, l'acide tartrique qu'il contient, on forme avec ce liquide un sirop épais, qui peut se conserver pendant long-temps.

Lorsque le raisin n'est pas mûr, il a une saveur âpre et astringente; on lui donne, dans cet état, le nom de *verjus*. On se sert du suc que l'on en exprime pour assaisonner les viandes et les légumes.

Mais de tous les produits du raisin, le plus important est sans contredit le vin, avec lequel on peut faire l'alcohol, le tartre, le vinaigre. *Voyez* VIN, ALCOHOL, TARTRE, VINAIGRE.

(A. RICHARD.)

VILLEUX, adj., *villosus*; qui a rapport aux villosités, qui présente des villosités : *membrane villeuse*.

VILLOSITÉ, s. f., *villositus*. On désigne ainsi de petites éminences qui se voient à la surface des membranes muqueuses, et qui tirent leur nom de la comparaison que l'on a faite avec celle du velours. *Voyez* MUQUEUSES (membranes).

VIN, s. m., *vinum*. Le suc exprimé du raisin auquel on a fait subir un degré plus ou moins avancé de fermentation, porte exclusivement le nom de *vin*. Les sucs de plusieurs fruits qu'on soumet à une préparation analogue, tels que ceux de la pomme, de la poire, de la prune, de la groseille, de la datte, ainsi que la décoction de l'orge et d'autres céréales, etc., donnent naissance à des liqueurs particulières auxquelles sont attribuées d'autres dénominations. C'est ainsi que l'on désigne sous les noms de *cidre*, de *poiré*, de *bière*, etc., les plus usitées d'entre elles. *Voyez* ces mots.

Nous pensons qu'on ne s'attend guère à trouver ici des détails sur les diverses espèces de vignes qui produisent les meilleurs vins, sur la culture de ce végétal précieux, sur les qualités des terrains qui lui conviennent le mieux, sur l'exposition la plus favorable, sur la manière de récolter le raisin dans les temps les plus opportuns, sur les innombrables procédés mis en usage dans chaque contrée pour confectionner cette liqueur, etc., etc. Chacun de ces sujets, pour être traité avec le développement convenable, exigerait un volume, et l'on pense bien que tel n'est pas notre but. Ce serait d'ailleurs sortir évidemment de notre sujet, circonscrit dans les influences que les agens de la nature exercent sur l'homme. Toutefois, pour apprécier avec rigueur et précision ces influences, il est quelques notions préliminaires indispensables à acquérir. Ainsi, le médecin ne peut se dispenser de connaître quels sont les élémens constitutifs des corps dont il veut étudier l'action sur l'organisme. Il ne peut même se dispenser de connaître, au moins d'une manière générale, autant que le permet l'état de la science, par quels procédés la nature développe ces divers élémens. C'est seulement alors qu'il peut espérer d'arriver à la connaissance exacte des actions que les puissances de l'hygiène exercent sur le corps humain.

Le suc de raisin (*moût*) contient beaucoup d'eau, une assez grande quantité de sucre, une matière particulière très-soluble dans l'eau, qui paraît se transformer en ferment lorsqu'elle a le contact de l'air; un peu de mucilage, de tartrate acide de potasse, de tartrate de chaux, d'hydrochlorate de soude et de sulfate de potasse. Le suc de raisin fermente facilement à la température de 12° à 15°, pourvu qu'il ait le contact du gaz oxygène; alors, il donne naissance au vin. Le vin rouge est le résultat de la fermentation des raisins noirs, mûrs et pourvus de leur enveloppe. Après avoir foulé ces raisins pour en extraire le moût, on les abandonne à eux-mêmes dans des cuves en bois ou en pierres, ou bien encore, comme nous l'avons vu ingénieusement pratiquer, revêtues de briques enduites d'un vernis inattaquable. La température intérieure doit être de 10° à 12°. Vers le cinquième jour, la fermentation a atteint son plus haut degré; il se dégage beaucoup de gaz acide carbonique; la masse se soulève, s'échauffe, se trouble; il se forme une écume composée de ferment et de matière blanche; la liqueur se colore en rouge, perd sa saveur sucrée, et devient alcoolique. Vers le septième jour, dans quelques pays, on foule la cuve avec un fouloir, ou on y fait descendre un homme nu pour ranimer la fermentation; et lorsque la liqueur a cessé d'être en ébullition, qu'elle a déjà acquis une saveur forte et de la transparence, on la tire pour la placer dans des tonneaux, où elle continue à fermenter pendant plusieurs mois. Pendant ce temps, il se forme une écume plus ou moins épaisse qui se précipite et constitue la lie, dans laquelle on trouve, outre le ferment, la matière blanche, une portion du principe colorant rouge et du tartrate acide de potasse : celui-ci se sépare de la dissolution aqueuse à mesure que l'alcool se forme et s'unit à l'eau (Orfila, *Elémens de chimie.*)

Une quantité considérable d'eau entre dans la composition des vins rouges, ainsi qu'une quantité variable d'alcool, qui leur donne une force plus ou moins grande; du mucilage, une matière végéto-animale, un atome de tannin, un principe colorant bleu, passant au rouge par son union avec les acides, de l'acide acétique, du tartrate acide de potasse, du tartrate de chaux, de l'hydrochlorate de soude, du sulfate de potasse, etc., tels sont les principes qui se présentent le plus ordinairement dans ce liquide. Les vins rouges ne contiennent pas de sucre, à moins que les raisins avec lesquels on les confectionne n'en renferment beaucoup, ou que la fermentation n'ait pas été poussée jusqu'au bout. Il est probable que certains vins renferment aussi une espèce d'huile qui leur donne leur bouquet, mais elle n'a pas encore été isolée. La qualité supérieure des vins ne dépend d'aucun des principes qu'on y découvre ; elle est donc due à un corps inconnu jusqu'à ce jour.

Les vins blancs ne présentent rien de particulier dans leur composition, sinon qu'ils sont privés de la matière colorante.

Les vins mousseux doivent cette propriété à l'acide carbonique qu'ils tiennent en dissolution.

Le principe qui fait surtout varier les effets des vins et des liqueurs fermentés sur l'économie animale, c'est l'alcool. L'acide acétique, carbonique, tartarique, la potasse, que quelques-uns d'entre eux renferment, modifient beaucoup moins leur action. Des auteurs récens d'ouvrages assez médiocres sur l'hygiène se sont fort élevés contre cette assertion. Ils ont prétendu que l'alcool n'était pas le principe actif des vins ; qu'ils devaient leur énergie à d'autres élémens, ou que l'action de l'alcool était neutralisée par sa combinaison avec une matière résineuse. M. Fodéré, à qui l'on doit d'avoir le premier développé longuement cette idée originale, ingénieuse comme on voit, ne s'appuie sur aucune expérience chimique concluante, non plus que ceux qui l'ont copié. Ils se bornent à dire *qu'il est probable qu'une grande quantité de matière extractive, résineuse, neutralise en partie les effets de cet agent, en se combinant avec lui.* Ces *probabilités* ne nous ayant pas convaincu, nous persistons dans notre première opinion. Il serait bien à désirer que tous les vins eussent été examinés avec soin sous ce rapport. M. Brande a déjà donné, dans les *Transactions philosophiques*, années 1811 et 1813, des recherches intéressantes sur l'état de l'alcool dans les liqueurs fermentées. Depuis cette époque, il a examiné avec attention un grand nombre de liqueurs de cette espèce, et voici le résultat de ses expériences sur la quantité d'alcool qu'elles contiennent.

Proportion d'alcool pour cent par mesure.

	VIN DE	
1°	Lissa	26,47
	id.	24,35
	Moyenne	25,41
2°	De raisin sec	26,40
	id.	25,77
	id.	23,20
	Moyenne	25,12
3°	Marsala	26,03
	id.	25,05
	Moyenne	25,09
4°	Madère	24,42
	id.	23,93
	id.	21,40
	id.	19,24
	Moyenne	22,17
5°	De groseilles	20,55
6°	Adalousie Xerès	19,81
	id.	19,83
	id.	18,79
	id.	18,25
	Moyenne	19,17
7°	Ténériffe	19,79
8°	Colures	19,75
9°	Lacryma-Christi	19,70
10°	Constance blanc	19,75
11°	*id.* rouge	18,92
12°	Lisbonne	18,94
13°	Malaga (1666)	18,94
14°	Burilas	18,49
15°	Madère rouge	22,30
	id.	18,40
	Moyenne	20,35
16°	Cap, muscat	18,95
17°	Cap, Madère	22,94
	id.	20,50
	id.	18,11
	Moyenne	20,03

	VIN DE	
18°	Grappe	18,11
19°	Calcavilla	19,20
	id.	18,10
	Moyenne	18,65
20°	Vidonia	19,25
21°	Alba flora	17,26
22°	Malaga	17,26
23°	Hermitage blanc	17,43
24°	Roussillon	19,00
	id.	17,26
	Moyenne	18,13
25°	Clairet	17,11
	id.	16,32
	id.	14,08
	id.	12,91
	Moyenne	15,10
26°	Malvoisie de Madère	16,40
27°	Lunel	15,52
28°	Schiras	15,52
29°	Syracuse	15,28
30°	Sauterne	14,22
31°	Bourgogne	16,60
	id.	15,42
	id.	14,53
	id.	11,95
	Moyenne	14,57
32°	Du Rhin	14,37
	id.	13,00
	id. vieux	8,88
	Moyenne	12,08
33°	De Nice	14,63
34°	Barsac	13,86
35°	Teut	13,00
36°	Champagne	13,80
	id.	12,80
	id. rouge	12,56
	id. *id.*	11,30
	Moyenne	12,61

VIN DE		VIN DE	
37° Hermitage rouge	12,52	46° Poiré, moy^e. de quatre.	7,26
38° Grave	13,94	47° Hydromel	7,32
id.	12,80	48° Aile de Burton	8,88
Moyenne	13,37	*id.* d'Edimbourg	6,20
		id. de Dorchester	5,56
39° Frontignan	12,79	Moyenne	6,87
40° Côte-Rôtie	12,32		
41° Vin de groseilles	11,81	49° Bière forte	6,80
		50° Porter de Lond., moy.	4,20
42° Vin d'oranges, fait par un fab^t. de Londres, moyenne de six	11,26	51° *id.* petite bière	1,28
		52° Eau-de-vie	53,39
		53° Rhum	53,68
43° Tokay	9,88	54° Genièvre	51,60
44° De sureau	9,87	55° Whiskey, Écossais	54,32
45° Cidre la plus h^{te}. moy^e.	9,87	56° *id.* Irlandais	55,90
id. la plus basse	5,21		

Plusieurs circonstances font varier les qualités du vin. La couleur, la consistance, la saveur, le parfum, font singulièrement différer les vins; mais ce qui leur imprime les différences les plus remarquables, c'est l'âge, et surtout le sol qui les produit. Sinclair divise les vins, 1° en ceux qui sont acides; 2° ceux qui sont doux et sucrés; 3° les vins *légers* ou d'entremets, *mild wines*, expression qui ne peut être rendue en français, opposés à l'âpreté; 4° en vins âpres et astringens. Nous reviendrons sur cette dernière division, lorsque nous parlerons des effets du vin sur l'économie animale.

1° Les vins blancs sont légers, ténus, moins alcooliques, moins nourrissans, mais plus apéritifs que les autres.

Les vins rouges sont plus alcooliques, résistent davantage aux forces digestives, nourrissent plus que les précédens.

Les vins paillets sont plus légers que les rouges, et plus consistans que les blancs; ils sont très-salubres, et d'une digestion facile.

Les vins jaunes muscats et sucrés sont très-toniques, très-alcooliques, et conséquemment très-excitans et très-nourrissans.

2° Les vins épais contiennent, en général, du sucre et du tartrate acide de potasse, de la matière colorante, un principe extracto-résineux; ils sont d'une digestion pénible; ils ont la propriété d'apaiser la faim. Les vins limpides et ténus se rapprochent des vins paillets et des vins blancs, et jouissent des mêmes propriétés.

3° Pour la saveur, les vins sont doux, acides et piquans, ou âpres. Les vins doux doivent cette propriété à ce que l'on a empêché la fermentation par l'ébullition, ou bien à une grande proportion de sucre que contient le moût, ou que l'on ajoute après la fermentation; ils ont les mêmes qualités que les vins jaunes. Les vins acides et piquans sont ceux qui contiennent des acides acétique, tartarique ou carbonique; ils sont rafraîchissans, participent aux qualités des boissons acidules. Les vins confectionnés avec des raisins qui n'ont pas acquis une parfaite maturité sont âpres et acerbes; ils contiennent beaucoup de sels, un peu de tannin, et sont moins alcooliques que les autres.

4° L'arome des vins, dû à un principe encore ignoré, est loin d'être le même dans les différentes espèces. Il en est qui sont revêtus d'un parfum suave, tandis que d'autres exhalent une odeur désagréable, et n'ont qu'une saveur plate et repoussante. L'analyse chimique n'est pas encore parvenue à montrer la cause de cette différence : les premiers sont toniques et réparateurs des forces épuisées, si l'on en prend avec modération.

5° Il n'est personne qui ne sache que l'âge des vins fait singulièrement varier leurs qualités. Le vin nouveau, dont la fermentation n'est pas achevée, est désagréable au goût, d'une digestion pénible, et produit des irritations gastro-intestinales. Le vin, pour être potable, doit avoir au moins un an. Les vins vieux perdent beaucoup d'alcool, ils sont donc moins excitans que les vins nouveaux; ils perdent aussi beaucoup de leur matière colorante, mais ils acquièrent des parfums exquis, une saveur délicieuse. Ils sont bien préférables, non-seulement pour le goût, mais pour leurs effets sur l'économie animale, aux vins récemment préparés.

6° Mais c'est surtout le sol et le climat dans lesquels ils naissent, qui exercent sur les vins la plus puissante influence. On peut dire, d'une manière générale, que les vins sont d'autant plus riches en alcool, en matière sucrée et en arome, qu'ils ont pris naissance dans un pays plus voisin des tropiques. Les vins des régions tempérées perdent de ces qualités; et dans les pays du nord, où la vigne peut encore croître, les vins ne possèdent presque aucune de ces qualités.

Les vins exotiques, les plus généreux que nous connaissions, sont ceux de Chypre, de Candie, de Stanchiou, de Chio, de Mételin, de Tokai, de Malaga, d'Alicante, de Tinto, de Xérès, de Rota, de Canarie, de Ténédos, de Schiras, d'Albe, de Verdée, de Moscadelle, de Montefiascone, de Pérouse, de Marciminien, celui du mont Vésuve, le Lacryma-Christi. Ces vins de Grèce, d'Espagne et d'Italie sont chargés d'alcool, et, en général, de principes sucrés et d'arome.

Nous avons dans le midi de la France des vins qui peuvent leur disputer ces qualités; ce sont ceux de Frontignan, de Lunel, de Côte-Rotie, de l'Hermitage, de Tavel, ceux de Provence, si alcooliques et si nourrissans. Mais ces vins sont trop capiteux pour l'usage ordinaire; et les vins de Bourgogne, de Champagne et de Lorraine, de Bordeaux, et même les vins du Rhin, moins abondans en alcool, en arome et en matière sucrée, doivent leur être préférés.

Il est peu de vins comparables à ceux du Clos-Vougeot, de Chambertin, de Nuits, de Beaune, de Pomard, de Volnay, de Montrachet, de la Romanie, de Chassaigne, de Meursault. Les diverses espèces de vins de Bordeaux, et surtout ceux de Grave; les vins du Rhône, principalement ceux de Condrieux; ceux du Doubs et du Jura, tels que ceux de Salins, de Port-Léné, des Arsures, de Byans, de Mercureau, de Troischâté, de Château-Châlons, et celui d'Arbois que nous ne pouvons passer sous silence, puisque ce fut lui qui sanctionna la paix de Henri IV et de Mayenne, et qui rendit la vie à l'illustre auteur de la *Nosographie*, ainsi qu'une foule d'autres, donnent à la France une supériorité incontestable, sous ce rapport, sur tous les pays du monde. Ces vins sont beaucoup moins excitans que les vins étrangers et que ceux du midi, et sont préférables pour l'usage habituel.

Les vins blancs diffèrent des précédens en ce qu'ils sont privés de la matière colorante, et les vins mousseux en ce qu'ils contiennent de l'acide carbonique, qui provient de ce qu'on n'a pas permis à la fermentation d'arriver à son complément.

Le vin est loin d'être toujours pur et naturel. La cupidité pousse beaucoup de spéculateurs à le falsifier, soit simplement pour en augmenter la quantité, soit pour lui enlever quelques qualités désagréables qui pourraient nuire à son débit. Si le vin contenait toujours la même proportion d'eau, il serait facile de s'assurer de la quantité ajoutée, au moyen de l'aréomètre; mais, comme nous l'avons vu, la quantité d'alcool varie singulièrement selon chaque espèce de vin, et souvent dans la même espèce. On ne peut donc reconnaître d'une manière indubitable cette espèce de fraude.

On ajoute quelquefois de la potasse pour arrêter la fermentation du vin, et pour saturer l'acide acétique qu'il contient en excès; dans ce cas, le vin renferme de l'acétate de potasse. Lorsque la proportion de ce sel est plus considérable que dans l'état ordinaire, on le reconnaît aux caractères suivans : On le fait évaporer jusqu'à consistance sirupeuse, puis on l'agite pendant quelques minutes avec une faible quantité d'alcool à 35°; on chauffe légèrement; l'alcool dissout l'acétate de potasse, on filtre. Le liquide alcoolique, d'un jaune rougeâtre, est divisé en deux parties; une d'elles est traitée par l'hydrochlorate de platine qui produit un précipité *jaune serein*, preuve de l'existence de la potasse; l'autre partie est évaporée jusqu'à siccité, et le produit est mis en contact avec l'acide sulfurique concentré, qui en dégage des vapeurs d'acide acétique reconnaissable à son odeur. Lorsque l'acétate de potasse que le vin contient naturellement n'est pas en excès, ces réactifs donnent des résultats à peine sensibles.

Lorsque c'est la chaux ou la craie qu'on emploie au lieu de potasse, on évapore le vin jusqu'à consistance sirupeuse; on traite ensuite par l'alcool à 46° : la dissolution contient de l'acétate de chaux, qui précipite en blanc par l'oxalate d'ammoniaque. Ce précipité donne de la chaux vive lorsqu'on la calcine dans un creuset.

Lorsque le vin contient de l'alun, de la litharge, de la céruse, des oxydes de cuivre ou d'arsenic, voici comment on les reconnaît : Si le vin est rouge, on le décolore en ajoutant une suffisante quantité de chlore liquide ; on laisse déposer le précipité jaune-rougeâtre qui se forme, puis on filtre; la liqueur filtrée est évaporée et concentrée dans une capsule de porcelaine ou de platine. Lorsqu'elle est réduite au tiers de son volume, on la filtre de nouveau pour la débarrasser d'un précipité rougeâtre qui s'est formé pendant l'évaporation, et on la traite par les réactifs propres à dilater les dissolutions aqueuses d'alun, de plomb, de cuivre ou d'arsenic. Elle contiendra de l'alun si elle offre une saveur astringente, et si elle précipite, 1° en blanc par l'ammoniaque et par la potasse : ce dernier alcali doit redissoudre le précipité; 2° en blanc par le sous-carbonate de soude ou de potasse; 3° en blanc par le nitrate ou l'hydrochlorate de baryte : le précipité est du sulfate de baryte insoluble dans l'eau et dans l'acide nitrique. Elle contiendra de l'arsenic, si elle précipite l'eau de chaux en blanc. Ce précipité, composé d'oxyde blanc d'arsenic et de chaux, est soluble dans une dissolution aqueuse d'oxyde. Si on la mêle avec l'acide hydrosulfurique gazeux, ou si on la dissout dans l'eau, elle détermine la formation d'un sulfure d'arsenic d'un jaune doré qui se précipite. Si, au lieu d'acide hydrosulfurique, on emploie les hydrosulfates de potasse ou de soude, on n'obtient point de précipité, à moins qu'on n'ajoute quelques gouttes d'acide nitrique, hydrochlorique ou sulfurique : alors il se forme un sulfure jaune, etc. La liqueur contiendra de l'acétate de cuivre, si la dissolution est d'un bleu foncé, d'une saveur forte, styptique; si la potasse, la soude, la baryte, la décomposent, forment des acétates solubles, et précipitent du deutoxyde bleu entièrement soluble dans l'acide nitrique; si l'ammoniaque, versée en petite quantité dans l'acétate de cuivre dissous, y fait naître un précipité bleu de deutoxyde de cuivre, qui se dissout avec la plus grande facilité pour peu qu'on ajoute d'ammoniaque : le prussiate de fer ou de potasse précipite la dissolution en brun-marron ; l'acide hydrosulfurique et les hydrosulfates forment un précipité de sulfure de cuivre noir, etc. La liqueur contiendra de l'acétate de plomb, si elle est inodore, sucrée, styptique ; si elle verdit le sirop de violette ; si les alcalis ou les solutions alcalines produisent un précipité de protoxyde de plomb hydraté, qui jaunit à mesure qu'on la dessèche : il suffit de mêler ce précipité avec du charbon, et de faire rougir le mélange pendant vingt minutes, pour obtenir du plomb métallique. Si l'on verse de l'acide sulfurique ou un sulfate soluble dans la liqueur, on obtient un précipité blanc de sulfate de plomb : l'acide hydrosulfurique et les hydrosulfates produisent des sulfures de plomb noir, etc.

L'antimoine, le sublimé corrosif, ne pouvant être mêlés au vin que dans une intention criminelle, c'est à la médecine légale qu'il appartient de faire connaître ces mélanges. On reconnaîtrait que l'eau-de-vie a été mêlée au vin, en la jetant dans un brâsier bien ardent : le liquide s'enflamme s'il est récent, il exhale d'ailleurs une forte odeur d'eau-de-vie. Les procédés employés pour reconnaître qu'on a mêlé du poiré au vin nous paraissent bien incertains. Lorsque le vin a été frelaté par des matières colorantes, on peut découvrir la fraude au moyen des dissolutions d'alun de proto-hydrochlorate, et de deuto-hydrochlorate d'étain : il se forme divers précipités qui décèlent la supercherie. (*Voyez* les Leçons de médecine légale de M. le professeur Orfila, dont cette section est extraite.)

L'eau-de-vie et les liqueurs alcooliques sont souvent mêlées à du poivre, du poivre-long, du stramoine ou de l'ivraie, dans l'intention d'augmenter leur force. On les reconnait en faisant évaporer la liqueur; l'alcool se dissipe, et l'âcreté ou l'amertume de la substance se prononce de plus en plus, à mesure que l'évaporation est poussée plus loin. On reconnaît le laurier-cérise à l'odeur d'amandes amères qu'offre la liqueur, au précipité de bleu de Prusse que produit, au bout de quelques heures, le mélange de potasse, de sulfate de fer et d'acide sulfurique. L'eau-de-vie, produite par la distillation du vin, diffère de celle qu'on obtient par le mélange de l'alcool et de l'eau, en ce qu'elle rougit le papier de tournesol.

Les marchands falsifient aussi la bière et le cidre par les mêmes ingrédiens qu'ils emploient pour le vin; on découvre la fraude par les mêmes procédés.

Le vin est sujet à diverses altérations spontanées, qui sont dues la plupart à la continuation de la fermentation; il se trouble, devient filant, perd sa couleur, passe à la fermentation acide, etc. Ce n'est pas ici le lieu de traiter de ces diverses *maladies* du vin qui sont d'ailleurs faciles à reconnaître, et dont on peut par conséquent éviter aisément les funestes effets.

Ainsi que l'eau, le vin exerce sur l'économie animale une action différente, selon sa composition, sa quantité, le moment où il est pris, la température même ; cette action est immédiate ou éloignée, elle résulte de l'usage ou de l'abus accidentel du vin, ou de son habitude.

La fermentation développe, avons-nous dit, un principe particulier connu sous le nom d'alcool. Ce principe peut rester mêlé à la liqueur qui a subi la fermentation, et c'est dans cet état qu'il existe dans le vin, le cidre, la bière, le poiré, l'hydromel; ou il peut en être isolé au moyen de la distillation, et devenir, par son mélange avec d'autres substances, la base de quelques boissons. Ce principe, dont nous devons la connaissance aux Arabes, exerce sur l'économie animale la plus puissante influence. Son état de concentration, sa quantité plus ou moins considérable, sont même la principale cause des effets que produisent les liqueurs fermentées. Il est nécessaire cependant, pour apprécier au juste l'effet des vins, de faire attention à quelques autres qualités qu'ils possèdent. Ainsi, la division générale de Sinclair nous paraît très-convenable. Les vins *acides* sont en général moins alcooliques que les autres; mêlés à l'eau, ils étanchent la soif, sont peu capiteux, et dissolvent assez bien les alimens. Leur usage prolongé n'est pas sans inconvéniens; ils produisent des embarras gastriques et intestinaux, des irritations aiguës et chroniques du canal digestif, et favorisent surtout l'exhalation gazeuse de sa membrane muqueuse. Les vin *doux* et *sucrés* sont d'une digestion assez laborieuse; ils contiennent beaucoup d'alcool, sont très-nutritifs et réparateurs; ils apaisent peu la soif, n'agissent que comme stimulans, et non comme dissolvant les alimens; il convient de n'en prendre qu'une petite quantité. Les vins *légers* doivent être préférés pour l'usage; ils sont d'une digestion facile, contiennent assez d'alcool, stimulent l'action des viscères gastriques, mais ils nourrissent peu. Enfin, les vins *âpres* et *astringens*, qui doivent cette qualité à ce que le raisin n'a pas reçu son dernier degré de maturité, peuvent être utiles dans une foule de circonstances où il peut être dangereux d'agir sur le cerveau. Ces vins sont peu alcooliques, portent leur action sur les organes gastriques, qu'ils peuvent même altérer lorsqu'ils ont trop de verdeur. Ces divisions sont assez satisfaisantes; mais il est difficile d'y rattacher toutes les espèces de vins connus. Le meilleur moyen d'apprécier leur énergie, ce sera toujours de connaître la quantité d'alcool qu'ils contiennent.

Avant de signaler les effets immédiats et les effets éloignés des liqueurs fermentées, il est bon de dire que ces effets sont d'autant plus prononcés que la quantité de liquide consommé est plus grande; que si l'on prend ces liqueurs lorsque l'estomac est vide, leur action est plus prompte et plus forte : à jeun, par conséquent, ces liqueurs agissent violemment : c'est donc un précepte fort sage que de les interdire dans ce moment.

Aussitôt que le vin est introduit dans l'estomac, il détermine sur ses parois une irritation qui se manifeste par un sentiment assez agréable de chaleur. Ce sentiment, qui devient perceptible, est éprouvé par les nerfs qui se distribuent à ce viscère, qui, réagissant sur la circulation, augmentent son action générale, et appellent localement le sang sur les parties du ventricule. Ce mouvement occasione un surcroît d'énergie dans ce viscère, et augmente les forces digestives. C'est alors comme assaisonnement que le vin agit. Il ne dissout pas les alimens, et n'apaise nullement la soif, à moins qu'il ne soit mêlé à l'eau. J'ai ouï dire à des militaires qui avaient, en Espagne, éprouvé l'horrible tourment de la soif, qu'ils auraient donné tous les vins du monde pour un verre d'eau. Bientôt le vin est absorbé, et passe dans le torrent de la circulation, au moyen de laquelle il va stimuler tous les organes, et réveiller leur action endormie. Celui de tous qui ressent le plus vivement son influence, c'est le cerveau. Mais sont-ce les organes de la circulation qui transmettent l'influence au cerveau? n'est-ce que par l'impression directe des nerfs, par une action spéciale de l'alcool sur les organes de l'innervation? C'est ce qu'il sera toujours fort difficile d'apprécier. Beaucoup de narcotiques semblent agir directement sur les nerfs et le cerveau, sans l'intermédiaire de la circulation.

Quoi qu'il en soit, rien n'est plus bizarre, plus singulier que cette propriété des liqueurs fermentées, et de quelques substances narcotiques, de faire perdre l'usage de la raison. A peine a-t-on bu une certaine quantité de vin, quantité qui varie suivant une foule de circonstances individuelles, qu'un engourdissement général se manifeste; la peau des tempes et du front perd de sa sensibilité; les mâchoires s'engourdissent, la langue s'embarrasse, l'élocution est pénible; une pesanteur de tête sus-orbitaire se manifeste. Si l'on augmente la dose de liquide, une sorte d'hilarité se manifeste ; un rire continuel et involontaire, et sans cause, s'empare de l'individu; il entrevoit dans les objets des rapports bizarres, extraordinaires, qui enfantent dans son imagination les idées les plus singulières, et comme il n'est retenu par aucun frein, il les énonce, ce qui donne naissance à une foule de saillies spirituelles, dont il n'aurait pas été capable dans son état ordinaire. Les idées se succédant en foule, il est loquace, il dit tout ce qu'il pense, ses secrets et ceux d'autrui ; et comme les instrumens des sens sont en général obtus, et que les convives partagent ordinairement cette gaîté, il est bruyant, il crie au lieu de parler : à cette joie bruyante, qui caractérise le premier degré de l'ivresse, succède bientôt un véritable délire. Alors incohérence totale des idées, passions exaltées, perverties ou diminuées, tristesse, morosité, taciturnité, colère, éclats de rire immodérés, pleurs involontaires, bégaiement, mussitation, etc. : l'homme a perdu dès lors le beau de ses attributs.

Mais si la raison est un don sublime qui fait de l'homme un être si incompréhensible, si merveilleux; s'il est abject de renoncer volontairement à l'immense supériorité qu'elle nous donne sur le reste des êtres qui respirent, il est impossible de ne pas convenir qu'elle fait payer bien chèrement des dons si précieux. Aussi s'est-il trouvé beaucoup de philosophes et surtout des poëtes qui ont rabaissé ses avantages, au point de préférer le sort des brutes. Les maux qu'elle nous cause sont si cuisans, que l'homme s'est estimé fort heureux d'avoir trouvé une boisson consolatrice qui pût le débarrasser, et de sa raison et de ses chagrins. Le grand Caton, ce philosophe qui poussa l'austérité jusqu'à la barbarie, s'enivra quelquefois; et il n'est pas jusqu'aux peuples sauvages qui n'aient trouvé le moyen de se débarrasser de ce censeur importun, par l'usage de quelque boisson fermentée. Les Moxes, nation la plus barbare de l'Amérique, font une liqueur très-forte avec des racines pourries qu'ils infusent dans l'eau. D'autres sauvages font avec le maïs une liqueur appelée *chicha*, avec laquelle ils s'enivrent fréquemment.

Cependant, malgré ces beaux raisonnemens des philosophes et des poëtes, et malgré l'exemple imposant que nous venons de citer, il est incontestable qu'indépendamment des maux sans nombre qu'enfante l'abus des liqueurs spiritueuses, il en résulte encore la dégradation morale la plus vile et la plus méprisable. L'homme qui s'abandonne à cet excès coupable n'est plus touché par le grand, le beau et le bon; toute idée généreuse est étouffée chez lui sans ressource. Incapable de travail physique ou intellectuel, il ne peut être utile à ses concitoyens; l'humanité, le désintéressement, la tempérance, source de toute qualité brillante et utile, sont bannis de son cœur.

Ce serait être bien rigoureux que de proscrire l'usage modéré du vin pendant les repas. Il est bien vrai que l'on pourrait fort bien s'en passer, si l'on avait la sagesse de ne pas manger outre mesure, et de ne pas user d'alimens qui fatiguent l'estomac. Si, d'ailleurs, une foule de causes, résultat de notre civilisation, ne diminuaient l'action de ce viscère. Mais puisqu'il est impossible de se soustraire à ces influences dans l'état social où nous vivons, nous trouvons dans l'usage modéré du vin un moyen avantageux de neutraliser ces influences.

Mais si rien n'est plus vil que l'ivresse, plus abject et plus dégoûtant que l'ivrognerie, rien n'est en même temps plus nuisible. Pour quelques individus qui supportent impunément ces excès, une multitude succombe prématurément ou devient la proie d'une foule de maladies. M. Muret ayant eu la curiosité d'examiner dans le registre mortuaire de la Suisse combien de morts pouvaient être attribuées à l'ivrognerie, en trouva le nombre si grand, qu'il estimait qu'elle tue plus de monde que toutes les maladies les plus perfides et les plus meurtrières. Il faut ajouter que les registres mortuaires de la Suisse sont beaucoup mieux tenus que ceux de Paris. Ici, un médecin qui n'a pas vu le malade atteste qu'il est mort de telle affection, ce qui n'est presque jamais vrai. Mais en Suisse, c'est le médecin qui a soigné le malade qui donne lui-même les renseignemens. Ainsi, la réflexion de M. Muret acquiert beaucoup de poids. Et des gens ont osé faire l'éloge de l'ivresse!

Plus les liqueurs fermentées sont concentrées, plus leurs effets sont dangereux. Aussi les eaux-de-vie sont-elles bien plus funestes que les vins; elles produisent l'ivresse avec plus de promptitude, et déterminent bien plus sûrement et avec plus d'intensité des résultats funestes analogues. Leur usage, même modéré, use rapidement l'organisation; car l'augmentation de l'activité des organes a toujours lieu au détriment de leur durée. Ces boissons font *vivre vite*, dans toute la force du terme.

Si nous jetons un coup d'œil sur l'usage du vin dans les différentes circonstances individuelles de l'âge, du sexe, de la constitution, etc., nous verrons qu'on doit le modifier suivant un assez grand nombre de cas. Et d'abord, dans les premiers momens de la vie, cette liqueur est en général trop forte, trop excitante, pour des organes encore informes et doués d'une excessive sensibilité. Si l'enfant est constitué d'une manière robuste, il sera préférable de ne lui donner que de l'eau pour toute boisson, ou de l'eau à peine teinte. On doit cependant faire quelques exceptions pour les enfans des villes, pour ceux qui habitent des pays humides et froids, ou humides et chauds; on doit aussi en permettre l'usage pendant les saisons qui offrent les mêmes qualités. Mais si l'enfant robuste peut s'abstenir du vin, il n'en est pas de même de celui chez lequel prédomine le système lymphatique, qui, par cette disposition, offre une fâcheuse tendance aux scrofules, chez celui qui est sujet aux engelures, etc. L'usage modéré d'un vin vieux et généreux peut avoir, dans ces circonstances, l'influence la plus avantageuse.

Si les enfans en bas âge peuvent se passer de vin, à plus forte raison les enfans qui approchent de l'adolescence; et les jeunes gens devraient s'en abstenir, ou du moins n'en jamais boire de pur. Il ne peut y avoir d'exception à cet égard que pour certaines constitutions ou pour certaines dispositions morbides, ou bien encore pour certaines circonstances d'habitations, de climat, de saisons, etc.

Dans quelque âge que ce soit, le vin doit être pris avec modération; mais l'on conçoit facilement que s'il est un âge où il puisse être utile, c'est lorsque les années portent atteinte aux forces générales et diminuent l'irritabilité des organes : alors on peut en conseiller l'emploi.

Le vin est plus funeste aux femmes qu'aux hommes; elles paient plus chèrement qu'eux les excès qu'elles peuvent commettre. La perte de leur beauté en est la première, et peut-être la plus cruelle punition. Les inflammations chroniques de l'estomac et des intestins, celles du foie, et enfin de tous les organes qui concourent à la digestion; les hypertrophies, et les anévrysmes du cœur et des gros vaisseaux; les infiltrations consécutives, les dégénérescences squirrheuses de la plupart des viscères, etc., sont les fruits amers de leur intempérance. Ces accidens qui n'épargnent pas les hommes, sévissent bien plus promptement et avec bien plus de rigueur sur les femmes. On en conçoit aisément la raison organique dans la mollesse de leurs tissus, et dans leur irritabilité beaucoup plus grande.

Relativement aux constitutions, celle qu'on a nommée lymphatique, et qui est caractérisée par l'atonie des divers appareils de l'organisme, est peut-être la seule à laquelle l'usage du vin soit réellement utile.

Mais aucune n'est plus opposée à cet usage que celle où prédomine le système de l'innervation.

En thérapeutique, on peut tirer quelques avantages de l'emploi du vin. On pense bien que ce sont les maladies avec hyposthénie qui peuvent seules réclamer ce moyen. Nous pensons que quelques auteurs anciens et modernes ont beaucoup exagéré l'efficacité du vin. Cette liqueur est loin d'être une panacée, et nous la croyons contre-indiquée dans le plus grand nombre des maladies. Toutes les inflammations et les hémorrhagies avec hypersthénie doivent en faire proscrire l'usage. Quelques médecins plus modérés que ceux dont nous venons de parler, croient que le vin peut être favorable dans quelques maladies nerveuses, dans la mélancolie, dans la manie tranquille, dans l'hypochondrie, dans l'hystérie. Nous ne saurions partager cette opinion. Ces maladies dépendant bien plus souvent d'une sur-excitation de l'encéphale et de ses dépendances que d'une faiblesse réelle de cet organe, nous croyons que le vin serait en général funeste aux personnes qui en sont atteintes. Mais dans les scrofules, dans le scorbut, dans les hémorrhagies avec hyposthénie, dans les inflammations avec adynamie, dans les leucorrhées chroniques, dans l'asthénie sénile, dans les épuisemens produits par d'abondantes excrétions, des pertes séminales réitérées, des hémorrhagies excessives, par une abstinence prolongée, une alimentation de mauvaise nature, peu réparatrice, etc., le vin donné avec modération peut être un médicament vraiment héroïque. (ROSTAN.)

VINS MÉDICINAUX. On désigne ainsi des produits pharmaceutiques composés de vin et de quelques autres substances médicamenteuses. On distinguait autrefois les vins médicinaux préparés *par fermentation du moût de raisin* et des substances médicamenteuses, de ceux qui étaient obtenus *par infusion* de ces mêmes substances dans le vin déjà formé. Les premiers étaient loin de posséder les propriétés médicinales sur lesquelles on avait d'abord compté, parce que la fermentation, en altérant le moût de raisin pour le faire passer à l'état d'alcool, changeait aussi la nature de plusieurs des drogues employées, au point de transformer les purgatifs les plus violens en purgatifs à peine laxatifs, et de faire perdre à des sucs amers, résineux ou autres, la plupart des caractères qui les avaient fait choisir. Il est aisé de sentir, d'après cela, que nous ne nous occuperons dans cet article que des vins médicinaux préparés avec le vin déjà tout formé, les autres n'étant plus usités.

La composition chimique des vins, dont nous devons faire l'histoire, n'est pas toujours la même; tantôt le vin médicinal n'est autre chose que du vin tenant en dissolution un, deux, ou un plus grand nombre de principes immédiats des végétaux, qui, dans ce cas, sont dissous par l'eau et l'alcool qui constituent le vin : tels sont, par exemple, les vins de kina, d'opium composé, etc. Dans certains cas, au contraire, la substance médicamenteuse qui a le vin pour excipient, n'est dissoute qu'après avoir subi une altération chimique, ou du moins qu'après avoir formé un sel soluble avec les acides acétique, malique et tartarique du vin; tels sont les vins chalybé et antimonié.

Les préceptes généraux qui doivent servir de guide dans la préparation des vins médicinaux, sont, 1º de choisir des vins de bonne qualité, c'est-à-dire limpides, suffisamment colorés, d'une odeur et d'une saveur agréables, et qui contiennent une assez grande quantité d'alcool : aussi préfère-t-on les vins de Malaga et de Madère, et ceux du midi de la France. La nécessité de donner la préférence aux vins alcooliques sera facilement sentie, si on fait attention au but même de la préparation; en effet, il ne s'agit pas ici de dissoudre dans le véhicule les principes gommeux, extractifs ou autres, que l'eau seule aurait pu dissoudre, mais bien les substances résineuses, huileuses, sur lesquelles l'eau n'a point d'action; d'où il suit que plus le liquide se rapprochera de l'eau par sa nature, moins il sera apte à fournir un vin médicinal approprié; d'ailleurs, il est reconnu que plus un vin est aqueux, et par conséquent propre à se charger de ces principes muqueux et extractifs, qui, de leur nature, sont très-fermentescibles, plus il est disposé à fermenter, à se décomposer et à perdre ses propriétés médicinales; 2º de prendre, autant que faire se peut, des substances médicamenteuses sèches, à moins que par la dessiccation elles ne perdent leurs propriétés médicinales : on conçoit, en effet, qu'en employant des drogues humides, la partie alcoolique du vin se trouve affaiblie, et qu'il y ait alors dissolution des principes muqueux et extractifs qui, comme nous l'avons déjà dit, favorisent la fermentation et la décomposition du vin; 3º de faire usage de vins très-généreux et même d'alcool, dans le cas où l'on serait forcé d'employer des substances fraîches, comme par exemple dans la préparation du vin antiscorbutique : on cherche alors à compenser par la force de l'alcool le mauvais effet qu'a dû produire l'humidité; 4º de ne jamais recourir à une trop forte expression de la substance médicamenteuse, de crainte de rendre le vin mucilagineux ; 5° de se borner à une simple macération en vaisseaux clos, pour éviter l'évaporation de l'arome et du principe alcoolique ; 6° enfin, de conserver ces vins dans des flacons bien bouchés et toujours pleins ; autrement, ils deviennent aigres et finissent par se décomposer : cette décomposition arrive d'autant plus promptement, que les vins sont plus composés. On peut assurer que le meilleur vin médicinal ne se conserve pas plus d'un an, même dans des vases bien clos et renfermés dans une cave bien fraîche. C'est en grande partie pour s'opposer à l'altération dont nous parlons, que Parmentier a proposé de préparer les vins médicinaux en mêlant les vins naturels avec la teinture alcoolique (*alcoolat*) des substances que l'on veut faire entrer dans les vins ; en effet, ces mélanges sont beaucoup moins altérables, mais remplissent-ils bien les mêmes indications que les vins obtenus comme nous l'avons dit d'abord ? Tout porte à croire que non, parce que certainement la teinture alcoolique vineuse et le vin médicinal ne constituent pas un médicament absolument identique.

Les vins médicinaux peuvent être distingues en simples et composés.

Vins médicinaux simples. — *Vin d'absinthe.* On triture dans un mortier de marbre, pendant dix minutes, quatre onces de sommités sèches d'absinthe, et quatre livres de vin de Chablis ; on exprime et on filtre. Ce vin est très-amer et susceptible d'une longue conservation. Il est tonique, vermifuge, emménagogue. On le prend à jeun depuis deux onces jusqu'à six. *Vin de quinquina.* On fait macérer pendant quarante-huit heures, à la température de 10 à 12°, deux onces de quinquina concassé dans deux livres de vin de Bordeaux ou d'Espagne ; on passe avec expression et on filtre. Si on agissait avec du vin de Bourgogne moins spiritueux, on prolongerait la macération pendant dix à douze jours. Le *Codex* prescrit d'employer un mélange de trois onces et demie de vin et de demi-once d'alcool à 22 degrés (forte eau-de-vie). Le vin de quinquina perd sa couleur rouge au bout d'un certain temps, ce qui dépend du tannin qu'il contient, et qui finit par précipiter la matière colorante. Il est tonique et administré à la dose d'un à deux verres par jour. (*Voyez* QUINQUINA.) *Vin scillitique.* On fait macérer pendant dix ou douze jours une once de scille sèche et divisée en lannières, dans une livre de vin de Malaga : au bout de ce temps, la scille s'est gonflée et a cédé tous ses principes solubles ; on passe à travers un linge, et on filtre au papier. Si, au lieu de vin de Malaga, on faisait usage de vin ordinaire, le médicament aurait des propriétés émétiques. Le vin scillitique est administré comme diurétique, excitant, etc., depuis une once jusqu'à six par jour. *Vin chalybé, martial, ferrugineux.* On introduit dans une bouteille deux onces de limaille de fer non oxydée et réduite en poudre fine, et deux livres de vin blanc; on bouche bien, et on agite plusieurs fois par jour · au bout de huit jours, on filtre la liqueur et on la conserve. Pendant cette opération, le fer s'oxyde aux dépens de l'oxygène de l'eau, et il se dégage un peu d'hydrogène : le protoxyde de fer formé, se dissout dans les acides libres du vin (acétique, malique, tartarique); en sorte que le médicament sera d'autant plus ferrugineux, que le vin sera plus acide: aussi remarque-t-on que le vin d'Espagne, qui contient moins d'acide que le vin blanc ordinaire, est moins propre à fournir le vin chalybé. Ce vin est tonique, apéritif et emménagogue : on l'administre depuis deux gros jusqu'à deux onces, dans une tasse d'infusion d'armoise ou de toute autre liqueur analogue. *Vin émétique. Vin antimonié.* On fait dissoudre deux parties de tartrate antimonié de potasse dans mille parties de vin blanc généreux; on peut toutefois augmenter ou diminuer cette dose. Autrefois, on obtenait ce vin en dissolvant dans deux livres de vin blanc quatre onces de foie d'antimoine (oxyde d'antimoine sulfuré demi-vitreux); les acides libres du vin finissaient par dissoudre une partie de l'oxyde métallique; mais il est aisé de voir que les effets de ce médicament ne pouvaient pas être constans, lorsqu'il avait été préparé par ce dernier procédé, parce qu'il contenait une quantité d'oxyde proportionnelle à celle des acides libres du vin. Le vin antimonié est d'un jaune plus ou moins foncé, d'une saveur douceâtre et légèrement styptique, transparent ou trouble; il rougit le papier de tournesol : évaporé, il fournit de l'alcool. Si l'évaporation est poussée jusqu'à siccité, et que le produit soit calciné avec du charbon, on en obtient de l'antimoine métallique; l'eau ne le précipite point; mais l'acide hydrosulfurique y fait naître un précipité rouge plus ou moins foncé. Il est encore employé quelquefois, sous forme de lavement, comme irritant, depuis deux gros jusqu'à quatre onces.

Vins médicinaux composés. — Vin antiscorbutique: Pour obtenir ce vin, on prend une once de racine fraîche de raifort sauvage divisée en rouelles minces et dont on a coupé le collet, demi-once de feuilles fraîches de cochléaria, autant de cresson, de trèfle d'eau et de semences de moutarde entières, deux gros d'hydrochlorate d'ammoniaque, et environ deux livres de vin blanc généreux. On laisse macérer le tout dans un vase clos pendant quatre ou cinq jours, en ayant soin d'agiter de temps en temps; on passe avec une légère expression et on filtre : quelque bien filtrée que soit la liqueur, elle n'est jamais limpide. On ajoute alors demi-once d'alcoolat de cochléaria, pour compenser, en quelque sorte, l'effet de l'humidité fournie par les plantes vertes dont on s'est servi. MM. Chevalier et Idt ont proposé d'ajouter cet alcoolat pendant que la macération se fait, pour faciliter la solution de l'huile volatile et de la moutarde. Quoi qu'il en soit, il importe, pour bien réussir dans la préparation de ce médicament, de ne contuser ni la racine ni les feuilles, de crainte de dissiper une grande partie des principes volatils; il ne faut pas non plus concasser les semences de moutarde, leur principe âcre résidant dans une huile volatile que contient l'épisperme, et les cotylédons renfermant une huile grasse qui se trouverait en suspension dans le vin, le troublerait et l'empêcherait de filtrer. On administre ce vin dans le scorbut et dans une foule d'affections scrofuleuses. La dose est depuis une once jusqu'à quatre.

Vin d'opium composé. Voyez LAUDANUM.

Vin d'opium par fermentation. Voyez OPIUM.

(ORFILA.)

VINAIGRE, s. m., *acetum* des Latins; liquide dont la composition varie suivant la manière dont il a été préparé. Le *vinaigre de vin*, s'il n'a pas été distillé, est formé d'eau, d'acide acétique, d'alcool, d'une matière végéto-animale, d'un principe colorant s'il a été fait avec du vin rouge, de tartrate acidule de potasse, d'un peu de tartrate de chaux, d'hydrochlorate de soude et de sulfate de potasse, sels qui existaient dans le vin. Si le *vinaigre de vin* a été distillé, il ne renferme plus que de l'eau, de l'acide acétique et de l'alcool; dans ce cas *il est incolore et peu concentré*. Le *vinaigre de bois*, c'est-à-dire celui que l'on obtient en distillant le bois (*voyez* ACÉTIQUE), est composé d'acide acétique et d'une plus ou moins grande quantité d'eau, s'il a été parfaitement purifié. Enfin le *vinaigre radical*, obtenu par la décomposition de l'acétate de cuivre par le feu, s'il a été bien préparé, est de l'acide acétique concentré ne contenant que peu d'eau. *Voyez* ACÉTIQUE.

Propriétés physiques et chimiques du vinaigre de vin. — Ce vinaigre est liquide, blanc ou rouge suivant qu'il a été préparé avec du vin blanc ou rouge; il a une odeur *sui generis*, et par conséquent caractéristique; il est plus pesant que l'eau. Si on le chauffe dans des vaisseaux clos, il se condense dans le récipient un liquide composé d'eau et d'acide acétique, qui constitue le *vinaigre distillé*, et il se dépose dans la cornue une assez grande quantité de cristaux blancs, principalement formés de tartrate acidule de potasse. Combiné avec les bases, le vinaigre forme des acétates. *Voyez* ACÉTIQUE et ACÉTATES, pour les autres propriétés du vinaigre.

Préparation du vinaigre de vin. — On verse cent litres de vinaigre bouillant dans un tonneau ouvert, de quatre cents litres de capacité, disposé dans un atelier dont la température doit être constamment de 10 à 20° : au bout de huit jours, on y verse dix litres de vin dont on a laisse déposer la lie; huit jours après on ajoute encore dix litres de vin : on recommence cette opération tous les huit jours, jusqu'à ce que le tonneau soit plein. Quinze jours après avoir ainsi rempli ce vase, le vin se trouve converti en vinaigre; on en retire la moitié, et on recommence à verser tous les huit jours dix litres de nouveau vin. Si la fermentation est très-énergique, ce que l'on reconnaît à la grande quantité d'écume dont se charge une douve que l'on plonge dans le tonneau, on ajoute plus de vin et à des intervalles plus rapprochés. Tel est le procédé suivi à Orléans.

Usages du vinaigre. — On l'emploie pour préparer plusieurs acétates, et comme assaisonnement. Les médecins le rangent parmi les résolutifs, les rafraîchissans, les antiseptiques, les sudorifiques, etc. On en fait usage dans tous les cas où les acides minéraux affaiblis sont indiqués (*voyez* ACIDULE) : dans l'empoisonnement par les narcotiques, après avoir expulsé le poison par le vomissement ou par les selles (*voyez* EMPOISONNEMENT); dans l'asphyxie, où il est employé avec succès, en frictions, en lavement, en boisson. Il fait également partie de certains gargarismes résolutifs, de quelques fumigations, etc. Il est vénéneux et détermine tous les accidens de l'empoisonnement par les poisons irritans, lorsqu'il est introduit dans l'estomac en assez grande quantité, à moins qu'il n'ait été étendu d'eau. Quant à l'acide acétique concentré, il est beaucoup plus irritant.

Vinaigres frelatés. — Avant de parler des matières plus ou moins dangereuses que l'on ajoute au vinaigre dans le dessein de lui donner plus de force, nous jetterons un coup-d'œil sur le *vinaigre de cidre*, par lequel on veut quelquefois remplacer le vinaigre de vin. Le *vinaigre de cidre* présente à peu près les mêmes propriétés physiques que celui qui provient du vin blanc; il offre cependant une légère saveur de pomme ou de poire : l'oxalate d'ammoniaque le précipite abondamment, tandis qu'il trouble à peine celui de vin; l'acétate de plomb au contraire donne un précipité beaucoup plus abondant avec le vinaigre de vin. Si on le fait évaporer à une douce chaleur dans une capsule de platine ou de porcelaine, il ne fournit ni crême de tartre ni aucun dépôt salin, lors même qu'il a été réduit au seizième de son volume et refroidi, tandis que le vinaigre de vin laisse cristalliser beaucoup de tartrate acidule de potasse. Si le vinaigre de cidre est évaporé jusqu'en consistance sirupeuse, il donne un résidu d'un rouge foncé, assez abondant, *très-gluant*, d'une saveur salée, peu acide, tenant de la saveur de pellicule de pomme; le résidu fourni par le vinaigre de vin, après en avoir séparé les sels qui se sont déposés, est au contraire peu abondant, à peine gluant, et d'une saveur forte simplement acide.

Si le vinaigre a été frelaté par du *poivre*, de la *moutarde*, des *graines de paradis*, l'*écorce du garou*, la *racine de pyrèthre*, d'*arum*, etc., pour lui donner plus de montant, on l'évaporera jusqu'au sixième de son volume pour laisser cristalliser et déposer les sels, au bout de quelques heures de refroidissement; puis on décantera et on continuera l'évaporation; l'extrait mou que l'on obtiendra aura une saveur âcre, amère, s'il contient quelques-unes des matières dont nous parlons.

Si l'on a ajouté de l'acide sulfurique au vinaigre, on saturera la liqueur par du carbonate de chaux pur; il se formera sur-le-champ de l'acétate de chaux soluble et du sulfate de chaux peu soluble; ce dernier est évidemment formé par l'acide sulfurique libre du vinaigre, car le carbonate de chaux ne décompose pas instantanément les sulfates qui pourraient se trouver dans cette liqueur. Il ne s'agit plus alors que de recueillir le sulfate de chaux sur le filtre, et de prouver que c'est réellement un sulfate. Si, comme on l'a dit, on se bornait à verser un sel de baryte dans le vinaigre supposé contenir de l'acide sulfurique libre, on s'exposerait à commettre des erreurs, le vinaigre de vin renfermant toujours des sulfates de chaux et de potasse qui doivent donner, avec les sels de baryte, des précipités plus ou moins abondans.

Les vinaigres frelatés par les sulfates de fer et de zinc, par les préparations de plomb et par le laiton, seront reconnus par les moyens qui peuvent indiquer la présence des sels de fer, de zinc, de plomb et de cuivre.

Vinaigres médicinaux. — On désigne sous ce nom les vinaigres dans lesquels on a fait dissoudre quelques substances médicamenteuses, qui le plus souvent sont des plantes ou des parties de plantes. On emploie le vinaigre de vin rouge et blanc, mais surtout ce dernier, parce qu'il se conserve plus facilement. Il doit être de bonne qualité et marquer 3 degrés à l'aréomètre. Les vinaigres médicinaux préparés avec du vinaigre de bois doivent nécessairement différer de ceux qui ont pour véhicule le vinaigre de vin, et ne sauraient les remplacer ; en effet, la présence de l'alcool, en même temps qu'elle rend les vinaigres de vin moins faciles à décomposer, leur communique la propriété de dissoudre certains principes résineux sur lesquels le vinaigre de bois n'aurait point d'action. Les vinaigres médicinaux se font par macération ; et, lorsqu'on est obligé d'employer des plantes fraîches, on ajoute une certaine quantité d'acide acétique concentré, parce que l'humidité de ces plantes ayant affaibli l'alcool, qui est le principe conservateur du vinaigre, le médicament ne tarderait pas à s'altérer, sans l'addition dont nous parlons.

Les vinaigres médicinaux les plus employés sont : le vinaigre scillitique, qui est simple, et le vinaigre antiseptique ou des quatre voleurs, qui est composé.

Vinaigre scillitique. — Après avoir coupé menu huit onces de squammes de scille parfaitement *desséchées*, on les introduit dans un matras avec six livres de vinaigre blanc : au bout de quinze ou vingt jours de macération, on passe avec expression et on jette la liqueur sur un filtre. Le *Codex* prescrit d'augmenter la force du vinaigre par de l'acide acétique concentré à 10 degrés. Ce vinaigre est souvent employé dans l'hydropisie ascite, depuis un gros jusqu'à une demi-once. Il sert à la préparation de l'*oxymel scillitique*, qui n'est autre chose qu'un mélange de deux livres de vinaigre scillitique et de quatre livres de miel blanc, cuit à petit feu. On administre souvent l'oxymel scillitique depuis un gros jusqu'à une once, dans certaines affections chroniques des bronches, des poumons et de l'estomac, dans certains cas d'obstruction, etc.

Vinaigre antiseptique (vinaigre des quatre voleurs). — Vinaigre composé de huit livres de vinaigre, de demi-once d'absinthe *major*, d'autant d'absinthe *minor*, de romarin, de sauge, de menthe et de rue, de deux onces de fleur de lavande, de deux gros de *calamus aromaticus*, d'autant de cannelle, de girofle, de noix muscade et de gousse d'ail récente, de demi-once de camphre, et d'une certaine quantité de vinaigre radical. Ces diverses matières, bien desséchées, broyées, réduites en poudre grossière, ou divisées, sauf les girofles, sont toutes, à l'exception du camphre et de l'acide acétique, mises dans un matras avec le vinaigre. Après un mois de macération, on jette le tout sur une toile, on exprime fortement, on filtre, et on ajoute le camphre dissous dans l'acide acétique; on agite et on conserve dans un vase bien bouché et en lieu frais. Le vinaigre antiseptique est employé pour se préserver des maladies contagieuses : on s'en frotte les mains et le visage; on en fait évaporer dans les chambres, près des habits que l'on doit porter.

(ORFILA.)

VINETTIER, s. m. *berberis vulgaris.* (L. Rich., bot. méd., t. 2, p. 647.) C'est un arbrisseau généralement désigné sous le nom d'*épine-vinette*, et qui croît assez communément dans les haies et les bois; ses feuilles naissent par touffes ou faisceaux, qui quelquefois s'alongent, et forment de jeunes branches : elles sont alternes, pétiolées, ovales, roides, ayant dans leur contour des dents profondes et très-aiguës. A la base des faisceaux de feuilles, on trouve de petits aiguillons; les fleurs sont petites, d'un jaune pâle, formant des épis pendans et unilatéraux. A ces fleurs succèdent de petites baies ovoïdes, alongées, d'un beau rouge, ombiliquées à leur sommet, et contenant chacune d'une à trois graines.

Ces fruits ont une saveur acide très-prononcée mais agréable. On en prépare une confiture, et dans les pharmacies un sirop qui, convenablement étendu d'eau, forme une boisson rafraîchissante. La racine de berberis ou d'épine-vinette fournit un principe colorant jaune, employé dans l'art de la teinture. Depuis un petit nombre d'années qu'on emploie assez souvent l'écorce de racine de grenadier comme vermifuge, on y mélange quelquefois celle d'épine-vinette, qui lui ressemble par plusieurs caractères. M. Godefroy, pharmacien, a indiqué (*Journal de Pharmacie*, février 1828) les moyens de reconnaître cette sophistication. L'écorce d'épine-vinette est flexible, dit-il, et présente une cassure un peu fibreuse; celle du grenadier est compacte et casse net. L'écorce d'épine-vinette, mise sous les dents se divise en fibres ligneuses; celle de grenadier se réduit en petits fragmens, qui forment une sorte de pulpe si on continue à les broyer. L'écorce d'épine-vinette colore très-promptement la salive en jaune clair; celle du grenadier la colore moins promptement en jaune brun. La première a une saveur amère très-franche; la seconde est un peu âcre et astringente. Enfin pour dernier caractère, la teinture aqueuse de grenadier est entièrement décolorée avec l'acétate de plomb, tandis que celle d'épine-vinette ne change pas sensiblement par l'action de ce réactif. Ces caractères nous paraissent bien suffisans pour distinguer ces deux racines, et reconnaître la fraude.

(A. RICHARD.)

VIOL. *Stuprum violentum* (méd. lég.). Dans le sens le plus restreint, le viol consiste en la possession charnelle d'une personne du sexe, obtenue avec violence ou par fraude. Le viol, dans ce sens, suppose la consommation complète de l'acte vénérien, ou du moins l'introduction qui la précède. Mais les criminalistes ont distingué plusieurs nuances de ce crime qu'ils ont désignées par *stuprum violentum attentum*, *consummatum et fraudulatum*. Ils ont encore, quant au viol consommé, établi une distinction entre le *stuprum violentum voluntarium et involuntarium*. Ce serait mal employer l'espace auquel nous sommes bornés que d'entrer dans les considérations auxquelles peuvent donner lieu ces divisions étrangères, jusqu'à un certain point, au code qui régit la pénalité en France, puisque lui seul devra servir de base à ce qu'il nous reste à dire.

Le viol se trouvant rangé sous la quatrième section du code pénal, intitulée : *Attentats aux mœurs*, nous nous bornerons aux considérations médico-légales auxquelles donnent lieu les nuances qu'elle établit, et qui se rattachent plus ou moins à l'acte criminel dont il est question. Ces nuances sont exprimées dans les articles suivans :

« Art. 331. Quiconque aura commis le crime de viol, ou sera coupable de tout autre attentat à la pudeur, consommé ou tenté avec violence, contre des individus *de l'un et de l'autre sexe*, sera puni de la réclusion.

« Art. 332. Si le crime a été commis sur la personne d'un enfant au-dessous de l'âge de quinze ans accomplis, le coupable subira la peine des travaux à temps.

« Art. 333. La peine sera celle des travaux forcés à perpétuité, si les coupables sont de la classe de ceux qui ont autorité sur la personne envers laquelle ils ont commis l'attentat; s'ils sont ses instituteurs ou ses serviteurs à gages, ou s'ils sont fonctionnaires publics ou ministres publics d'un culte, ou si le coupable, quel qu'il soit, a été aidé dans son crime par une ou plusieures personnes. »

Des signes du viol avec défloration.—Le viol peut être exercé sur une vierge, ou sur une personne qui a déjà subi l'approche d'un homme. Dans le premier cas, si le viol a été consommé, c'est-à-dire s'il y a eu introduction du membre viril, il y a eu *défloration*. Nous allons essayer d'en tracer à grands traits les principaux phénomènes.

Grandes lèvres de la vulve. — Moins d'épaisseur, de tension et de fermeté que dans l'état de virginité. Leurs bords flottans sont moins arrondis, moins rapprochés, et recouvrent par conséquent moins les nymphes; leur surface interne n'est pas aussi d'un rouge vermeil, à moins qu'il n'y ait inflammation; quelquefois elle est d'un rouge pâle ou livide.

Petites lèvres. — Elles n'offrent plus l'élasticité qu'elles ont dans l'état de virginité; elles ne sont plus aussi renfermées, c'est-à-dire que leurs bords libres dépassent moins ceux des grandes lèvres.

Fourchette et fosse naviculaire. — Fourchette moins fendue, quelquefois très-flasque et presque effacée, constamment déchirée chez les femmes qui ont eu des enfans; fosse naviculaire déformée après la défloration, et détruite si la fourchette a été déchirée.

Orifice du vagin. — Plus ou moins entr'ouvert chez la fille déflorée. C'est surtout par l'introduction plus ou moins facile, et exempte de douleurs, qu'on apprécie cet état.

Intérieur du vagin. — Les rides transversales, très-rapprochées et très-saillantes, chez la vierge, sont moins appréciables par le tact, et tendent à s'effacer par la défloration.

Membrane de l'hymen. — Déchirée et divisée en plusieurs lambeaux, ayant la forme de petits tubercules qu'on désigne sous le nom de caroncules myrtiformes.

L'état de l'*orifice utérin*, et celui des *mamelles*, ne pourraient être pris en quelque considération, qu'autant qu'il s'agirait de conception à la suite de la défloration.

Appréciation de ces divers signes.—Les signes que nous venons d'exposer sont-ils assez absolus, pour que le médecin légiste puisse en déduire une opinion positive; ou en d'autres mots, ces signes, lorsqu'ils se rencontrent, prouvent-ils qu'il y a eu défloration?

D'abord, on conçoit qu'aucun d'eux pris isolément ne suffira pour justifier une semblable conclusion, et que leur ensemble tout au plus pourrait la légitimer. En effet, plusieurs signes de la virginité, tels que ceux qui tiennent à l'élasticité, au coloris des parties, au degré de stricture de l'orifice vaginal, comme aussi à l'existence des rides vaginales, peuvent être modifiés par l'âge, par diverses maladies, par des habitudes vicieuses, de manière à offrir les phénomènes de la défloration, bien que celle-ci n'ait pas eu lieu dans le sens indiqué par nos lois pénales. Ces parties peuvent encore, à la suite d'une irritation quelconque exercée sur elles, se trouver dans un état de tuméfaction et de rougeur inflammatoires, qui s'oppose, au moins momentanément, à toute comparaison concluante. Quant à la déchirure de la membrane virginale, elle est sans contredit un des signes les moins équivoques; mais, outre que cette membrane peut, dans quelques cas, très-rares à la vérité, et selon l'observation de quelques anatomistes, n'avoir jamais existé, il est des exemples où la conception a eu lieu, sans que la membrane de l'hymen ait été détruite; et nous avons observé un fait duquel il résulte qu'il n'est pas impossible qu'elle puisse, lorsqu'elle n'est que semi-lunaire, disparaître pendant quelque temps et reparaître plus tard. Ce fait est assez remarquable pour que nous croyons devoir le rapporter en peu de mots.

Une fille de douze ans, chez laquelle les premiers signes de la puberté s'étaient à peine manifestés, contracta une liaison avec un garçon un peu plus âgé qu'elle. Ces deux enfans avaient vécu ensemble depuis plusieurs mois, lorsque le père du garçon partagea les faveurs de la maîtresse de son fils. Ce libertinage dura jusqu'à ce que d'affreuses végétations vénériennes conduisirent la jeune fille à l'hôpital de la Pitié. Examinée par le docteur Serres, et par quelques autres médecins, on trouva chez la malade une dilatation extrême du vagin, une flétrissure des parties génitales externes, et une absence totale de l'hymen. Après le traitement de la maladie vénérienne, et l'excision des végétations, la santé de la jeune personne étant entièrement rétablie, on fut fort étonné de trouver chez elle l'ensemble des caractères qui constituent la virginité, et notamment une membrane virginale semi-lunaire très-prononcée. M. le docteur Fournier-Pescay et moi fûmes nommés commissaires par la Société médicale d'émulation pour constater ce fait. Ici la membrane de l'hymen s'était évidemment flétrie, affaissée à la suite d'une débauche, en quelque sorte graduée, mais n'avait pas été détruite.

Si d'une part, la membrane de l'hymen, dans quelques cas peu communs à la vérité, n'est pas détruite par le coït, elle peut aussi, dans un beaucoup plus grand nombre de cas, être déchirée par divers accidens, comme, par exemple, un écartement trop brusque des cuisses, une chute, une ulcération, etc., sans qu'il y ait eu tentative du coït.

Enfin, la masturbation, l'introduction des corps étrangers dans le vagin peuvent détruire les caractères de la virginité, sans cependant qu'il y ait eu approche d'une personne d'un autre sexe; ou en d'autres mots, une fille peut n'être pas vierge physique, et néanmoins être vierge morale.

Concluons de ce qui précède, que l'absence des signes de la virginité ne constitue jamais la preuve absolue du coït tenté ou consommé, et que dans le cas même où l'on serait fondé à attribuer l'absence de ces signes à l'introduction d'un corps étranger dans le vagin, il restera toujours impossible de déterminer avec certitude quelle a pu être la nature de ce corps.

Du viol sur une personne déflorée. — Lorsqu'une femme, déjà déflorée, a été contrainte par violence à subir l'approche d'un homme, on doit, d'après l'article 331 déjà cité, la considérer comme ayant été violée. On pense bien qu'ici l'état des organes de la génération ne pourra fournir le moindre éclaircissement. L'inspection de ces parties n'établira tout au plus que des présomptions dans les cas seulement où leur état de phlogose et de sensibilité tendrait à confirmer qu'un viol aurait été commis immédiatement par plusieurs hommes sur une même femme, ou qu'il aurait été précédé ou suivi d'autres violences exercées sur elle.

Des signes communs au viol et à l'attentat à la pudeur, avec violence, sur des personnes du sexe féminin. — Les articles 331, 332 et 333 n'établissent pas de distinction pénale entre le crime de viol et celui d'attentat à la pudeur, consommé ou tenté avec violence. On doit applaudir à la sagesse de cette disposition qui tend à diminuer le danger que court la jeunesse, et surtout l'enfance, de succomber aux tentatives du libertinage le plus dépravé. En effet, si le viol consommé était puni exclusivement avec sévérité, et si les atteintes portées avec violence à la pudeur n'étaient que faiblement vengées par les lois, il n'y aurait aucune proportion entre la punition de deux crimes dont la nuance est si légère que leurs effets moraux se confondent. Si l'attentat à la pudeur avec violence, exercé sur une jeune fille, et spécialement sur une vierge au-dessous de quinze ans, n'est pas porté au degré qui dans le sens médical constitue le viol consommé, c'est que par l'effet d'obstacles organiques que la nature elle-même s'est plu à fortifier en raison directe de la tendresse de l'âge, cette consommation a échoué malgré la volonté du coupable. Mais les conséquences funestes, que l'acte non consommé exerce sur la santé physique, et plus encore sur la santé morale de la victime, sont à peu près les mêmes dans l'un comme dans l'autre cas.

Qu'il s'agisse d'un viol consommé, ou d'une tentative de viol qualifiée d'attentat à la pudeur avec violence, on remarquera une irritation plus ou moins vive des parties sexuelles féminines; ces parties seront plus ou moins douloureuses, excoriées, tuméfiées, et même sanglantes parfois. Dans quelque cas on découvre sur la surface du corps, et notamment sur les régions qui avoisinent l'appareil génital, des meurtrissures, et en général des traces qui sont le résultat de la violence et de la résistance.

Nous ne pouvons indiquer que généralement ces désordres, parce qu'ils ne peuvent être appréciés que d'une manière individuelle, en ce que leur degré d'intensité dépend non-seulement des proportions entre les organes sexuels de l'homme et de sa victime, mais encore de la nature des violences qui ont précédé ou accompagné l'acte. On conçoit que ces désordres seront en général d'autant plus graves que l'âge de la fille sera plus tendre, l'organe sexuel de l'homme plus développé, et que les efforts d'introduction auront été plus énergiques. Mais pour observer les altérations dont il vient d'être parlé, il faut être appelé à temps, parce que peu de jours suffisent quelquefois pour les faire disparaître de manière à ne laisser que des traces peu appréciables de leur existence.

Il est toutefois un accident plus permanent, et qui consiste en un écoulement blennorhagique puriforme, plus ou moins considérable. Nous l'avons jusqu'à présent toujours remarqué dans les nombreuses occasions que nous avons eues de visiter judiciairement des enfans sur lequels on avait exercé des tentatives criminelles.

Quoique ces signes soient assez positifs en tant qu'ils indiquent une vive irritation exercée sur les organes externes de la génération, le médecin ne devra les apprécier judiciairement qu'avec réserve, parce qu'ils peuvent avoir été produits par d'autre agens qu'un attentat à la pudeur. Outre diverses causes morbides que l'espace auquel nous sommes restreints nous empêche de spécifier, et parmi lesquelles la masturbation occupe une première place, il ne faut pas oublier qu'ils peuvent aussi avoir été provoqués à dessein par des motifs de cupidité ou de vengeance envers la personne qui est accusée. Quelque révoltante que soit cette supposition, il s'est présenté plus d'un exemple qui la légitime. Ainsi, le médecin devra décrire exactement les désordres qu'il aura observés, mais ne s'expliquer que d'une manière générale sur leur cause. Il pourra dire, par exemple, que l'état des parties génitales prouve qu'elles ont essuyé l'action plus ou moins soutenue d'un corps dur, contondant, sans spécifier d'une manière plus précise quel a pu être ce corps. Il suffira même, dans le cas où il y aurait eu réellement attentat à la pudeur, d'indiquer que les phénomènes observés ne sont pas contraires à une supposition de cette nature, sans qu'il soit nécessaire de leur attribuer exclusivement une semblable origine.

Quant à l'écoulement dont il a été fait mention, on sait combien d'enfans et de jeunes filles y sont sujets, sans jamais avoir subi l'approche d'une personne d'un autre sexe. Cependant, c'est principalement sur ce signe que se fondent les plaintes des parens, ou ayant cause, qui presque toujours l'attribuent à une infection gonorrhoïque. Avant d'énoncer une opinion à cet égard, fût-elle même douteuse, il serait indispensable d'examiner si le prévenu est porteur d'un semblable mal, et de s'assurer, autant que possible, si un écoulement semblable n'aurait pas préexisté chez la fille. Presque toujours quelques bains émolliens et des soins de propreté le diminuent avec une promptitude qui exclut toute espèce de doute sur sa bénignité.

Il existe beaucoup d'exemples d'infection vénérienne à la suite de viols ou d'attentats à la pudeur ; et comme cette infection devient toujours une circonstance qui aggrave les charges, on ne saurait apporter trop de prudence et de réserve dans son appréciation. Pour la constater convenablement, il faut, d'une part, que les symptômes locaux et primitifs qui existent chez la fille soient suffisamment caractérisés, et d'une autre part, d'après l'axiome : *Nemo dat quod non habet*, que l'existence de la maladie vénérienne ait été constatée. Plus d'une fois on a pris pour des chancres de légères ulcérations qui se forment aisément aux parties sexuelles féminines, et qui n'étant que le résultat d'une irritation et de malpropreté, disparaissent en peu de jours, sous l'influence de bains émolliens et de lotions réitérées.

De quelques autres questions qui se rattachent à la doctrine médico-légale du viol. — Il est enfin quelques autres questions qui peuvent se présenter dans les recherches relatives au viol, et que nous allons examiner succinctement:

PREMIÈRE QUESTION. *Les efforts d'un seul homme suffisent-ils pour effectuer le viol, quelle que soit la résistance de la femme?* — Quelques anciens jurisconsultes avaient établi à ce sujet une distinction assez subtile, comme nous l'avons dit plus haut, entre ce qu'ils appelaient *stuprum violentum voluntarium* et *involuntarium*. Dans le premier, la femme ou la fille donnait son consentement; mais ce consentement était obtenu par des menaces. Il ne peut être question ici d'un cas semblable, pas plus que de celui où par l'effet d'un narcotique on plongerait la femme dans un état de délire ou de sommeil, pendant lequel on abuserait de sa situation ; il ne peut davantage être question d'une femme ou d'une fille dans un état d'imbécillité habituelle, ni d'un enfant au-dessous de quinze ans qui se trouverait aux prises avec un adulte. Dans ces divers cas le viol, ainsi que l'attentat à la pudeur, peuvent être consommés, et offrent alors tous les caractères de la violence.

Mais il s'agit d'une femme pubère, ou à peu près; et dans ce cas la résistance, si elle persiste, est invincible. Toutefois dans les questions de cette nature, le médecin devra soigneusement comparer l'état physique de l'homme avec celui de la femme, et adopter pour principe, qu'à moins d'une excessive disproportion entre les forces de l'un et celles de l'autre, il serait difficile d'admettre la consommation du viol malgré la volonté de celle-ci; et s'il pouvait se présenter des circonstances dans lesquelles il fallût l'admettre, il serait impossible qu'on ne rencontrât pas sur l'homme et sur la femme des traces de résistance.

DEUXIÈME QUESTION. *Les efforts réunis de plusieurs hommes sont-ils suffisans pour consommer le viol sur une femme contre sa volonté?* — Il ne peut, quoi qu'on en ait dit, exister de doute à cet égard, et les annales criminelles en fournissent de trop nombreux exemples. Quant au nombre d'hommes nécessaire pour l'exécution d'un semblable forfait, il ne peut être rigoureusement précisé, puisque tout dépend ici des forces respectives ainsi que des moyens de contrainte mis en usage. De pareils cas ne peuvent donc être appréciés qu'individuellement.

TROISIÈME QUESTION. *Une femme peut-elle être violée sans le savoir?* — Il est difficile d'admettre que même une femme, dont les parties génitales seraient habituées au coït, puisse, pendant un sommeil profond mais naturel, être violée sans s'en apercevoir ; à plus forte raison, serait-il impossible de violer ainsi une fille non déflorée; car la douleur la réveillerait bientôt. Mais on ne peut révoquer en doute la possibilité de consommer l'acte sur une femme ou sur une fille que, par l'effet de substances stupéfiantes, ou de boissons fortes, on aurait plongée dans un état de narcotisme; car alors même que ce dernier n'aurait pu être porté au point de détruire entièrement la sensibilité de perception, il pourrait néanmoins l'avoir affaiblie ou pervertie assez pour qu'il ne restât plus à la victime le souvenir de l'outrage qui lui aurait été fait. Nous pensons enfin qu'on doit ranger un état d'idiotisme ou d'imbécillité très-prononcé au nombre des circonstances qui permettent de supposer qu'une femme a pu être violée sans le savoir.

QUATRIÈME QUESTION. *Une fille peut-elle concevoir par l'effet d'un viol avec défloration?* — Nous avons assez d'exemples de conceptions après un coït sans volupté de la part de la femme, et même après un coït très-douloureux, pour devoir résoudre cette question affirmativement. Convenons toutefois que de semblables exemples sont en général rares, et ne sont que des exceptions à la règle. Il est inutile de remarquer que la fécondation peut à plus forte raison avoir lieu à la suite d'un viol chez une femme déjà déflorée.

De quelques autres circonstances qui précèdent ou accompagnent le viol ou l'attentat à la pudeur. — Des violences employées. — Les violences auxquelles sont exposées les victimes d'attentats à la pudeur, peuvent être morales et physiques. Les premières ne sont pas de la compétence du médecin: quant aux autres, il doit vérifier soigneusement les traces qui peuvent en exister sur le corps de la victime, et les juger dans leur rapport avec les autres circonstances. A cet effet, il ne doit pas perdre de vue que le corps de l'agresseur peut aussi et en même temps offrir des traces de la résistance qui lui a été opposée. Il faut apporter beaucoup de circonspection dans un pareil examen, et ne pas attribuer à des tentatives criminelles des lésions plus ou moins légères, par exemple, des meurtrissures qui auraient pu être produites par d'autres causes. La cupidité et la vengeance jouent trop souvent un rôle dans les procès de viol et d'attentat à la pudeur, pour que le médecin ne doive se tenir en garde contre les déceptions que ces vices peuvent inventer.

Des signes tirés de l'inspection du linge. — Très-souvent les médecins appelés pour constater un viol, ou un attentat à la pudeur, sont consultés sur la nature des taches qu'on découvre sur les draps particulièrement, les chemises ou autres linges qui ont pu être en contact plus ou moins direct avec les parties génitales des deux sexes. On conçoit en effet combien il peut devenir essentiel pour la découverte de la vérité de déterminer si les taches, si celles surtout qu'on trouve sur la chemise de la fille ou de la femme, indiquent qu'il y a eu émission spermatique : aussi ce problème est-il devenu, par son importance, l'objet de recherches particulières auxquelles s'est livré M. Orfila, et dont il a exposé les résultats au mot *sperme*.

De l'attentat à la pudeur commis sur une personne du sexe masculin. — Quelquefois le médecin est appelé à l'effet de constater les traces d'une épouvantable débauche qu'il nous répugne de spécifier, et qui presque toujours a été commise avec violence, ce mot pris dans le sens physique et moral. On remarque alors ordinairement, lorsque l'examen a pu être fait peu de temps après l'attentat, de l'inflammation, des déchirures à la marge de l'anus, ainsi qu'une sensibilité douloureuse de cette partie; il est important toutefois, lorsque ces signes se rencontrent, de bien examiner s'ils ne sont pas dus à quelque état maladif indépendant de toute violence extérieure, et quand on peut les rattacher à un autre cause, il faut encore se garder de désigner d'une manière spéciale et absolue le corps étranger qui a pu être introduit, attendu qu'il n'est pas impossible, ainsi que nous en avons vu un exemple récent, que des violences aient été exercées au moyen d'un corps dur, autre que le membre viril, dans le dessein de nuire à autrui par une fausse accusation.

Dans d'autres cas, le médecin est requis de constater si l'individu qu'on lui présente se livre habituellement, et d'une manière passive, au vice que nous n'osons nommer. Si cette habitude existe, on remarque que l'ouverture du rectum est infundibuliforme, que le sphincter est relâché, et que le doigt y entre sans effort. Quelquefois, cependant, cet état peut continuer d'exister chez un individu qui n'a subi qu'une seule violence, mais dont le résultat a été une dilatation brusque et très-considérable de l'orifice du rectum. Il faut dans ce cas, si les circonstances le permettent, consulter comparativement les proportions entre la partie introduite, et celle qui a souffert l'introduction.

Quant aux végétations vénériennes, et autres symptômes syphilitiques qui existent souvent au pourtour de l'anus et dans son voisinage, il ne faut pas oublier que si ces accidens sont souvent les tristes fruits d'excès contre nature, ils peuvent aussi être consécutifs d'une affection contractée par le coït. Ainsi, ils ne prouvent rien d'une manière absolue, et ne fournissent tout au plus des présomptions que lorsqu'on les met en rapport avec un ensemble de circonstances puisées dans l'instruction judiciaire. (MARC.)

VIOLARIÉES, *violariæ*, s. f. pl. Famille naturelle de plantes dicotylédones, polypétales et hypogynes, ayant pour type le genre violette, qui d'abord avait été réuni à la famille des cistes. La famille des violariées offre les caractères suivans : le calice est à cinq divisions profondes, quelquefois prolongées au-dessous de leur point d'attache; la corolle est généralement irrégulière, formée de cinq pétales inégaux et dont un inférieur et plus grand se prolonge souvent à sa base en un éperon creux plus ou moins alongé. Les étamines, au nombre de cinq, sont souvent rapprochées et forment une sorte de cône au centre de la fleur. L'ovaire est libre à une seule loge, contenant un grand nombre d'ovules attachés à trois trophospermes longitudinaux. Le fruit est une capsule accompagnée par le calice qui la recouvre en partie; elle est à une seule loge polysperme dont les graines sont insérées sur le milieu de chaque valve à un trophosperme pariétal. La capsule s'ouvre en trois valves. Les violariées sont des plantes herbacées ou frutescentes, portant des feuilles simples, opposées, munies à leur base de deux stipules; leurs fleurs sont axillaires et pédonculées.

Cette famille offre assez peu d'intérêt sous le point de vue médical; néanmoins les plantes qui la composent sont assez remarquables par l'uniformité de leurs propriétés. Ainsi les fleurs de la violette odorante (*viola odorata*, L.), comme celles de la plupart des autres espèces, sont légèrement mucilagineuses et employées comme telles dans les rhumes ou catarrhes commençans; les racines au contraire, particulièrement dans les espèces vivaces, ont une saveur un peu âcre et nauséabonde, et possèdent une propriété émétique assez énergique. Cette propriété est surtout très-remarquable dans quelques espèces exotiques, telles que les *ionidium ipecacuanha*, *ionid-parviflorum*, *ionidium poaya*, qui croissent au Brésil et dans d'autres parties de l'Amérique méridionale, et dont les racines, connues sous le nom d'ipécacuanha blanc, y sont employées aux mêmes usages que l'ipécacuanha fourni par la famille des rubiacées. La même propriété émétique se retrouve, quoiqu'à un degré moins énergique, dans les racines de nos espèces indigènes, et en particulier dans celles des *viola odorata*, *viola canina*, *etc.*

(A. RICHARD.)

VIOLETTE, s. f., *viola*. C'est un genre de plantes d'abord placé dans la famille des cistes, mais dont on a formé depuis une famille distincte sous le nom de violariées. Plusieurs espèces de ce genre étant usitées en médecine, nous allons en parler successivement.

VIOLETTE ODORANTE, *viola odorata*, L. Rich., Bot. Méd., t. 2, p. 746. Cette plante est trop connue de tout le monde, elle a été trop de fois célébrée par les poëtes anciens et modernes, à cause du parfum si doux et si suave de ses fleurs, pour que nous croyions devoir en donner ici la description. L'espèce que nous cultivons dans nos jardins est absolument la même que celle qui croît si abondamment dans nos bois et dont les fleurs annoncent les premiers jours du printemps. Ces fleurs, d'une belle couleur bleu de ciel, sont employées à préparer un sirop qui est adoucissant et dont on se sert aussi comme d'un réactif chimique pour reconnaître la présence des acides ou des alcalis, qui changent sa teinte en rouge ou en vert. Ces fleurs, fraîches ou séchées avec soin, sont souvent prescrites en infusion, et forment des tisanes légèrement adoucissantes, dont on fait un usage fréquent dans les catarrhes pulmonaires peu intenses.

Les racines ou tiges souterraines de cette espèce sont blanchâtres, cylindriques, ridées, d'une saveur un peu âcre, amère et nauséabonde. Donnée à la dose d'un demi-gros à un gros, cette racine provoque des vomissemens assez abondans, suivis de déjections alvines; mais c'est surtout dans la racine du *viola* ou *ionidium ipecacuanha* que cette propriété émétique est bien plus développée. Elle forme une des espèces d'ipécacuanha blanc du Brésil, et pendant long-temps on lui a rapporté le véritable ipécacuanha du commerce, que l'on sait positivement aujourd'hui être produit par le *cephœlis ipecacuanha*, arbuste de la famille des rubiacées (*voyez* l'article IPÉCACUANHA). Nous ne parlerons pas des graines de la violette odorante, que quelques auteurs regardent comme très-efficaces dans le traitement de plusieurs maladies, et entre autres de la gravelle; il y a long-temps qu'elles sont tombées dans un juste oubli.

VIOLETTE DES CHAMPS, *viola arvensis*, D. Rich., L. s. 2, p. 748. Plus connue sous le nom de pensée sauvage, cette espèce, qui est annuelle, croît dans les jardins, les champs cultivés et les moissons. Ses tiges sont dressées, rameuses, anguleuses, glabres, hautes de six à dix pouces; ses feuilles alternes pétiolées, ovales obtuses, crénelées et accompagnées à leur base de deux stipules découpées et pinnatifides; les fleurs sont petites, pédonculées, axillaires, d'un jaune mêlé de violet. Toutes les parties de la pensée sauvage ont une saveur amère et désagréable. Un grand nombre d'auteurs en recommandent l'usage dans le traitement des maladies chroniques de la peau. Néanmoins le professeur Alibert pense que ce médicament est très-peu efficace, et il n'en a jamais retiré d'effets sensibles. C'est sous la forme de décoction qu'on l'administre en général; on en prépare aussi un extrait dont la dose est d'un scrupule et au-delà. La racine de cette espèce est également émétique, comme celle des espèces précédentes, mais plus faiblement; en sorte qu'il est nécessaire de la prescrire à la dose d'un demi-gros pour en retirer quelque effet. En Allemagne on se sert plus souvent de la pensée tricolore (*viola tricolor* L.), qui ressemble beaucoup à la précédente, est annuelle comme elle, mais qui a ses fleurs plus grandes, plus violettes : ce qui l'a fait introduire dans nos jardins comme plante d'ornement. Ses propriétés sont les mêmes que celles de la pensée sauvage. (A. RICHARD.)

VIPÈRE, *vipera*, *coluber berus*, Linnæus, *berus vulgaris*, N. On appelle ainsi un reptile ophidien de la famille des hétérodermes, lequel est armé de crochets vénimeux, et offre sous la queue des plaques écailleuses rangées par paires; tandis que celles qui garnissent le dessous de l'abdomen occupent toute la largeur de celui-ci.

Sa tête est couverte d'écailles granulées; son corps est brun, une raie noire en zig-zag règne le long de son dos, et une rangée de taches noires occupe chacun de ses flancs : son ventre à la teinte de l'ardoise. Le dessus de son corps est revêtu d'écailles petites, ovales, ou presque hexagonales, carénées, réticulées entre elles et imbriquées.

Sa langue, noire, fendue en deux languettes aiguës, ressemble à un double dard que ce reptile brandit dans sa gueule; mais elle ne saurait piquer et manque de venin, en sorte que la comparaison par laquelle on en a fait l'emblème de la Calomnie porte à faux.

Il n'en est point de même des crochets dont sa gueule est armée, crochets que Pline a parfaitement décrits. Très-longs proportionnément aux autres dents, ils sont fort aigus, et percés d'un petit canal qui donne issue à une liqueur empoisonnée, sécrétée par une glande lobulée d'un volume considérable, et placée sur les côtés de chaque branche de la mâchoire supérieure en arrière de l'orbite, et presque immédiatement sous la peau. Les dents dont il s'agit, et dont on n'observe aucun vestige à la mâchoire inférieure, se cachent dans un repli de la mâchoire quand l'animal ne veut point s'en servir, et ont derrière elles plusieurs germes destinés à les remplacer si elles viennent à se casser. Quant à la glande avec laquelle elles ont des connexions, celle-ci est traversée, d'avant en arrière, extérieurement et inférieurement, par deux muscles destinés de chaque côté à abaisser les os sus-maxillaires, et à redresser les crochets de manière qu'en contribuant à fermer la gueule, ces muscles compriment l'organe sécréteur du venin, et chassent ce dernier dans le canal excréteur, d'où il est conduit à la base de la dent recourbée, dans laquelle il pénètre par une fente ouverte en avant, qui le transmet dans un canal terminé obliquement en bec de plume, près de la pointe de cette arme terrible, qui porte avec tant de certitude le ravage dans le corps des animaux qu'elle atteint.

La vipère, qui de tous les temps a inspiré à l'homme, et à la plupart des autres êtres animés, des craintes justement fondées et une horreur insurmontable, vit en France, et en général dans toute l'Europe tempérée et méridionale, sur la lisière des bois secs, sur les rochers et les sables exposés au soleil, où elle s'accouple au printemps, et où elle donne le jour à des petits vivans, ce qui lui a valu le nom par lequel on la désigne, nom évidemment contracté du latin *viviparus*. Elle demeure engourdie durant tout l'hiver dans nos climats, en sorte que sa vie est alors, pour ainsi dire suspendue : aussi, durant les mois rigoureux de la mauvaise saison, et tant qu'elle est accablée par le sommeil dont je viens de parler, elle séjourne sous terre dans un trou plus ou moins profond, jusqu'à ce que la douce chaleur du printemps vienne la réveiller.

Elle est, sans contredit, de tous les reptiles venimeux de l'Europe, celui dont la morsure est la plus dangereuse; sa piqûre donne lieu à des accidens fort graves, quelquefois même à la mort. On trouvera le tableau de ces accidens, et l'indication des moyens propres à les combattre, à l'article PLAIES ENVENIMÉES, consigné dans le tome XVIIe de ce Dictionnaire; il est donc inutile de le retracer ici.

Nous ajouterons seulement que le serpent qui, il y a quelques années, a désolé la ville de Fontainebleau et ses environs, n'est qu'une variété de la vipère commune, malgré le nom d'*aspic* dont on le décorait.

Anciennement les chimistes ayant annoncé dans les vipères l'existence d'un *sel actif* et *pénétrant* et d'une *huile excitante*, on recommandait ces animaux et leurs diverses préparations contre la lèpre, la gale, les dartres, les scrofules, l'action des venins, les fièvres malignes et pestilentielles, parce que par leur moyen la circulation du sang était accélérée, tandis que les concrétions lymphatiques se trouvaient fondues. Aujourd'hui, en condamnant à l'oubli ces idées théoriques, on a abandonné presque complétement l'usage des serpens dont nous parlons, et l'on ne connaît plus que de nom le *sirop*, la *poudre*, les *trochisques*, la *graisse*, le *vin* et la *gelée de vipères*. On se sert encore parfois de leur *bouillon* dans le cas de scorbut, de syphilis invétérée, de consomption, d'épuisement, etc.

La vipère entre dans la composition de la thériaque, de l'orviétan, de la poudre de pates d'écrevisses composée, du collyre de Sloane, etc. etc. (HIPP. CLOQUET.)

VIREUX, ad., *virosus*. Nom donné aux substances vénéneuses qui ont une odeur particulière, nauséabonde. *Voyez* POISON.

VIRIL, ILE, adj., *virilis*, qui appartient à l'homme.

VIRIL (membre). *Voyez* PÉNIS.

VIRILITÉ, s. f., *virilitas;* étymologiquement la faculté virile, mais qui s'entend communément de l'âge de consistance, de l'état adulte que caractériseut spécialement l'aptitude à la reproduction, et le complément de force et d'organisation acquis par le corps vivant. L'homme viril, en particulier, est stationnaire dans son organisation, et sans rien perdre encore, il a cessé d'acquérir. La virilité succède à la jeunesse, et elle fait place à la vieillesse. Nous avons exposé les grands traits de son histoire, assigné ses diverses phases, ou ses divisions en virilité croissante, virilité confirmée et virilité décroissante, dans l'article que nous avons consacré au mot AGE ; nous nous contenterons donc d'y renvoyer. *Voyez* encore ACCROISSEMENT, ADULTE et NUTRITION. (RULLIER.)

VIRULENT, adj., *virulens;* qui contient un virus, qui est produit par un virus : *humeur virulente, maladie virulente. Voyez* VIRUS.

VIRUS, s. m., mot passé de la langue latine dans la nôtre, et qui signifie poison.

Pendant long-temps le nom de *virus* a été donné à tout délétère, quelle que fût sa nature. Aujourd'hui, ce terme a une signification beaucoup plus restreinte, et il est uniquement employé pour désigner une production morbide, possédant la propriété de développer, sur un sujet sain, le mal auquel elle doit sa formation. Cette propriété de reproduction, ou mieux cette véritable germination, parfaitement connue de Fracastor (*de contagione*, p. 112), forme le caractère essentiel des virus. Ils le présentent dans tous les états sous lesquels on peut les observer, gazeux, liquides ou solides. En effet, il suffit d'entrer dans la chambre d'un sujet attaqué de la variole, pour contracter sa maladie; et les croûtes sèches de vaccin, après avoir été convenablement délayées avec de l'eau, servent presque aussi bien pour la vaccination, que le virus pris de bras à bras.

Des observations semblables ou analogues, répétées chaque jour, n'ont cependant pas pu empêcher les médecins qui attribuent tous les phénomènes morbides à de simples modifications d'une irritation toujours identique dans sa nature intime, de traiter de chimérique l'existence du virus syphilitique et de la plupart des autres. On en a vu parmi eux, d'assez convaincus de la vérité de cette singulière doctrine, pour s'inoculer le virus vénérien. Ils ont, il est vrai, payé chèrement leur crédulité; mais les autres n'en sont pas moins restés inébranlables dans leur foi. Ils voient, chaque année, plusieurs milliers d'individus se succéder à l'hôpital des vénériens, et soutiennent, malgré cela, qu'il n'y a pas de virus syphilitique. Quel moyen de persuasion peut-on employer avec des hommes aussi résolus à se refuser à l'évidence?

aucun assurément, car on ne fait rien voir à celui qui s'obstine à fermer les yeux. Au lieu donc d'entreprendre des conversions bien certainement impossibles, je dois me borner à exposer quelques-uns des faits les plus remarquables concernant l'histoire des virus.

Les productions morbides auxquelles nous réservons ce nom sont au nombre de neuf, savoir : 1° le virus rabifique; 2° syphilitique; 3° vaccin; 4° variolique; 5° psorique; 6° celui de la pustule maligne; 7° de la pourriture d'hôpital; 8° de la rougeole, et 9° de la scarlatine. Quoique fort différens les uns des autres à beaucoup d'autres égards, ces virus possèdent des propriétés communes qu'il est bon de faire connaître avec quelques détails.

La plus remarquable d'entre elles, est la propriété de germination, dont il a déjà été parlé. Elle est telle, qu'une parcelle, un atome d'un virus quelconque, introduit dans l'économie, suffit pour développer la maladie par laquelle il est à son tour reproduit. Il en résulte que, pour empêcher le développement d'une maladie virulente, il ne suffit pas d'extraire une portion du virus de la partie où il a été inoculé : on n'a rien fait si l'on n'est pas parvenu à l'enlever ou à le détruire en totalité. En effet, il n'en est pas des virus comme des poisons ou des venins. Ceux-ci, agissant en raison de leur dose et par leur dose, ne produisent que des accidens très-faibles ou nuls, dès qu'on parvient, par un moyen quelconque, à la réduire beaucoup. Les virus se comportent tout différemment, comme on le savait depuis long-temps et comme on vient de le voir confirmé par des expériences récentes qui méritent d'être mentionnées, non qu'elles ajoutent à la somme de nos connaissances, mais à cause de leur conformité avec les anciennes observations. Ainsi M. Bousquet a constaté que les ventouses, si utiles pour arrêter les accidens auxquels la morsure des serpens donne ordinairement lieu, pouvaient être appliquées plusieurs heures de suite sur des piqûres de vaccination, sans empêcher le développement des boutons vaccinaux (*Arch. gén. de méd.*, mars 1828, p. 461). Et il résulte des expériences tentées par M. Ratier, que la cautérisation pratiquée sur des chancres syphilitiques, dans la vue d'en arrêter les progrès, n'est efficace qu'autant qu'elle est faite de manière à détruire entièrement le virus avant son absorption; car, s'il en est déjà entré quelque peu dans l'économie, le mal se développe comme si on l'eût abandonné à lui-même, et suit toutes ses phases ordinaires.

Ramenés aux anciennes idées, par rapport à la germination des virus, il nous faut également reconnaître la propriété que possède chacun d'eux, de reproduire une maladie semblable à celle dont il provient. Toutefois il n'y a pas, à cet égard, identité parfaite entre eux. Si les virus variolique, vaccin, rabifique, etc., reproduisent constamment une seule et même forme de maladie, il n'en est pas ainsi pour le virus syphilitique. Par exemple, une blennorrhagie virulente peut communiquer des pustules, des chancres, des bubons primitifs, ou bien un flux blennorrhagique; mais, sous ces diverses formes, le virus n'en conserve pas moins son caractère fondamental, la propriété de se reproduire. Bien qu'elle ne se perde jamais entièrement, il faut cependant reconnaître qu'elle devient très-faible, dans certaines maladies. Ainsi la rougeole, la scarlatine, s'inoculent difficilement. Dans la peste et le typhus nosocomial, la propriété reproductive du virus s'affaiblit et s'éteint, dès qu'elle n'est plus alimentée par le concours de certaines causes extérieures, nécessaires à l'entretien de son activité. De plus, en comparant les uns avec les autres un grand nombre de cas de ces deux maladies, on les voit présenter des différences ou des variétés presque infinies. C'est tout le contraire pour les véritables affections virulentes, qui, pouvant très-bien s'entretenir par la seule puissance végétative de leur germe, conservent toujours la même intensité et la même forme dans leurs symptômes.

A ces données si importantes dans l'histoire des maladies contagieuses, il faut ajouter le fait non moins digne d'intérêt, de leur développement spontané. Rejeté par beaucoup d'auteurs par cette seule raison qu'on ne voit pas de nos jours la syphilis naître spontanément, il est évidemment démontré appartenir à la rougeole et à la scarlatique qui se développent fréquemment, et à la variole, qui naît quelquefois sans contagion antécédente: enfin on l'observe journellement pour la rage, dans l'espèce *canis* et *felis*. On peut bien dire encore, qu'un virus est un être trop composé pour qu'on puisse en admettre la formation de toute pièce. Mais que gagne-t-on, je le demande, à argumenter contre des faits dont l'observation nous prouve à chaque instant la réalité? D'ailleurs ne voit-on pas des êtres bien plus composés que les virus, c'est-à-dire les entozoaires et sans doute aussi beaucoup d'autres animalcules, se développer spontanément? Ces deux ordres de phénomènes, également avérés, se prêtent donc un mutuel appui; et, bien qu'ils soient fort difficiles à concevoir, très-mystérieux si l'on veut, il faut de toute nécessité les admettre pour constans, et soumettre sa raison devant les résultats de l'expérience. En résumé, la germination des virus, leur pouvoir de reproduire des maladies identiques et leur développement spontané sont autant de points de plus haut intérêt en pathologie, et bien faits pour attirer sérieusement l'attention des médecins. *Voyez*, pour plus de détails sur cette matière, les articles CONTAGION, INFECTION et MIASMES.

(ROCHOUX.)

VISCÉRAL, LE, adj., *visceralis*, qui est relatif aux viscères; ainsi, on dit une *cavité viscérale* pour indiquer une cavité qui renferme des viscères.

VISCÈRE, s. m., *viscus*. Expression générique employée pour désigner les organes des trois grandes cavités du corps, et qui concourent essentiellement à l'entretien de la vie.

VISION, s. f.; action de voir, exercice de la vue. Dans d'autres articles de ce *Dictionnaire*, on a traité du corps qui est l'excitant du sens de la vue, c'est-à-dire de la *lumière*, et des nombreuses parties qui composent chez l'homme l'appareil de la vision (*voyez* les mots OEIL, ORBITE, PAUPIÈRES, LACRYMAL). A plusieurs de ces articles, on a même indiqué l'action de ces parties, et conséquemment exposé quelques points de l'histoire de la vision. Ici, nous n'avons donc à décrire que l'action du globe de l'œil proprement dit, et le mécanisme par lequel cet organe fait voir, à l'aide des rayons lumineux qu'il reçoit, les objets dont proviennent ces rayons lumineux.

Dans cette action, il faut distinguer, 1° une partie toute physique, dans laquelle l'œil agit comme un instrument de dioptrique, comme une chambre obscure au fond de laquelle les rayons lumineux qui y sont introduits viennent tracer une image des objets qui les projettent; 2° une partie toute vitale, dans laquelle cet organe fournit à l'âme une sensation visuelle.

Partie physique de la vision. — De tous les points de la surface d'un corps visible, sont projetées, sous forme de rayons, d'innombrables particules de lumière. Parmi ces rayons, plusieurs tombent sur la surface antérieure de l'œil; et ce sont ceux-là qui, en s'enfonçant dans l'œil jusqu'à la rétine, tracent sur cette membrane nerveuse une image de l'objet dont ils proviennent, et font voir cet objet. Avant leur arrivée à l'œil, ils figurent un cône qui a son sommet au corps visible, sa base à la cornée, et qui est appelé *cône objectif*, parce qu'il est du côté de l'objet. Mais en s'enfonçant dans l'œil, de divergens qu'ils étaient ils deviennent convergens, et se changent en un autre cône, opposé au premier par sa base, ayant son sommet sur la rétine, et qui est appelé *cône oculaire*, parce qu'il est dans l'œil lui-même. Cette conversion est l'effet de la puissance réfringente dont jouissent, à raison de leur densité, de leur nature chimique et de leur figure, les parties de l'œil que les rayons lumineux doivent traverser de devant en arrière pour arriver à la rétine. Ces parties, qui sont la cornée, l'humeur aqueuse, le cristallin et le corps vitré, sont de véritables verres destinés à faire subir aux rayons lumineux des réfactions, dont le résultat commun est de diriger ces rayons sur la rétine. Ces parties ayant toutes une densité supérieure à celle de l'air et une surface convexe, les rayons lumineux en les traversant doivent être rapprochés de la perpendiculaire menée au point de contact, et par conséquent de divergens qu'ils étaient devenir convergens. C'est donc ainsi que tous les rayons qui irradient d'un corps visible quelconque, sont rendus convergens par la puissance réfringente de l'œil, et dirigés sur la rétine.

Mais ces divers rayons, lorsqu'ils arrivent sur cette membrane, ont conservé entre eux la même distance proportionnelle que celle qui existe entre les divers points dont ils émanent; de telle sorte, qu'ils tracent sur la rétine une image de ce corps; seulement cette image est, comme on le conçoit, en raccourci, et de plus dans une position renversée. En effet, si le cône lumineux qui part du milieu du corps visible, et qui est perpendiculaire à l'œil, est allé aboutir au milieu de la rétine, les cônes lumineux qui partent des parties supérieure et inférieure de l'objet ont dû aboutir, le premier à la partie inférieure de la rétine, et le second à la partie supérieure; et conséquemment l'image que trace l'ensemble de tous ces rayons lumineux doit être dans une position renversée. La théorie seule indiquait ce résultat; mais il a de plus été démontré par des expériences directes de Descartes, Lecat, Haller et M. Magendie. Descartes, ayant adapté au volet d'une chambre obscure un œil de bœuf, dans lequel il avait remplacé la sclérotique, la choroïde et la rétine, toutes membranes qui sont opaques, par une pellicule d'œuf mince, vit les images des corps extérieurs se tracer sur cette pellicule transparente, mais dans une position renversée. M. Magendie, usant d'yeux de lapins albinos, c'est-à-dire chez lesquels l'enduit noir de la choroïde manque, et regardant à travers ces yeux comme à travers une lunette, a vu de même l'image, et cette image dans une position renversée.

Sans doute, le fait seul de la vision devait faire admettre que les divers corps réfringens de l'œil étaient calculés les uns par rapport aux autres, sous le triple rapport de leur densité, de leur nature chimique et de leur figure, pour que le résultat de toutes les réfractions qu'ils font subir aux rayons lumineux fût de réunir et de concentrer ces rayons sur la rétine. Mais doit-on s'en tenir à cette expression générale en quelque sorte? La science n'est-elle pas ici susceptible de la rigueur mathématique? Malheureusement, on n'a pas encore réuni toutes les données qui seraient nécessaires pour appliquer les calculs géométriques que comporte le sujet. Ce n'est, en effet, que quand on connaîtra exactement, 1° les courbures des faces antérieure et postérieure de la cornée et du cristallin, et en général les *figures* des quatre corps réfringens de l'œil; 2° la mesure du pouvoir réfringent de chacun deux, pouvoir fondé sur leur densité respective et sur leur nature chimique spéciale; 3° la distance précise à laquelle est d'eux la rétine, membrane sur laquelle doit être de toute nécessité leur foyer; ce n'est, dis-je, que quand on possédera toutes ces données, qu'on pourra donner une explication géométrique, et par conséquent rigoureusement exacte et complète de la vision. Or, ces données sont très-difficiles à obtenir; et les efforts qu'on a faits pour les acquérir n'ont conduit jusqu'à présent qu'à des approximations. Petit a mesuré, en 1728, les courbures de la cornée et du cristallin. M. Cuvier a indiqué, pour un assez grand nombre d'animaux, les espaces proportionnels qu'occupe, dans la cavité de l'œil, chacune des trois humeurs; il a opposé la longueur de l'axe de l'œil à son diamètre transversal, la longueur de l'axe du cristallin au diamètre de cette lentille. Monro a cherché à évaluer la différence de densité des humeurs. M. Chossat a tenté de fixer, dans des expériences directes, le rapport des sinus des angles d'incidence et de réfraction, quand la lumière passe de l'air dans l'un ou l'autre des corps réfringens de l'œil; et il a exprimé ce rapport par les nombres suivans : La cornée, 1,339 ; la capsule cristalline, 1,339 ; l'humeur aqueuse, 1,338 ; l'humeur vitrée, 1,339 ; et le cristallin, 1,338 dans ses couches extérieures ; 1,393 dans sa partie moyenne ; 1,420 à son noyau, ce qui fait, pour valeur moyenne, 1,384. Qui ne voit que, d'une part, ces données sont absolument nécessaires pour une démonstration rigoureuse de la vision, et que, d'autre part, pour se les procurer il faut des recherches anatomico-physiques transcendantes ?

Aussi, dans l'état actuel de la science, est-il impossible de dire comment sont compensées dans l'œil les aberrations de sphéricité et de réfrangibilité, et à quelles causes cet organe doit de pouvoir voir à des portées différentes ? Une analyse complète de la partie physique de la vision suppose la solution de ces trois questions ; et chacune d'elles est encore un point fort litigieux en physiologie.

Par exemple, il existe dans l'œil des verres convexes, et l'on sait que les corps convexes n'ont jamais un foyer précis, mais qu'ils réunissent les rayons sur un cercle d'autant plus grand, qu'ils sont plus convexes, d'où il résulte diffusion dans l'image : c'est là ce qu'on appelle *aberration de sphéricité*. Or, pourquoi dans l'œil l'image qui est tracée sur la rétine n'est-elle pas diffuse? Dans les arts, on remédie à l'aberration de sphéricité en n'employant des lentilles que d'un très-petit nombre de degrés, et en en recouvrant une partie à l'aide de diaphragmes qui les diminuent. Dans l'œil, on attribue cet effet à diverses causes, 1° au jeu du diaphragme iris, qui, ne laissant à découvert que le centre du cristallin, ramène ce corps à la condition d'une lentille très plate, et qui, de plus, intercepte tous les rayons très-obliques, lesquels, convergeant trop promptement sur l'axe, formeraient sur la rétine une diffusion analogue à celle qui entoure l'image produite par un verre d'une trop grande ouverture; 2° à la particularité qu'a le cristallin d'être plus plane antérieurement que postérieurement, ce qui fait que les rayons obliques rencontrent ce corps sous de plus petites incidences en avant qu'en arrière; 3° à ce que ce corps a une moindre densité à sa circonférence et dans ses couches externes qu'à son centre ; 4° à la concavité de la rétine, d'où résulte que cette membrane va pour ainsi dire se présenter au foyer propre de chaque cône lumineux; 5° à ce que l'humeur vitrée a un pouvoir réfringent d'autant plus fort qu'elle s'approche plus de la rétine, ce qui alonge la distance focale des rayons à leur sortie du cristallin, les rapproche peu à peu de l'axe optique, et les réunit tous en une même ligne. Sans doute ces diverses explications sont plus ou moins vraisemblables; mais aucune n'a la rigueur absolue que comporte le sujet: par exemple, si la pupille avait ici l'influence qu'on lui attribue, elle ne devrait jamais se dilater sans rendre l'image moins nette, et on ne voit pas que cela soit, quand on passe d'un milieu éclairé dans un milieu qui l'est moins.

D'autre part, on sait que toutes les fois que la lumière éprouve des réfractions, elle se sépare dans les divers rayons qui la constituent, et qu'alors elle apparaît, non avec les couleurs de l'objet qui la projette, mais avec celles du spectre solaire. C'est là ce qu'on appelle *aberration de réfrangibilité*, et ce à quoi on cherche à remédier dans les lunettes par ce qu'on nommé *l'achromatisme*. Or, l'œil est-il achromatique? Et s'il l'est, à quoi le doit-il? Selon Euler, l'œil est achromatique, et selon ce physicien, la diversité des humeurs de l'œil a pour but de détruire l'aberration de réfrangibilité; les humeurs aqueuse et vitrée sont, a-t-il dit, calculées, par rapport à la cornée et au cristallin, derrière lesquels elles sont placées, de manière à réparer la dispersion que ces corps réfringens avaient opérée, sans détruire en entier leur réfraction. Mais M. Dulong a judicieusement objecté que la différence de densité des couches qui forment le cristallin ne permet pas d'admettre cette explication; et cet habile physicien pense qu'il faut plutôt attribuer l'achromatisme de l'œil à la non homogénéité de ce corps réfringent. M. Vallée en appelle ici, comme dans la question précédente, à ce que l'humeur vitrée aurait un pouvoir réfringent d'autant plus grand, qu'elle serait plus près du fond de l'œil. La dissidence des auteurs sur un point susceptible d'une solution mathématique suffit seule pour prouver que cette solution n'est pas encore trouvée. Aussi, d'autres physiciens, effrayés de toutes les difficultés que présente l'admission de l'achromatisme, ont pensé que cet achromatisme n'existait pas. L'œil a si peu de profondeur, ont-ils dit, que cet organe doit être insensible à la très-légère aberration de réfrangibilité qui a lieu à son fond. Telle était l'opinion de d'Alembert, qui s'appuyait encore sur ce que, dans les maladies de l'œil, il n'en est aucune qui fasse voir les objets irisés, bien qu'à coup sûr elles auraient dû altérer les conditions physiques qui fonderaient l'achromatisme.

Enfin, à quelles causes l'œil doit-il de pouvoir voir à des portées différentes? D'une part, il y a toujours un rapport entre la longueur du cône objectif et la distance des objets; plus celle-ci sera grande, plus le premier sera long. D'autre part, il y a un rapport forcé entre le cône objectif et le cône oculaire, puisque celui-ci n'est autre chose que le premier, dont les rayons, de divergens qu'ils étaient, ont été rendus convergens; le cône oculaire, par exemple, doit être d'autant plus court, que le cône objectif sera plus long, *et vice versâ*. Enfin, pour que la vision ait lieu, il faut absolument que le cône oculaire, c'est-à-dire celui dans lequel se change le cône objectif en traversant l'œil, ait son sommet sur la rétine, qui est la seule partie de l'œil qui soit apte à développer l'impression. De là, résulte qu'on est dans l'une ou l'autre de ces deux nécessités; 1° ou que les objets ne puissent être vus qu'à une distance déterminée, qui serait celle à laquelle le degré d'écartement des rayons du cône objectif serait en rapport avec la puissance réfringente de l'œil, et tel que le cône oculaire, dans lequel il se changerait, aurait son sommet sur la rétine; 2° ou bien que l'œil puisse, selon la distance à laquelle il est des objets, modifier, soit sa puissance de réfraction, soit la distance à laquelle est de ces corps réfringens la rétine, membrane sur laquelle doit absolument se trouver leur foyer. Or, c'est cette dernière chose qui a lieu, puisqu'on peut voir à des distances diverses. Certainement l'œil se modifie pour parvenir à voir à des degrés divers d'éloignement; on a le sentiment de l'effort que fait cet organe, quand on s'obtine à regarder tour à tour un objet très-rapproché et un objet très-éloigné. Mais en quoi consite le changement qui se fait en lui? Porte-t-il sur la distance qui existe entre les divers corps réfringens de l'organe et la rétine, sur laquelle doit être de toute nécessité leur foyer, de même que nous faisons varier cette distance dans nos lunettes, en en alongeant ou raccourcissant les tubes? Ou bien, porte-t-il sur la courbure des corps réfringens, et par conséquent sur leur puissance de réfraction? Il est certain que le résultat qu'on cherche à expliquer ne peut être obtenu que par l'un ou l'autre de ces moyens, ou par les deux à la fois. Mais on n'a du mode de l'un ou de l'autre aucune démonstration rigoureuse. On a invoqué l'action des muscles de l'œil, les uns pour alonger et raccourcir l'œil et faire varier la distance de la rétine aux corps réfringent qui doivent avoir sur elle leur foyer, les autres pour aplatir la cornée ou ajouter à sa convexité. On a attribué aux procès ciliaires le pouvoir de faire varier la position du cristallin, ou de rendre ce corps plus ou moins convexe. M. Jacobson a prétendu, dans ces derniers temps, que l'humeur aqueuse s'engageait dans le canal de Petit par des trous qui sont à la circonférence de ce canal, et que cette humeur, en se glissant entre le cristallin et l'humeur vitrée, faisait varier la distance respective de ces corps réfringens entre eux, et celle de ces corps réfringens avec la rétine. Selon M. Pravaz, les muscles de l'œil ont ici la plus grande influence; leur contraction simultanée a le triple effet d'augmenter la courbure de la cornée, celle du cristallin, et la distance qui existe entre celui-ci et la rétine; et aussi, se contractent-ils pour faire voir les objets rapprochés, et ils se relâchent, au contraire, pour faire voir les objets éloignés. Enfin, on attribue aussi la faculté dont nous recherchons en ce moment la cause à la mobilité de la pupille, qui se rétrécit pour les objets très-rapprochés, afin de n'admettre que les rayons les plus voisins de l'axe, ceux à la réunion desquels pourra suffire l'action réfringente de l'œil, et qui, au contraire, se dilate pour les objets très-éloignés, afin de laisser arriver les rayons les plus écartés, et qui exigeront une force de réfraction plus grande. Nous le répétons, aucune de ces explications n'est complétement satisfaisante; celle qui repose sur le jeu de l'iris a pour elle le fait. Quand on regarde successivement tous les points d'une règle, on voit la pupille se resserrer à mesure qu'on fixe le point de la règle le plus rapproché, et se dilater quand on fixe le point le plus éloigné. Cette explication offre encore cet autre avantage, que ce serait la même cause qui concourrait à la destruction des aberrations de sphéricité et de réfrangibilité. Mais sa démonstration n'est pas encore rigoureuse. Dans les expériences de M. Magendie pour constater l'existence de l'image au fond de l'œil, ce physiologiste a vu cette image se former, quelle que soit la distance; et cependant l'œil étant mort, la pupille n'avait pu ni se rétrécir ni se dilater. Par suite de ce fait, M. Biot demande si l'aberration du foyer pour les distances diverses n'est pas compensée dans l'œil par la même cause qui y compense l'aberration de sphéricité, savoir la composition intime des corps réfringens. M. Pouillet résout le problème en combinant la particularité qu'a le cristallin d'être composé de couches qui diffèrent de densité et de courbure, et celle qu'a la pupille de se mouvoir. D'une part, les couches du cristallin ont d'autant plus de courbure qu'elles sont plus centrales, et par conséquent ont leur foyer de plus en plus rapproché. D'autre part, la pupille, selon qu'elle se resserre et se dilate, ne laisse accessible aux rayons lumineux qu'une portion plus petite ou plus grande du cristallin, qu'une portion dont le foyer sera plus rapproché ou plus éloigné. Dès lors la pupille, en se resserrant pour les objets rapprochés, ne laisse accessible à des rayons très-écartés que la portion du cristallin qui a la puissance de réfraction la plus grande, et par conséquent le foyer le plus court; et en se dilatant, au contraire, pour les objets éloignés, elle ne laisse accessible à des rayons moins écartés qu'une portion du cristallin moins réfringente, et qui a un foyer plus éloigné.

Toutefois, tout en reconnaissant que l'œil peut voir à des distances diverses, il existe pour chaque individu une distance à laquelle la vision est la plus nette, un point auquel on place les objets lorsqu'on veut les voir le mieux possible. Ce point est celui qui donne aux rayons le degré de divergence convenable, pour que leur réunion sur la rétine se fasse le plus complétement possible et sans efforts de la part de l'œil. On ne peut l'indiquer mathématiquement, puisqu'il faudrait avoir les données propres à faire évaluer la puissance réfringente de l'œil. Il varie, d'ailleurs, en chaque individu; et les différences innombrables que présentent les hommes sous ce rapport, sont comprises entre deux extrêmes, les *myopes*, qui ont le point visuel très-rapproché, et les *presbytes*, qui ont ce point très-éloigné. Nous ne disons rien de la *myopie* et de la *presbytie*, qui ont deux articles séparés dans notre *Dictionnaire*.

Dans toute cette partie physique de la vision, l'œil se montre vraiment comme un instrument de dioptrique, concentrant sur son fond les rayons lumineux; et il est facile de spécifier, d'après cette comparaison, l'office des principales parties qui le forment. La *sclérotique* est l'enveloppe de la lunette, la paroi de la chambre obscure. La *cornée*, l'*humeur aqueuse*, le *cristallin* et le *corps vitré* sont autant de corps réfringens, placés à la suite les uns des autres dans la longueur de l'instrument, et ayant pour but de réunir et concentrer les rayons lumineux sur la rétine. L'*iris* est le diaphragme de la lunette. La *pupille*, qui est au centre de l'iris, est l'ouverture de la chambre obscure. La mobilité de cette ouverture est d'une haute importance, comme laissant ou non accessibles aux rayons lumineux des portions de cristallin qui n'ont ni la même densité, ni la même courbure, et qui, conséquemment, n'ont pas le même foyer. Aussi assigne-t-on à la pupille le quintuple usage de coordonner l'œil à l'intensité de lumière des objets, de le coordonner à leur distance, de remédier aux aberrations de sphéricité et de réfrangibilité, et enfin d'influer sur la grandeur de l'image tracée sur la rétine. La *choroïde*, par l'enduit noir dont elle est teinte, sert à absorber les rayons après qu'ils ont impressionné la rétine. C'est à tort que Mariotte avait voulu faire de cette membrane l'agent vital de la vue ; elle ne sert qu'à la partie physique de la vision, et comme nous venons de dire. En quelques animaux, elle présente en dehors du nerf optique une tache luisante qu'on appelle le *tapis*. M. Desmoulins fait de cette tache un miroir réflecteur destiné à réfléchir les rayons lumineux sur la rétine, et à soumettre ainsi cette membrane à un double contact. Quant à l'autre tache, dite *tache jaune de Sœmmerring*, qui se trouve aussi sur la choroïde, selon M. Vallée, elle sert à ramener sans cesse l'image dans la position de l'axe optique, parce que c'est dans cette position que l'œil a moins d'efforts à faire pour compenser l'aberration de sphéricité, et que, par suite de l'habitude où nous sommes d'employer, à cause de cela, plus ordinairement la partie de la rétine qui correspond à l'axe optique, cette membrane a acquis en cet endroit plus de sensibilité. Restent les *procès ciliaires* dont les usages, soit physiques, soit organiques, sont encore inconnus, car la *rétine* est la partie de l'organe du sens qui développe l'impression sensitive, et à laquelle commence la partie vitale de la vision.

Partie vitale de la vision. — Celle-ci est aussi inconnue que tout phénomène organique quelconque. Consécutivement au contact des rayons lumineux sur la rétine, cette membrane éprouve une impression qu'il est impossible de caractériser, parce qu'elle ne tombe pas sous les sens, mais qui devient la base d'une sensation visuelle. Notre savoir ici se borne à affirmer que cette action d'impression, quelle qu'elle soit, a son siége dans la rétine; et que, ne pouvant être assimilée à aucun phénomène physique ou chimique, il faut absolument la reconnaître pour un acte vital. Prouver cette dernière assertion, ce serait revenir sur ce que nous avons dit dans l'histoire des autres sens, *goût*, *odorat*, de l'action d'impression. Quant à la première, qui ne sait que dans les derniers animaux la rétine compose à elle seule l'œil, et que, si cette membrane est paralysée ou a cessé de communiquer avec le nerf optique, il y a cécité? Cependant, des expériences récentes de M. Magendie conduisent à penser que la cinquième paire encéphalique a aussi quelque part à la vision. Ce physiologiste a, en effet, constaté, 1° que la rétine ne jouit que d'une sensibilité spéciale relative à la lumière, qu'elle peut être impunément coupée, déchirée, et que c'est à la cinquième paire encéphalique que l'œil doit sa sensibilité générale; 2° que cette cinquième paire encéphalique, non-seulement préside à la sensibilité générale de l'œil, ne peut point être coupée sans que cet organe s'altère et se détruise, mais encore fonde une condition nécessaire pour la vision, en tenant en quelque sorte sous sa subordination le nerf optique. Du moins les animaux auxquels M. Magendie avait coupé la cinquième paire, ne sentaient plus la plus forte lumière. Dans le dernier numéro de son *Journal de physiologie* (janvier 1828), ce physiologiste cite l'observation d'un homme qui avait continué de voir d'un œil, quoiqu'un kyste, situé sur le trajet des nerfs optiques, ait détruit ces nerfs, et séparé tout-à-fait l'une de l'autre la partie qui est en avant de leur entrecroisement et celle qui est en arrière. Est-ce à la cinquième paire qu'il faut attribuer en ce cas la continuation de la vision?

Telle est l'histoire de la vision : sans rechercher avec les métaphysiciens pourquoi nous voyons les objets droits, bien que l'image qui en est tracée dans l'œil soit dans une position renversée, pourquoi nous les voyons simples, bien que leur image soit double, puisqu'il y en a une pour chaque œil, nous terminerons par quelques remarques sur les usages du sens de la vue. Sa fonction immédiate est de donner la sensation des couleurs; et quant à ses fonctions médiates ou auxiliaires, il est un des sens les plus prochainement utiles à l'esprit; il fait connaître la grandeur, la figure, la distance, le nombre des corps, etc. A la vérité, quelques métaphysiciens ont prétendu qu'il n'était pas dans l'essence primitive de la vue de donner ces notions, et que ce sens n'avait acquis cette puissance que par le secours du toucher. Mais M. Gall nous paraît avoir complétement réfuté ces erreurs; et puisque aujourd'hui la vue fait juger la grandeur, la distance, la figure des corps, c'est que tels ont toujours été ses attributs. Est-il, en effet, un sens quelconque qui puisse, soit par le secours d'un autre sens, soit par l'habitude, acquérir de nouvelles propriétés? Et notre âme n'est-elle pas obligée de recevoir toutes sensations quelconques, telles qu'elles lui sont envoyées par les sens? L'œil en particulier n'est-il pas irrésistiblement forcé de voir d'après la disposition des rayons qui lui arrivent? Et les secours du toucher, ou d'un autre sens, ou des rectifications de l'âme, peuvent-ils aujourd'hui, plus que jadis, nous faire échapper aux illusions d'optique? Admettre que la vue puisse acquérir de nouvelles facultés, c'était méconnaître que la première partie de la vision est toute physique, et participe de la fixité, de la constance des phénomènes de cet ordre. (ADELON.)

VITAL, adj., *vitalis*; qui a appartient à la vie : *principe vital*, *force vitale*, *propriétés*, *fonctions vitales*. *Voyez* ces divers mots.

VITALISTES, s. m. Cette dénomination s'applique à une classe de médecins qui, tenant peu de compte de la disposition matérielle des organes, aussi bien que des actions physiques qu'ils doivent exécuter, accordent au principe de la vie une puissance exclusive et même raisonnée, soit sur la production des maladies, soit sur le maintien de la santé.

Il serait bien difficile, après avoir comparé entre elles les opinions diverses des vitalistes, d'en déduire une doctrine régulière et en harmonie dans toutes ses parties. Rien en général n'a été plus vague et plus incertain que leurs systèmes; mais au milieu de leurs théories abstraites, et souvent peu intelligibles, dans leurs écrits ce qui a été le plus clair c'est l'idée capitale d'une puissance d'une nature particulière, *vigilante*, toujours *active*, à laquelle se trouve soumise l'action de tous les organes. Avant Barthez cette puissance vitale, désignée tour à tour sous diverses dénominations, n'avait pas été séparée d'une manière assez tranchée de la faculté pensante. Elle était regardée comme une souveraine, ayant à sa disposition une foule d'autres puissances secondaires qui agissaient toujours dans un but calculé. Immatérielle et insaisissable par les sens, la puissance vitale était néanmoins appréciable et manifeste dans les résultats de son action; mais toutes les explications générales qu'on en donnait ne signalaient ni les rapports ni les différences qu'elle pouvait avoir avec la raison humaine : elles servaient seulement à démontrer que la santé et les maladies dépendaient entièrement des caprices d'un être *inconnu*, ou bien des influences utiles ou nuisibles que cet être avait à recevoir ou à repousser. Il est aisé de concevoir qu'avec des idées aussi restreintes sur un point, et aussi peu déterminées sur tous les autres, les vitalistes ne nous aient point laissé une doctrine régulière et complète, susceptible par conséquent d'une discussion approfondie. Aussi nous contenterons-nous de reproduire rapidement les principes de ceux qui ont fait époque dans la science.

Les écrits d'Hippocrate paraissent être la source première des différens systèmes de vitalisme. La *nature* qui déploie son énergie conservatrice dans les maladies, qui veille au maintien de l'équilibre dans l'économie animale; cet *énormon* qui, faculté inconnue et primitive, tient sous sa dépendance une foule d'autres facultés, lui obéissant toutes, quoiqu'elles gouvernent aussi à leur tour les diverses parties du corps vivant; tout cela est parfaitement analogue aux autres inventions physiologiques et psychologiques que nous ont laissées les successeurs du père de la médecine. Jusqu'à Stahl et à Barthez inclusivement les dénominations diverses ont presque seules établi les différences de système; car, pour admettre que la doctrine d'Hippocrate sur la cause première et le mécanisme de la vie fût différente de celle de Stahl et de Barthez, il faudrait ne pas retrouver l'ame rationnelle du premier, et le principe vital du second dans la faculté qu'Hippocrate appelait *nature*. Une autre analogie plus frappante encore entre les idées d'Hippocrate et celles de Barthez, résulte du rapport qu'ont entre elles les *petites puissances* du premier, et les forces sensitives et motrices du second; rapport qui en dernier résultat contribue puissamment à établir que les théories les plus exclusives n'ont jamais dépassé certaines bornes, et que leur utilité n'a été réelle que quand il a fallu détruire d'autres théories non moins exclusives dans un autre sens.

Les premières données d'Hippocrate sur le vitalisme ne furent pas, ainsi qu'on l'a cru, perdues dans l'oubli jusqu'à Van Helmont. Galien et les galénistes, les arabistes et leurs successeurs s'en servaient quelquefois quand il s'agissait de définir la maladie en général. Au milieu de l'humorisme, du mysticisme et du chimisme dont leurs doctrines étaient imbues, les partisans les plus outrés de ces systèmes ne pouvaient entièrement s'éloigner de l'idée que la maladie est le produit des efforts salutaires de la nature, le résultat d'une lutte ouverte dans le corps humain, entre son principe conservateur et les causes morbifiques, quelle que fût d'ailleurs la manière dont ils expliquaient l'action de ces causes. Ils ne pouvaient aussi se refuser à admettre une espèce d'être particulier et inconnu qui, dans l'animal, était doué de la faculté d'attirer ce qui lui est utile, et de repousser ce qui lui est nuisible. Ces faits, grossièrement exprimés alors, n'en étaient pas moins frappans de vérité, aussi bien que quelques autres qu'on passait sous silence, et ne pouvaient être entièrement et pour toujours négligés. Aussi les philosophes des premières époques, plus sages en cela que les humoristes et les chémiatres leurs successeurs, avaient-ils tellement senti la justesse de ces observations si simples qu'ils avaient cru reconnaître la nécessité d'admettre l'existence de deux ames, l'une animale et l'autre pensante, et qu'ils avaient attribué à chacune d'elles des propriétés et des fonctions en rapport avec sa nature.

Quoiqu'il soit facile de trouver une foule de documens épars sur le vitalisme dans les écrits de ses prédécesseurs, Van Helmont peut être regardé comme le véritable rénovateur des idées du père de la médecine sur la force vitale, désignée dans ses écrits sous le nom de *nature*. Doué d'un esprit actif, inquiet et difficile à satisfaire, Van Helmont s'aperçut bientôt de l'insuffisance des théories médicales de son siècle, et notamment de celle des galénistes et des humoristes. Il résolut dès lors de réformer une science qui lui paraissait environnée d'obscurités, et il entreprit d'établir une doctrine fondée sur les idées des spiritualistes. L'archée ou le démon de Paracelse, dont il avait embrassé en partie le système, forma l'un des points capitaux de sa théorie; mais il attachait à cet archée une idée plus claire et plus précise que celle qu'en avait eue son maître. C'était évidemment une puissance distincte du corps, abstraite il est vrai, et même obsure, mais dont il expliquait la nature par les résultats et par les faits. L'archée était doué de toutes les facultés possibles, et notamment de celles de créer, de façonner la matière, pourvu toutefois qu'il pût avoir à sa disposition les fermens qui lui étaient nécessaires pour accomplir l'acte de la création. (*Voyez* ARCHÉE.) Quoique obscurci par les fermens des chemiâtres, et par les raisonnemens du mysticisme que son auteur avait embrassé, le spiritualisme de Van Helmont se fit de nombreux partisans parmi les médecins de cette époque. Il servit à affaiblir le goût si répandu alors des théories humorales, et devint la source d'une école, qui plus tard ne fut pas opposée sans succès à celle des solidistes et des mécaniciens. Une circonstance qui contribua surtout à donner encore plus de consistance aux idées de Van Helmont, fut le succès du système de Descartes.

Après Van Helmont, la médecine ne tarda pas à être envahie par une foule de sectes rivales, qui toutes se disputaient la primauté. Les unes se bornaient à expliquer les phénomènes du corps vivant, par les changemens qui surviennent dans le mélange et la combinaison des molécules constituantes ; les autres calculaient en outre la forme des atomes organisés, les angles et les courbures des vaisseaux. Celles-ci croyaient avoir trouvé les bases inébranlables de la science de l'homme dans la théorie des fermens et dans les propriétés des sels qui se trouvent dans le corps humain. Sthal, mécontent de tout ce qu'il voyait autour de lui, essaya de réunir, ou plutôt de dominer toutes les doctrines et de les ramener à un principe unique assez fécond pour qu'on en pût déduire une théorie complète de la santé et des maladies. Pénétré des écrits des anciens, et en particulier du naturisme d'Hippocrate, passionné pour la philosophie de Descartes, surtout quand il regarde Dieu comme la cause première de tous les phénomènes de l'univers, imbu enfin de la vérité de ce corollaire de Newton, que dans la constitution d'un corps quelconque il ne faut pas admettre plusieurs forces lorsque les effets sont identiques, Stahl soumit tout dans l'être vivant à l'influence d'une puissance immatérielle qu'il appelle ame ; et il accorda à cette ame ce qu'Hippocrate accordait à la nature, ce que Paracelse et Van Helmont attribuaient à l'archée, si ce n'est qu'il y fait justice des petites puissances d'Hippocrate et des fermens de Van Helmont. *Voyez* ANIMISME.

Les efforts de Stahl, pour ramener les esprits à l'idée d'un principe unique d'où dépendraient tous les mouvemens, toutes les actions et tous les changemens qui surviennent dans l'animal, ne furent pas perdus pour la science, quoiqu'ils n'eussent pas obtenu un succès universel. Le solidisme d'Hoffmann avait été pour son rival de gloire, un grand et puissant adversaire qui toutefois ne put l'empêcher d'exercer une influence marquée sur ses successeurs. L'école de Montpellier surtout s'appropria en grande partie, et sous différentes dénominations, le système de l'animisme en le liant à quelques principes particuliers qu'elle professait depuis long-temps. Barthez fut de tous les hommes remarquables de cette école celui qui développa avec le plus d'ardeur et de talent les idées des vitalistes exclusifs. Doué d'un génie propre aux conceptions métaphysiques, et poussé d'ailleurs dans cette direction par la crainte qu'il avait d'un envahissement général de la médecine par le solidisme d'Hoffmann, il s'efforça, à l'exemple de Stahl et de Van Helmont, de reconstruire l'édifice médical tout entier. Il fit dans ce dessein sa théorie du *principe vital*, ou de la cause productrice des phénomènes de la vie. Mais il est bon de remarquer que Barthez n'attache aucune importance à cette dénomination de *principe vital* : ce n'est pour lui qu'un nom comme un autre, avec cette différence que ce nom lui paraît propre à donner une idée précise de sa doctrine. De quelque manière, en effet, qu'on veuille désigner la faculté active qui existe dans l'animal, et la force qui le fait vivre, l'existence de cette force ou de cette faculté n'en est pas moins incontestable. Dans la doctrine du professeur de Montpellier, ce principe de vie n'agit ni d'après les lois de la mécanique et de la chimie, ni d'une manière réfléchie d'après les impulsions libres de l'ame. En établissant ces deux données fondamentales, Barthez par la première défendait son système des reproches, qu'on n'eût pas manqué de lui adresser, de ressembler à celui des solidistes de son époque, et par la seconde de n'être qu'une copie de l'animisme de Stahl. Mais tout en voulant créer une doctrine nouvelle, exempte des vices qu'il reprochait à ses prédécesseurs, Barthez ne s'aperçut pas qu'il tombait dans la même faute que Stahl, en accordant tout au principe vital et presque rien à l'organisme. Il ne vit point que la théorie des forces sensitives et motrices qu'il suppose répandues çà et là dans tous les organes, et se rattachant toutes à l'unité d'influence de son principe vital, le ramenait toujours, en dépit de sa prétention avouée de créer un nouveau système, tout près de la nature d'Hippocrate, de l'archée de Van Helmont, et même de l'ame raisonnable de Stahl. Il est juste de dire néanmoins que la science médicale doit beaucoup à Barthez, et qu'il a fait souvent des applications très-justes des forces du principe vital à la théorie des divers états morbides et physiologiques de l'économie animale.

En résumé, s'il est facile de voir de quelle nature ont été les idées des vitalistes sur la médecine, il n'est pas moins évident que chaque chef de secte a créé son système à part, et qu'on ne peut déduire d'aucun d'eux une doctrine unique et constante qui serait la véritable doctrine du vitalisme, car il n'en existe pas réellement. Quant à la réprobation générale dont les vitalistes ont frappé, souvent à tort, les sectes rivales, on ne peut nier qu'ils n'aient puissamment contribué sous ce rapport aux progrès de la médecine, en s'opposant à l'envahissement des théories physiques et chimiques qui, du temps de Barthez encore, s'efforçaient de réduire toute la science de l'homme à la connaissance approfondie de la mécanique et des mathématiques.

(COUTANCEAU.)

VITALITÉ, s. f. Caractère qui distingue les êtres qui ont la vie. Ce mot, sous certains rapports, est synonyme de *principe vital*, de *force vitale*; sous d'autres, d'*action vitale*, de *mouvement vital*. *Voyez* VIE.

VITILIGO, s. m., mot latin, francisé, dérivé de *vitium* vice, ou de *vitulus* veau, employé dans des acceptions variées et mal déterminées. En effet, sous le nom de *vitiligo*, Celse a réuni les descriptions incomplètes que les Grecs avaient données sous les noms d'*alphos*, de *leucé* et de *mélas* (*voyez* ALPHOS, LEUCÉ, MÉLAS), tandis que Bateman indique, sous le nom de *vitiligo*, une maladie de la peau, que je n'ai point observée, et à laquelle il assigne les caractères suivans : « Le vitiligo, dit Bateman, est une maladie rare et peu connue. Elle est caractérisée par l'apparition de tubercules blancs, lisses et luisans, qui s'élèvent sur la peau aux environs des oreilles, du cou et de la face, et quelquefois sur toute la surface du corps et qui sont ordinairement mêlés de papules luisantes. Ces tubercules, quelquefois entièrement développés dans l'espace d'une semaine, ont alors la dimension d'une grosse verrue; ils s'affaissent ensuite progressivement, et au bout de huit jours, ils ne dépassent pas le niveau de la peau qui les entoure. Dans d'autres circonstances, leurs progrès sont moins rapides, leur élévation est moins considérable, et leur caractère tuberculeux est moins distinct; mais dans ce dernier cas, leur durée est plus longue. Ils s'étendent dans une direction déterminée, sur la face, par exemple, ou le long des membres, et impriment à la peau l'aspect blanchâtre *de la chair de veau*, d'où est venue la dénomination de *vitiligo*. Les poils situés sur les parties affectées tombent et ne reparaissent plus; la peau de ces régions demeure molle, lisse et luisante, et conserve cette blancheur morbide, pendant toute la vie. Le vitiligo ne se termine jamais par ulcération; quoiqu'il ne soit point accompagné de désordres fonctionnels des principaux viscères, il est d'une guérison difficile. On a essayé, mais sans avantage bien marqué, l'usage interne des acides minéraux, et à l'extérieur, l'application des caustiques étendus d'eau et des spiritueux. »

Dans cette courte description, Bateman a négligé d'indiquer les caractères qui distinguent l'altération qu'il désigne sous le nom de *vitiligo* de la leucopathie partielle, du molluscum et de l'éléphantiasis des Grecs, des hypertrophies circonscrites de la peau et des plaques folliculeuses. Cette grave lacune nous autorise à contester l'existence du vitiligo, comme lésion distincte. J'ajouterai que Ranson a rapporté un cas d'éléphantiasis de la face, sous le nom de *tête de veau*. (*Journal de médecine de Vandermonde*, tome v, page 392.) (P. RAYER.)

VITRÉ, ÉE, adj., *vitreus*, qui a l'apparence du verre. On donne le nom de *corps vitré* à une masse gélatiniforme, parfaitement transparente, qui occupe les trois quarts postérieurs de la cavité du globe de l'OEIL. (MARJOLIN.)

VITRIOL, s. m., *chalcanthum;* ancien nom sous lequel on désignait le genre *sulfate*.

VITRIOL BLANC. C'est le sulfate de zinc.

VITRIOL BLEU. Deuto-sulfate de cuivre.

VITRIOL DE CHYPRE. Deuto-sulfate de cuivre.

VITRIOL VERT. Proto-sulfate de fer, contenant une plus ou moins grande quantité de sous trito-sulfate. *Voyez* ZINC, CUIVRE et FER. (ORFILA.)

VIVISECTION, s. f., *vivisectio*; de *vivus*, vivant, et de *sectio*, section, dissection. On désigne sous ce nom l'action d'ouvrir ou de disséquer des animaux vivans dans un but expérimental quelconque.

VOCAL, ALE, adj., *vocalis*, qui a rapport à la voix. On nomme *cordes vocales* les replis membraneux du LARYNX.

VOIE, s. f., *via*, chemin, route. On a donné ce nom à

divers conduits; ainsi, on appelle *voies digestives*, ou *premières voies*, la série des organes creux de la digestion, qui se composent de la bouche, de l'œsophage, de l'estomac et des intestins; les *secondes voies* comprennent l'ensemble des vaisseaux lymphatiques, et même des vaisseaux sanguins. Cette locution est peu usitée aujourd'hui. On applique encore l'expression de *voies* aux séries diverses de canaux propres à l'excrétion de certains liquides; telles sont les *voies biliaires*, *lacrymales*, *spermatiques*, *urinaires*.

VOILE DU PALAIS, s. m., *velum palatinum*, *palatum molle*, etc.; demi-cloison mobile, membraneuse et musculaire, située au-dessus de l'ouverture pharyngienne de la bouche, concave en devant, adhérente supérieurement au bord postérieur de la lame horizontale des os palatins, continue latéralement avec le pharynx, libre par son bord inférieur du milieu duquel descend un appendice conoïde qu'on nomme luette. Sur les parties latérales de cet appendice le bord inférieur du voile du palais présente de chaque côté une espèce d'arcade, et donne naissance en dehors à deux replis qu'on nomme *piliers*, rapprochés l'un de l'autre supérieurement, et séparés inférieurement par les amygdales. Les piliers antérieurs se terminent sur les parties latérales de la base de la langue, les piliers postérieurs se terminent dans les parties latérales du pharynx.

Le voile du palais est formé en devant par la membrane muqueuse de la bouche, en arrière par la pituitaire; ces deux membranes deviennent continues sur son bord inférieur, et sur la luette. Immédiatement au-dessous de ces deux membranes, on trouve en avant et en arrière une couche de follicules muqueux qui recouvrent un plan charnu formé par les muscles palato-staphylins, pérystaphylins internes et externes; dans le pilier antérieur, le glosso-staphylin, et le pharyngo-staphylin dans le pilier postérieur.

Les nerfs du voile du palais proviennent du trifacial et du glosso-pharyngien; ses artères viennent de la palatine, de la linguale et de la maxillaire interne.

Dans les scissions de la voûte palatine, le voile du palais est ordinairement divisé sur la ligne médiane plus ou moins profondément; sa division est complète quand l'écartement est large et occupe toute la voûte palatine. (MARJOLIN.)

VOIX, *vox*, φωνη; son qui est produit dans le larynx au moment où l'air expiré traverse cet organe, et lorsque les muscles intrinsèques de la glotte sont dans un état de contraction; moyen d'expression qui conséquemment est exclusif aux animaux qui respirent l'air, mais qui cependant n'existe pas dans tous.

L'appareil vocal ou de la phonation se compose, chez l'homme, de trois sortes de parties, que nous ne ferons que dénommer, parce qu'elles ont été décrites ailleurs, savoir : *l'appareil musculaire de la respiration* qui fournit l'air dont les vibrations doivent produire le son; le *larynx*, organe principal de cette fonction, qui, situé à la partie supérieure du canal de la respiration, est le lieu dans lequel se forme le son; et enfin la *bouche* et les *fosses nasales*, qui, situées au-delà du larynx, sont le tuyau par lequel le son s'écoule.

Le premier acte nécessaire pour la production de la voix, est que l'air que l'inspiration a introduit dans le poumon, soit poussé de cet organe dans le larynx par le jeu de l'appareil musculaire thoracique, par le mouvement de l'expiration. Nous n'avons pas besoin de prouver que c'est dans le temps de l'expiration que la voix est produite; et comme l'acte de l'expiration est un mouvement volontaire, il en résulte déjà que la voix elle-même est sous la dépendance de la volonté, et que selon que nous faisons varier la quantité d'air que nous poussons dans le larynx, ainsi que la vitesse avec laquelle il y est porté, nous faisons varier aussi les qualités du son vocal, comme nous le verrons.

Une seconde condition nécessaire pour la production de la voix, est que les muscles intrinsèques du larynx soient contractés; on sait trop bien que la voix ne se produit pas à chaque fois que l'on expire, et qu'elle n'est proférée qu'autant que la volonté contracte les muscles de la glotte. Si les nerfs qui se rendent à ces muscles, savoir, les laryngés supérieurs et les récurrens, sont coupés, il y a irrésistiblement mutisme. C'est un acte de plus à l'égard duquel la voix se montre encore dépendante de la volonté.

De ce dernier fait, on doit déjà conclure que c'est dans le larynx que le son vocal est produit. Voici d'ailleurs deux expériences qui confirment cette proposition. Qu'on pratique sur un animal la trachéotomie, c'est-à-dire qu'on fasse une ouverture à la trachée-artère, l'air de l'expiration sortant par cette voie ne parvient plus au larynx, et la voix est perdue : elle ne sera recouvrée qu'autant que par un moyen mécanique on tiendra close cette ouverture de la trachée. MM. Magendie et J. Cloquet ont pu observer ce fait sur l'homme lui-même. Au contraire, sur un autre animal faites une ouverture semblable, mais immédiatement au-dessus de la glotte, de manière que l'air de l'expiration s'échappe aussitôt après avoir traversé le larynx, et sans passer par la bouche et les fosses nasales, et la voix peut être formée. Il faut donc que le son se produise dans la partie de l'appareil vocal qui est comprise entre les deux plaies, c'est-à-dire dans le larynx.

Mais quel est le point de ce larynx où se produit le son? C'est à l'ouverture de la glotte, aux deux ligamens, dits *cordes vocales inférieures*, qui ceignent cette ouverture. On peut en effet détruire toutes les autres parties du larynx sans que la voix soit anéantie, et elle ne l'est en entier que par la lésion de celle-là. Fendez le bord supérieur des cordes vocales supérieures, la voix persiste; coupez le sommet des cartilages aryténoïdes, la voix n'est qu'altérée; il en est de même en coupant l'épiglotte et ses muscles : ce sont autant d'expériences qu'ont faites Bichat et M. Magendie. La voix n'est détruite que lorsqu'on coupe le milieu des cartilages aryténoïdes, ou qu'on fend longitudinalement le cartilage thyroïde, ce qui fait qu'il n'y a plus de glotte. D'ailleurs, quand sur un animal vivant on met le larynx à découvert, et de manière à voir ce qui se passe en cet organe quand les sons se produisent, on reconnaît que les cordes vocales supérieures sont évidemment étrangères à la production du son, que les cordes vocales inférieures seules vibrent, et que la glotte qu'elles ceignent se resserre d'autant plus que le son est plus fort.

Jusqu'ici le mécanisme de la formation de la voix a dû être facilement saisi : mais maintenant comment le son se produit-il? et conséquemment à quel genre d'instrument peut-on assimiler l'organe vocal de l'homme? Ici il n'y a que dissidence parmi les auteurs, et il faut avouer que ce point de doctrine, qui permet une application rigoureuse de mécanique, n'est pas encore tout-à-fait éclairci. Aristote, Galien et les anciens dirent que notre appareil vocal était un instrument à vent du genre des flûtes, dans lequel la colonne d'air intérieure était le corps sonore; la trachée-artère était le corps de la flûte, le larynx en était le bec; l'air expiré, en passant d'un canal large, la trachée-artère, par un bec étroit, la glotte, se brisait contre les bords de cette glotte, les cordes vocales inférieures; il en recevait des vibrations, et ces vibrations faisaient le son. Dans le seizième siècle, Fabrice d'Aquapendente fit remarquer que la trachée-artère ne pouvait être considérée comme le corps de la flûte, mais qu'elle ne pouvait être que le porte-vent; il établit judicieusement que le corps de la flûte ne pouvait être que la partie de l'appareil qui est au-dessus de la glotte, c'est-à-dire la bouche et les fosses nasales. En 1700, 1703 et 1707, Dodart, dans trois mémoires à l'Académie des sciences, modifia encore cette première théorie, en faisant du larynx un instrument à vent du genre des cors, et non du genre des flûtes : les cordes vocales inférieures étaient pour le larynx ce que sont les lèvres pour le joueur de cor. En 1741 Ferrein dit, au contraire, que le larynx était un instrument à cordes; l'air faisait l'office d'archet, et faisait vibrer les ligamens thyro-aryténoïdes, ou cordes vocales inférieures. Enfin de nos jours la plupart des physiologistes et des physiciens font du larynx un instrument à vent, mais un instrument à vent à anche; et ils ne diffèrent les uns des autres que par la manière dont ils expliquent les modifications de ton et de timbre que présente la voix, comme nous allons le voir. C'est en effet en cela que réside toute la difficulté; car, pour ce qui est de la production d'un son quelconque, il est certain qu'elle tient au brisement de l'air contre les rebords de la glotte, et aux vibrations qui consécutivement s'établissent dans les molécules de cet air; il est impossible d'admettre, avec Ferrein, que les cordes vocales inférieures soient le corps sonore; et certainement le larynx est un instrument à vent.

Voici donc ce que nous pouvons établir déjà du mécanisme de la phonation : L'air de l'expiration est poussé par le larynx; les muscles propres de celui-ci contractés donnent aux rebords de la glotte, aux cordes vocales inférieures, assez de tension pour briser cet air; des vibrations de cet air résulte le son, et celui-ci s'écoule par la bouche et les fosses nasales, parties de l'appareil de la phonation que l'on peut appeler le tuyau *musical*. L'appareil musculaire thoracique est le soufflet, la trachée-artère le porte-vent, et la glotte et ses rebords l'anche de laquelle l'air reçoit les vibrations. En recherchant ce qui fait varier la voix dans sa *force*, son *ton* et son *timbre*, nous irons au-delà de cette première généralité; nous donnerons une idée plus détaillée de toutes les théories de la voix, et spécifierons le rôle respectif de chacune des trois parties qui composent l'appareil de la phonation.

1° La force d'un son dépend de l'étendue des vibrations qu'exécutent les molécules du corps sonore, et se mesure par la distance à laquelle il est entendu. Celle de la voix humaine est assez grande, et chacune des trois parties de l'appareil de la phonation y contribue. En premier lieu, la force du son vocal est un peu en raison de la quantité d'air que l'expiration pousse dans le larynx, et de la force avec laquelle cet air y est porté. Dans tous les animaux, la voix est en général, pour sa force, en raison de la capacité de la poitrine; quand le thorax a moins de capacité, comme après le repas, la voix est toujours plus faible; pour produire des sons vocaux très-forts, il faut préalablement faire de très-grandes inspirations. En second lieu, la force de la voix est certainement en raison du volume intrinsèque du larynx, et par conséquent de l'étendue des ligamens inférieurs de la glotte, et en raison du degré d'irritabilité des muscles propres du larynx; plus cet organe est volumineux, plus ses muscles propres ont d'irritabilité, et par conséquent rendent l'anche de l'instrument résistante et élastique, plus la voix est forte. Chaque animal a à cet égard sa force spéciale, et la stature générale ici ne fait rien; des animaux fort petits ont la voix très-forte, les oiseaux par exemple. La saillie de ce qu'on appelle chez l'homme la *pomme d'Adam,* saillie qui annonce une grande étendue des ligamens thyro-arytenoïdiens, est généralement le signe d'une voix forte. Enfin, la troisième partie de l'appareil de la phonation, ce qu'on appelle le *tuyau vocal*, influe aussi sur le son; par la manière dont il se dispose, il peut remplir ou non l'office de porte-voix; si la bouche est grandement ouverte, la langue abaissée, le voile du palais relevé et rendu élastique par la contraction de ses muscles, le son est renforcé et la voix rendue plus forte. Toutes ces conditions, à l'exception du volume primitif du larynx, sont jusqu'à un certain point dépendantes de la volonté; et cela explique pourquoi nous pouvons faire varier beaucoup notre voix sous le rapport de sa force.

2° Le ton d'un son dépend du nombre de vibrations que produit dans un temps donné le corps sonore; la voix humaine peut varier beaucoup sous ce rapport les sons qui la constituent, et c'est dans l'explication de ce fait que réside toute la difficulté du problème de la phonation.

Galien attribua la variété des tons à deux causes, à des variations dans l'embouchure de l'instrument musical, et à des variations dans sa longueur. Ces deux conditions sont en effet susceptibles de varier; l'ouverture de la glotte change par l'action de ses muscles intrinsèques, et la longueur de la trachée change aussi selon que le larynx monte ou descend. Le premier fait est certain : la glotte, embouchure de l'instrument, se resserre lors de la production des tons aigus, et est plus grande lors de la production des tons graves. Le second, au contraire, était mal interprété par Galien; sans doute le larynx se déplace, monte et descend selon que la voix change de ton; par conséquent la trachée-artère s'alonge ou se raccourcit d'autant; mais la trachée-artère n'est pas le corps de la flûte, elle n'est que le porte-vent; et il fallait appliquer à toute la partie de l'appareil qui est supérieure au larynx, à ce que nous avons appelé le tuyau musical, ce que Galien disait de la trachée. Ce tuyau musical est en effet raccourci quand le larynx monte pour la production des tons aigus, et alongé quand le larynx descend pour la production des tons graves.

Dodart assimilant, comme nous l'avons dit, l'instrument vocal de l'homme à un instrument à vent du genre des cors, n'attribua plus aucune importance aux variations de longueur de l'instrument musical, et fit dépendre exclusivement les tons des variations de l'embouchure. La glotte est resserrée en mille degrés par l'action des muscles aryténoïdiens et thyro-aryténoïdiens, et au contraire les crico-thyroïdiens et crico-aryténoïdiens postérieurs et latéraux la dilatent. Si le larynx monte et descend, ce n'est que pour influer mécaniquement sur le degré d'ouverture de la glotte.

Ferrein, faisant du larynx un instrument à cordes, ne tint plus aucun compte, ni des variations d'ouverture de la glotte, considérée auparavant comme embouchure de l'instrument, ni de la longueur de l'instrument musical, et il expliqua la variété des tons par les divers degrés de tension et de longueur des cordes vocales inférieures. Raccourcies et tendues par l'action des muscles crico-thyroïdiens et crico-aryténoïdiens postérieurs pour la production des tons aigus, ces cordes étaient alongées et relâchées par les crico-aryténoïdiens latéraux et les thyro-aryténoïdiens pour la production des tons graves. Ferrein invoquait des expériences dans lesquelles il avait pu faire produire sur des cadavres des sons vocaux reconnaissables, et dans lesquelles on avait vu les cordes vocales vibrer, et produire des tons dont le degré de gravité ou d'acuité avait été rigoureusement proportionnel à leur degré de longueur et de tension : par exemple, selon qu'on ne faisait vibrer que la moitié, les deux tiers, les quatre cinquièmes de chaque corde, on avait l'octave au-dessus, la quinte, la tierce du ton primitivement obtenu.

De nos jours, de nouvelles théories ont été proposées par MM. Cuvier, Dutrochet, Magendie et Biot, et M. Savart. M. Cuvier revient aux deux idées de Galien, les variations dans la longueur de l'instrument et dans son embouchure; et de plus il assigne comme troisième cause à la production des tons la variation de l'ouverture terminale de l'instrument musical. Selon lui le larynx est un instrument à vent dans lequel les cordes vocales agissent, non comme des cordes, mais comme les anches des clarinettes, les lames des tuyaux d'orgue, les lèvres du joueur de cor, en un mot comme la lame vibratile qui dans tout instrument à vent est ajoutée au tube qui fait le corps de cet instrument. Les tons qu'il produit varient par les trois causes à l'aide desquelles on les fait varier dans les instrumens de musique, la longueur de l'instrument musical, la variabilité de son embouchure, et celle de son ouverture dernière. Qui ne sait que dans un instrument à vent le ton est d'autant plus grave que l'instrument est plus long; et que dans l'art musical, pour avoir divers tons, on emploie des tubes de diverses longueurs, comme dans l'orgue, ou un même tube, mais que l'on raccourcit ou qu'on alonge, comme dans la flûte traversière ? Qui ne sait aussi qu'avec un tube de même longueur on produit des tons divers en variant seulement la grandeur de l'embouchure ? Enfin, il est certain que dans les instrumens à vent, la grandeur de l'ouverture inférieure par laquelle sort le son, a aussi une influence sur le ton; ce ton est d'autant plus grave, que cette ouverture est plus près d'être fermée; et c'est pour cela que dans un jeu d'orgues il y a toujours trois espèces de tuyaux, des tuyaux ouverts, des tuyaux fermés et des tuyaux à cheminée. Or, chacune de ces trois conditions, selon M. Cuvier, se trouve dans l'instrument vocal de l'homme; par les mouvemens d'ascension et d'abaissement du larynx, la longueur de l'instrument vocal varie; par le jeu des muscles de la glotte, le degré d'ouverture de l'embouchure de l'instrument est modifié; et enfin par les mouvemens des lèvres, des mâchoires, de la bouche, l'ouverture inférieure de l'instrument est aussi variée en mille degrés.

Selon M. Dutrochet, au contraire, le tuyau vocal est supposé n'avoir aucune influence sur la production des tons, et le larynx est un instrument vibrant, mais non compliqué d'un tuyau. Le ton de la voix dépend du nombre de vibrations qu'exécutent dans un temps donné les cordes vocales inférieures; et ce nombre varie beaucoup, puisque la grosseur et la longueur de ces cordes, ainsi que leur degré d'élasticité, sont elles-mêmes très-variables. Dans le cor, ce sont les lèvres qui sont les cordes vibrantes, et ces cordes varient sans cesse : 1° en *longueur*, selon que les lèvres se touchent dans une étendue plus ou moins grande; 2° en *grosseur*, selon que la portion de ces lèvres qui vibre est plus ou moins épaisse; 3° enfin en *élasticité*, selon que les lèvres sont plus ou moins tendues. La volonté peut modifier à l'infini chacune de ces trois conditions. Or, tout cela peut se dire du larynx; la corde vibrante est le muscle thyro-aryténoïdien, et il y a possibilité de varier à l'infini la longueur, la grosseur, et la tension et par conséquent l'élasticité, de cette corde vibrante. Elle peut se raccourcir elle-même par l'action du muscle qui la constitue, et par celle des muscles qui élèvent le larynx; comme Dodart, M. Dutrochet ne considère l'élévation et l'abaissement du larynx que comme des phénomènes très-accessoires. Elle est plus ou moins grosse, selon que toutes les fibres qui composent le muscle thyro-aryténoïdien, ou seulement quelques-unes de ses fibres, se contractent. Enfin on conçoit qu'elle doit revêtir différens degrés d'élasticité consécutivement à l'action des muscles qui la tendent, savoir, le thyro-aryténoïdien qui la constitue, l'aryténoïdien, etc.

M. Dutrochet avait reproché à M. Cuvier d'avoir fait jouer un rôle au tuyau vocal dans la production des tons; et à son tour il est blâmé par MM. Biot et Magendie d'avoir refusé toute influence à ce tuyau. Selon ces derniers, l'instrument vocal de l'homme est un instrument à vent à anche, mais tel qu'il donne des sons très-graves avec un tuyau peu long, et que le même tuyau fournit presque sans changer de longueur, non seulement une certaine série de sons en progression harmonique, mais tous les sons imaginables et les nuances de ces sons dans l'étendue de l'échelle musicale que chaque voix peut embrasser.

Dans les instrumens de ce genre, il faut distinguer l'anche et le tuyau. La première est une lame mince, élastique, vibrante, qui, par ses vibrations, permet et intercepte tour à tour le mouvement d'un courant d'air; c'est elle seule qui forme le son en raison de sa longueur, de son élasticité, de son poids, de sa courbure plus ou moins concave en dehors; plus elle a de longueur, plus ses mouvemens sont lents et étendus, et plus le son qu'elle rend est grave : pour varier les tons, il suffit donc de faire varier la longueur de l'anche. Le tuyau n'influe que sur la force et le timbre des sons; cependant, comme une colonne d'air qui vibre en un tuyau ne peut produire qu'un certain nombre de sons déterminés, un tuyau d'anche, s'il est long, ne transmet aisément que les sons qu'il est apte à produire; et de là la nécessité d'établir d'avance un accord entre l'anche pour produire tel son, et son tuyau pour le transmettre, et cela en faisant varier la longueur du tuyau d'anche corrélativement aux variations de l'anche elle-même. C'est ce que font les trous des clarinettes, par exemple; par eux, les lèvres amènent mieux l'anche à donner les tons qu'on désire. Or, selon MM. Biot et Magendie, ces principes sont applicables à l'appareil vocal de l'homme : les lèvres de la glotte sont l'anche; les muscles thyro-aryténoïdiens sont ce qui les rend aptes à vibrer; et l'air de l'expiration est ce qui y détermine cette vibration par laquelle elles interceptent et permettent alternativement ce courant d'air. Selon que l'anche vibre en toute sa longueur ou dans sa partie postérieure seulement, le ton est plus grave ou plus aigu, et les muscles thyro-aryténoïdiens font par leur action varier à l'infini l'étendue de la portion d'anche qui vibre. Quant au tuyau vocal, il se coordonne dans sa longueur et son calibre au ton qui est produit par l'anche, s'alongeant et se dilatant pour les tons graves, et se raccourcissant pour les tons aigus : c'est à cela que servent les mouvemens d'abaissement et d'ascension du larynx.

Enfin récemment M. Savart a combattu la théorie qui compare le mécanisme de la voix à celui des anches; et selon lui la production de la voix est analogue à celle du son dans les tuyaux de flûte, avec cet avantage particulier que la petite colonne d'air contenue dans le larynx et dans la bouche est susceptible, par la nature des parois élastiques qui la limitent, ainsi que par la manière dont elle est ébranlée, de rendre des sons d'une nature spéciale et en même temps beaucoup plus graves que ses dimensions ne sembleraient le comporter. Le larynx, composé d'une cavité agrandie latéralement par ce qu'on appelle ses ventricules, et borné haut et bas par les deux ouvertures que ceignent ce qu'on appelle les cordes vocales supérieures et inférieures, est comparé en effet par M. Savart à ces petits instrumens dont se servent les chasseurs pour imiter la voix de certains oiseaux. Ces instrumens sont de petits tuyaux cylindriques de quatre lignes de hauteur, et fermés à chacune de leurs bases par une lame mince, plane et percée d'un trou à son centre. On peut leur faire produire des tons très-divers en modifiant seulement la vitesse avec laquelle on y pousse l'air. De plus, placé entre deux tubes, la trachée d'une part, et la bouche de l'autre, et entre deux tubes dont les dimensions, le degré de tension et la qualité vibratile peuvent varier, le larynx, dit M. Savart, reçoit de cette disposition un nouveau pouvoir de produire des tons divers. Ce physicien établit en effet en principe que si, dans les tuyaux d'orgue longs, la vitesse du courant d'air qui sert de moteur, non plus que la nature de la substance qui compose le tuyau, n'influent pas sur le nombre des vibrations que peut produire la colonne d'air qui y est contenue, il n'en est plus de même dans les tuyaux courts et par conséquent dans le larynx. Ici plus on ménage le courant d'air, plus le ton est grave; plus on le presse, plus il est aigu; plus les parois du tuyau seront de nature à vibrer, plus les tons seront variés. Ces effets sont surtout sensibles, si à l'instrument est annexé un porte-vent, comme l'est la trachée au larynx. Voici donc comment M. Savart explique la formation de la voix : La trachée est terminée supérieurement par une fente, la glotte, qui est l'ouverture inférieure de l'instrument vocal; cette fente, qui est susceptible d'être rendue plus ou moins étroite, joue le même rôle que la lumière des tuyaux à bouche dans les jeux d'orgue; l'air, après l'avoir franchie, traverse les ventricules ou la cavité de l'instrument, et va frapper les ligamens supérieurs qui ceignent l'ouverture supérieure de l'instrument, et remplissent la même fonction que le biseau des tuyaux d'orgue; alors l'air contenu dans l'intérieur du larynx vibre et rend un son; et ce son acquiert de l'intensité, parce que les ondes qui le constituent se propagent dans le tuyau vocal placé au-dessus du larynx, et y déterminent un mouvement analogue à celui qui existe dans des tuyaux courts et en partie membraneux. Ainsi l'organe vocal de l'homme, composé du larynx, de l'arrière-bouche et de la bouche, est un tuyau conique dans lequel l'air est animé d'un mouvement analogue à celui qu'il affecte dans les tuyaux de flûte des orgues; et ce tuyau a tout ce qu'il faut pour que sa colonne d'air intérieure, quoique d'un petit volume, puisse rendre beaucoup de tons divers et des tons fort graves. Sa partie inférieure en effet est formée de parois élastiques susceptibles d'avoir une tension variée; et la bouche, en changeant les dimensions de la colonne d'air, influe sur le nombre des vibrations qu'éprouve celle-ci, en même temps que les lèvres font à notre gré du tuyau vocal un tuyau conique, ou ouvert, ou fermé. Dans cette théorie, M. Savart se rend compte de l'utilité des ventricules du larynx et de celle des ligamens supérieurs, dont il n'était pas fait mention dans les théories précédentes, et il dit pouvoir expliquer toutes les variétés de tons que peut produire la voix humaine.

Telles sont les théories diverses à l'aide desquelles on a cherché à expliquer la faculté qu'a la voix humaine de varier les tons. Sans aucun doute, de ces théories la plus défectueuse est celle de Ferrein. L'instrument vocal est évidemment un instrument à vent; mais est-ce un instrument à vent à anche, comme l'a dit Dodart, et comme le disent MM. Biot et Magendie? ou est-ce un instrument à vent du genre des flûtes, comme le veut M. Savart? Nous n'osons pas nous prononcer, et laissons au temps à apporter de nouvelles lumières sur cette question qui a encore besoin d'être travaillée. Remarquons seulement que la voix humaine peut embrasser trois octaves, et que les conditions qui produisent cette variété de tons sont établies à notre volonté. C'est à cela que nous devons de pouvoir exécuter les combinaisons de sons que notre instinct musical nous suggère, et qui constituent ce qu'on appelle le *chant*. Tout ce que nous venons de dire du ton de la voix fonde réellement l'histoire du chant considéré dans son exécution.

3° *Timbre du son vocal.* — Les physiciens n'ont pu jusqu'à présent spécifier les causes du timbre des sons dans nos instrumens artificiels : à plus forte raison les physiologistes doivent-ils avouer la même ignorance en ce qui concerne le timbre de la voix humaine. Cependant il est sûr que le larynx et le tuyau vocal y concourent l'un et l'autre. Selon M. Geoffroy Saint-Hilaire, le larynx y contribue en raison de ses proportions et de sa structure intime; selon que cet organe est plus ou moins ample, et que ses cartilages plus ou moins denses sont plus ou moins aptes à vibrer, le timbre diffère, comme cela est, par exemple, dans l'homme et dans la femme, dans l'enfant et le vieillard. Chacun a sous ce rapport son timbre vocal particulier. Le tuyau vocal, de son côté, influe probablement par sa forme et par la nature de la matière qui le compose. Telles sont, en effet, les deux conditions qui dans les arts paraissent modifier le timbre des sons : le timbre n'est pas le même avec un instrument de métal, de bois, de verre, avec un tuyau cylindrique ou un tuyau conique, etc. Or, d'une part, le tuyau vocal considéré dans son ensemble a une forme quelconque qui doit influer sur le timbre de la voix; et d'autre part, la matière qui le compose, osseuse en quelques points, cartilagineuse ou musculeuse en d'autres, doit aussi exercer une influence sur ce timbre. Qui ne sait que la moindre maladie dans quelques unes des parties de l'instrument musical, la voûte palatine, les dents, les fosses nasales, altère cette qualité de la voix? Le son vocal, en traversant les fosses nasales, reçoit-il quelque influence du retentissement qu'il éprouve dans les anfractuosités de ces cavités? et cette circonstance a-t-elle quelque part au timbre? On le croit généralement, et l'on professe que la voix n'est *nasonnée* que quand elle ne retentit pas dans les fosses nasales. M. Magendie, cependant, professe l'opinion inverse; selon lui, le son d'ordinaire s'écoule par la bouche, sans passer par les fosses nasales, et ce n'est que lorsqu'accidentellement la voix traverse ces cavités et y retentit, qu'elle a le caractère *nasillard*.

Tel est l'état de la science sur le mécanisme de la voix; c'est ainsi qu'on spécifie le rôle de chacune des trois parties de l'appareil de la phonation, et le mode selon lequel elles concourent à la production du son vocal, et à ses variations de force, de ton et de timbre. Quant au but de la voix, évidemment elle est un phénomène d'expression qui a été donné aux animaux pour les guider dans leurs relations de famille, de société, etc. C'est surtout aux rapports que réclame la reproduction qu'elle a trait en beaucoup d'animaux; aussi diffère-t-elle souvent en chaque sexe; plusieurs animaux sont muets jusqu'à leur âge de puberté; d'autres le sont toute leur vie, si l'on excepte les époques de leur rut : chez l'homme lui-même, son organe est étroitement lié à l'appareil génital. Cependant chez cet être elle est encore employée, non-seulement à exprimer par ce qu'on appelle le *cri* diverses facultés affectives, mais encore à manifester par des sons arbitrairement choisis et articulés les divers produits de l'intelligence, et à servir les facultés dites de *langage artificiel* et de *musique*. Sous ces derniers rapports elle fonde ce qu'on appelle la *parole* et le *chant*, par l'histoire desquels nous allons terminer cet article.

A l'article *langage*, nous avons dit que les divers phénomènes expressifs, tantôt succédaient irrésistiblement aux sentimens intérieurs dont ils sont la manifestation, tantôt étaient produits par les facultés de notre esprit, qui ont pour but de fonder des expressions, savoir : les facultés du langage artificiel et de la musique. Dans le premier cas, ils fondent le langage dit *affectif*, et dans le second, ils constituent le langage dit *conventionnel* ou *musical*, selon la faculté intellectuelle qui les inspire. Or, tout cela a lieu pour la voix comme pour les phénomènes expressifs de la mutéose : les sons vocaux éclatent-ils instinctivement? il en résulte un langage affectif, celui du *cri*: sont-ils produits sous l'influence de la faculté du langage? ils fondent la *parole* : enfin, sont-ils inspirés par la faculté de la musique? ils constituent le *chant*. Nous n'avons à parler ici que des deux derniers, le cri ayant eu déjà un article dans cet ouvrage.

Il y a deux choses dans la *parole* : l'acte intellectuel qui constitue signe d'une idée un son vocal quelconque, et l'acte organique qui fait ce son. Le premier rentre dans l'histoire de la psychologie; certainement, c'est à une faculté innée de notre esprit que nous devons de faire d'un son l'expression convenue et déterminée d'une idée, en un mot un *signe*; en vain on a voulu rapporter la faculté de parler, ou à l'organe de la voix, ou à celui de l'ouïe; le premier de ces organes ne fait que produire le son, le second le recueille; l'esprit seul fait de ce son un *signe*. Qui ne sait que, dans les hommes et dans la série des animaux, la faculté de la parole n'est pas en raison des organes de l'ouïe et de la voix, mais en raison de l'intelligence? Nous n'avons donc pas à traiter ici de cette première partie de l'histoire de la parole; elle a été exposée aux articles *facultés* et *langage*. Étudiée dans l'acte organique qui fait le son qui la constitue, la parole n'est pas un son vocal simple tel qu'il s'échappe du larynx ; elle est un son vocal travaillé par une action du tuyau musical, *articulé*, comme on dit, modifié par le jeu de ce tuyau, de manière à être séparé nettement en plusieurs désinences qui forment ce qu'on appelle des mots. Le tuyau vocal, comme on sait, s'étend du larynx où se forme le son, à l'ouverture de la bouche; formé de parties de diverse nature, il constitue dans son ensemble un tube charnu et très-mobile, très-apte à modifier le son; et de plus, dans son intérieur est un organe employé sans cesse à ramasser ce son, à le diviser, la *langue*. Par la mobilité de ce tuyau, et par l'action de la langue, le son vocal brute est donc partagé en mille sons divers, et ce partage est ce qu'on appelle *articulation*. Les mouvemens qui le produisent sont si complexes, et en même temps doivent être si précis, qu'on n'a pu encore les imiter dans les arts; on a fait des automates chantans, on n'a pu encore en faire qui parlent. On sent qu'il nous est impossible d'analyser ici les divers mouvemens qui produisent les sons qu'on distingue dans la parole, les diverses voyelles et consonnes, etc.; ce serait répéter sans utilité la scène du Bourgeois gentilhomme. Qu'il suffise de dire qu'il n'est aucune des parties qui entrent dans la composition du tuyau vocal, qui n'influe sur la prononciation des sons; que la voûte palatine soit perforée, ou le voile du palais et les lèvres divisés, qu'il y ait perte d'une ou plusieurs dents, et il en résulte un vice dans l'articulation des sons. De même, que les muscles du tuyau vocal soient paralysés, ou en proie à des spasmes convulsifs, ou aient pris des habitudes vicieuses de se contracter, il y a aussi perte ou perversion de la parole.

Dans le chant, il y a aussi deux choses : l'acte intellectuel qui détermine les rapports d'après lesquels les sons vocaux sont combinés; et l'acte vocal qui exécute et produit les sons. Le premier se rapporte encore à la psychologie, et n'est autre que l'instinct, le sens de la musique. C'était bien à tort qu'on avait voulu rattacher la faculté de la musique, et à l'organe de la voix, et à celui de l'ouïe : le premier de ces organes ne fait encore que produire les sons; le second les reçoit : une faculté intellectuelle seule peut inspirer les rapports d'après lesquels on les associe. Nous n'avons rien à dire de plus sur ce premier point. Quant au second, l'acte vocal du chant, il n'est que la voix ordinaire modulée, dont nous avons exposé amplement le mécanisme en parlant des variétés du ton.

(Adelon.)

VOIX (séméiotique). La voix et la parole subissent diverses altérations par suite de la lésion des organes qui les forment, ou par suite de la modification morbide de l'organe central de l'innervation sous la dépendance duquel ces phénomènes se trouvent particulièrement. S'il est souvent difficile ou impossible de déterminer les conditions organiques qui donnent lieu aux troubles de la phonation, on peut observer les circonstances plus ou moins éloignées dans lesquelles ils se rencontrent, et apprécier de quelle importance ils sont pour le diagnostic et le pronostic des maladies.

Les variations de la voix peuvent se rapporter aux variétés d'intensité, de ton et de timbre. La voix devient rarement plus forte dans les maladies; cela a lieu quelquefois cependant dans le délire ou l'aliénation mentale. La faiblesse de la voix, au contraire, s'observe souvent : 1° dans les affections des organes vocaux et respiratoires, à cause de la gêne et de la douleur qu'occasionne l'exercice de la phonation; 2° dans toutes les maladies aiguës et chroniques à leur dernier période, lorsque tous les organes locomoteurs sont frappés d'une prostration ou d'une faiblesse que partagent nécessairement les appareils musculaires de la phonation et de la respiration. Dans ce dernier cas, l'affaiblissement de la voix est du plus mauvais augure et annonce un danger prochain; dans le premier, elle n'a pas la même expression pronostique, quoiqu'elle soit encore souvent grave. Il est à remarquer qu'il faut se défier de ce symptôme, parce qu'il est souvent exagéré ou simulé par certains malades, qui sont frappés de la crainte d'une affection grave, ou qui voudraient y faire croire, qui ont le besoin de se faire plaindre, comme on dit vulgairement. La voix peut être tout-à-fait éteinte; c'est ce qui constitue l'APHONIE, dont il a été traité en particulier.

Le ton et le timbre de la voix sont diversement modifiés dans certaines circonstances. On connaît généralement le changement que subit la voix à l'époque critique de la puberté chez l'homme; le travail organique qui s'opère alors pour le développement de l'appareil vocal rend pendant quelque temps la voix rauque, voilée, discordante. Mais ce phénomène est purement physiologique, et ne doit pas nous occuper ici. Dans toutes les inflammations qui ont leur siége dans le larynx, la voix est altérée, enrouée, faible, quelquefois discordante; la raucité augmente avec le mal, et la voix finit par s'éteindre. C'est ce qu'on observe lorsqu'un corps étranger s'est introduit dans le larynx, dans l'angine laryngée et dans les variétés qui ont reçu les noms particuliers de croup, d'œdème de la glotte, de phthisie laryngée. Il ne faut pas confondre les caractères de la voix avec ceux que présente la toux dans certaines laryngites. En effet la toux peut être claire, aiguë, elle peut résonner d'une manière particulière, tandis que la voix est enrouée dans l'intervalle des accès de toux; c'est ce qui s'observe dans le *croup* (*voy.* ce mot). C'est à tort qu'on a donné le nom de *voix croupale* à la toux particulière qui se remarque dans cette maladie. La voix en effet n'a pas en général d'autres caractères que dans les diverses angines. Lorsque l'inflammation a son siége unique dans la trachée, la voix est beaucoup moins altérée. Si elle affecte l'isthme du gosier, les amygdales, la voix est nasonnée, l'articulation des sons est difficile, quelquefois impossible. Dans l'angine pharyngienne, la voix et l'articulation des sons ne sont que médiocrement ou même nullement altérées. Dans l'angine générale, l'altération de la voix et de la parole est portée au plus haut degré; elle se compose de toutes les modifications spéciales à chacune des variétés d'angines que nous avons signalées.

La voix est encore nasonnée dans le cas de diverses affections des fosses nasales, particulièrement lorsque ces cavités sont obstruées par un polype; elle prend un caractère particulier, qu'on a désigné par le nom de *guttural*, par suite de la scission, de l'ulcération du voile du palais ou du palais lui-même, par suite de la tuméfaction des amygdales.

La voix devient convulsive, discordante dans plusieurs maladies cérébrales: dans le délire, et surtout dans les accès hystériques, etc.

La parole, considérée en particulier, présente diverses altérations: elles dépendent, plus souvent encore que celles de la voix, d'une affection directe ou indirecte du cerveau, parce que l'articulation des sons est tout-à-fait et immédiatement affectée à l'expression des sensations, des idées. Les deux troubles principaux de la parole qui se rapportent plus fréquemment que les autres à l'altération des organes affectés à l'articulation des sons, le *bégaiement* et la *mutité*, ont été traités dans des articles particuliers; nous ne devons pas nous en occuper. Quant aux autres, il nous suffira de dire que, par suite d'une sur-excitation cérébrale, la parole est quelquefois plus brusque, plus rapide que dans l'état ordinaire. D'autres fois, au contraire, lorsqu'une lésion plus ou moins profonde entrave les fonctions du cerveau, comme les congestions, l'hémorrhagie, la parole devient lente, tremblante, difficile. L'hésitation de la voix, le bégaiement s'observent aussi dans le cas de prostration générale, et annoncent un danger prochain. Quelquefois cependant ces deux phénomènes surviennent dans le frisson des fièvres intermittentes et dans celui qui marque l'invasion des maladies aiguës : ils n'ont rien alors de bien grave.

La voix et la parole, explorées à l'aide de l'application médiate ou immédiate de l'ouïe, fournissent divers phénomènes propres à servir de signes diagnostiques et pronostiques dans certaines affections d'organes renfermés dans le thorax ; ce sont la pectoriloquie et l'égophonie. Il en a été question particulièrement aux articles AUSCULTATION et RESPIRATION (séméiotique). (R.-D.)

VOLVULUS, s. m. Ce nom latin, qu'on a fait passer dans notre langue, est dérivé du mot *volvere*, rouler, entortiller; il est généralement pris comme synonyme d'ILÉUS, lequel mot vient de εἰλέω, se resserrer, ou de εἰλέω (avec le signe d'aspiration), qui a la même signification que *volvere*. Sous ces deux dénominations adoptées indifféremment on a décrit une maladie caractérisée par des douleurs violentes dans l'abdomen, par une constipation opiniâtre, par des vomissemens de toutes les matières que contient l'estomac, et plus tard des matières fécales qui ont remonté dans ce viscère au moyen d'un mouvement antipéristaltique des intestins. C'est à tort que quelques auteurs ont décrit spécialement sous le nom de *volvulus* l'invagination ou l'intussusception des intestins, soit que cette disposition donnât lieu aux symptômes indiqués ci-dsssus, soit qu'elle n'occasionât aucun phénomène morbide. L'affection qui nous occupe a été encore différemment dénommée; ainsi elle a été désignée sous les noms de *morbus tenuioris intestini* par Celse; de *chordapsus* (χόρδαψος) par Galien, parce que l'intestin, dans cette maladie, semble dur et tendu comme une corde; de *tormentum acutum* par Cælius Aurelianus; de *passion iliaque*, de *miserere mei*, de *colique de miserere*, etc.

La plupart des auteurs modernes ont admis un *iléus idiopathique nerveux*, indépendant de toute lésion de l'intestin, de tout obstacle matériel au cours des matières fécales; et un *ileus symptomatique*, c'est-à-dire provenant d'une cause physique qui interrompt plus ou moins complètement la continuité du canal digestif. C'est la même distinction qu'avait établie Sydenham, en appelant passion iliaque *vraie* celle qui, suivant lui, attaque tous les intestins, ne dépend pas d'une obstruction du conduit intestinal, et est produite par des humeurs âcres et malignes qui, par suite du tumulte du sang dans le commencement des fièvres, se déposent dans l'estomac et les intestins; tandis qu'il désignait sous le nom de *fausse*, la passion iliaque qui reconnaît pour cause une obstruction de l'intestin. Ainsi, dans l'iléus nerveux, le premier phénomène organique appréciable, celui dont proviendraient tous les autres, serait l'*inversion du mouvement péristaltique de l'intestin*. Mais, si l'on considère attentivement les observations et les descriptions qui nous ont été données par les auteurs sur l'iléus nerveux, on s'aperçoit facilement que rien ne démontre la réalité de cette affection. Pendant long-temps les ouvertures des cadavres étant négligées ou faites avec peu de soin, il n'est pas étonnant qu'on n'ait pas apprécié la condition organique de la passion iliaque; aussi tout ce qui se rapporte, dans les auteurs anciens comme dans les auteurs modernes, aux symptômes et au pronostic de l'iléus, a-t-il été fourni par des observations d'étranglement de hernie ou d'étranglemens internes. A mesure que l'anatomie pathologique et l'art d'observer font des progrès, on voit successivement diminuer le nombre des cas cités comme exemples de passion iliaque nerveuse.

Malgré l'autorité d'hommes très-recommandables qui ont rapporté avoir observé dans le cours d'iléus nerveux le vomissement des lavemens immédiatement ou peu de temps après qu'ils étaient administrés, il est permis de révoquer en doute ce fait, qui ferait nécessairement présumer qu'il n'existe pas d'obstacle au cours des matières. En effet, à quels signes reconnaissait-on que le liquide vomi était celui des lavemens? Van-Swietten, en parlant de ce phénomène mentionné par les auteurs, prétend l'avoir lui-même observé : « *Ipse manifestè vidi*, » dit-il, dans ses Commentaires sur le 960e aphorisme de Boerhaave; mais il ne donne aucun détail sur son observation. Barthez, qui a écrit un Mémoire sur la colique iliaque nerveuse, raconte un cas de ce genre : L'absence de toute saveur amère et la couleur verte foncée firent reconnaître un lavement fait avec une décoction de feuilles et de fleurs de mauve, qui avait été pris une demi-heure avant le vomissement. Ainsi il n'est nullement dit dans l'observation que le malade ait vomi des matières fécales, et le liquide d'un lavement est, de préférence à celles-ci, entraîné par le mouvement antipéristaltique. Ce liquide traverse tout le conduit intestinal sans subir aucun mélange, sans que sa saveur et sa couleur aient été altérées. Il y a évidemment erreur ou illusion dans l'appréciation de ce phénomène. Mathieu de Gradibus a cité un exemple plus singulier d'inversion du mouvement péristaltique; c'est celui qu'offrit une petite fille atteinte de passion iliaque chez laquelle trois suppositoires remontèrent de l'anus dans les voies digestives supérieures et furent successivement rejetés par la bouche. Mais cette observation est généralement regardée comme suspecte. Enfin les observations particulières que les auteurs et surtout Barthez ont rassemblées comme appartenant à l'iléus nerveux ne présentent pas les symptômes caractéristiques de la passion iliaque. Verra-t-on un exemple de cette maladie dans le fait suivant, rapporté par Casimir Médicus comme exemple d'iléus périodique et par conséquent nerveux. « Un homme de 29 ans, dont la vie avait été fort déréglée, était pris depuis 15 ans, aux fêtes de Noël, d'un vomissement qui entraînait les matières restantes des digestions, et il ne rendait par l'anus qu'un liquide qui sortait comme par gouttes : cet état durait jusqu'au printemps, et cessait spontanément alors. » M. Guérin-Desbrosses, dans sa thèse sur l'iléus considéré comme maladie essentielle, c'est-à-dire sans altération organique appréciable, cite, d'après M. Desportes, un cas d'iléus intermittent dans lequel il y eut, dit-on, vomissement des lavemens : ce qui est plus que équivoque. Le reste des symptômes, indiqué d'une manière très-incomplète, ne démontre pas qu'il y eût véritablement iléus.

On a objecté, pour prouver la réalité de l'iléus nerveux, certaines expériences faites sur les animaux. Brunner dit avoir produit un mouvement antipéristaltique qui entraînait les matières contenues dans l'intestin, en irritant mécaniquement cet organe chez divers animaux. Peyer a vu par la même cause le volvulus, c'est-à-dire un entortillement des circonvolutions intestinales se produire sur des grenouilles. Ces expériences ne prouvent nullement que l'iléus puisse se développer chez l'homme sans irritation mécanique. En effet, loin qu'une simple irritation nerveuse, comme on appelle toute cause qui ne produit que de la douleur sans phénomènes inflammatoires, puisse occasioner un iléus, on ne voit même pas l'ensemble des symptômes qui constituent cette maladie survenir à la suite d'une foule d'altérations qui n'ont pu se former sans que l'intestin ait été le siége d'une vive irritation. Ainsi les péritonites les plus intenses donnent lieu à des vomissemens continuels; la constipation existe; mais le vomissement des matières fécales n'est point observé tant que la continuité du conduit intestinal n'est pas interrompue; je ne connais du moins aucune observation qui tende à démontrer le contraire. Il en est de même d'entérites intenses à la suite desquelles des portions plus ou moins considérables d'intestin ont été trouvées phlogosées et gangrénées. Quant aux volvulus, aux entortillemens des circonvolutions produits par Peyer sur des grenouilles dont il irritait l'intestin, nous verrons, en parlant de cette disposition comme cause d'iléus, qu'elle n'en détermine les symptômes qu'autant qu'elle est permanente et que le canal digestif est obstrué; ce ne serait pas d'ailleurs une preuve de la possibilité de l'iléus essentiel. Les exemples de passion iliaque bien caractérisée qui se sont terminés par la guérison ne peuvent pas être considérés comme appartenant à l'iléus nerveux; car il n'est point impossible, comme nous le verrons par la suite, que l'obstacle à la progression des matières fécales se soit levé avant que la maladie soit devenue mortelle. Je crois donc, sans m'arrêter davantage à l'iléus nerveux, sans discuter les idées hypothétiques admises pour expliquer le développement de cette affection, devoir passer à l'iléus produit par une cause mécanique, par une obstruction du conduit intestinal.

A proprement parler, l'iléus n'est pas une maladie spéciale; c'est l'entérite et la péritonite qui en forment les traits principaux. Mais à raison de la cause spéciale qui donne lieu à des symptômes tout particuliers, on a coutume et il est indispensable d'en traiter à part; toutefois je ferai remarquer qu'il sera difficile de le faire d'une manière complète, parce que les observations laissées par les auteurs sur cette maladie, quoique nombreuses, ne présentent pas toutes les données nécessaires pour former une histoire exacte: les unes sont tout-à-fait tronquées; dans les autres certains détails sont omis ou négligés. Celles qui ont été recueillies récemment offrent seules les conditions exigibles pour toute bonne observation; mais elles sont en trop petit nombre, à cause de la rareté de la passion iliaque.

Conditions organiques qui déterminent le développement du volvulus ou passion iliaque. — Quatre sortes de causes peuvent donner lieu à l'obstruction du conduit intestinal, et conséquemment aux symptômes de l'iléus par suite de l'irritation plus ou moins directe, plus ou moins immédiate, qui est l'effet de cette obstruction. Nous omettons ici l'étranglement ou l'engouement de l'intestin dans les hernies, qui occasione également tous les symptômes de la passion iliaque, parce que cet accident des tumeurs herniaires ayant une thérapeutique déterminée par cette circonstance, et constituant pour ainsi dire une complication de ces maladies extérieures, est traité en même temps. *Voyez* HERNIE.

1° Une portion d'intestin peut être étranglée, comprimée; la continuité de sa cavité peut être interrompue par des brides sous lesquelles il s'est engagé, par les bords d'une ouverture dans laquelle il s'est introduit, par le contournement de ses circonvolutions, soit entre elles ou autour d'un obstacle, soit près d'adhérences qui les maintiennent dans cette disposition. On a vu souvent l'appendice cœcal, adhérent par son extrémité ordinairement libre, former une bride sous laquelle s'engageait une anse plus ou moins étendue de l'intestin grêle. Des diverticules de l'iléon, l'épiploon, des franges épiploïques peuvent également constituer des moyens d'étranglement de l'intestin. Parmi les brides qui peuvent résulter d'adhérences observées si souvent entre les parties contenues dans l'abdomen, il en est un genre dont l'existence mérite d'être signalée particulièrement. M. Manoury, dans sa dissertation inaugurale sur les *étranglemens internes*, rapporte que, chez un individu qui mourut à la suite d'un iléus, on trouva une portion d'intestin étranglée par une bride dirigée de haut en bas et de dehors en dedans, qui allait se perdre dans l'anneau inguinal du côté gauche, où elle se rendait au fond d'un vieux sac herniaire; cette bride était attachée par son autre extrémité à la partie moyenne et au bord libre de l'S du colon, qui avait autrefois été contenu dans ce sac. — L'étranglement opéré par ces brides a lieu de diverses manières qu'il serait trop long ou inutile de décrire. Il suffit de savoir que le plus ordinairement, la bride, de quelque nature qu'elle soit, forme un anneau plus ou moins rétréci, une espèce de pont; une anse d'intestin s'y engage à la suite de quelque mouvement communiqué à la masse intestinale par un effort, une commotion quelconque, et y est étranglée.

Mais il peut arriver que l'anse d'intestin engagée dans un semblable anneau, au lieu d'être comprimée, soit elle-même le moyen de compression. M. Rayer a rapporté, dans les *Archives générales de méd.* (t. III), un cas de ce genre : un diverticule iléal long de 20 lignes, et adhérent par son extrémité à un point de la surface de l'iléon, éloigné de deux pouces environ de son origine, simulait un anneau formé antérieurement par le diverticule et complété en arrière par l'iléon; l'anse intestinale introduite dans cet anneau en comprimait l'arc postérieur ou l'iléon, de manière à intercepter complètement le passage des matières fécales, et distendait plus encore en avant l'appendice iléal, qui était gangréné. L'anse intestinale n'était nullement comprimée, et fut facilement dégagée. Quelquefois le mode d'étranglement par ces brides n'est pas aussi simple, et il est souvent difficile d'expliquer comment il s'est produit : tel est le cas observé par Moscati, et rapporté dans les *Mémoires de l'Académie de chirurgie* (tome IX, édition in-12) : un appendice iléal long de 5 pouces, évasé à son origine, et dégénérant ensuite en une espèce de lacq ou de petit cordon ligamenteux, s'entortillait deux fois autour d'une double anse formée par la fin de l'iléon qu'il étranglait, et se terminait à une portion de mésentère. M. Regnault a donné, dans le *Journal universel des Sciences médicales* (tome IV), l'histoire d'un volvulus produit par un semblable appendice de près de 7 pouces de long, qui se contournait autour d'une anse d'intestin, et formait un nœud en s'engageant entre son origine et l'intestin. Dans une observation communiquée par M. Lebidois (*Archives générales*, tome XIII), c'était une frange épiploïque qui faisait deux circulaires autour d'un intestin. Dans ces divers cas, est-ce à la suite de déplacemens divers, de mouvemens communiqués à l'intestin et à la partie qui a constitué la bride, que se sont formés les contournemens, les nœuds qui sont observés? ou bien cette disposition est-elle originelle? Dans une autre observation, insérée par M. Mortier dans le *Journal complémentaire des Sciences médicales* (tome III), l'étranglement tenait à une disposition singulière de l'appendice cœcal. Cet appendice s'était engagé entre des anses d'intestin qu'il contournait; son extrémité s'était renflée, de manière qu'elle ne pouvait être dégagée, et formait un lien fixe qui resserrait l'intestin.

M. Esquirol a présenté à l'Académie de médecine (séance du 21 février 1825) un cas remarquable d'étranglement interne de l'intestin grêle produit par une bride accidentelle étendue du ligament large de l'utérus du côté droit au rectum du même côté. Une partie d'intestin grêle s'était contournée sur cette bride de manière à y former une espèce de nœud coulant. Enfin, pour compléter l'histoire des dispositions que peut présenter l'étranglement de l'intestin par des brides, je rapporterai le cas observé par M. Louis (*Archives générales*, tome XIV) : un cordon ligamenteux de 21 lignes de long sur une de large unissait l'S du colon à l'iléon, 20 pouces avant l'insertion de ce dernier intestin au cœcum. Ce cordon, probablement tendu dans l'état ordinaire, s'était replié sur lui-même par le rapprochement des points d'adhérence, et avait formé un anneau à travers lequel passait une anse d'intestin; de telle sorte que plus les intestins tendaient à reprendre leur position naturelle, plus l'étranglement devenait complet.

L'étranglement peut encore s'opérer par l'introduction de quelque portion d'intestin dans une ouverture formée accidentellement sur l'un des organes contenus dans l'abdomen. Hévin, dans son mémoire *sur la Gastrotomie dans le volvulus*, inséré parmi ceux de l'Académie de chirurgie (t. XI), rapporte une observation de Saucerotte, dans laquelle on voit un iléus mortel en neuf jours causé par l'étranglement du cœcum, d'une portion du colon, et d'une plus grande étendue de l'iléon, qui avaient passé dans une ouverture annulaire de consistance ligamenteuse existant au mésentère. Il est fait mention dans le *Journal universel des Sciences médicales* (t. XV), d'un fait analogue fourni par un journal anglais : c'est celui d'un jeune enfant qui mourut quelques heures après l'invasion d'un iléus, et chez lequel on trouva la moitié des intestins engagée dans une ouverture pratiquée à la base du mésentère. Cet enfant avait mangé une assez grande quantité de noix, qui furent mal digérées, et s'était livré avec ardeur pendant la journée à l'exercice de la corde. L'épiploon pourrait être aussi le siége de la rupture et la cause de l'étranglement; mais c'est principalement dans les hernies que ce phénomème s'observe. M. Faget a consigné dans le *Journal général de médecine* (t. XI) un exemple d'étranglement fort curieux chez un jeune militaire. Une anse d'intestin s'était engagée dans la portion de péritoine destinée à former la tunique vaginale, et en avait chassé le testicule, qui n'était pas descendu à sa place accoutumée dans le scrotum. Le même journal (même volume) contient encore une observation d'étranglement de l'intestin dans un sac herniaire situé entre le pubis et la vessie, et adossé à un autre sac qui avait passé par l'anneau inguinal; dans ce dernier sac pénétrait une portion d'épiploon non étranglée, mais qui, ayant comprimé l'anse d'intestin contenu dans l'autre sac, avait déterminé l'étranglement et l'iléus. Les accidens n'avaient pas cessé par le refoulement de l'épiploon, parce que l'anse intestinale étranglée et phlogosée n'avait pu seule se dégager. Les auteurs parlent encore de l'étranglement interne de l'intestin introduit dans quelque ouverture du diaphragme. Il en a été question ailleurs. *Voy.* HERNIE DIAPHRAGMATIQUE.

Il ne serait pas toujours nécessaire que l'étranglement, pour produire l'iléus, fût complet, que la continuité du canal intestinal fût entièrement interrompue; il suffirait, comme on l'observe dans les hernies, qu'une portion des parois de l'intestin fût pincée, pour que tous les symptômes de la passion iliaque se manifestassent. Tel est, pour citer un exemple, le cas que Morgagni rapporte dans sa lettre 34, n° 18. Chez un individu mort des suites d'un iléus, on trouva seulement une partie des parois intestinales pincée dans un sac herniaire. Le conduit digestif n'était pas obstrué, il y avait cependant eu constipation opiniâtre et vomissemens des matières fécales. Le même auteur rapporte dans cette même lettre, n° 19, un fait non moins remarquable : un iléus mortel fut produit par l'étranglement d'un appendice iléal qui s'étendait dans le scrotum. L'iléon, dans la partie correspondant à la hernie, fut trouvé altéré dans sa couleur, très-ridé et rétréci. Il avait été probablement tiraillé par l'appendice distendu et enflammé. Quoique je ne connaisse pas d'exemples d'étranglemens internes de ce genre, j'ai dû les signaler; il n'est pas invraisemblable de croire à leur existence; et comme le dégagement spontané de l'intestin est plus facile lorsque l'étranglement n'est pas complet, il peut se faire que certains iléus qui se sont terminés par la guérison après des accidens formidables aient été occasionés par une cause de ce genre.

Le contournement, l'entortillement des circonvolutions intestinales entre elles, auquel conviendrait spécialement le nom de *volvulus*, produit rarement seul l'étranglement; il faut que cet entortillement soit permanent, et la facilité des mouvemens de l'intestin s'oppose à ce qu'il en soit ainsi. Mais, de même que dans les hernies étranglées, cette disposition complique souvent l'étranglement interne qu'elle rend plus complet; et elle peut devenir la cause de l'interception du cours des matières, si des adhérences maintiennent l'intestin dans la situation contournée où il les a contractées. M. Manoury, dans la dissertation citée, rapporte l'histoire d'un jeune homme de dix-huit ans qui mourut des suites d'un iléus. A l'âge de cinq ans, il avait eu une plaie pénétrante de l'abdomen. Les intestins qui faisaient saillie par la plaie furent replacés, et la guérison eut lieu. Cet individu ressentait deux ou trois fois chaque année des symptômes d'iléus, qui se dissipaient spontanément au bout de douze à trente-six heures. Après la dernière attaque, qui fut mortelle, on trouva les intestins contournés, rétrécis et adhérens avec les parois abdominales correspondant à l'ancienne plaie. Hévin, dans le mémoire cité, mentionne un cas analogue. On peut rapporter aux étranglemens de ce genre l'iléus observé par M. Louis (endroit cité). L'intestin grêle était retenu par des adhérences extérieures au fond du bassin; il formait, en se repliant deux fois sur lui-même en manière de z dont les branches parallèles seraient très-rapprochées, des angles très-aigus qui rétrécissaient sa cavité. Toutefois, comme dans les cas précédens, le cours des matières n'était pas intercepté complètement, et la disposition favorable à l'engouement existait long-temps avant que l'iléus se soit manifesté.

2° Le canal intestinal peut être obstrué par suite de l'invagination d'une portion d'intestin dans une autre. Je ne m'étendrai pas beaucoup sur cette disposition, parce qu'elle fait le sujet d'un article particulier (*voyez* INVAGINATION). Cependant, comme elle peut devenir cause d'iléus, il est nécessaire de la rappeler ici. Tantôt une partie d'intestin s'introduit dans la partie supérieure; tantôt, et c'est le plus ordinaire, c'est la partie supérieure qui descend dans l'inférieure. Les invaginations de l'intestin grêle seul ont communément peu d'étendue, à cause du diamètre rétréci et égal de cet intestin. Elles sont rarement permanentes et portées au point de déterminer les symptômes du volvulus. Il est probable que, dans les mouvemens fréquens des circonvolutions intestinales, il s'en forme souvent qui sont aussitôt dissipées par les mêmes mouvemens. Les invaginations permanentes les plus communes sont celles de l'intestin grêle dans le cœcum. L'iléon se renverse dans ce dernier, et il forme une tumeur arrondie, d'une couleur brune foncée, à surface muqueuse, rétrécie au niveau de la valvule iléo-cœcale, où elle subit un étranglement. Un exemple de ce genre a été observé à l'Hôtel-Dieu, et indiqué par M. Dance dans son *Mémoire sur les invaginations morbides des intestins* (Répertoire général d'anatomie et de physiologie pathologiques, t. I). D'autrefois, le cœcum, dont les liens celluleux et péritonéaux se sont relâchés, est, ainsi que le colon, entraîné dans l'invagination. Deux observations sur ce degré d'invagination sont données avec détails dans le mémoire cité de M. Dance. On a même vu (les auteurs en rapportent plusieurs exemples) le cœcum invaginé faire saillie au dehors par l'anus. On conçoit comment, dans ces divers cas, la continuité du tube digestif est interrompue plus ou moins promptement, soit par le nombre et l'épaisseur des parties qui se sont invaginées, soit par la tuméfaction inflammatoire de ces mêmes parties comprimées et étranglées. Mais il arrive quelquefois que l'invagination, quelque profonde qu'elle soit, n'obstrue pas le conduit intestinal, et l'on n'observe que les symptômes d'une colite.

3° Dans quelques cas, l'iléus est produit par l'accumulation de matières fécales endurcies, ou de corps étrangers qui obstruent le conduit intestinal; quelquefois par une masse de vers intestinaux roulés ensemble. Hévin rapporte, d'après de la Martinière, l'observation d'un jeune seigneur qui, voulant faire cesser un dévoiement opiniâtre, mangea une grande quantité d'œufs durs, et mourut quelques jours après avec les symptômes du volvulus. On trouva à l'ouverture du corps une colonne d'excrémens très-durs dans le jéjunum. L'ancien journal de médecine contient divers exemples de volvulus développés par une cause analogue; tel est celui d'un homme qui, après un violent accès de colère, et étant encore dans une agitation extrême, fit un repas abondant avec des pois et des bigarreaux sans en séparer les noyaux (t. LXIX); tel est encore celui d'un individu qui mourut des suites d'un iléus, et chez lequel on trouva une masse d'excrémens et de noyaux de cerises au nombre de douze obstruant complètement l'S du colon (tome vi). Le même journal contient (tome ix) l'observation d'une femme septuagénaire qui depuis trois ou quatre mois était affectée d'une douleur fixe vers la région du cœcum. La passion iliaque se déclara, et après plusieurs jours de durée, tous les accidens cessèrent par l'évacuation d'un calcul qui est désigné sous le nom de biliaire, et qui était de couleur jaune, à surface polie et de la grosseur d'un œuf de poule. Les auteurs rapportent un assez grand nombre de faits analogues. Mais il est rare que l'iléus soit déterminé uniquement par l'accumulation de matières fécales ou de corps étrangers. Presque toujours il y a un rétrécissement par une désorganisation quelconque dans quelque partie de l'intestin.

4° La cavité intestinale est quelquefois plus ou moins complètement interrompue par la coarctation de ses parois, par la dégénération squirrheuse des membranes qui la forment : mais dans ce cas, l'iléus, quand il survient, n'est qu'un accident, qu'une complication d'une maladie antérieure, et qui est presque toujours incurable. Souvent à la suite de péritonites chroniques les intestins sont agglomérés entre eux, leur cavité est rétrécie. Morgagni parle dans sa trente-neuvième lettre, n° 29, d'une disposition semblable qui occasiona la mort. Le rétrécissement de l'intestin par dégénération cancéreuse est beaucoup moins rare, et a souvent occasioné les symptômes du volvulus. Les recueils d'observations contiennent un si grand nombre d'exemples de ce genre d'altérations suivies d'iléus, qu'il me paraît inutile d'en citer. Il est à remarquer que, contrairement à ce qui s'observe principalement pour les cas d'étranglement, le siége de l'oblitération du conduit intestinal existe le plus communément à l'union du colon et du rectum.

Enfin, je dois mentionner le cas d'occlusion congénitale du conduit digestif. Cette disposition, en effet, occasione la mort des nouveau-nés par une sorte d'iléus.

Causes occasionelles du volvulus. — On conçoit assez facilement, dans un grand nombre de cas, comment s'opère l'oblitération, la constriction du tube intestinal, en un mot, quel est le mécanisme du volvulus. Ce qui se passe dans le cas d'étranglement et d'engouement des hernies a lieu également dans celui d'étranglement interne par une bride, par les contours de quelque ouverture dans laquelle s'est introduite une portion d'intestin. En effet, soit que l'intestin soit déjà engagé sous une bride, dans un lien ou dans une ouverture accidentelle, mais qu'il ne soit pas assez resserré pour que le cours des matières fécales soit interrompu ou que l'inflammation se développe; soit que l'intestin se trouve encore libre, un mouvement communiqué à la masse intestinale ou un effort quelconque suffisent pour faire pénétrer une anse plus considérable, ou pour engager une portion variable en étendue et déterminer l'étranglement. C'est à la suite d'une semblable cause que dans plusieurs observations on voit l'iléus se développer. D'autrefois c'est après un repas abondant d'alimens indigestes, ou fait dans des conditions défavorables; c'est après l'introduction de corps étrangers, tels que des noyaux de fruits, etc., que se sont déclarés les symptômes. Si une partie du tube intestinal est déjà resserrée soit par une bride, par des adhérences, par un entortillement des circonvolutions, soit par une invagination ou par une dégénérescence cancéreuse, l'engouement des matières survient facilement à la suite de ces causes. Un gonflement inflammatoire plus ou moins promptement développé s'empare de la portion d'intestin obstruée, et ajoute à la cause qui l'a produit. Mais dans un plus grand nombre de cas, le volvulus survient sans cause apparente, et l'autopsie cadavérique, lorsque la mort a été la terminaison de la maladie, ne fait pas toujours connaître pourquoi elle s'est manifestée alors plutôt qu'à toute autre époque, la condition organique qui en est la première cause existant depuis long-temps.

Quant aux circonstances générales qui influent sur le développement de la plupart des maladies, on conçoit, d'après la rareté du volvulus, qu'il serait difficile d'établir ici les mêmes rapports; la nature même et la variété de ses causes tendent à faire croire qu'il n'en existe aucun. En effet, quelle influence pourraient avoir sur ces causes les conditions d'âge, de sexe, de saison, etc. C'est à tort que quelques auteurs ont avancé, d'après Sydenham, que le volvulus paraissait, par sa fréquence dans certains cas, revêtir une sorte de caractère épidémique: d'autres affections ont évidemment été confondues sous ce nom.

Symptômes et marche du volvulus. — Les phénomènes morbides qui constituent le volvulus varient suivant une foule de circonstances qu'il n'est pas toujours possible d'apprécier, suivant certaines dispositions individuelles, suivant le degré d'oblitération, de constriction de l'intestin, suivant aussi, probablement, la portion du tube intestinal qui en est le siége, suivant le traitement qui a été suivi, etc. Voici ceux qui sont observés le plus communément : dans quelques cas la maladie est précédée, plus ou moins long-temps avant, par des coliques, et même par quelques-uns des accidens du volvulus qui se sont dissipés spontanément; mais le plus souvent l'invasion est brusque. A la suite d'un effort quelconque après lequel on a senti une espèce de craquement dans l'abdomen, à la suite d'un repas abondant ou indigeste, et dans le plus grand nombre de cas, sans cause connue et sans phénomène préalable, il se manifeste une douleur violente dans quelque endroit plus ou moins circonscrit de l'abdomen, le plus fréquemment dans la région ombilicale ou dans la fosse iliaque droite (c'est, en effet, dans ces régions qu'ont été trouvées le plus souvent les causes organiques du volvulus). Cette douleur, qui revêt divers caractères, que quelques malades dépeignent comme un sentiment de pincement, de constriction, est souvent accompagnée d'une chaleur locale brûlante, augmente progressivement, est continue, avec des exacerbations plus ou moins rapprochées, s'exaspère par la moindre pression; elle devient quelquefois atroce, et arrache des cris continuels; d'autrefois elle est moins aiguë, quelquefois même il n'existe pas de douleur locale, mais seulement une sensibilité vague de tout l'abdomen, qui parvient successivement jusqu'à l'intensité de celle qui s'observe dans la péritonite. Tantôt le ventre est volumineux, ballonné, sans tension, non douloureux dans tout autre endroit que celui qui a été affecté primitivement, et qui est quelquefois un peu plus rénitent et tuméfié que le reste; tantôt la douleur locale est accompagnée d'une douleur générale de l'abdomen, qui est volumineux, ballonné, ou bien souple et sans tension. Dans tous les cas, à une période plus ou moins avancée de la maladie, la douleur locale s'étend à tout le ventre, et n'est presque plus prédominante. On observe tous les phénomène locaux de la péritonite; mais dans cette variété de péritonite, on observe assez généralement une tuméfaction plus considérable de l'abdomen. Quelquefois les circonvolutions intestinales distendues par des gaz se dessinent à travers les parois abdominales. Le volvulus peut être mortel en peu de temps, sans presque avoir déterminé des douleurs abdominales. Morgagni cite dans sa lettre 34, n°s 11 et 12, l'exemple d'une femme qui fut prise d'un iléus par suite de l'étranglement d'une hernie, et qui n'éprouva que des douleurs du ventre tellement modérées qu'elle ne furent pas notées.

Plus ou moins long-temps après l'invasion de la douleur, ordinairement assez promptement, et quelquefois avant elle, surviennent des hoquets, des éructations gazeuses, des nausées, des vomituritions, puis des vomissemens qui se répètent à des intervalles plus ou moins rapprochés, dans plusieurs cas, et surtout à une période avancée de la maladie, chaque fois qu'on ingère quelque boisson dans l'estomac. Les matières des vomissemens sont d'abord formées par les alimens contenus dans l'estomac, puis sont muqueuses, mêlées d'une certaine quantité de bile. Bientôt un goût désagréable de pourri se manifeste dans la bouche, et des matières d'une odeur stercorale sont vomies, tantôt après des efforts pénibles, tantôt avec facilité. Dans quelques cas le volvulus a amené la mort sans qu'il y ait eu vomissement de matières fécales. Quelques observations m'avaient d'abord fait présumer que l'absence de vomissemens de cette nature ou la lenteur avec laquelle ils surviennent, pouvait tenir au siége de l'étranglement, suivant qu'il était voisin du gros intestin ou qu'il existait dans celui-ci; mais un plus grand nombre d'observations contradictoires m'ont prouvé qu'il était difficile d'apprécier les causes des variations présentées par ce phénomène. Chez les enfans nouveau-nés qui ont un rétrécissement de l'intestin ou une imperforation de l'anus, on observe d'abord un vomissement de matières jaunâtres, mêlées ensuite à du méconium; mais la mort peut survenir avant l'évacuation de celui-ci par en haut.

Une constipation opiniâtre existe en même temps. Ce symptôme précède presque toujours l'invasion du volvulus, mais n'est point remarqué, parce qu'on ne lui suppose pas la gravité qu'il a réellement. Les lavemens sont rendus tels qu'ils ont été pris. Quelquefois la constriction du rectum est telle, que l'excrétion des gaz stercoraux est impossible, qu'on n'introduit qu'avec peine dans l'anus la canule d'une seringue, et que le liquide des lavemens ne peut pénétrer. Dans un cas de cette espèce où l'on explora le rectum avec le doigt, il est dit que cet intestin fut trouvé spasmodiquement contracté. Toutefois, il est arrivé dans plusieurs circonstances que des lavemens réitérés ont entraîné quelques matières fécales dures, globuleuses, telles qu'elles sont lorsqu'elles ont séjourné long-temps dans le gros intestin, ou muqueuses, blanchâtres, probablement à cause de l'absence de la bile. Dans l'observation recueillie par Moscati, et dont il a déjà été fait mention, il est rapporté que le malade alla quelquefois à la selle. Quelquefois il se fait une évacuation de matières muqueuses sanguinolentes; c'est ce qu'on observe surtout dans le cas d'invagination.

En même temps que ces symptômes sont observés dans les organes au milieu desquels réside la cause de la maladie, d'autres phénomènes annoncent la part qu'y prend l'économie tout entière : la face est ordinairement pâle ou jaunâtre, les traits profondément et subitement altérés. La physionomie exprime les vives souffrances auxquelles le malade est en proie. Il change continuellement de position pous alléger sa douleur; il y a prostration des forces, mais les fonctions intellectuelles sont communément intègres. Il y a insomnie. La bouche est sèche, aride; la langue est quelquefois rouge aux bords et à la pointe, avec soif vive. La respiration est fréquente, anxieuse, le pouls est serré, petit, concentré, fréquent. La peau est souvent chaude, sèche, mais dans l'exaspération des douleurs elle devint froide, et se couvre d'une sueur visqueuse. Les extrémités inférieures sont particulièrement froides. L'urine est rouge; l'excrétion en est fréquente; quelquefois elle se fait difficilement, ou est suspendue pendant un certain temps. Tous ces symptômes sont sujets à varier; plusieurs d'entre eux n'existent pas, ou il s'en observe de contraires. C'est ainsi que la langue, au lieu d'être rouge, est quelquefois blanchâtre, naturelle; qu'il n'y a pas de soif; que la peau est fraîche et naturelle; que la face est injectée, la physionomie calme; que le pouls est régulier ou lent, etc.; du reste ces symptômes varient encore suivant l'époque de la maladie, comme dans l'entérite et la péritonite.

En général, la marche du volvulus interne n'est point aussi rapide que celle du volvulus produit par l'étranglement des hernies. Les symptômes n'acquièrent pas aussi promptement toute l'intensité qui caractérise une violente inflammation de l'intestin et du péritoine. Sans doute cette différence tient à ce que, dans l'étranglement des hernies, la constriction de l'intestin est communément plus forte. La mort ne survient guère qu'après six, huit, douze ou quinze jours; toutefois, il est plusieurs exemples où l'on a vu la mort arriver quelques heures après l'invasion de la maladie, et moins rarement après une durée de trente six heures ou de quelques jours. Ordinairement les symptômes ont un accroissement progressif, avec des exacerbations plus ou moins fréquentes et prolongées. Dans quelques cas, ils ont acquis presque dès l'invasion leur summum d'intensité. L'exaspération des symptômes est souvent due à l'administration de remèdes intempestifs, tels que vomitifs, purgatifs; tandis que les rémissions sont obtenues par des saignées locales ou générales. Mais quelquefois ces derniers moyens ne produisent aucun amendement : les symptômes n'en marchent pas moins en croissant. Dans quelques cas, les rémissions sont tellement marquées qu'elles donnent lieu d'espérer une issue heureuse; les vomissemens se suspendent pendant un certain temps, même pendant plusieurs jours; les douleurs se calment ou deviennent plus tolérables; mais il faut avoir peu de confiance à cette amélioration apparente, tant que la défécation ne s'est pas rétablie. Bientôt tous les symptômes reparaissent; les forces s'anéantissent de plus en plus; la douleur, étendue à tout le ventre, n'est plus appréciable dans le point circonscrit où elle se faisait sentir. Le pouls devient de plus en plus petit et fréquent; les traits s'altèrent tout-à-fait, la face devient livide, le froid des extrémités se prononce davantage et s'étend; une sueur froide couvre la surface du corps, et la mort arrive sans agonie, le malade conservant le plus souvent jusqu'au dernier moment toute sa connaissance. Quelquefois la mort est, comme dans un grand nombre d'autres affections, précédée immédiatement d'une rémission, pendant laquelle le pouls se relève, des gaz sortent par l'anus, et sembleraient indiquer le dégagement de la voie digestive; mais l'espoir qu'elle donne à tout autre qu'au médecin est promptement détruit.

Quoique la mort soit la terminaison la plus ordinaire du volvulus, on observe quelquefois une issue heureuse. Les divers recueils de médecine contiennent un assez grand nombre de faits qui prouvent que la mort n'a pas toujours été le résultat d'un iléus dont tous les symptômes étaient bien caractérisés. Il est en effet possible que l'intestin se soit dégagé, que les corps étrangers qui obstruaient sa cavité se soient déplacés, et aient pu être ensuite expulsés. Enfin, les cas les plus extraordinaires sont ceux où la guérison s'opère à l'aide de la gangrène et de la séparation d'une portion considérable d'intestin invaginée, comme Hevin en rapporte des exemples dans son mémoire. Le même auteur cite l'observation d'un individu qui a succombé à un iléus en trente-six heures, et chez lequel on trouva la bride qui opérait l'étranglement de couleur noire et déjà gangrenée. Il ne fallut qu'un léger effort pour la rompre. Si le malade avait survécu quelque temps, il aurait pu, comme le marque Hévin, trouver son salut dans le progrès même du mal. M. Manoury a donné avec détail, dans sa *Dissertation citée*, l'histoire d'un volvulus qui se termina par le retour à la santé. Tout devait faire craindre une issue funeste; le septième jour, après l'invasion du mal, la gastrotomie avait été proposée au malade, qui repoussa toute idée d'opération. Il y avait vomissement de matières fécales, altération profonde des traits, pouls petit, irrégulier, extrémités froides; la douleur circonscrite commençait à s'étendre à tout l'abdomen. Le huitième jour le pouls se relève, les vomissemens manquent, et dans la nuit, à la suite d'un demi-lavement, le malade rend plusieurs selles : une amélioration notable s'ensuit, et la guérison a lieu peu de temps après. Malgré cette observation et plusieurs autres, on n'en doit pas moins adhérer au fâcheux pronostic qu'Hippocrate et Galien ont prononcé sur les malades qui ont des vomissemens de matières stercorales. Ces grands médecins ont écrit, en effet, que les individus qui présentent ce symptôme réchappaient rarement ou même jamais.

Résultats de l'autopsie cadavérique après le volvulus. — Les lésions que l'on rencontre après la mort chez les individus qui ont été atteints de volvulus, sont assez variées. Outre les dispositions qui déterminent l'oblitération de la cavité intestinale, et qui ont été indiquées en traitant des conditions organiques ou causes du volvulus, on observe plusieurs altérations particulières à cette forme compliquée d'entérite et de péritonite. En général, la portion d'intestin supérieure au rétrécissement est distendue; son volume est quelquefois double ou triple de celui qu'elle a ordinairement; elle est remplie de gaz et de matières semblables à celles qui ont été vomies, et n'est souvent que médiocrement enflammée. Dans quelques cas on a trouvé les parois de cette portion considérablement épaissies, et cet épaississement paraissait tenir particulièrement à l'hypertrophie de la membrane musculaire. La portion étranglée ou qui est le siége du rétrécissement présente ordinairement les traces d'une violente inflammation : elle est d'un rouge très-foncé, noir en plusieurs points; elle est affaissée, quelquefois ramollie et perforée de manière à laisser épancher dans la cavité abdominale les matières contenues dans l'intestin. Lorsque l'étranglement est causé par une bride, l'intestin offre une dépression plus ou moins profonde, et au-dessus les parois intestinales sont gonflées, épaisses, et forment un bourrelet. La membrane muqueuse est d'un rouge violacé, couverte de mucosités sanguinolentes. La bride elle-même est quelquefois enflammée, gangrénée. La partie d'intestin inférieure au rétrécissement est le plus souvent rétrécie, contractée, vide, et présente, comme on l'a dit, l'aspect d'un intestin de chat. On rencontre en même temps les altérations que laissent après eux les divers degrés de la péritonite; quelquefois elles sont circonscrites à l'endroit voisin du siége de l'étranglement: le plus souvent elles sont étendues à toute la cavité abdominale. L'estomac est rarement sain; son volume est quelquefois considérablement augmenté; d'autrefois, au contraire; cet organe est contracté: sa membrane interne est le plus souvent le siége d'une inflammation plus ou moins étendue et plus ou moins intense. On l'a trouvée dans quelques cas ramollie, principalement lorsque le volvulus a été précédé d'un trouble prolongé dans les fonctions digestives, comme il arrive dans le cas d'invagination, ou dans d'autres circonstances étrangères même au volvulus. Les autres organes n'offrent aucune lésion spéciale.

Diagnostic du volvulus. — Il est en général assez facile de reconnaître l'existence du volvulus. Ce ne serait que dans quelques cas rares où la plupart des symptômes manquent ou sont masqués par la complication de quelque autre affection que l'on pourrait être exposé à l'erreur; ainsi le délire rend souvent difficile le diagnostic des affections abdominales. Dans une observation rapportée par Saviard, l'étranglement interne n'a donné lieu qu'aux symptômes ordinaires d'une maladie de l'estomac: sauf ces exceptions, rares, ainsi que je l'ai dit, une douleur aiguë survenant subitement dans un endroit circonscrit de l'abdomen, et accompagnée de hoquets, de vomissemens fréquens, d'une constipation rebelle aux lavemens, d'une altération profonde des traits, suffit presque toujours pour distinguer la passion iliaque de toute autre maladie. L'existence de vomissemens de matières stercorales ne peut plus laisser aucun doute sur son existence.

Mais il n'est pas toujours également facile de préciser la cause et le siége du volvulus, ce qu'il serait important de connaître pour remplir certaines indications thérapeutiqnes. Le premier soin à prendre est de rechercher si le volvulus ne dépend pas de l'étranglement d'une hernie. Pour cela il faut examiner tous les points de l'abdomen où ce déplacement peut se former; et dans le cas où il en existe, il faut considérer si la tumeur, soit qu'auparavant elle rentrât avec facilité, soit qu'elle fût habituellement irréductible, présente les caractères de l'étranglement. Quoique dans les cas où les symptômes du volvulus se manifestent chez un individu affecté de hernie, ils dépendent le plus souvent de celle-ci, il ne faudrait pas cependant s'en laisser imposer aveuglément par cette circonstance, ni même par la douleur qui se ferait sentir dans la tumeur herniaire. Dans le cas d'étranglement interne que j'ai mentionné d'après M. Mortier, il y avait hernie inguinale. La douleur commença dans tout le ventre et dans la hernie; mais l'intestin rentrait et sortait avec facilité, et l'ouverture inguinale était très-grande, ce qui dut éloigner toute idée d'étranglement herniaire.

Après avoir écarté cette dernière cause, comment arriver à déterminer que le volvulus dépend de l'étranglement de l'intestin, de son invagination, de l'occlusion de sa cavité par quelques corps étrangers, ou du rétrécissement de cette même cavité par la dégénération squirrheuse de ses parois? Le plus souvent, il faut l'avouer, on ne peut que rester dans le doute; mais quelquefois des signes particuliers sont susceptibles de donner certaine présomption sur l'existence de tel ou tel genre de cause: 1° Dans le cas où il a existé antérieurement une hernie dont la réduction a été faite et maintenue, on peut supposer que l'étranglement est formé par quelque bride, résultat d'une ancienne adhérence dans le sac herniaire, comme dans l'une des observations rapportées par M. Manoury. De même, si quelque plaie pénétrante de l'abdomen a précédé le développement du volvulus, il y a quelque probabilité de croire que des adhérences formées à la suite de cette plaie sont les causes de cette affection. Dans ces deux cas le siége de l'étranglement est assez bien déterminé. Il peut l'être encore lorsque la douleur est fixe dans un point circonscrit du ventre, et lorsqu'on y sent une tumeur douloureuse à la pression. 2° L'invagination de l'intestin, quand elle est portée au point d'occasioner la passion iliaque, ne produit quelquefois que les symptômes communs à cette affection; c'est ce qui se voit dans les faits rapportés par Hévin, et qui se sont terminés par la séparation des parties invaginées. Mais d'autres fois, soit que l'invagination se soit formée lentement, soit qu'elle ait préexisté long-temps à la cause accidentelle d'obstruction complète du conduit intestinal, elle a produit, bien avant que de déterminer l'iléus, des symptômes communs à l'entérite chronique. Dans cette circonstance qui fournit déjà quelques probabilités, si avec les symptômes d'iléus existe une dépression dans le côté droit du ventre, tandis qu'à gauche s'observe un renflement longitudinal, une tumeur plus ou moins volumineuse, il est permis de croire, d'après les observations de M. Dance, que cette tumeur est formée par la masse de l'invagination, et que la dépression à droite est due au déplacement du cœcum et du colon ascendant qui se sont invaginés dans la portion lombaire gauche de ce dernier intestin. Mais ce signe peut ne pas se manifester dans tous les cas, et d'ailleurs l'invagination détermine quelquefois l'iléus sans être portée à ce degré, comme lorsque la fin de l'intestin grêle est invaginée dans le cœcum. Dans ce cas rien ne pourra la faire distinguer de toute autre cause d'étranglement, pas même l'existence d'une tumeur dans la région du cœcum, car cette tumeur peut être sentie dans d'autres circonstances. 3° Dans le cas où quelques corps étrangers ont déterminé l'occlusion du conduit intestinal, les circonstances commémoratives peuvent contribuer à faire reconnaître cette cause. Il en est de même lorsque la cause réside dans l'accumulation de matières fécales endurcies. Suivant Hévin, la constipation a précédé et dure depuis plusieurs jours. Il n'y a point de douleurs dans le commencement. Lorsqu'elles surviennent, elles ne s'annoncent pas comme dans les cas inflammatoires. Les progrès de la maladie sont lents. Mais que d'exceptions à cette règle de diagnostic! 4° Le rétrécissement du tube intestinal par une tumeur squirrheuse, porté au point de produire l'iléus, a donné ordinairement lieu avant le développement de celui-ci à des symptômes caractéristiques de cette espèce de maladie. Il pourra se faire cependant qu'on confonde cette cause avec l'invagination, qui détermine également des symptômes d'entérite et la constipation par intervalle, avant l'iléus; mais l'erreur a peu d'inconvénient.

Traitement du volvulus. — Les moyens thérapeutiques à opposer au volvulus ne diffèrent en rien de ceux qu'on prescrit dans le cas d'entérite et de péritonite. Comme ils ont été indiqués avec détail aux articles qui concernent ces deux maladies, il serait inutile de les répéter ici. Seulement, en raison de la cause spéciale qui détermine le volvulus, diverses méthodes de traitement ont été employées ou conseillées pour chercher à lever l'obstacle qui s'oppose à la progression des matières, et qui est la source de tous les accidens; c'est sur ces méthodes seules que je m'arrêterai :

1° On a cherché à rétablir le cours des matières stercorales à l'aide de lavemens purgatifs plus ou moins énergiques, tels que ceux qui sont composés avec une solution d'hydrochlorate de soude, avec une décoction de séné ou de feuilles de tabac; l'insufflation de la fumée de tabac dans le gros intestin a été également préconisée. Ce moyen, employé quelquefois avec succès dans le cas détranglement et d'engouement de hernie, pourrait être avantageux dans certains cas de volvulus interne, en favorisant le dégagement de l'anse intestinale létranglée ou la désobstruction du conduit engoué, par le mouvement péristaltique imprimé à l'intestin. Mais, comme on l'a vu, la nature de l'obstacle s'oppose le plus souvent à tout espoir de le surmonter. Les lavemens purgatifs ne feront donc qu'augmenter l'irritation et l'inflammation; ce n'est qu'avec prudence qu'on doit en tenter l'emploi, et mieux vaut se borner aux lavemens émolliens. Les purgatifs administrés par la bouche auraient plus d'inconvéniens encore; et dans plusieurs observations d'iléus recueillies par les auteurs, on voit tous les symptômes se développer ou prendre plus d'intensité immédiatement après l'administration d'un purgatif. Ce n'est que dans quelques cas où l'on pourrait soupçonner un engouement des matières fécales ou un rétrécissement incomplet du tube intestinal, qu'il serait permis de hasarder l'introduction dans l'estomac de quelque laxatif à dose fractionnée, tels que les huiles d'amandes douces et de ricin, ou quelques grains de calomélas. Peut-être y aurait-il encore moins d'inconvéniens à solliciter l'action de l'intestin à l'aide de purgatifs appliqués à l'extérieur. On avait, dans la même intention, conseillé l'application d'un froid intense; mais les dangers de cette médication sont trop manifestes pour permettre de l'adopter malgré quelques exemples de succès. Dans ces derniers temps, M. J. Leroy a proposé, dans le cas d'iléus causé par l'étranglement d'une hernie ou par un étranglement interne, d'établir de la bouche à l'anus un courant galvanique, produit par dix, quinze ou vingt couples de deux pouces de diamètre (*Archiv. gén. de méd.*, t. XII). Suivant ce médecin, le galvanisme déterminerait dans le tube digestif des contractions plus puissantes, plus promptes, plus générales que celles qui résultent de l'action des purgatifs, sans causer une irritation dangereuse. L'expérience n'a point encore prononcé sur ce moyen. On peut lui opposer les mêmes objections qu'aux purgatifs, dont l'action est le plus souvent inefficace, pour dégager des étranglemens ou des invaginations profondes, et concourt même à augmenter ces dispositions. Toutefois, il y aurait moins de dangers à employer le galvanisme, que l'on peut suspendre ou graduer à volonté. — Ce n'est que pour les proscrire absolument que l'on doit faire mention des vomitifs administrés dans la vue de dégager l'intestin étranglé ou invaginé, par la secousse violente imprimée aux organes digestifs. Si l'on rapporte des cas où cette méthode a réussi, il en est un plus grand nombre qui attestent son inutilité et ses dangers.

2° Convaincus que la passion iliaque était toujours déterminée par l'invagination ou l'entortillement de l'intestin, on pensa à détruire cette disposition par un moyen mécanique qui devait agir par son poids. C'est dans cette intention que pendant long-temps il a été d'usage de faire avaler, dans le cas d'iléus, du mercure coulant, ou des balles de plomb ou d'autre métal. Une foule d'auteurs disent avoir guéri par ces moyens des iléus désespérés; tels sont entre autres Heers, Zacutus Lusitanus, et Frédéric Hoffmann. Ce dernier, ainsi que Alphonse Khon, ont fait avaler huit et neuf onces de mercure dans des cas de hernie étranglée, et ont réussi. L'ancien *Journal de Médecine* (t. LXIV) contient un exemple d'iléus bien caractérisé (coliques vives, constipation, vomissement de matières stercorales) qui céda à de semblables moyens. Le mercure augmenta la violence des vomissemens; malgré cela on fit avaler des balles de plomb pesant en somme une livre un quart. Les vomissemens cessèrent, le ventre s'ouvrit et la guérison eut lieu. Un fait analogue est rapporté dans les *Archives de Médecine* (tome V) : « Trois jours après l'invasion, les symptômes de la passion iliaque étaient parvenus à leur dernier période. Dans cet état désespéré, le médecin administra le mercure coulant, dont neuf onces furent prises en deux doses. La première fut suivie, au bout de deux minutes, de vomiturітions qui entraînèrent quelques globules du métal; la seconde dose, administrée immédiatement après la cessation du vomissement, produisit dans le tube digestif une espèce de mouvement ou de craquement, et aussitôt le calme se rétablit comme par enchantement. Le lendemain quelques selles muqueuses eurent lieu avec de légères coliques; et ce ne fut que sept jours après l'administration du mercure qu'il fut rendu involontairement par les selles. » Mais tous ces succès ne peuvent autoriser l'emploi du mercure et des balles de plomb. En effet, l'invagination, contre laquelle cette médication est préconisée, est peut-être la cause la plus rare du volvulus; et dans le cas où la portion invaginée est enflammée et adhérente, comme il arrive le plus souvent lorsque la passion iliaque en est le résultat, qu'attendre du mercure ou des balles de plomb? Ces moyens ne feront donc qu'augmenter les accidens et hâter la mort, dans les cas d'invagination comme dans ceux d'étranglement. Les exemples de guérison sont produits par des circonstances heureuses, non moins rares qu'imprévues.

3° L'inefficacité des moyens employés dans le plus grand nombre de cas de volvulus, la terminaison funeste qui est presque toujours le résultat de cette affection, déterminèrent quelques hardis praticiens à tenter une opération au moyen de laquelle, l'abdomen étant ouvert, on pourrait lever directement l'obstacle qui s'oppose au cours des matières fécales. D'après un passage de Cœlius Aurelianus, on a attribué à Proxagoras l'idée de faire la gastrotomie dans le cas de volvulus; mais il paraît que ce chirurgien, qui connaissait le taxis, ne fit que l'opération de la hernie étranglée. Ce fut Paul Barbette, qui pratiquait la chirurgie dans le milieu du dix-septième siècle, qui proposa d'une manière positive la gastrotomie : depuis ce chirurgien, quelques opérations de cette nature ont été pratiquées avec succès. Hévin, dans un mémoire remarquable, chercha à prouver que la gastrotomie ne devait jamais être faite; et c'est à peu près le sentiment qui domine actuellement parmi les hommes les plus expérimentés. En effet, comme nous l'avons vu, il est presque toujours impossible de déterminer la condition organique du volvulus. Si quelques signes rendent probable l'existence de telle cause ou de telle autre, le plus souvent toutes se confondent par des symptômes semblables. Souvent aussi le siége de la cause du volvulus est inconnu ou n'est que vaguement indiqué. A combien de tâtonnemens dangereux et difficiles ne s'exposerait-on pas en cherchant l'obstacle! En supposant qu'on pût distinguer un étranglement, une invagination, du rétrécissement squirrheux de l'intestin, comment savoir si l'obstacle est de nature à être levé, s'il ne s'est pas formé des adhérences qui rendront impraticable tout dégagement de l'intestin? Enfin, à quelle époque fera-t-on l'opération? près de l'invasion, où l'opération aurait le plus de chances de succès, le diagnostic n'est pas assez certain sur l'existence du volvulus, indépendamment de la cause qui le détermine, et l'on n'est pas toujours assez sûr que la maladie ne se terminera pas favorablement pour prendre un parti aussi grave; et à un époque avancée, il existe presque toujours une entérite et une péritonite intense, que l'opération aggravera et qui rendront vains les résultats de celle-ci. D'après toutes ces considérations, on voit qu'on ne saurait excuser la témérité d'un chirurgien qui s'exposerait à ouvrir le ventre d'un malheureux sans y trouver la maladie qu'il cherche, ou sans pouvoir lever l'obstacle qu'il a trouvé. Mieux vaut être témoin de sa mort que la hâter. Quelques succès fondés sur le hasard ne peuvent justifier une opération aussi grave. Pour terminer cette discussion, je ne puis mieux faire que de citer l'autorité imposante de M. Dupuytren sur cette matière. « L'incertitude des signes propres à faire reconnaître l'étranglement interne, ses espèces et surtout son siége précis, et l'essai infructueux qui vient d'être rapporté, ont fait renoncer M. Dupuytren à cette opération pour ces cas. » C'est ainsi que s'expriment MM. Sanson et Bégin, dans l'édition qu'ils ont faite sous les yeux de ce chirurgien célèbre, de la *Médecine opératoire* de Sabatier.

(RAIGE DELORME.)

VOMER, s. m.; mot latin conservé dans notre langue pour désigner l'os qui forme une partie de la cloison des fosses nasales.

Le vomer est un os impair qu'on a comparé pour sa forme à un soc de charrue: de là son nom. Il est mince, aplati, irrégulièrement quadrilatère, situé plus ou moins verticalement à la partie postérieure de la cloison des fosses nasales. Il s'articule en bas avec les os maxillaires supérieurs et palatins, en haut avec le sphénoïde, l'ethmoïde et les cornets de Bertin; ses faces latérales sont recouvertes par la membrane pituitaire, qui y adhère. Cet os se développe par un seul point d'ossification, qui se forme dans le même cartilage que la portion médiane de l'ethmoïde ; il commence à s'ossifier vers quarante-cinq jours. Il a dès le commencement, et conserve long-temps, la forme d'une gouttière osseuse qui embrasse le bord inférieur du cartilage qu'il envahit peu à peu. (MARJOLIN.)

VOMIQUE, s. f., *vomica*, de *vomere* vomir. On comprend généralement sous ce nom toutes les collections purulentes qui, formées dans l'intérieur et quelquefois même à l'extérieur de la poitrine, se font jour dans les bronches, et sont expectorées tout-à-coup en abondance et par une sorte de vomissement.

L'expectoration subite d'une grande quantité de pus était un phénomène trop remarquable pour n'avoir pas appelé l'attention des anciens médecins : aussi en est-il souvent question dans leurs écrits. La plupart d'entre eux l'ont attribuée à la rupture d'un abcès formé dans l'un des poumons, par suite de l'inflammation développée dans son tissu. Les travaux d'anatomie pathologique ayant fait connaître combien il est rare que la pneumonie donne lieu à un abcès de ce genre, et surtout à un abcès d'une grande étendue (*voyez* PNEUMONIE), cette opinion fut à peu près abandonnée, et l'on admit généralement que les vomiques étaient le plus souvent dues à la fonte simultanée d'une ou de plusieurs masses tuberculeuses. Mais si l'on considère que les tubercules se ramollissent graduellement, et que le pus qu'ils fournissent passe peu à peu et presque continuellement dans les bronches, on sera porté à conclure que ce genre de lésion peut bien donner lieu à une expectoration très-abondante, mais qu'il doit très-rarement fournir ces flots de pus qui sont projetés tout à coup par la bouche et remplissent quelquefois des cuvettes. L'anatomie pathologique ne montre également chez les phthisiques que de petites collections purulentes : les cavernes considérables qu'on rencontre fréquemment chez eux sont toujours presque vides, parce qu'elles sont formées de la réunion de plusieurs masses tuberculeuses qui se sont successivement ramollies et ouvertes dans les bronches. Ce n'est donc point dans le tissu pulmonaire suppuré ou dans les tubercules ramollis qu'on pourra trouver le siége ordinaire des vomiques. Il est bien plus naturel de le chercher là où l'ouverture des cadavres montre tous les jours de grandes collections purulentes ; or c'est presque exclusivement dans la cavité des plèvres qu'on les rencontre ; et, ce qui est plus concluant, c'est que dans des cas déjà nombreux on a reconnu à la fois, après la mort, des collections abondantes de pus dans une des plèvres et une ouverture fistuleuse établissant communication entre cette plèvre et les bronches, chez des sujets qui pendant leur vie avaient rejeté des flots de pus par la bouche (*voyez* PLEURÉSIE CHRONIQUE). Des faits de ce genre se sont reproduits souvent, et il est si rare que le vomissement de pus reconnaisse une autre source, que ce seul symptôme serait presque suffisant pour faire juger qu'il existe chez le sujet qui le présente une pleurésie avec perforation du parenchyme pulmonaire, si jamais un seul symptôme devait suffire au diagnostic. Des observations dont l'exactitude laisse, il est vrai, quelque chose à désirer, porteraient à admettre que des abcès formés au dehors de la plèvre, soit entre cette membrane et les muscles intercostaux, soit même dans la convexité du foie, ou plutôt dans le tissu lamineux qui unit ce viscère au diaphragme, se seraient fait jour au travers du parenchyme des poumons jusque dans les bronches, et auraient donné lieu à une sorte de vomique. Mais des faits de cette espèce sont si rares qu'ils sortent presque du domaine de l'art. Toutefois il n'est pas inutile de les rappeler à l'attention des observateurs modernes.

Il est encore une autre lésion des poumons qui peut donner lieu à une expectoration abondante d'un liquide purulent, quelquefois même très-fétide, c'est la dilatation des bronches. Il est même à observer que chez quelques sujets, cette expectoration s'est établie soudainement, et qu'elle a offert par consequent beaucoup de ressemblance avec les vomiques. Mais ici, comme chez les phthisiques, la matière purulente n'est pas rejetée en masse et par un seul acte, mais par parties et par une succession rapprochée d'efforts : c'est une expectoration souvent répétée, ce n'est pas un vomissement. Or, sous le rapport séméiotique, la manière dont le liquide est rejeté est d'une grande importance : l'expectoration de crachats purulens peut avoir lieu dans presque toutes les maladies des poumons et de leurs enveloppes, dans la pleurésie elle-même comme dans les autres; mais le *vomissement de pus* me paraît appartenir presque exclusivement à cette dernière. (CHOMEL.)

VOMIQUE NOIX. *Voyez* NOIX VOMIQUE.

VOMISSEMENT, s. m.; *vomitus*. Excrétion insolite et de nature convulsive, par laquelle les matières solides et liquides contenues dans l'estomac sont rejetées par la bouche. Sans doute, les matières qui sont vomies peuvent provenir de parties plus profondes du tube digestif, des derniers intestins grêles, et même du gros intestin par exemple; mais elles ont été reportées d'abord par un mouvement antipéristaltique dans l'estomac; et ce n'est que l'acte par lequel elles sont ensuite rejetées hors de ce viscère par la bouche, qui constitue à proprement parler le vomissement.

Comme toute excrétion de matières solides ou liquides contenues préalablement dans un réservoir, le vomissement présente dans son histoire trois choses à examiner : la sensation qui marque le besoin de ce genre d'excrétion; l'action propre du réservoir qui l'effectue; et l'action de muscles annexes qui ajoutent à l'action du réservoir.

1° De même que des sensations spéciales, du genre de celles que nous avons décrites au mot *besoin*, éclatent lorsque l'excrétion de la défécation, l'excrétion urinaire, doivent s'accomplir; de même une sensation interne qu'on appelle *nausée*, *envie de vomir*, se fait sentir quand le vomissement va avoir lieu. Cette sensation ne peut pas plus être décrite qu'aucune autre; il faut pour la faire connaître en appeler au sentiment intime de chacun. Elle est une sensation interne; c'est-à-dire qu'elle ne résulte pas du contact d'un corps étranger sur l'organe où elle se fait sentir, mais qu'elle se développe dans cet organe par une cause organique, et en vertu des fonctions qu'il est appelé à remplir. Examiner les circonstances dans lesquelles elle éclate, c'est indiquer toutes les causes du vomissement; et celles-ci sont, ou directes c'est-à-dire propres à l'estomac et à l'appareil digestif, ou sympathiques. Parmi les premières nous rangerons : une trop grande distension de l'estomac; la présence dans ce viscère de certains alimens, de médicamens appelés *vomitifs;* celle des sucs même de l'estomac, mais altérés et constituant ce qu'on appelle en pathologie la *saburre*. C'est un attribut commun de toutes les membranes muqueuses de chercher à se débarrasser de leurs sucs propres, quand ceux-ci, ou trop abondans, ou altérés, les fatiguent par leur présence; et cela a lieu dans la membrane muqueuse de l'estomac comme dans toutes les autres. Une affection de la membrane séreuse de l'estomac, une maladie du pylore, des lésions des parties plus profondes de l'appareil digestif, comme hernie, volvulus, etc., sont encore des causes de nausée et de vomissement directes à l'appareil digestif. Au contraire, lorsque consécutivement à une impression sur la vue, le goût et l'odorat, à un souvenir, à une impression sur la luette, à une irritation de l'utérus, ou de tout autre organe du corps, la nausée et le vomissement surviennent, c'est alors par cause sympathique. On voit que beaucoup de causes peuvent produire le vomissement, et on ne sera pas étonné dès lors de la fréquence de ce genre d'excrétion.

Du reste, la sensation de nausée, comme toute autre sensation, résulte du concours de trois actions : une action d'impression qui se développe dans l'organe où elle se fait sentir ; l'action de nerfs qui conduisent cette action d'impression de la partie où elle se développe au cerveau où elle doit être perçue ; et l'action du cerveau qui effectue cette perception. Mais ces deux dernières actions étant ici ce qu'elles sont dans toute sensation, nous n'avons à étudier que la première qui est vraiment celle par laquelle la sensation de nausée est constituée.

Quel en est le siége ? Évidemment c'est l'estomac ; c'est là que notre sentiment intime nous la fait rapporter ; c'est là qu'agissent la plupart des causes directes du vomissement ; c'est sur ce viscère que portent la plupart des causes sympathiques de ce phénomène ; le vomissement est, ainsi que la nausée, un des symptômes les plus communs de toutes les maladies de l'estomac ; enfin, il était assez naturel que la sensation précursive du vomissement fût attachée à l'organe que cette excrétion est destinée à vider. Mais en quelle partie du viscère se produit cette impression sensitive ? Est-ce dans la membrane muqueuse, ou dans la musculeuse, ou dans la séreuse ? Est-ce au cardia, ou au pylore ? Nous sommes ici dans la même ignorance que pour toutes les sensations internes. Sans doute, c'est dans les nerfs de l'estomac ; mais ce vicère en reçoit de plusieurs sources ; et il est difficile de dire si c'est le nerf de la huitième paire, ou le nerf grand sympathique qui y préside. Ajoutez que ces nerfs ne forment pas dans l'estomac une couche isolée, comme dans un organe de sens, et que cela s'oppose encore à ce qu'on spécifie rigoureusement le siége de l'impression. Quant à dire ce qu'est cette impression sensitive en elle-même ; elle ne tombe pas sous les sens ; elle n'est connue que par son résultat : il est certainement impossible d'indiquer quel état nouveau présentent les nerfs de l'estomac quand ils développent l'impression sensitive de la nausée. Pour la cause qui la suscite, tantôt elle paraît résider dans le contact d'un corps étranger, comme lorsque le vomissement succède à l'emploi d'un vomitif; tantôt elle est survenue spontanément par l'enchaînement des mouvemens organiques propres à l'estomac, comme cela est à la vessie, au rectum et autres réservoirs excrémentitiels. Si, sous le premier point de vue, la nausée paraît être une sensation externe, sous le second elle est une sensation interne; et l'on sait que la cause prochaine des sensations internes ne peut être déterminée. Le plus souvent la nausée est telle, et les vomitifs ne la suscitent qu'en provoquant dans les nerfs de l'estomac cet état inconnu qu'y appellent souvent des circonstances organiques et intérieures.

2° Le réservoir qui est vidé dans le vomissement est l'estomac, et c'est sur le rôle que joue l'estomac dans le vomissement que les médecins ont eu et ont encore beaucoup de débats. Jusqu'à la fin du dix-septième siècle, on professa que dans le vomissement l'estomac était en proie à une contraction convulsive violente, qui dirigée, non du cardia au pylore, mais du pylore au cardia, devait refouler les matières dans l'œsophage; et on fit de cette contraction la cause principale du vomissement. Bayle, professeur à l'université de Toulouse, émit le premier, dans une dissertation imprimée en 1681, l'idée contraire, savoir : que l'estomac était presque passif dans le vomissement, et que cette excrétion résultait presque exclusivement de la pression exercée sur ce viscère par les muscles circonvoisins; savoir, le diaphragme et les muscles abdominaux. Bientôt Chirac, premier médecin de Louis XV, en 1686, appuya l'opinion de Bayle d'expériences : par une ouverture à l'abdomen, ayant mis à nu l'estomac chez un chien tourmenté d'efforts pour vomir, il ne put apercevoir à la vue aucun mouvement de contraction dans ce viscère; il ne sentit au toucher aucune contraction dans ses fibres; tout vomissement fut impossible pendant tout le temps que l'abdomen resta ouvert; il n'eut lieu que quand on eut recousu les tégumens du ventre, et alors on sentit que l'estomac était seulement aplati par la pression qu'exerçaient sur lui le diaphragme et les muscles abdominaux. En 1700, dans les Mémoires de l'Académie des sciences, Duverney adopta en partie l'idée de Bayle et de Chirac. Lieutaud au contraire la combattit; arguant de malades qui, tourmentés de nausées continuelles, n'avaient jamais pu vomir, quoique ayant l'estomac distendu outre mesure et conséquemment très disposé à être pressé par le diaphragme et les muscles abdominaux, et qui, ajouta-t-il, devaient de ne pouvoir vomir à un état de paralysie des fibres musculeuses de l'éstomac lui-même. Il en fut de même de Haller, qui, pour le vomissement, admettait deux espèces de contractions dans les fibres propres de l'estomac : une contraction antipéristaltique lente, dans les fibres circulaires de l'organe, se dirigeant du pylore au cardia ; et une contraction des fibres qui de l'œsophage se répandent obliquement sur les deux faces de l'estomac, contraction qui, effectuée plus brusquement, avait pour résultat de rétrécir la cavité du viscère. En 1771, M. Portal, dans son cours du collége de France, faisait des expériences propres aussi à conserver à l'estomac la part qu'on avait voulu lui ravir dans le vomissement ; il faisait voir à l'œil et sentir au doigt les mouvemens contractiles de l'estomac, chez des chiens auxquels il avait ouvert l'abdomen pendant qu'ils vomissaient; et il remarquait que, loin que le diaphragme pût avoir la principale part à ce phénomène, ce muscle était alors refoulé dans le thorax ; c'était en effet pendant l'expiration que se faisait le vomissement, et cette excrétion se suspendait pendant l'inspiration, parce que alors le diaphragme contracté oblitérait l'extrémité inférieure de l'œsophage.

Les esprits étaient ainsi flottans, quand, en 1813, M. Magendie reprit la question. Ce physiologiste fait prendre à un animal de l'émétique pour provoquer en lui les nausées et le vomissement; il incise la ligne blanche, et reconnaît avec son doigt introduit dans l'abdomen que nulle contraction n'a lieu dans l'estomac; la vue ne lui en fait pas davantage apercevoir; et enfin, loin que l'estomac revienne sur lui-même, cet organe s'enfle, triple de volume par de l'air qui est continuellement avalé. Tant que l'estomac reste dans l'abdomen accessible à la pression du diaphragme et des muscles abdominaux, le vomissement a lieu; mais si l'estomac est tiré hors de l'abdomen par l'incision faite à la ligne blanche, alors, bien que les nausées persistent, le vomissement n'a plus lieu et le viscère reste immobile. Au contraire, presse-t-on celui-ci sur ses deux faces avec les mains ? on fait reparaître le vomissement; et, chose remarquable, cette pression de l'estomac provoque les contractions des muscles et le renouvellement de tous les efforts de vomissement. M. Magendie présume déjà de ces premières expériences que l'estomac est passif dans l'acte du vomissement, ou du moins que la pression de ce viscère par les muscles circonvoisins a la plus grande part au phénomène. Mais, pour en être plus sûr, il extirpe l'estomac, et le remplace par une vessie de cochon qu'il remplit en partie d'un fluide coloré; et il voit que celui-ci est également évacué. Dans d'autres expériences, au contraire, il laisse l'estomac intact, mais il coupe les nerfs diaphragmatiques pour paralyser le diaphragme; il détache des côtes et de la ligne blanche les muscles abdominaux, ne laissant d'autres parois à l'abdomen que le péritoine; et il voit le vomissement ne plus être possible. Ainsi donc, puisqu'on vomit sans estomac, et qu'on ne peut vomir sans le diaphragme et les muscles abdominaux, il paraît démontré à M. Magendie que l'estomac est presque passif dans l'acte du vomissement, ou au moins y influe peu, et que le diaphragme et les muscles abdominaux en sont les agens principaux. Qu'on réfléchisse en effet combien est mince la membrane musculeuse de l'estomac, proportionnellement au grand effort qu'on lui faisait remplir! et qu'on remarque que le diaphragme touche naturellement en un point l'estomac, et que lors du vomissement on sent avec la main les efforts convulsifs de ce muscle et des muscles abdominaux.

Mais si, selon M. Magendie, l'estomac ne remplit pas dans l'acte du vomissement un office aussi actif que l'avaient dit les anciens, il est une partie de l'appareil digestif qui paraît concourir assez prochainement à l'accomplissement de cette excrétion, c'est l'œsophage. M. Béclard met à nu ce canal sur les côtés du col chez un animal vivant; il le coupe à son insertion dans l'estomac, le tire et le laisse pendre en dehors de la plaie; après quoi, provoquant les nausées et les efforts de vomissement chez cet animal, il voit ce canal se contracter et être tiré par fortes secousses vers le pharynx. On sent combien un pareil mouvement doit favoriser la régurgitation des matières de l'estomac dans la bouche. D'ailleurs ces matières étant ainsi portées de l'estomac dans l'œsophage, ce canal ensuite, par un mouvement antipéristaltique, les projette au dehors à travers le pharynx et la bouche. Selon Béclard, que nous venons de citer, dans un premier temps du vomissement, les matières sont portées de l'estomac dans l'œsophage, et s'accumulent en certaine quantité dans ce canal; puis, dans un deuxième temps, celui-ci les rejette violemment et par flots à travers le pharynx et la bouche.

Quelque positives que paraissent être les expériences de M. Magendie, tous les physiologistes n'ont pas encore adopté les conclusions qui s'en déduisent. M. Maingault leur a opposé d'autres expériences, dans lesquelles il a vu des animaux vomir, bien qu'on ait préalablement enlevé à ces animaux les muscles abdominaux, qu'on ait paralysé chez eux le diaphragme par la section des nerfs diaphragmatiques, et même enlevé ce muscle en entier, sauf une petite portion sous le sternum absolument nécessaire pour la conservation de la respiration. Selon M. Maingault, l'action du diaphragme et des muscles abdominaux n'est qu'auxiliaire dans l'acte du vomissement; l'action de l'estomac y est la principale; mais celle-ci ne consiste pas en une contraction convulsive violente, mais en une contraction antipéristaltique lente. M. Bourdon a de même opposé à la théorie de M. Magendie l'observation d'une personne affectée d'un cancer de l'estomac, qui, pendant tout le cours de sa maladie, tourmentée de nausées continuelles, ne put vomir, parce que l'estomac tout désorganisé n'avait rien conservé de sa nature musculaire.

Il nous semble facile de trouver la vérité au milieu de toutes ces dissidences. D'abord, certainement les anciens avaient exagéré la puissance de l'estomac dans le vomissement; et si ce viscère se contracte pour l'accomplissement de cet acte, il est sûr qu'il n'exécute qu'une contraction lente, comme celle qu'exécute la vésicule biliaire. En second lieu, il est certain aussi que l'estomac n'est point passif dans le vomissement; il est au moins l'organe duquel émane l'irradiation symphatique qui fait contracter le diaphragme et les muscles abdominaux; et M. Magendie lui-même, en combattant judicieusement le dogme de sa contraction convulsive, n'a pas nié qu'il revînt un peu sur lui-même. Ce viscère, en effet, n'a-t-il pas une tunique musculeuse? et dès lors peut-on croire que cette tunique n'agisse pas? Pourquoi n'exécuterait-elle pas un mouvement antipéristaltique inverse de celui de péristole qu'elle accomplit lors de la chymification? Ce fait même n'est-il pas mishors de doute, quand on voit l'estomac choisir parmi les matières qu'il contient celles qu'il doit vomir? Enfin, dans la théorie des anciens, on ignorait la grande part que l'œsophage prend au vomissement.

Ce canal, dans l'état normal des digestions, est sans cesse en proie dans son tiers inférieur à des mouvemens alternatifs de contraction et de dilatation qui ont pour effet de retenir dans l'estomac les alimens qui y ont été accumulés; mais les envies de vomir surviennent-elles, il est tiré par de fortes secousses du côté du pharynx, et attire dans sa cavité les matières contenues dans l'estomac : on conçoit qu'alors il suffit de la plus légère pression exercée sur ce viscère par les muscles circonvoisins, pour que celui-ci se vide par le cardia; tandis que dans les circonstances inverses cet estomac aurait été en vain pressé par les contractions les plus violentes du diaphragme et des muscles abdominaux. L'œsophage joue donc ici un grand rôle, et c'est lui qui rend fructueuse ou non la pression qu'exercent les muscles circonvoisins sur l'estomac.

3° Nous arrivons à l'action de l'appareil musculaire annexé au réservoir : cette action, qui est celle du diaphragme et des muscles abdominaux, est prouvée par tout ce que nous venons de dire, et nous n'avons pas besoin de plus de détails. Ajoutons seulement que cette action est de nature convulsive et tout-à-fait involontaire, comme l'est celle de certains muscles dans l'acte de la déglutition. Aussi existe-t-il des liens sympathiques des plus étroits entre l'estomac, siége de la nausée et réservoir qui est vidé dans le vomissement, et le diaphragme et les muscles abdominaux; absolument comme il en existe de très-intimes entre le poumon et les muscles inspirateurs et expirateurs pour les mouvemens de la toux, de l'éternuement. Le vomissement est, comme on sait, une excrétion tout-à-fait involontaire. On parle de quelques personnes qui peuvent vomir à volonté; l'excrétion n'est probablement alors qu'une simple régurgitation effectuée par l'action combinée de l'œsophage et du diaphragme; il n'y a pas ces contractions convulsives et auxiliaires du diaphragme et des muscles abdominaux qui sont caractéristiques du vomissement, et qui en font une excrétion de tourmente et d'efforts. (ADELON.)

VOMISSEMENT (pathologie et séméiotique). Le vomissement, dont le mécanisme vient d'être décrit, n'est pas seulement provoqué par l'art dans un but thérapeutique. (*Voyez* VOMITIF.) Il constitue un phénomène morbide assez fréquent, dont il est important d'indiquer la signification dans le diagnostic et le pronostic des maladies. Pour cela il s'agit de rechercher quelles sont les conditions dans lesquelles il se manifeste. Il est du reste à remarquer que le vomissement, considéré seul, indépendamment de tous les autres symptômes, ne peut fournir que des présomptions sur l'existence et la nature de telle ou telle maladie; mais il y a de l'intérêt à l'étudier ainsi, parce qu'il éveille l'attention sur le caractère de l'affection qu'on doit reconnaître et traiter, et qu'il fournit des données assez certaines sur le pronostic qu'on en doit porter. On a distingué le vomissement en idiopathique ou essentiel, en symptomatique, et en sympathique. Nous discuterons à la fin de cet article s'il existe réellement un vomissement nerveux, qui ne dépende d'aucune altération organique, qui ne soit le symptôme d'acune maladie, qui en un mot constitue lui-même une maladie. Maintenant nous nous bornerons à indiquer les cas dans lesquels on observe le vomissement, qu'il soit déterminé directement par une affection de l'estomac, qu'il soit provoqué sympathiquement par la lésion d'un autre organe, ou qu'il survienne enfin par une modification spéciale et primitive du cerveau, qui dans tous les cas dirige les phénomènes de cet acte compliqué. Nous examinerons ensuite le caractère du vomissement et la nature des matières vomies sous le rapport du diagnostic et du pronostic.

1° Le vomissement se manifeste dans la plupart des degrés d'irritation ou d'inflammation de l'estomac, depuis celui qu'occasione la présence d'alimens non digérés ou de saburres, qui constitue *l'indigestion* et *l'embarras gastrique*, jusqu'à la gastrite la plus intense produite par l'ingestion de subtances irritantes ou corrosives, telles que l'oxyde d'arsenic, le deuto-chlorure de mercure, etc; dans la fièvre jaune et les divers typhus; dans le ramollissement avec amincissement de la membrane muqueuse de l'estomac, dans le ramollissement gélatiniforme de cet organe chez les enfans; dans la dégénération et l'ulcération squirrheuse; dans la hernie de l'estomac à la ligne blanche; dans les cas où ce viscère est démesurément distendu par des substances solides, liquides, et des gaz; dans ceux où il est comprimé habituellement à l'intérieur par quelque tumeur voisine, à l'extérieur par quelques corps durs, comme dans certaines professions, ou par un corset très-serré à la base de la poitrine. — On pourrait rapporter à ce genre de vomissement ceux qui sont produits par les secousses de la toux dans les accès de catarrhe pulmonaire, de coqueluche, de croup; dans ces cas le vomissement est purement mécanique.

2° Le vomissement a souvent lieu, sans que l'estomac soit le siège d'aucune lésion, par suite de l'altération d'un autre organe. Dans ce cas il est affecté sympathiquement. Quelques auteurs ont pensé qu'il n'était pas nécessaire d'admettre une influence exercée sur l'estomac, attendu que le vomissement étant un acte cérébral, il suffisait que le cerveau fût modifié directement. Quoi qu'il en soit de cette opinion, qui a pour elle beaucoup de probabilité, on voit survenir le vomissement dans l'œsophagite, dans les inflammations du voile du palais, des amygdales et du pharynx, particulièrement chez les enfans, dont la facilité au vomissement est généralement remarquable; dans la gestation; dans la métrite, dans la néphrite, dans la cystite, et surtout dans la péritonite. On a dit que, dans la phthisie pulmonaire et quelques autres affections chroniques étrangères à l'estomac, il survenait vers la fin des vomissemens sympathiques; mais ils ont plutôt lieu par suite d'une affection directe de l'estomac qui n'avait pas été remarquée, le ramollissement de la membrane muqueuse.

3° Dans certains cas, le vomissement est produit par une affection cérébrale. C'est ainsi qu'il se manifeste dans les hémorrhagies abondantes, dans la lipothymie, quelquefois dans l'encéphalite, dans le ramollissement de la substance cérébrale, dans l'apoplexie, dans la dégénération cancéreuse, et surtout dans les tubercules du cerveau. On peut encore considérer comme dépendant d'une modification cérébrale les vomissemens qui surviennent dans le frisson des fièvres intermittentes, et dans celui qui marque l'invasion des maladies aiguës. Les vomissemens s'observent encore fréquemment dans l'hypocondrie, dans l'hystérie et l'épilepsie. Dans tous ces cas, on ne peut signaler les circonstances dans lesquelles survient le vomissement. On ne connaît pas plus la modification organique du cerveau qui provoque les phénomènes de cet acte que lorsqu'il est uniquement produit par le roulis d'un vaisseau, par la vue ou le souvenir d'un mets pour lequel on a du dégoût ou d'un objet rebutant.

Le vomissement est tantôt facile : chez certains individus, et surtout chez les enfans, la moindre cause, une très-petite quantité d'alimens indigestes ou peu convenables, le provoque; tantôt, au contraire, il est difficile, douloureux : cela tient quelquefois à une idiosyncrasie spéciale; mais généralement cette circonstance annonce l'intensité de la cause ou une altération profonde, soit de l'estomac, soit du cerveau. Dans quelques cas on observe des nausées continuelles, des efforts violens sans que le vomissement puisse s'opérer; c'est ce qui se remarque lorsque tout l'estomac est devenu squirrheux. La fréquence du vomissement indique ordinairement l'intensité de l'affection qui le provoque. Le vomissement ne survient-il que d'une manière accidentelle, passagère, il ne tient probablement qu'à une affection aiguë dont on peut espérer la guérison ; si, au contraire, il est continu, s'il dure depuis long-temps, on a tout lieu de craindre le développement de quelque affection organique profonde de l'estomac ou du cerveau. Celui qui existe sans discontinuité, qui augmente progressivement, qui résiste à tous les moyens thérapeutiques, est ordinairement un symptôme du ramollissement avec amincissement de la membrane muqueuse de l'estomac. La fréquence du vomissement dans les premiers mois de la gestation est assez commune; cependant, lorsqu'il est continu, il tient quelquefois à une sur-excitation morbide, et même à une inflammation de l'utérus; c'est vers cet organe qu'il faut diriger le traitement. On a vu de semblables vomissemens causer un dépérissement progressif et amener la mort sans aucune altération de l'estomac. — Il est quelques remarques à faire relativement aux époques différentes auxquelles survient le vomissement. Tantôt il a lieu immédiatement après l'ingestion de substances solides ou liquides; c'est ce qu'on voit dans l'œsophagite chez les enfans, dans les gastrites et péritonites intenses, lorsque la dégénération cancéreuse existe à l'ouverture supérieure de l'estomac, au cardia; les alimens ou les boissons vomies sont alors peu altérées. Tantôt le vomissement ne survient que plusieurs heures après les repas ou après l'introduction de liquides pris en boisson; ceci a lieu dans un grand nombre de cas, et particulièrement lorsque le cancer affecte le pylore : les matières vomies sont alors très-altérées. Quelquefois, malgré la persistance de l'affection organique, le vomissement cesse pendant un certain temps pour revenir ensuite. La cessation du vomissement, qui est ordinairement de bon augure, ne doit donc pas toujours laisser dans la sécurité. Quelquefois, au contraire, cette circonstance est un signe de l'augmentation de la maladie, comme lorsque la dégénération squirrheuse s'est étendue à tout l'estomac, ou lorsque l'ulcération cancéreuse a désorganisé, détruit en partie le pylore, qui permet facilement alors le passage des matières. En général le vomissement exaspère les affections dont il dépend, surtout les inflammations de l'estomac et les affections aiguës du cerveau dans lequel il détermine une stase du sang : souvent il n'a aucune conséquence fâcheuse; quelquefois il soulage en déterminant l'expulsion des matières altérées, irritantes qui le provoquent. Ces vomissemens critiques, qui amènent la solution des maladies, dont quelques auteurs ont parlé, sont indiqués d'une manière trop vague pour qu'on puisse déterminer s'ils ont été réellement la cause de la guérison, ou s'ils n'ont été qu'un phénomène coïncident, accessoire. On a débité tant de choses insignifiantes ou absurdes sur les crises des maladies, que, sans en nier l'existence, il est prudent pour les admettre de les soumettre à de nouvelles observations.

Les matières expulsées par le vomissement offrent des variétés nombreuses et relatives à diverses circonstances : elles sont formées de matières alimentaires plus ou moins altérées dans le cas d'une simple indigestion et dans les affections où le vomissement est provoqué par l'ingestion de toute substance solide; d'autres fois de mucosités claires, visqueuses plus ou moins épaisses, dans les gastrites, dans les affections organiques commençantes de l'estomac, dans le cas de vomisemens sympathiques pendant la gestation, dans le cours de la péritonite, etc. La quantité des matières vomies, quand elle n'est pas en rapport avec celle des liquides ingérés, annonce une irritation violente des organes gastriques ; c'est ce qui a lieu dans le cholera-morbus. Les matières bilieuses indiquent en général une irritation assez intense de la membrane muqueuse de l'estomac, une irritation primitive ou secondaire du duodenum, de quelque partie de l'appareil biliaire. Toutefois les vomissemens bilieux sont loin d'avoir constamment cette signification : il est un grand nombre de personnes chez lesquelles la moindre irritation de l'estomac détermine une sécrétion bilieuse abondante; et les matières du vomissement présentent ce caractère, lors même qu'il n'est que sympathique. Elles ne sont donc pas un indice, comme le pense le vulgaire, d'un besoin de l'économie de se débarrasser d'une prétendue surabondance de bile. Les vomissemens de matières jaunes ou vertes chez les enfans en bas âge annoncent une gastrite intense, susceptible d'amener la désorganisation, le ramollissement gélatiniforme de l'estomac. Dans la gastrite chronique, de même que dans le cancer de l'estomac, les matières vomies sont quelquefois vertes, œrugineuses; dans les dégénérescences ou désorganisations profondes de ce viscère, elles sont souvent brunes ou noires, sanguinolentes, couleur de chocolat, aigres, fétides, etc.; dans certains cas elles sont formées d'un sang peu altéré : le vomissement noir est, comme on sait, un des symptômes caractéristiques de la fièvre jaune. On peut d'ailleurs consulter pour ces caractères des matières du vomissement les articles HÉMATÉMÈSE, MELOENA. Dans quelques cas rares du pus est mêlé en plus ou moins grande quantité à la matière des vomissemens, et provient soit de la suppuration des parois de l'estomac, soit de quelque abcès étranger à ce viscère, mais qui s'est ouvert dans son intérieur après l'ulcération et l'adhérence de ses parois. Des matières de différente nature peuvent encore être vomies; tels sont des morceaux de fausses membranes qui se sont formées dans l'œsophage, et quelquefois dans l'estomac, par suite d'une violente inflammation de ces organes; des plaques aphteuses, lorsque le muguet s'est étendu à ces mêmes organes; des vers de diverses espèces; enfin des matières stercorales, signe pathognomonique de l'iléus. Nous ne pourrions, sans dépasser les bornes de cet article et sans nous exposer à des répétitions inutiles, donner plus de détails sur les caractères séméiologiques du vomissement. Pour fixer le diagnostic et le pronostic des affections dont il est un des symptômes, il est nécessaire de consulter les articles consacrés à ces affections. Nous allons dire quelques mots du vomissement nerveux.

Si l'on entend par vomissement nerveux celui qui survient sans aucune altération de l'estomac, nul doute qu'il n'existe. Ainsi nous avons vu que souvent il était provoqué sympathiquement par l'affection d'un organe éloigné, qu'il était quelquefois déterminé par une maladie cérébrale; et c'est probablement à ces cas que se rapporte un grand nombre de vomissemens nerveux décrits par les auteurs. Un grand nombre aussi peut être attribué à des phlegmasies chroniques ou à des dégénérescences squirrheuses ou ulcéreuses dont l'estomac a été le siége et qui ont été méconnues. Dans certains cas, cependant, il faut l'avouer, le vomissement paraît tenir à une irritabilité extrême, à une modification spéciale de la partie de l'encéphale chargée de la direction de ce phénomène; et, soit qu'il y ait eu une lésion de l'estomac qui a été guérie, soit qu'il n'en ait jamais existé, comme il arrive souvent dans l'hypocondrie et dans l'hystérie, la moindre impression sur la membrane muqueuse stomacale, la moindre émotion morale, ou la vue ou le souvenir d'objets ou de mets désagréables, provoquent le vomissement. L'estomac vomit en quelque sorte par habitude; mais, comme nous l'avons dit, ces cas sont assez rares, et des vomissemens continus, fréquens, annoncent presque toujours une inflammation chronique de l'estomac.

Le traitement à opposer au vomissement est nécessairement très-varié, puisqu'il n'est que celui des nombreuses affections dont il est le symptôme. Cependant, soit qu'on le regarde dans certains cas comme nerveux, soit qu'il existe comme symptôme d'une maladie bien évidente, mais contre laquelle on n'a aucune ressource ou dont la guérison ne peut être que lente, le vomissement demande un traitement spécial, ne dût-on en obtenir qu'un soulagement momentané. Dans le cas où l'estomac ne paraît pas être le siége d'inflammation, les antispasmodiques et les narcotiques sont souvent employés avec succès; tels sont : l'éther sulfurique, la liqueur anodyne d'Hoffmann, les diverses eaux distillées aromatiques, la racine de Colombo, les préparations opiacées. En même temps on applique sur la région de l'estomac un emplâtre de thériaque arrosée de laudanum. Souvent ces moyens ne réussissent pas, et l'on obtient plus d'avantage de substances amères, toniques, auxquelles on unit quelque opiacé ou quelque aromatique. Une infusion de quinquina à froid a quelquefois calmé des vomissemens opiniâtres. Les spiritueux ont réussi dans quelques circonstances : c'est ainsi que le vin d'Espagne, l'eau-de-vie, le rum, font cesser certains vomissemens. Ces moyens sont principalement efficaces contre ceux que déterminent le mouvement d'une voiture ou le roulis d'un vaisseau; à plus forte raison en éprouve-t-on du soulagement lorsqu'il n'existe que des nausées continuelles et fatigantes. L'acide carbonique est surtout propre à calmer les vomissemens, dans le cas même où il existe une affection organique de l'estomac; c'est ce gaz qui agit dans l'eau de seltz, dans la potion émétique de rivière. Les liquides très-froids, l'eau à la glace, la glace elle-même, sont aussi utiles : souvent on ne peut arrêter ou calmer le vomissement qu'à l'aide de ces moyens; et les seuls alimens que supporte l'estomac sont des bouillons, des gelées à la glace. Le froid peut être encore appliqué avec avantage à l'extérieur, sur la région épigastrique : on y place une vessie contenant de la glace pilée, ou on y opère un froid artificiel en y faisant vaporiser de l'éther. Enfin dans quelques cas on a eu recours à des dérivatifs plus ou moins puissans appliqués sur la même région, tels que les ventouses sèches ou scarifiées, les sinapismes, les vésicatoires, et même le moxa. Je n'ai pas dû parler des indications que fournit l'état général ou spécial de l'économie, et qui sont remplies par un régime particulier, des bains, l'emploi d'une boisson émolliente, des saignées ou l'application de sangsues dans divers endroits. C'est en effet souvent dans ces derniers moyens qu'on trouve les remèdes les plus propres à combattre le vomissement nerveux.

(RAIGE-DELORME.)

VOMITIF, s. m. et adj., *vomitorius*. On donne ce nom à certains agens thérapeutiques qui jouissent particulièrement de la propriété de provoquer le vomissement. Tous les moyens qui peuvent déterminer des vomissemens ne sont cependant point par cette raison doués de la propriété vomitive. L'eau chaude, l'infusion de fleurs de camomille, l'alcoolat de mélisse, favorisent dans certaines circonstances et excitent même le vomissement; il en est de même de l'irritation mécanique du doigt ou d'une plume introduite dans le pharynx, du balancement de l'escarpolette ou d'une voiture et du roulis d'un navire. Beaucoup de substances médicamenteuses ou alimentaires qui sont rejetées instantanément après avoir été avalées, parce qu'on les a prises avec dégoût, ne doivent pas plus que les précédens moyens être considérées comme des vomitifs. Ce nom ne doit véritablement être accordé qu'aux agens médicamenteux qui sont doués d'une propriété vomitive constante et inhérente à un principe irritant particulier.

Cette classe de médicamens comprend des substances minérales et végétales. Parmi les premières se trouvent le tartrate de potasse et d'antimoine, le sous-hydrosulfate sulfuré d'antimoine, le soufre doré d'antimoine, le sulfate de zinc, le sulfate de cuivre et le sous-deuto-sulfate de mercure. Les substances végétales qui jouissent de la propriété vomitive sont l'émétine, les racines du *calicocca-ipecacuanha*, du *psychotria-emetica*, et celle du *richardia-brasiliensis*, qui toutes contiennent plus ou moins d'émétine; plusieurs espèces de violettes indigènes et étrangères, telles que les *viola adorata*, *canina*, *parviflora*, *calceolaria*; parmi les végétaux qui ne contiennent point d'émétine, on remarque particulièrement l'*asarum-europeum*, les *euphorbia gerardiana*, *cyparisias*, et *sylvatica*, les racines du *cynanchum-ipecacuanha*, *tomentosum*, celles de l'*asclepias vincetoxicum* et *curassavica*, de *spiræa trifoliata*, du *dorstenia brasiliensis sanguinaria canadensis*, *l'obelia inflata*, *etc.*, *etc.*; enfin les feuilles du *nicotiana tabacum* et les squames de la scille maritime.

Il est évident d'après cette simple énumération que la propriété vomitive ne dépend pas d'un principe identique, mais qu'elle réside également dans des substances minérales ou végétales de nature très-différente. Parmi les premières on trouve des oxydes métalliques, des sels, des sulfures; dans la seconde division on observe un assez grand nombre de principes immédiats, l'émétine, la scillitine, une substance analogue à la cytisine (c'est le principe actif de l'asarum), des résines, des huiles âcres et volatiles; enfin différents autres principes qui ne sont pas encore appréciés chimiquement. Il résulte de la diversité de ces principes immédiats que la manière d'agir des vomitifs n'est pas absolument la même, et qu'ils ne peuvent être par conséquent parfaitement comparables. Les uns sont beaucoup plus énergiques que les autres; les substances minérales, par exemple, et l'émétique en particulier, produisent en général des effets plus prononcés, et provoquent ordinairement des évacuations bilieuses. Les substances végétales sont au contraire beaucoup plus faibles, et tendent à évacuer principalement les liquides muqueux de l'estomac. Il faut en excepter cependant la poudre de tabac, qui à la dose de quatre à six grains seulement excite des vomissemens plus ou moins abondans; celle du *sanguinaria canadensis* et de la scille maritime, qui déterminent des effets vomitifs à la dose de huit à dix grains. Toutes ces substances jouissent de propriétés vomitives bien supérieures à celles des diverses variétés d'ipécacuanha et d'euphorbe.

Les effets communs de ces différentes sortes de vomitifs sont ou locaux ou généraux. Les premiers ont seulement rapport à l'appareil gastro-intestinal et aux parties environnantes. Plus ou moins de temps après l'ingestion d'un vomitif quelconque dans l'estomac, on éprouve d'abord la sensation d'un liquide, chaud qui distend cet organe ; à cette sensation succède une anxiété précordiale, un mouvement spasmodique du pharynx et de l'œsophage, avec accumulation de salive dans la bouche. Des éructations répétées surviennent, elles sont bientôt suivies de nausées, et de contractions brusques et comme convulsives des muscles des parois abdominales et du diaphragme, tandis que les muscles de la langue, de l'œsophage, et les abaisseurs de la mâchoire entrent dans une contraction plus ou moins prolongée. A l'aide de ces mouvemens composés, l'estomac se trouve comprimé entre les parois abdominales et le diaphragme, et cette compression ajoutée au mouvement antipéristaltique de cet organe détermine le vomissement (*voyez* ce mot). Les liquides contenus dans l'estomac sont d'abord rejetés au dehors ; mais à ceux-ci succèdent bientôt des matières bilieuses et muqueuses contenues dans la première partie de l'intestin, et exprimées dans les secousses du vomissement des canaux hépato-cystiques, pancréatiques, et du duodénum. Il est remarquable que jamais les vomitifs, même les plus violens, ne sollicitent le vomissement des matières fécales, tandis qu'on l'observe assez souvent dans les vomissemens sympathiques d'une entérite ou de toute autre maladie. On trouve quelquefois au milieu des matières rejetées par le vomissement quelques stries de sang, qui viennent ordinairement du pharynx dans les efforts contractiles du vomissement. Indépendamment des premiers effets des vomitifs sur l'estomac, ils déterminent presque toujours quelque irritation gastro-intestinale, des coliques et des évacuations alvines; la soif survient ou s'accroît pendant l'action de la médication vomitive. Les effets généraux qui se manifestent pendant l'action des vomitifs sont d'autant plus marqués que ces agens thérapeutiques sont plus énergiques, ou ont été administrés à des doses plus fortes. L'anxiété précordiale qui précède et accompagne les vomissemens réagit bientôt sur les principaux organes de l'individu qui est soumis à l'action du vomitif. L'appareil nerveux du trisplanchnique, l'encéphale, et les organes de la circulation et de la respiration reçoivent presque simultanément l'impression de cet agent thérapeutique. A un malaise général succèdent presque immédiatement de légers frissons, des sueurs froides et partielles qui s'accompagnent même quelquefois de soubresauts des tendons, de tremblemens, de convulsions et de syncopes. Il est rare, à la vérité, que l'irritation nerveuse produite par les vomitifs soit portée à ce degré, et il faut même dire que ces symptômes, qui dénotent évidemment une sorte d'action vénéneuse du médicament, ne s'observent ordinairement que lorsqu'on emploie le tartre stibié ou d'autres vomitifs très-irritans. Pendant l'anxiété qui se remarque dès les premiers effets du médicament, la respiration est presque toujours plus ou moins ralentie, irrégulière, entrecoupée, suspirieuse; les battemens du cœur participent à ce ralentissement; mais après les efforts répétés du vomissement, les mouvemens respiratoires et le pouls s'accélèrent, la face se colore et se réchauffe, les conjonctives sont injectées et les yeux laissent échapper quelques larmes. La tête est souvent douloureuse pendant les secousses imprimées par le vomissement; et si elle l'était déjà auparavant, cette douleur augmente au moins momentanément. L'ébranlement général imprimé par les secousses du vomissement à tous les organes, et surtout à tous ceux qui sont parenchymateux et suspendus dans des cavités, comme le poumon, le foie, la rate, favorise toutes les excrétions. Cet ébranlement se fait sentir aussi vers le cerveau, mais d'une manière moins prononcée, parce que cet organe est soutenu de toutes parts et environné de parois qui résistent aux secousses qu'on peut lui communiquer. Indépendamment de l'excrétion de la bile, du suc pancréatique et du mucus intestinal, le vomissement augmente évidemment la sécrétion du mucus bronchique, celle de l'urine, et surtout celle de la transpiration. Une douce moiteur ou même une sueur abondante succède presque toujours aux sueurs froides et partielles qui avaient lieu pendant les angoisses du vomissement. Presque toujours le calme, le sommeil même, et ensuite un sentiment de bien-être, ordinairement accompagné de courbature et de lassitude dans les hypocondres, succède à la crise violente produite par les vomitifs. Tel est le tableau des phénomènes physiologiques qui caractérisent la médication vomitive, lorsqu'elle est mise en jeu dans des circonstances convenables et chez des individus dont l'organisation se prête à l'emploi des vomitifs. Mais quelques personnes ne sont point susceptibles de vomir; les plus grandes doses d'émétique ou ne produisent chez elles aucun effet, ou provoquent seulement des nausées, des vomiturítions, des coliques et de la diarrhée.

Les effets locaux et généraux des vomitifs sont ou primitifs ou consécutifs. On doit rapporter aux premiers : 1° l'irritation gastro-intestinale plus ou moins vive qui provoque l'évacuation des matières contenues dans l'estomac et les intestins; 2° une excitation nerveuse dont le point de départ est dans le trisplanchnique, mais qui quelquefois se propage jusqu'à l'encéphale. Aux phénomènes physiologiques consécutifs doivent se rapporter : 1° la révulsion particulière produite sur le canal intestinal par l'accroissement de la sécrétion et de l'excrétion des liquides biliaires, pancréatiques et intestinaux; 2° la révulsion générale déterminée vers les autres organes sécrétoires, et principalement à la peau, d'où résultent les effets secondaires béchiques, emménagogues, diaphorétiques, etc.; 3° enfin l'affaiblissement momentané et le relâchement général, conséquence nécessaire de l'ébranlement imprimé à tout l'individu et des évacuations plus ou moins abondantes qui ont eu lieu.

Quoique ces effets primitifs et consécutifs soient ordinairement réunis et inséparables dans chaque médication vomitive, le médecin se propose quelquefois de mettre en jeu l'un de ces effets plutôt que l'autre. Lorsqu'il a recours aux vomitifs principalement comme évacuans, il emploie de préférence les vomitifs minéraux, et parmi eux les plus énergiques, tels que le sous-hydrosulfate de mercure et l'émétique. Quelquefois, pour arriver plus sûrement à son but, il ajoute au tartre stibié la scille et l'ipécacuanha, afin de provoquer des vomissemens répétés; on peut seconder ensuite l'action vomitive de ces substances avec des infusions chaudes de camomille ou de chardon-bénit. Lorsque le médecin a l'intention d'obtenir des évacuations intestinales abondantes après les vomissemens, il associe ou mieux il fait succéder les sels cathartiques aux vomitifs (*voyez* ÉMÉTO-CATHARTIQUE). Dans les cas au contraire où l'indication thérapeutique est de mettre à profit la propriété diaphorétique des émétiques, il doit alors choisir de préférence les oxydes et les protoxydes d'antimoine, comme dans la poudre de James. Le praticien sacrifie quelquefois entièrement la propriété vomitive pour conserver seulement l'action diaphorétique; c'est le but qu'on se propose ordinairement en combinant l'opium ou le quinquina avec l'émétique; mais ces moyens thérapeutiques n'appartiennent plus alors à la médication vomitive.

Les vomitifs sont fréquemment employés comme évacuans dans les affections gastro-intestinales désignées sous les noms d'embarras gastriques et de fièvres bilieuses, qui présentent pour indication principale d'évacuer les liquides biliaires et muqueux qui non-seulement ont augmenté de proportion notable, mais paraissent en outre avoir contracté un mode d'altération quelconque. Les affections bilieuses, quoique beaucoup plus rares, surtout dans les grandes villes, que les gastro-entérites, réclament presque constamment l'emploi des vomitifs. Les antiphlogistiques sont de nul effet et souvent même nuisibles dans ces maladies, tandis que les émétiques offrent des avantages plus ou moins marqués, comme le prouve l'observation des affections bilieuses sporadiques, et surtout des épidémies bilieuses franches ou même compliquées de phlegmasies. On peut dire que c'est dans ces maladies que triomphe la médication vomitive, lorsqu'elle est sagement dirigée. Les succès prodigieux qu'on en obtient alors ont même entraîné des praticiens à en abuser dans des maladies voisines; mais il faut se garder de confondre les embarras gastriques et les fièvres bilieuses avec les gastro-entérites : autant les vomitifs pourraient être utiles dans le premier cas, autant ils seraient nuisibles dans l'autre. Les méprises qui sont quelquefois possibles auraient ici les plus graves inconvéniens. Quelques cas d'empoisonnement par l'opium ou les champignons réclament aussi l'emploi des vomitifs énergiques comme évacuans.

Il est rare qu'on mette en usage les vomitifs seulement dans l'intention de stimuler momentanément le système nerveux; mais cependant, chez des individus d'une constitution molle et lymphatique, disposés surtout dans un âge avancé à des embarras gastro-intestinaux compliqués d'adynamie, l'irritation produite sur le système nerveux par l'action des vomitifs, et l'ébranlement qu'ils impriment, contribuent peut-être alors autant que les évacuations intestinales à rétablir le bon état des facultés digestives et l'harmonie des fonctions. Mais ici, comme dans le cas précédent, les succès de l'emploi thérapeutique des vomitifs reposent sur la justesse du diagnostic : il faut se garder de confondre une gastriste subaiguë accompagnée de congestion cérébrale, maladie assez commune, surtout chez les vieillards qui abusent des liqueurs spiritueuses, avec un simple embarras gastrique; et la méprise est ici d'autant plus facile, que la sensibilité de la région épigastrique est extrêmement obtuse.

La révulsion consécutive produite par les vomitifs est surtout employée avec succès dans beaucoup d'affections catarrhales pulmonaires, dans la coqueluche, dans le croup, et pour certaines pneumonies qui ont été combattues infructueusement par les antiphlogistiques.

L'ébranlement général que produisent les émétiques, et l'espèce de diaphorèse et de relâchement qu'ils amènent consécutivement, contribuent à favoriser l'éruption des maladies cutanées, toutes les fois qu'elles ne sont pas contre-balancées par l'inflammation profonde de quelques organes. J'ai même vu dans certains cas des accidens nerveux et des convulsions céder assez promptement alors à l'action des vomitifs. C'est principalement dans les rougeoles et les varioles, dont l'éruption est retardée, soit par une affection intestinale, soit par une sécheresse trop grande de la peau, soit enfin par une sorte de torpeur ou insensibilité particulière, que les vomitifs sont surtout recommandables.

Il me reste à dire un mot des cas dans lesquels on emploie les vomitifs dans l'intention de mettre en jeu toutes leurs propriétés pour produire une perturbation générale. On faisait usage autrefois de cette méthode perturbatrice dans presque toutes les maladies, principalement au début, mais surtout dans les fièvres graves, sans lésion locale très-prononcée, et dans les phlegmasies catarrhales pulmonaires peu intenses; et cette méthode, dangereuse toutes les fois que l'estomac ou l'intestin sont compromis, présente néanmoins des avantages dans beaucoup d'autres circonstances. Si on a trop abusé des vomitifs dans un temps, on peut dire que nous les employons maintenant trop peu; et on peut avec raison nous accuser d'être timides et trop réservés dans l'emploi de ces moyens perturbateurs.

On a généralement renoncé, non sans raison sans doute, à l'usage des vomitifs comme moyen prophylactique; et l'habitude qu'on avait autrefois dans certains pays de recourir d'une manière presque périodique à l'emploi de vomitifs est complétement tombée en désuétude. Rien ne prouve en effet que l'action perturbatrice de cet agent thérapeutique puisse prévenir des maladies graves; cependant il est incontestable que l'usage des vomitifs éloigne souvent les accès de migraine quand ils dépendent de l'état de l'estomac, et préviennent quelquefois le retour des affections bilieuses, chez les individus qui sont par leur constitution disposés à ces maladies, et placés dans les circonstances qui peuvent tendre à favoriser leur développement : l'expérience indique donc qu'il est utile de ne pas toujours et dans tous les cas proscrire les vomitifs comme moyen prophylactique. (GUERSENT.)

VOMITURITION, s. f., *vomituritio*, diminutif de vomissement. On désigne ainsi les efforts inutiles de vomissement; on applique aussi quelquefois cette dénomination au vomissement, lorsqu'il entraîne peu de matières, et qu'il s'opère sans effort; en un mot, à ce qu'on appelle plus communément la régurgitation.

VOUTE, s. m., *fornix*, *camera*. On donne ce nom à plusieurs parties qui sont convexes et arrondies par leur face supérieure, concaves et arquées par leur face inférieure, à la manière des voûtes de certains édifices. On appelle *voûte du crâne*, la partie supérieure de cette partie de la tête (*voyez* CRANE, TÊTE). On nomme aussi *voûte palatine* la cloison horizontale et un peu concave en bas, qui sépare la cavité buccale des fosses nasales; elle est formée par les os maxillaires et palatins, et par le voile du palais. Enfin, on donne aussi, et assez improprement, le nom de *voûte à trois piliers*, à une lame de substance médullaire, formée par les fibres convergentes des circonvolutions postérieures du lobe moyen de l'ENCÉPHALE. *Voyez* ce mot.

VUE, s. f., *visus;* l'un des cinq sens, celui dont l'œil est l'organe immédiat, et par lequel nous distinguons spécialement les couleurs des objets extérieurs. La description de l'organe a été faite au mot OEIL; le mécanisme de la fonction a été décrit au mot VISION; et les divers troubles de la vue, dont quelques-uns sont désignés par les noms de *vue faible*, *vue courte*, *vue longue*, *vue double*, *vue diurne*, *vue nocturne*, *vue louche*, ont été indiqués aux articles AMBLYOPIE, MYOPIE, PRESBYTIE, DIPLOPIE, HÉMÉRALOPIE, NYCTALOPIE, STRABISME, qui correspondent à chacun des noms précédens, ainsi qu'aux autres mots BERLUE, CÉCITÉ, HÉMIOPIE. *Voyez* ces mots.

VULNÉRAIRE, s. f. On connaît vulgairement sous ce nom une petite plante vivace de la famille des légumineuses, et de la diadelphie décandrie, que Linnée a décrite sous le nom d'*An-*

thillis-vulneraria, et qui croît abondamment dans les bois et sur les pelouses découvertes. On se servait de cette plante fraîche et pilée que l'on appliquait sur les plaies récentes pour en faciliter la cicatrisation. *Voyez* plus bas l'article VULNÉRAIRE.

VULNÉRAIRE SUISSE ou FALTRANK, s. m. On appelle ainsi un mélange des sommités fleuries de plusieurs plantes récoltées dans les Hautes-Alpes, et que les Suisses envoient dans toute l'Europe, après les avoir grossièrement coupées et placées dans des papiers où elles sont fortement roulées. La composition de ces vulnéraires suisses n'est pas toujours identique, car il n'en existe pas de recette précise. Elle varie en quelque sorte suivant le bon plaisir des paysans qui en font la récolte. Cependant les plantes qu'on y observe le plus souvent sont les suivantes : Fleurs de la vulnéraire (*anthyllis vulneraria*), de l'*astrantia minor*, de l'origan (*origanum vulgare*), du pied-de-chat (*gnaphalium dioicum*), du serpolet (*thymus serpillum*), de la verge d'or (*solidago virga aurea*), de l'*achillea nana*, du tussilage (*tussilago farfara*); feuilles d'*arnica montana*, d'*asperula odorata*, de busserole (*arbutus uva ursi*), et plusieurs autres encore. La proportion relative de ces divers végétaux est très-variable, cependant ceux qui paraissent prédominer sont les fleurs de la vulnéraire, celles d'origan et de pied-de-chat. Ce médicament mélangé est un des plus généralement employés dans la médecine populaire. C'est surtout à la suite des chutes ou des commotions violentes qu'on en fait un usage abusif, que suivent souvent des accidens très-graves. En effet, dans son ensemble le vulnéraire suisse contient surtout des plantes excitantes, d'autant plus qu'une de ses préparations dont on fait le plus souvent usage est un alcoholat vulnéraire qui ajoute encore à cette action. Or, on sait que les grandes plaies, les chutes déterminent souvent une fièvre traumatique plus ou moins forte que les médicamens excitans ne feraient encore qu'aggraver. Dans ce cas la diète et les moyens antiphlogistiques doivent être préférés aux vulnéraires. Cependant il est quelques cas où l'administration de ce mélange, ou plutôt de l'infusion d'une des plantes excitantes qui le composent, comme l'arnica, l'origan, etc., peut être avantageuse; c'est lorsqu'il y a eu une légère commotion cérébrale; on a vu assez souvent l'infusion d'arnica amener un soulagement réel. Mais néanmoins nous pensons qu'entre les mains du peuple ou des charlatans qui le débitent le vulnéraire suisse est plus nuisible qu'avantageux.

(A. RICHARD.)

VULNÉRAIRES (médicamens), s. m. pl. C'est une classe de médicamens que l'on croyait propres à la guérison des plaies. On les distinguait en internes et en externes. Ainsi l'infusion aqueuse de vulnéraire suisse, ou son *maceratum* alcoholique étaient administrés et sont encore administrés par le peuple comme des médicamens vulnéraires internes. Nous ne reviendrons pas sur ce que nous avons dit de leur emploi dans l'article précédent. Mais indépendamment de ces vulnéraires internes, plusieurs plantes appliquées sur des plaies récentes ont joui de la réputation d'en faciliter et d'en hâter la cicatrisation. Parmi ces plantes nous citerons l'orpin, connu sous le nom vulgaire de *reprise*, la mille-feuille ou herbe aux coupures, herbe au charpentier, et plusieurs autres comme le persil, le pourpier, etc. On prenait ces herbes récentes, et après les avoir pilées on les appliquait immédiatement sur la plaie. Cette pratique vicieuse, loin de produire l'effet qu'on en attendait, donnait lieu à un résultat tout-à-fait opposé. On sait en effet aujourd'hui par expérience qu'une plaie récente ne se guérit jamais mieux ni plus promptement que quand on n'applique dessus aucuns corps étrangers. Rapprochez les lèvres de la plaie, les maintenir dans cet état au moyen de bandelettes agglutinatives, ou de compresses et de bandes modérément serrées, placer la partie dans une position telle que les fibres musculaires soient dans un état de repos et de relâchement, et souvent au bout de vingt-quatre ou quarante-huit heures la plaie sera cicatrisée.

Mais il est certains médicamens qu'on pourrait appeler vulnéraires, parce qu'en effet ils tendent à favoriser la cicatrisation de certaines plaies, mais qui ne sont plus récentes. C'est ainsi qu'une plaie enflammée se cicatrisera facilement par l'application de compresses trempées dans une décoction émolliente ou de cataplasmes émolliens; qu'une plaie chronique, blafarde, éprouvera souvent une amélioration qui la portera à se cicatriser, en y appliquant des compresses trempées dans du vin rouge, dans une décoction de quinquina, ou des plumasseaux de charpie recouverts d'une couche légère d'emplâtre digestif, etc. Mais nous le répétons, l'emploi de ces différens moyens présenterait de très-grands inconvéniens dans les plaies récentes, dont on doit toujours chercher à obtenir la cicatrisation par première intention. *Voyez* PLAIES. (A. RICHARD.)

VULTUEUX, adj. *vultuosus*. Corvisart s'est servi de cette épithète pour caractériser, par l'expression de *face vultueuse*, cet état de la face qui est rouge et gonflée; état qu'on observe dans quelques maladies, et particulièrement dans les anévrysmes actifs du cœur. *Voyez* HABITUDE DU CORPS.

VULVAIRE, adj., *vulvaris*, qui a rapport à la VULVE.

VULVE, s. f., *vulva*, *pudendum muliebre*, *cunnus*. Nom sous lequel la plupart des anatomistes modernes désignent collectivement toutes les parties génitales externes de la femme, quoique cette dénomination ait été donnée par un grand nombre d'auteurs, seulement à l'ouverture extérieure qui en fait partie. D'après l'acception commune, on doit rapporter à la vulve, le pénil, les grandes lèvres, la fente qui les sépare, le clitoris, les petites lèvres, le vestibule, l'orifice de l'urètre, celui du vagin, l'hymen, les caroncules vaginales, la fosse naviculaire et la fourchette.

Le pénil ou *le mont de Vénus* est une éminence arrondie, plus ou moins saillante, située au devant de la partie antérieure des pubis, au-dessus des grandes lèvres, couverte de poils à l'époque de la puberté, formée par une portion assez épaisse de tégumens, et par un tissu cellulaire dense mêlé de tissu adipeux.

Les grandes lèvres ou *les lèvres* sont deux replis membraneux, plus épais supérieurement qu'inférieurement, d'une largeur variable, qui s'étendent depuis le pénil jusqu'à la fourchette qui les réunit. En dehors, et sur leur bord libre, elles sont formées par une portion de tégumens qui a peu d'épaisseur, d'une couleur ordinairement assez foncée, recouverte à la puberté de quelques poils, et contenant un assez grand nombre de follicules muqueux. Leur membrane interne est un prolongement de la membrane muqueuse qui revêt les autres parties intérieures de la vulve; sa couleur est d'un rouge vermeil chez les jeunes filles, et change chez la plupart des femmes adultes ou avancées en âge. Cette membrane est presque lisse; on remarque sur sa surface les orifices de plusieurs follicules muqueux. On trouve dans l'épaisseur des grandes lèvres une assez grande quantité de tissu cellulaire filamenteux très-extensible, qui ressemble beaucoup à celui du scrotum, et qui contient plus ou moins de tissu adipeux. L'usage des grandes lèvres est de servir à l'ampliation de la vulve pendant l'accouchement.

La fente vulvaire s'étend de la partie inférieure et moyenne du pénil jusqu'au périnée; sa grandeur, chez les femmes pubères, est environ double de celle de l'orifice du vagin, après la disparition de la membrane hymen. Cette disposition contribue à prévenir la déchirure de la peau dans le moment où les parties les plus volumineuses et les moins compressibles du fœtus franchissent la vulve.

Le clitoris occupe la partie supérieure médiane de la vulve, où il forme une légère saillie environnée d'un repli de la membrane muqueuse, assez semblable au prépuce, et ordinairement cachée par les grandes lèvres. Le repli muqueux du clitoris est très-long chez quelques jeunes filles, et n'offre qu'une ouverture étroite; alors l'humeur sécrétée par ses cryptes s'amasse, devient âcre, s'épaissit dans sa cavité, et produit un prurit vif qui, déterminant les enfans à se frotter continuellement, devient ainsi la source d'une habitude fâcheuse. En pratiquant dans ce cas l'excision partielle de ce repli, comme dans la circoncision, on fait disparaître une incommodité qui peut avoir des suites funestes. L'extrémité libre du clitoris est arrondie, imperforée, et assez analogue au gland du pénis. La partie supérieure de son corps ne touche pas immédiatement la symphyse des pubis, elle y est fixée par une espèce de ligament celluleux, aplati transversalement; sous cette symphyse il se bifurque, et ses racines très-grêles vont s'implanter à la lèvre interne des branches des pubis et des ischions, couvertes par les muscles ischio-clitoridiens. Le clitoris est formé par un corps caverneux de même nature que celui du pénis, et il reçoit, relativement à son volume, beaucoup de vaisseaux et de nerfs. Chez les filles nouvellement nées il déborde presque toujours les grandes lèvres; chez quelques femmes sa longueur est très-prononcée.

Les petites lèvres ou *les nymphes* sont deux petits replis membraneux, légèrement érectiles, alongés, aplatis transversalement, plus épais à leur partie moyenne qu'à leurs extrémités, qui s'étendent du clitoris, auquel ils se fixent, jusque sur les parties latérales de l'orifice du vagin, où ils se terminent insensiblement. Les petites lèvres correspondent en dehors à la surface interne des grandes lèvres, en dedans à l'enfoncement connu sous le nom de vestibule, au méat urinaire, à l'orifice du vagin ; elles sont formées par la membrane muqueuse de la vulve, par une petite quantité de tissu cellulaire, et par des vaisseaux nombreux. Elles s'effacent pendant l'accouchement, et concourent à l'élargissement de la vulve : elles peuvent contribuer aussi à diriger le jet de l'urine en devant et en bas.

Le vestibule est l'espace triangulaire, légèrement concave, que bornent en haut le clitoris et latéralement les nymphes ; on remarque à sa surface les orifices de plusieurs follicules muqueux.

L'orifice de l'urètre, désigné improprement par quelques auteurs sous le nom de *méat urinaire*, est situé à la partie moyenne et inférieure du vestibule, immédiatement au-dessus de l'orifice du vagin. Cette ouverture, irrégulièrement arrondie, ordinairement plus étroite que le canal auquel elle appartient, occupe le centre d'une caroncule membraneuse et folliculeuse, plus ou moins saillante chez les divers sujets : elle diminue de volume, ou s'efface dans la période de la grossesse, pendant laquelle le col de l'utérus remonte. Le canal de l'urètre n'a guère que dix à douze lignes de longueur ; il est plus large, et susceptible d'une dilatation plus grande que celui de l'homme. Depuis son orifice supérieur, qui offre un évasement considérable, jusqu'à sa terminaison, il est un peu oblique en bas et en devant, et il présente en outre une légère courbure dont la concavité est tournée en haut. Ses parties latérales et sa partie inférieure sont en quelque sorte embrassées par la paroi supérieure du vagin ; sa paroi supérieure avoisine le corps du clitoris, et lui est unie par du tissu cellulaire très-extensible. La membrane muqueuse qui le revêt intérieurement est rougeâtre ; elle forme plusieurs replis longitudinaux parallèles, et on trouve dans son épaisseur beaucoup de lacunes de follicules muqueux : les plus larges sont voisines de l'orifice extérieur du canal. La membrane muqueuse urétrale est entourée par une couche mince de tissu spongieux, à l'extérieur de laquelle il n'existe qu'une membrane celluleuse assez mince, et sans aucun vestige du corps glanduleux, analogue à la prostate, que Regnier de Graafe prétend y avoir découvert.

Le contour de l'orifice du vagin est occupé par l'hymen ou par les caroncules myrtiformes.

L'hymen est un repli semi-lunaire, parabolique ou circulaire de la membrane muqueuse de la vulve. Sa largeur et son épaisseur sont très-variables; lorsqu'il forme un cercle complet, il n'existe ordinairement à son centre qu'une ouverture étroite, mais suffisante pour l'écoulement du sang menstruel. L'hymen existe, plus ou moins apparent, chez toutes les femmes encore vierges, à moins qu'il n'ait été détruit par quelque cause accidentelle; mais il est aussi très-certain que lorsque ce repli a peu de largeur, ou qu'il est très-extensible, il peut rester intact jusqu'au moment de l'accouchement, et même apporter un obstacle à l'issue du fœtus. On trouve quelques vaisseaux dans l'épaisseur des replis membraneux; leur nombre et leur volume sont très-variables.

Les caroncules myrtiformes ou *vaginales* sont de petits tubercules rougeâtres, arrondis ou aplatis, dont le nombre est variable, et qu'on peut diviser d'après leur situation en supérieurs et inférieurs. Les premières sont formées par la saillie de la membrane muqueuse vaginale autour des orifices de ses principales lacunes muqueuses; les secondes résultent des lambeaux de la membrane hymen cicatrisés isolément.

La fosse naviculaire a environ un pouce de largeur; elle est à peu près parabolique, et s'étend de la partie inférieure de l'orifice du vagin à la commissure des grandes lèvres : on remarque à sa surface les orifices de plusieurs follicules muqueux.

Enfin, *la fourchette* ou *la commissure des grandes lèvres* sépare la vulve du périnée; sa largeur, son épaisseur varient : souvent elle se déchire dans l'accouchement.

Les vaisseaux sanguins de la vulve sont très-nombreux, mais d'un petit calibre : ils proviennent des hypogastriques et des fémoraux; la plupart des vaisseaux lymphatiques se rendent dans les plexus inguinaux. Les nerfs sont fournis par la deuxième paire lombaire, par les petits sciatiques, et surtout par les nerfs honteux ou sous-pelviens.

Le développement des parties génitales externes chez la femme a déjà été exposé d'une manière générale (*voyez* OEUF HUMAIN), et l'on a vu que dans le principe la distinction des sexes est difficile à faire à cause de l'uniformité d'aspect que cette région du torse présente dans les embryons de l'un et l'autre sexe. Le clitoris précède dans son apparition les grandes lèvres; il constitue dans les premiers temps l'angle antérieur et inférieur d'un corps triangulaire, assez considérable, collé à la partie inférieure de la paroi antérieure de l'abdomen, et qui est formé de deux moitiés latérales, séparées par un sillon médian. De l'alongement progressif de cet angle inférieur résulte le clitoris qui est proportionnellement beaucoup plus saillant chez le fœtus qu'après la naissance. Il est déjà distinct quand on voit se développer sur ses parties latérales deux replis de la peau, dirigés d'avant en arrière, et non réunis à la partie postérieure: ce sont les rudimens des grandes lèvres.

Au commencement du troisième mois, les diverses parties de la vulve de l'embryon sont distinctement développées; le clitoris, comme on vient de le dire, est proportionnellement très-considérable, et d'autant plus prononcé que l'embryon est plus jeune; sa saillie est alors d'une ligne, et son épaisseur d'une demi-ligne; il est toujours tourné en avant et en bas, et jamais on ne le voit redressé vers l'ombilic. Une fissure assez profonde, trace de sa division primordiale en deux moitiés, règne sur toute la longueur de sa face inférieure, et à sa place on distingue au huitième mois une éminence longitudinale et médiane. La saillie arrondie qui forme l'extrémité libre du clitoris, est séparée nettement du reste de ce corps, et tout-à-fait découverte jusqu'au quatrième mois; après cette époque, le prépuce qui doit la recouvrir croît avec assez de rapidité, et l'enveloppe entièrement. La partie postérieure du clitoris se compose des petites lèvres et du prépuce: les petites lèvres sont très-développées dès les premiers mois de la vie utérine, aussi ne les distingue-t-on que difficilement du prépuce avec lequel elles se continuent immédiatement. Elles ne sont pas aussi prononcées alors, en proportion du clitoris, qu'elles le seront plus tard, quoiqu'elles soient très-grandes eu égard aux organes génitaux et au corps entier de l'embryon. Peu à peu, comme le prépuce s'étend au-devant du clitoris, une ligne de démarcation s'établit entre lui et les petites lèvres dont le bord s'arrondit, de droit qu'il avait été jusque-là. En même temps elles se partagent sensiblement à leur partie antérieure et de chaque côté, en deux branches, l'une petite et interne qui gagne le gland, l'autre externe qui se porte au prépuce. Auparavant il n'y avait aucune trace de ces deux branches. Ainsi, le clitoris et les petites lèvres ne forment qu'une seule masse dans l'origine. Quant aux grandes lèvres, à trois mois elles consistent en deux petits bourrelets arrondis, peu saillans, demi-circulaires, convexes en dehors, beaucoup plus épais en avant qu'en arrière, plus rapprochés l'un de l'autre à leurs extrémités postérieures qu'aux antérieures, et séparés en devant par le clitoris volumineux qui les dépasse de beaucoup. Peu à peu elles grandissent, se rapprochent parce que le clitoris ne croît plus dans la même proportion; leur saillie augmente, elles s'amincissent, et offrent ainsi un bord libre peu épais. Cependant elles ne couvrent jamais entièrement le clitoris et les nymphes pendant les premières périodes de la vie, ces dernières parties conservant toujours un développement proportionnel considérable, tandis que les grandes lèvres en acquièrent peu.

Les vices primitifs de conformation de la vulve sont assez variés; tels sont l'absence de fente vulvaire dans l'imperforation du vagin, ou son étroitesse extrême; sa division par une cloison médiane et verticale dans certains cas de double vagin. L'absence de fente vulvaire est quelquefois le résultat de l'adhérence des grandes lèvres entre elles, ou des petites lèvres, sur la ligne médiane. Ces deux sortes de replis manquent aussi dans quelques cas; chez certaines femmes, ils acquièrent un développement inverse, les grandes lèvres restant à l'état rudimentaire, tandis que les petites lèvres deviennent longues et pendantes (*voyez* NYMPHOTOMIE) : on sait que cette dernière disposition est ordinaire dans certaines races éthiopiennes, celle des Boschimans entre autres. Neubauer a vu les petites lèvres triples. L'occlusion du vagin peut dépendre de l'imperforation de l'hymen; cette membrane peut être traversée d'une seule ouverture très-petite, ou de plusieurs : ces pertuis sont habituellement dans la partie supérieure de la membrane. Enfin, le clitoris offre quelquefois des proportions très-considérables qui lui donnent l'apparence du pénis. *Voyez* HERMAPHRODISME.

VULVE. On a encore donné improprement ce nom à une ouverture située au devant de l'adossement des couches optiques, au dessous du pilier antérieur de la voûte. *Voyez* ENCÉPHALE.

(MARJOLIN.)

VULVO-UTÉRIN, adj. *vulvo-uterinus*; qui a rapport à la vulve et à l'utérus. On donne le nom de *conduit vulvo-utérin* au VAGIN.

(MARJOLIN.)

W.

WORMIEN, adj., *ossa Wormiana, epactalia, Wormii*; clefs du crâne, os épactaux, os surnuméraires (Chaussier), os intercalés (Béclard), os des sutures (Meckel).

On donne ce nom à des os dont l'existence est variable, et qui se développent dans les sutures des os du crâne dont ils font partie. On les trouve le plus souvent dans les sutures lambdoïde et sagittale, rarement ils se rencontrent dans les sutures frontale et temporale. Tantôt ils ne sont formés que dans la table externe de l'os, tantôt ils n'existent qu'au niveau de l'interne; le plus ordinairement ils occupent toute l'épaisseur de l'os.

Leurs dimensions sont très-variables; quelquefois ils constituent une partie considérable de l'occipital et des pariétaux; d'autres fois ils sont si petits qu'on les enlève en écailles. Leur forme est généralement très irrégulière, difficile à déterminer; mais toujours analogue à la portion d'os qu'ils remplacent. Leur structure est la même que celle des os du crâne, et leur circonférence offre, comme celle de ces derniers, des dentelures plus ou moins profondes pour leur union avec les os voisins.

Il résulte des observations de Béclard que ces os surnuméraires ne commencent à s'ossifier que de six mois à un an après la naissance; l'un d'eux se rencontre assez souvent dans la fontanelle postérieure : c'est l'*os triangulaire* de Blasius, ou l'*os épactal* proprement dit. Dans l'espèce humaine, on le trouve une fois sur quinze ou vingt sujets; il est ordinairement unique et de forme triangulaire. Béclard ne l'a jamais vu double, mais quelquefois triple. Dans deux cas de ce dernier genre, les trois germes osseux formaient presque toute la partie de l'occipital, supérieure à la protubérance. Un autre os surnuméraire, à peu près également commun dans l'espèce humaine, est situé dans la fosse temporale, et pourrait être nommé *os crotaphal* comme le propose Béclard; il occupe la place de l'angle antérieur et inférieur du pariétal, et quelquefois celle de la partie antérieure du bord inférieur de cet os. Sa grandeur est variable, et sa forme ovalaire, ou analogue à celle d'un parallélogramme alongé d'arrière en avant. Quant aux autres os surnuméraires ou wormiens, ils occupent surtout, comme nous l'avons dit, la suture occipito-pariétale, la place de la fontanelle postérieure et inférieure, la suture pariétale, etc.

L'existence des os surnuméraires de la voûte du crâne semble dépendre d'un développement plus rapide dans le cerveau et moins rapide dans les os larges de la voûte crânienne. Leur présence dans tel ou tel point de cette voûte semble aussi indiquer un développement relatif plus considérable dans une partie du cerveau que dans le reste de cette portion de l'encéphale. Chacun des os wormiens se développe par un point central, dont les irradiations divergentes s'étendent successivement à la circonférence. Leur ossification tardive prouve qu'ils n'ont pas l'usage que quelques auteurs leur attribuaient, celui d'assujétir l'enclavement des os crâniens entre eux.

(C. P. OLLIVIER.)

X.

XYPHOIDE, s. et adj., *xyphoïdes*, qui ressemble à une épée. On appelle ainsi l'appendice du cartilage qui termine l'extrémité inférieure du STERNUM.

XYPHOIDIEN, NNE, adj., *xyphoïdeus*; qui est relatif à l'appendice xyphoïde.

XYPHOÏDIEN (le ligament) ou COSTO-XYPHOÏDIEN est un petit faisceau ligamenteux, peu épais, qui se porte du cartilage de prolongement de la septième côte sternale à la face antérieure de l'appendice xyphoïde, où il s'insère en entre-croisant ses fibres avec celles du ligament du côté opposé.

(MARJOLIN.)

XÉROPHTHALMIE, s. f., *xerophthalmia* de ξηρὸς, sec, et de ὀφθαλμὸς, œil; ophthalmie sèche. Quelques auteurs ont désigné sous cette dénomination, à peu près inusitée, une espèce particulière d'ophthalmie caractérisée par la cuisson, la démangeaison et la rougeur de l'œil, sans augmentation de la sécrétion des larmes et de la chassie. *Voyez* OPHTHALMIE.

XYLOBALSAMUM, s. m. On appelle ainsi les jeunes rameaux de l'arbre qui fournit le baume de la Mecque, et qui est l'*amyris opobalsamum*. L. Ces petits rameaux, dont l'emploi est tombé en désuétude, sont grêles, recouverts d'une écorce grisâtre et rugueuse. Les Arabes et les Indiens les brûlent dans leurs mosquées et leurs temples, pour en parfumer l'air. Autrefois ils faisaient partie de quelques formules de médicamens très-compliqués.

(A. RICHARD.)

Y.

YAWS. Nom tiré d'un dialecte usité parmi quelques peuplades du centre de l'Afrique, servant à désigner une maladie commune dans ces régions, laquelle présente beaucoup d'analogie avec la syphilis telle qu'elle s'est montrée vers la fin du quinzième siècle et au commencement du seizième. Cette affection est principalement caractérisée par des pustules cutanées, soit croûteuses, soit ulcérées, mais qui finissent le plus ordinairement par donner naissance à des végétations fongueuses, de forme ronde, à surface granuleuse, et qui ressemblent à des framboises ou à des mûres. La plupart des médecins qui en ont fait mention dans leurs écrits lui ont donné en conséquence le nom de *frambœsiœ*, qui offre la traduction du mot yaws, duquel on s'était d'abord servi pour la faire connaître. Cette forme de syphilis a été peu observée en Europe, si ce n'est en Écosse, où le sibbens a paru à plusieurs savans médecins présenter une si grande conformité avec elle, au moins pour ce qui regarde certaines localités, que dans les provinces de Dumfrie et de Galloway on ne le désigne plus aujourd'hui que sous le nom africain yaws. Cette maladie a été décrite à l'article PIAN, dont elle est un degré plus grave. *Voyez* ce mot.

(LAGNEAU.)

YÈBLE, HIÈBLE OU IÈBLE, s. m., *sambucus ebulus*. L. Espèce de sureau fort remarquable par ses tiges herbacées, ses racines vicaces et rampantes, et qui croît dans les lieux ombragés, les champs, etc. Par son port, l'yèble ressemble tout-à-fait au sureau, mais ses tiges, hautes de trois ou quatre pieds, sont herbacées, ses fleurs sont un peu plus grandes et rosées en dehors, et ses baies sont pisiformes, violacées et presque noires. Toute la plante, de même que le sureau, répand une odeur vireuse et désagréable, surtout quand on la froisse entre les doigts. Sa racine, qui est épaisse, blanche et charnue, a une saveur amère et nauséabonde. Elle est purgative, et autrefois sa décoction était fréquemment employée contre l'hydropisie; quelques auteurs recommandaient de préférence l'écorce de la racine récente, qui en effet paraît être plus active. La même propriété se retrouve dans l'écorce intérieure des tiges, qui était employée dans les mêmes circonstances, ainsi que dans les baies, quoiqu'à un moindre degré. En un mot, pour peu que l'on compare les propriétés et l'emploi des diverses parties de l'yèble, on reconnaîtra que sous tous les rapports il existe une très-grande analogie entre cette plante et le sureau. *Voyez* ce mot.

(A. RICHARD.)

YEUX D'ÉCREVISSE ou PIERRE D'ÉCREVISSE, *concrementa seu calculi cancrorum*. Concrétions blanches, crétacées, orbiculaires, aplaties et concaves d'un côté, convexes de l'autre, que l'on trouve au nombre de deux aux côtés de l'estomac de l'écrevisse, à l'époque où elle va changer de test. Ces pierres sont formées de carbonate calcaire et de gélatine, et étaient employées à titre d'*absorbant*. On les réduisait en poudre, on les lavait, on les porphyrisait avec un peu d'eau; puis on les réduisait en une pâte dont on formait des trochisques qu'on faisait sécher à l'air sur du papier; c'est ce qu'on nommait *pierres d'écrevisse préparées*. Les yeux d'écrevisse ne sont plus guère employés aujourd'hui; on les remplace communément par la craie ou la magnésie.

YTTRIA, s. f. Substance terreuse, dont on ne connaît pas encore la composition, mais que, par analogie, on croit formée d'oxygène et d'un métal de la première classe, l'YTTRIUM (*voyez* MÉTAL). Elle existe dans l'ytterbite, dans l'yttriotantalite, dans le deuto-fluate neutre de cérium, et dans le fluate de cérium et d'yttria. Elle est solide, blanche, insipide; sa pesanteur spécifique est de 4,842. Exposée à l'air, elle en attire l'acide carbonique. L'eau ne la dissout pas. Elle forme avec les acides des sels dont quelques uns sont solubles, et ont une saveur sucrée. La potasse précipite l'yttria de ces dissolutions salines, et ne la redissout pas. Le sous-carbonate d'ammoniaque précipite ces dissolutions, et s'il est employé en excès, le précipité est redissous. Les hydro-sulfates solubles ne les troublent point. L'yttria est sans usages. On l'obtient en traitant l'ytterbite par l'acide nitrique étendu d'eau.

YTTRIUM. Nom donné d'avance à un métal que l'on croit exister dans l'yttria, et que l'on n'a pas encore pu obtenir.

(ORFILA.)

Z.

ZÉDOAIRE, s. f. On désigne sous ce nom la racine tubéreuse et charnue du *kœmpferia rotunda*, L., plante originaire de l'Inde, et faisant partie de la famille des amomées. Dans le commerce, on distingue deux sortes de zédoaire, l'une ronde et l'autre longue, mais qui toutes deux appartiennent à la même espèce botanique. La zédoaire ronde, qui est plus rare, est en morceaux demi-sphériques, planes d'un côté, convexes de l'autre; ces morceaux sont grisâtres, plus gros et arrondis à l'une de leurs extrémités, amincis en pointe à l'extrémité opposée; sur la surface convexe on aperçoit l'origine de fibres radicales qui ont été retranchées. La consistance de la zédoaire est dure, sa cassure est compacte, son odeur assez aromatique, et sa saveur âcre et piquante. La zédoaire longue, que l'on trouve bien plus fréquemment dans le commerce, est en morceaux alongés, triangulaires, ayant leur face extérieure convexe et chargée de mamelons rugueux, et leurs deux faces internes planes; on voit qu'ils proviennent d'une racine tubéreuse, arrondie, coupée en quatre morceaux, tandis que la zédoaire ronde est simplement coupée en deux. La saveur éminemment âcre de la zédoaire est due à la présence d'une huile volatile particulière qui est d'un bleu verdâtre. Cette racine est un médicament éminemment stimulant, qui agit à la manière du gingembre, du curcuma et du zerumbet, autres plantes de la même famille : aussi l'emploie-t-on rarement seule. Elle entre encore dans quelques anciennes préparations pharmaceutiques, comme la poudre de Charas, le *philonium romanum*, *etc.* (A. RICHARD.)

ZÉINE, s. f. Nom donné à une substance particulière que l'on obtient en traitant par l'eau et par l'alcool la farine de *zea maïs*. Elle est jaune, molle, élastique comme le gluten, d'une saveur et d'une odeur particulières, insoluble dans l'eau et dans l'éther, soluble dans l'alcool bouillant et dans le vinaigre, susceptible d'être transformée par l'acide nitrique en une matière grasse, soluble dans l'alcool et dans les huiles. Elle n'a point d'usages. (ORFILA.)

ZERUMBET, s. m., *amomum zerumbet.*, L., racine provenant de l'Inde, qui est sous la forme de morceaux irrégulièrement genouillés, inégaux, d'une grosseur variable, d'une saveur âcre et amère. Elle n'est plus usitée. Ses propriétés sont les mêmes que celles du gengimbre. (A. RICHARD.)

ZIMOME ou ZYMOME, s. m. Nom donné par M. Taddei à celui des principes immédiats du gluten, qui n'est pas soluble dans l'alcool. *Voyez* GLUTEN.

ZINC, s. m. Métal de la troisième classe (*voyez* MÉTAL) que l'on trouve dans la nature, 1° à l'état de calamine, sorte d'oxyde de zinc hydraté uni à la silice, à l'alumine, à de l'oxyde de fer et à du sous-carbonate de chaux; 2° à l'état d'oxyde ferrifère; 3° à l'état de blende (sulfure de zinc et de fer); 4° à l'état de carbonate et de sulfate. De toutes ces mines, la plus abondante est la calamine.

Propriétés physiques et chimiques du zinc. — Ce métal est solide, d'un blanc bleuâtre, lamelleux, dur, ductile et surtout malléable; sa pesanteur spécifique est de 7,1. Il fond au-dessous de la chaleur rouge, et se volatilise si on chauffe davantage; on peut par conséquent le sublimer dans des vaisseaux fermés, et le condenser dans le récipient. Si, au lieu d'agir ainsi, on fait fondre le zinc avec le contact de l'*air* ou du gaz *oxygène*, et qu'on l'agite, il brûle avec une flamme blanche bleuâtre, très-éclatante, et se transforme en oxyde blanc, sous forme de flocons tellement légers qu'ils sont entraînés dans l'atmosphère, quoiqu'ils ne soient pas volatils. L'*hydrogène*, *le bore*, *le carbone et l'azote* sont sans action sur le zinc. Le *phosphore* n'a pas beaucoup de tendance à s'unir avec lui; cependant on peut obtenir directement un phosphure brillant, d'un blanc de plomb. Le *soufre* se combine avec ce métal à chaud, et fournit un sulfure terne, insipide, moins fusible que le métal: le sulfure naturel, connu sous le nom de *blende*, est formé de 59,09 de zinc, de 28,86 de soufre, et de 12,05 de fer, d'après Thomson; il existe en France, particulièrement dans les départemens de l'Isère, du Pas-de-Calais, des Côtes-du-Nord et des Hautes-Pyrénées; il est jaune, roussâtre, brun ou noir, suivant qu'il contient plus ou moins de fer. L'*iode* forme avec le zinc, même à une température peu élevée, un iodure très-fusible, volatil, déliquescent et très-soluble dans l'eau. Le *chlore* est rapidement absorbé par le zinc que l'on a fait chauffer ; il y a dégagement de calorique et de lumière : le chlorure formé est solide, blanc, fusible, volatil au-dessous de la chaleur rouge, très-soluble dans l'eau.

Parmi les alliages que le zinc peut fournir avec les métaux, nous signalerons celui de cuivre, le seul qui offre un intérêt véritable. Cet alliage, connu sous les noms de *laiton, de cuivre jaune, de similor, d'or de Manheim, d'alliage du prince Robert*, est formé de vingt à quarante parties de zinc, et de quatre-vingts à soixante parties de cuivre ; il est plus fusible que ce dernier métal : on l'emploie dans la préparation des chaudières, des poëlons, d'un très-grand nombre d'instrumens de physique, des épingles, des cordes d'instrumens, etc.

L'*eau* est décomposée par le zinc à une température rouge, comme on peut s'en assurer en faisant passer de la vapeur aqueuse à travers un tube de porcelaine chauffé jusqu'au rouge, et contenant du zinc ; le métal est oxydé, et il se dégage du gaz hydrogène ; la même décomposition a lieu à froid, mais beaucoup plus lentement. L'acide *sulfurique concentré* n'agit pas sur le zinc à froid, mais si on élève la température, il se décompose en partie pour oxyder le métal, et il se dégage du gaz acide sulfureux ; l'oxyde formé se combine avec la portion d'acide non décomposée. Si l'acide sulfurique est étendu d'eau, celle-ci se décompose, même à la température ordinaire ; son oxygène se porte sur le zinc, et l'hydrogène se dégage ; tandis que l'oxyde produit se dissout dans l'acide sulfurique. L'acide *nitrique* concentré attaque le zinc à froid, se décompose en partie pour oxyder le métal, et l'oxyde formé se dissout dans la portion d'acide non décomposé ; il se dégage du gaz deutoxyde d'azote, qui passe à l'état d'acide nitreux, jaune orangé, aussitôt qu'il a le contact de l'air. L'acide *hydrochlorique liquide* agit sur le zinc, comme l'acide sulfurique faible, et on obtient de l'hydrochlorate de zinc.

Lorsqu'on chauffe légèrement du zinc et de l'*ammoniaque liquide*, l'eau se décompose ; son oxygène se porte sur le métal ; l'hydrogène se dégage, et l'oxyde de zinc produit se dissout dans l'ammoniaque : cette dissolution évaporée peut cristalliser, et les cristaux fournissent de l'ammoniaque si on les chauffe.

Extraction du zinc. — On traite la calamine calcinée, par du charbon dans une espèce d'appareil distillatoire, composé de plusieurs tuyaux de terre, dans lesquels on place le mélange, et qui communiquent avec d'autres tuyaux qui font en quelque sorte office de récipient; on chauffe fortement les premiers de ces tuyaux : l'oxyde de zinc qui entre dans la composition de la calamine est décomposé par le charbon, et il se produit du gaz oxyde de carbone et du zinc; ce métal se condense dans les tuyaux extérieurs, d'où on le fait tomber dans un bassin de réception : on le fait fondre et on le verse dans le commerce.

Usages du zinc. — Il est employé à la construction de conduits, de gouttières, de baignoires, de couvertures de toits, des piles électriques; il sert à la préparation de l'oxyde de zinc (fleurs de zinc), du sulfate de ce métal, du gaz hydrogène, du laiton et d'un alliage d'étain, dont on fait usage pour frotter les coussins des machines électriques. On a voulu aussi l'employer dans nos cuisines; mais il est reconnu qu'il pourrait y avoir du danger à se servir de casseroles de zinc. *Voyez* POISON, t. XVII, page 283.

ZINC (oxyde de). Il existe deux oxydes de zinc : le plus oxydé n'offre aucun intérêt; il a été à peine étudié. M. Thénard l'a obtenu en traitant par l'eau oxygénée, aiguisée d'acide hydrochlorique, l'oxyde de zinc connu depuis long-temps sous le nom de fleurs de zinc. *Oxyde de zinc* (fleurs de zinc), *pompholix*, *nihil album*, *lana philosophica*. On le trouve dans la nature sous forme de petits cristaux limpides; il entre pour beaucoup dans la composition de la calamine et du zinc gahnite. Il est solide, blanc, doux au toucher, inodore, insipide, fixe lorsqu'on le chauffe dans des vaisseaux clos, indécomposable par la chaleur, décomposable par la pile électrique en oxygène et en zinc, susceptible d'attirer l'acide carbonique de l'air, décomposable à une température élevée en zinc et en gaz oxyde de carbone, insoluble dans l'eau, soluble dans la potasse, la soude et l'ammoniaque, pouvant se combiner avec les acides pour former des sels dont quelques-uns sont solubles dans l'eau. M. Thomson le croit formé de 100 parties de zinc, et de 23,53 d'oxygène. On l'obtient en faisant fondre le zinc dans un creuset avec le contact de l'air; le métal ne tarde pas à être oxydé, et à donner des flocons blancs qui s'attachent aux parois du creuset, et que l'on enlève avec une spatule à mesure qu'ils se forment.

Usages. — L'oxyde de zinc, rangé parmi les antispasmodiques, est administré dans une foule d'affections nerveuses, seul ou associé à d'autres médicamens : ainsi l'on en a retiré de bons effets dans certains cas d'épilepsie, à la dose de six, huit grains par jour; cette dose a été successivement augmentée jusqu'à trente ou trente-six grains, et divisée en plusieurs prises; le médicament était uni à du sucre, à de la gomme ou à toute autre poudre. L'oxyde de zinc fait partie des pilules de Méglin, dont les avantages sont incontestables dans plusieurs névralgies faciales, et dans quelques autres affections nerveuses; ces pilules, composées d'un grain d'oxyde de zinc, et d'une égale quantité d'extrait de jusquiame et de valériane, ne doivent pas d'abord être prises en grande quantité; il suffit d'en administrer une du poids de trois à quatre grains; on augmente ensuite graduellement la dose. La *tuthie*, qui n'est que de l'oxyde de zinc grisâtre et impur (*voyez* TUTHIE), entre dans la composition de certains collyres toniques, du baume vert, de l'opodeldoch, etc. : mêlée avec du sucre candi, elle peut être soufflée dans les yeux à la fin des ophthalmies aiguës, dans les ophthalmies scrofuleuses rebelles, pour dissiper les taies. Il serait préférable, dans ces différentes circonstances, de recourir à l'oxyde de zinc pur.

ZINC (sels de). Les sels de zinc sont incolores s'ils sont purs : lorsqu'ils sont solubles dans l'eau, leurs dissolutions précipitent *en blanc*, 1° par la potasse, la soude et l'ammoniaque; l'oxyde de zinc précipité ne change point de couleur à l'air, peut se redissoudre dans un excès de l'un ou de l'autre de ces alcalis concentrés, et fournit du zinc métallique lorsqu'on le calcine avec du charbon; 2° par l'acide hydrosulfurique, et par les hydrosulfates solubles, qui en précipitent un hydrosulfate plus ou moins sulfuré : on sait que les sels de manganèse ne précipitent point par l'acide hydrosulfurique; 3° par l'hydrocyanate ferruré de potasse (prussiate); 4° par les sous-carbonates, les carbonates, les sous-phosphates, les phosphates et les sous-borates solubles. Il n'y a guère que le sulfate de zinc d'employé en médecine.

ZINC (sulfate de). *Couperose blanche*, *vitriol blanc.* — Sel que l'on trouve dans la nature, en petite quantité, et que l'on obtient dans les laboratoires, en mettant le zinc en contact avec l'acide sulfurique très-étendu d'eau, à la température ordinaire, et en faisant évaporer la liqueur, lorsqu'il ne se dégage plus de gaz hydrogène. Ce sel que nous supposerons pur, cristallise en prismes à quatre pans incolores, terminés par des pyramides à quatre faces, d'une saveur âcre styptique, efflorescens, solubles dans deux parties et demie d'eau à 15°, et plus solubles dans l'eau bouillante, susceptibles de fondre dans leur eau de cristallisation lorsqu'on les chauffe. La dissolution aqueuse du sulfate de zinc pur, indépendamment des précipités qu'elle fournit avec les réactifs, dont nous avons fait mention en parlant des sels de zinc, précipite en blanc par l'hydrochlorate de baryte; le précipité est du sulfate de baryte, insoluble dans l'eau et dans l'acide nitrique. Le sulfate de zinc est formé de 5 parties d'acide (un atôme), de 5,25 d'oxyde de zinc (un atôme), et de 7,875 d'eau (sept atômes).

Le sulfate de zinc, que l'on vend dans le commerce, contient du sulfate de fer, et souvent des sulfates de cuivre et de manganèse. Il est en masses, d'un blanc sale, tachées çà et là en brun rougeâtre : sa dissolution précipite en blanc verdâtre par la potasse et par l'ammoniaque, en bleu peu foncé par l'hydrocyanate ferruré de potasse, en brun noirâtre par les hydrosulfates, en violet foncé par l'infusion de noix de galle, tandis que cette infusion ne communique au sulfate pur qu'un aspect très-légèrement laiteux. Le sulfate de zinc du commerce est employé en médecine, dans les mêmes circonstances que l'oxyde, quoiqu'il paraisse moins avantageux. On s'en est servi aussi comme émétique à la dose de douze ou quinze grains dissous dans l'eau distillée. On le fait entrer à la dose de deux à quatre grains par once de véhicule dans certains collyres liquides astringens, dont on fait usage dans les dernières périodes des ophthalmies aiguës, dans les ophthalmies atoniques, etc.; on l'administre aussi dans les leucorrhées, dans certaines blennorrhagies, etc. : alors on l'injecte dans le canal de l'urètre, ou dans le vagin, après l'avoir étendu de beaucoup d'eau, de crainte d'irriter trop fortement les membranes muqueuses. Il serait toujours préférable de recourir au sulfate de zinc pur. *Voy.* POISON, pour l'action de ce sel sur l'économie animale.

Préparation. — On obtient le sulfate de zinc du commerce, en grand, en faisant griller la blende dans un fourneau à réverbère : le sulfure de zinc, et la petite quantité de sulfures de fer, de cuivre et de plomb qui composent ce minéral, passent, en absorbant l'oxygène de l'air, à l'état de sulfate; on les traite par l'eau qui les dissout tous, excepté le sulfate de plomb; on laisse déposer celui-ci : on décante la dissolution, et on la fait évaporer jusqu'à ce qu'elle soit assez concentrée pour fournir une masse cristalline semblable au sucre en pain, que l'on livre dans le commerce, sous le nom de *vitriol blanc*, et que l'on peut purifier en le dissolvant dans l'eau, et en le faisant bouillir avec de l'oxyde de zinc, qui en précipite les oxydes de fer et de cuivre. (ORFILA.)

ZIRCONE, s. m. (*oxyde de zirconium*). Oxyde terreux que l'on n'a encore trouvé que dans le zircon, pierre qui existe à Ceylan. Il est blanc, insipide, fusible en un émail blanc au chalumeau à gaz, sans action sur la lumière, le fluide électrique ni les corps simples non métalliques : sa pesanteur spécifique est de 4,3. Il se combine avec plusieurs acides lorsqu'il n'a pas été calciné, et fournit des composés, en général peu solubles dans l'eau, qui ont de l'analogie avec les sels. Ceux de ces composés qui se dissolvent dans l'eau sont précipités en *blanc*, 1° par la potasse qui en sépare la zircone, insoluble dans un excès de potasse; 2° par le sous-carbonate d'ammoniaque, dont un excès peut redissoudre le précipité; 3° par le sulfate de potasse; 4° par les hydrosulfates solubles. Aucun de ces composés n'est précipité par l'oxalate d'ammoniaque. On obtient la zircone en traitant le zircon par la potasse à une chaleur rouge, en dissolvant le produit dans l'eau, dans l'acide hydrochlorique, etc. (*voyez* les ouvrages de chimie). La zircone est sans usages.

ZIRCONIUM, s. m. Corps simple que l'on avait regardé par analogie comme métallique avant de l'avoir examiné, et qui n'est plus considéré comme tel depuis les travaux de Berzélius. Il est noir comme du charbon, et ne s'oxyde pas dans l'eau : uni à l'oxygène, il constitue la zircone. Il a été découvert en 1824, et n'a point d'usages. (ORFILA.)

ZOANTHROPIE, s. f., *zoanthropia ;* de ζῶον, animal, et de ἄνθρωπος, homme : espèce de folie dans laquelle le malade croit être transformé en animal. *Voyez* FOLIE.

ZONA, s. m., ζωστήρ, de ζωνή, ceinture ; inflammation aiguë et vésiculo-bulleuse des tégumens, ainsi dénommée parce qu'elle apparaît le plus ordinairement sur le tronc, sous la forme d'une bande demi-circulaire, formée par plusieurs groupes de vésicules agglomérées, susceptibles de se transformer en de véritables bulles, et dont la guérison est ordinairement complète après deux ou trois septénaires.

§. I. L'apparition du zona, comme celle de l'érysipèle, est quelquefois précédée d'un frisson plus ou moins prolongé, de céphalalgie, d'agitation, d'insomnie, de nausées, de soif, de perte d'appétit; le pouls s'accélère, la langue se couvre d'un enduit jaunâtre ou blanchâtre, le malade répugne à se livrer à ses occupations ordinaires, etc. La veille de l'éruption, il se plaint de picotemens, de tension, d'une chaleur brûlante, ou de *douleurs aiguës*, dans la région que le zona doit envahir. Aucune partie du corps n'en est exempte; mais sur dix cas de zona, il y en a huit dans lesquels cette phlegmasie se développe du côté droit, sans que la cause de cette disposition anatomique soit connue.

L'éruption du zona peut être *discrète;* elle est alors caractérisée par des groupes de vésicules épars et peu nombreux : plus rarement elle est *confluente* de manière à ce que les bulles et les vésicules, aplaties et violacées, se touchent ou se réunissent par leurs bords correspondans : dans ce cas, l'épiderme peut être soulevé et détaché de la peau, en larges lambeaux, comme dans les brûlures vésiculo-bulleuses.

1°. Le zona du *tronc* est de toutes les variétés de cette maladie la plus fréquente. Les parois de l'abdomen en sont plus ordinairement le siége que celles du thorax. Le zona part d'un des points de la ligne médiane, se porte en dehors pour rejoindre le voisinage de la colonne vertébrale, et forme de cette manière une espèce de *ceinture*, ou de demi-zone. Jamais le zona ne forme un cercle complet. Pline, Turner, Russel, ont parlé, il est vrai, de cette disposition du zona; mais ils n'en ont point rapporté d'exemples authentiques.

Le zona du *tronc* se présente toujours sous la forme d'une bande demi-circulaire, plus ou moins large, formée par plusieurs groupes circulaires ou ovales, de vésicules argentées, grises ou jaunâtres, souvent mélangées de bulles, globuleuses, entourées d'une auréole rouge, plus ou moins vive, et qui sont pleines d'une sérosité transparente ou sanguinolente. Au moment de leur formation, les vésicules sont très-petites, de la grosseur d'une tête d'épingle; plus tard elles peuvent acquérir le volume d'une lentille ou d'un gros pois. Au bout de cinq à six jours, l'humeur qu'elles renferment prend une teinte opaline, et devient séro-purulente. Lorsque l'inflammation est très-intense, les vésicules et les bulles ne tardent pas à contenir de véritable pus. Il en est qui se rompent spontanément du deuxième au quatrième jour, et laissent échapper une sérosité lympide et inodore. L'épiderme se détache, et le corps réticulaire est mis à nu. Les vésicules et les bulles, rompues et privées de leur épiderme, forment autant de petites surfaces enflammées qui suppurent pendant quelques jours, et se couvrent de croûtes brunes ou jaunâtres, ordinairement lamelleuses, parfois proéminentes et disposées sous la forme d'une bande qui rappelle la direction de l'éruption. D'autres vésicules se flétrissent sans s'ouvrir, et se transforment en petites croûtes à mesure que la sérosité prend de la consistance; ces croûtes brunissent et ne tardent pas à se détacher de la peau.

On observe quelquefois une autre terminaison de l'inflammation, chez des individus affectés de zona des parois du thorax ou de l'abdomen. Les vésicules et les bulles situées à la partie postérieure du tronc sont frappées de *gangrène* ou de *ramollissement*, soit par l'effet de l'inflammation, soit par suite de la compression que cette partie de la peau éprouve dans le coucher en supination. Ces *escarres*, à bords dentelés et irréguliers, n'intéressent pas toujours toute la peau, comme je m'en suis plusieurs fois assuré, en promenant une aiguille à leur surface, ou en faisant pénétrer sa pointe dans leur épaisseur. Elles se séparent de la peau plus ou moins rapidement, suivant l'âge et le degré de force des malades. Si on examine la peau, après la chute de ces escarres, il semble ordinairement qu'on ait enlevé, avec un emporte-pièce, une couche plus ou moins profonde du derme; sur les points excoriés, il reste blanc et parsemé de petits points rougeâtres, correspondans aux prolongemens celluleux et vasculaires qui pénètrent dans ses aréoles. Lorsque l'éruption est confluente, la peau qui entoure les surfaces blanchâtres et excoriées du derme reste long-temps rouge, après la disparition des vésicules et des bulles qui la surmontaient.

L'apparition des groupes vésiculeux et bulleux du zona est successive. A mesure que les premières vésicules qui en ont marqué l'invasion, deviennent purulentes et se dessèchent, d'autres, mais en petit nombre, se montrent dans leurs intervalles et suivent la même marche. Dans le zona des parois du thorax, ces nouveaux groupes se développent quelquefois sur l'épaule de manière à former une espèce de T par leur réunion avec les premiers. On remarque aussi une semblable disposition des groupes des vésicules, lorsque, dans le zona des parois de l'abdomen, les nouveaux groupes s'étendent sur la partie supérieure de la cuisse correspondante.

Après huit jours au moins et trois semaines au plus à dater de l'invasion, toutes les croûtes des vésicules et des bulles du zona *discret* sont ordinairement détachées. Cette maladie ne laisse alors d'autres traces que des taches d'un rouge foncé, qui disparaissent peu à peu, et dont la disposition oblique et en bande régulière décèle encore le caractère de l'éruption qui les a produites. Cette terminaison de l'éruption n'est pas aussi prompte lorsque les bulles ou les vésicules ont été *confluentes* et très-enflammées. En se desséchant, celles-ci se couvrent de croûtes d'un jaune brun, très-adhérentes, au-dessous desquelles la peau se cicatrise lentement. Lorsqu'un ou plusieurs points gangréneux se sont formés dans plusieurs groupes, la guérison se fait encore plus long-temps attendre. A la chute des escarres succèdent des *ulcérations* blanchâtres, montrant plus ou moins distinctement les aréoles du derme ou le tissu cellulaire enflammé. Elles sont plus ou moins profondes, très-irrégulières, et surmontées ou séparées par de petits îlots de peau rouge, mais non autrement altérée.

Les symptômes généraux qui accompagnent le développement du zona, tels que la fièvre, la soif, la céphalalgie, etc., diminuent ordinairement d'intensité, et cessent même quelquefois entièrement, lorsque l'éruption est terminée. Une douleur locale, fort aiguë, analogue à celle que cause la brûlure, persiste jusqu'à la fin de la maladie : parfois même cette douleur se fait sentir plusieurs semaines après la disparition complète de l'inflammation des tégumens.

2° Le zona *du col* est plus rare que les précédens : je l'ai vu accompagné d'une inflammation très-vive des ganglions lymphatiques sous-mastoïdiens.

3° Lorsque le zona se développe *sur la face*, l'inflammation se propage quelquefois dans la bouche, dont elle n'envahit également qu'un des côtés. Un vieillard âgé de 70 ans entra le 3 janvier 1827 à l'hôpital de la Pitié, pour s'y faire traiter d'un catarrhe pulmonaire. Le 13 janvier, dans la nuit, il se manifesta une inflammation vésiculeuse sur la joue gauche, qui, depuis trois ou quatre jours, avait été le siége de vives douleurs, dans la direction des branches et des ramifications de la septième paire de nerfs. La peau de ce côté du visage offrait de petites taches rouges légèrement violacées, disparaissant par la pression, qui ne tardèrent pas à se transformer en de petits groupes de vésicules, semblables à ceux du zona du tronc. Bientôt la membrane muqueuse de la moitié gauche de l'arcade supérieure de la mâchoire dépourvue de dents, et la face interne de la joue gauche furent couvertes de vésicules isolées ou en groupes, et de quelques bulles d'un diamètre variable, analogues à celles de la face : on distinguait aussi de semblables vésicules sur le côté gauche de la voûte palatine. Elles étaient plus nombreuses, sur cette dernière, près de l'arcade alvéolaire; il en existait sur la moitié gauche de la luette; toutes avaient une forme irrégulière, ronde, ovale ou alongée, et semblaient entourées d'une légère auréole à leur circonférence. Cette inflammation fut accompagnée, au début, de frissons prolongés et de constipation. Le 14, l'humeur des vésicules situées autour du nez s'était en partie concrétée sous forme de croûtes flavescentes; d'autres vésicules qui commençaient à paraître étaient plus proéminentes; il y en avait un petit groupe sur la tempe. La veille, le malade avait éprouvé des douleurs très-vives dans le côté gauche de la face, et une forte céphalalgie dans le même côté de la tête. Le 19, les vésicules de la tempe et de la partie externe de la joue (les premières apparues) étaient passées à l'état de croûtes; celles de l'intérieur de la bouche étaient encore reconnaissables; les douleurs, toujours bornées à la moitié gauche du visage, avaient reparu et persisté pendant toute la nuit. Le 17, toutes les vésicules de la face étaient desséchées et remplacées par des croûtes brunes, minces aux endroits où les vésicules étaient isolées, épaisses et analogues à celles de l'impétigo dans les points où elles avaient été confluentes. Celles de l'intérieur de la bouche, disparues à la suite d'une desquammation de l'épithélium, étaient remplacées par de petites taches rouges.

4° Le zona envahit plus rarement le *cuir chevelu*. Je choisis l'exemple suivant parmi plusieurs que j'ai recueillis : Amb...., âgée de 47 ans, ressentit, le 27 octobre 1827, une douleur cuisante dans l'œil et le sourcil gauches, et qui se propagea bientôt au côté gauche du front et du crâne, sans s'étendre inférieurement sur la face. Douze heures après l'apparition de cette douleur, des vésicules, disposées en groupes, se montrèrent sur les paupières de l'œil gauche, qui étaient contractées, et laissaient fluer une humeur séreuse entre leurs bords. Le lendemain, le côté gauche du front et du crâne, jusqu'à la suture lambdoïde, furent occupés par de petits groupes de vésicules semblables à ceux des paupières; aucun d'eux ne dépassait la ligne médiane pour se porter du côté opposé. Le 30 octobre, ces petits groupes de vésicules, épars sur le front et le cuir chevelu, offraient les dispositions suivantes : parmi les vésicules, les unes, récemment apparues, aussi petites qu'une tête d'épingle et transparentes, contenaient un liquide d'un jaune très-clair et limpide; d'autres étaient primitivement plus volumineuses, ou accidentellement formées de la réunion de plusieurs petites; enfin de plus anciennes, tout-à-fait desséchées, étaient remplacées par une petite croûte noire comme enchâssée dans la peau. Tous ces groupes se desséchèrent, comme lorsqu'ils se développent sur d'autres régions du corps.

5° Le zona *perpendiculaire*, ou parallèle à l'axe d'un membre, n'est pas très-rare; j'en ai recueilli plusieurs exemples : quelques autres ont été consignés dans les recueils périodiques. Lorsque le zona envahit l'un des membres abdominaux, les groupes vésiculeux sont épars sur la région lombaire droite ou gauche, sur la cuisse, la jambe et le pied correspondans.

§. II. Le zona ne se montre jamais comme une affection tout-à-fait simple. Parfois des pustules psydraciées apparaissent accidentellement au milieu des vésicules et des bulles qui le caractérisent. Les ganglions lymphatiques de l'aisselle sont souvent enflammés, dans le zona du thorax. J'ai vu ce dernier compliqué d'une pleurésie développée dans le côté affecté, et qui fut momentanément méconnue, la douleur locale et la toux ayant paru suffisamment expliquées par l'inflammation de la peau. Plusieurs fois aussi j'ai vu le zona des parois du thorax accompagné d'une bronchite plus ou moins intense. Parmi les lésions intérieures qui peuvent coïncider avec cette inflammation de la peau, il n'en est peut-être pas de plus fréquente que celle de l'estomac et de l'intestin. Outre que les phénomènes précurseurs du zona décèlent ordinairement un dérangement primitif des organes digestifs, ce dernier persiste souvent plusieurs jours après le développement complet de cette éruption; c'est pour cela que l'anorexie, la blancheur, la rougeur, l'enduit sale, blanc ou jaunâtre de la langue, la constipation, la diarrhée, la soif, etc., ont été mis au nombre des symptômes du zona, par presque tous les pathologistes. J'ajouterai que d'autres conditions morbides accompagnent presque toujours cette inflammation vésiculeuse de la peau. L'une de ces conditions paraît être une espèce de névralgie affectant les nerfs intercostaux, dans le zona des parois du thorax, les nerfs lombaires dans celui des parois de l'abdomen, le crural dans celui des membres abdominaux, etc.; névralgie, forte ou légère, qui non seulement précède toujours le développement de l'inflammation vésiculeuse de la peau, mais qui lui survit quelquefois pendant plusieurs semaines, et réclame des médications particulières. Sous ce rapport, comme sous celui de leur caractère extérieur, il y a une grande analogie, ce me semble, entre les vésicules du zona et celles de l'*herpès labialis* produit par la fièvre intermittente. L'autre condition est l'état couenneux du sang, que j'ai observé chez presque tous les malades atteints du zona, auxquels j'ai fait pratiquer des saignées.

§. III. Le zona, quelle que soit son étendue, ne cause jamais la mort, mais elle peut être déterminée par des lésions concomitantes. Pendant la vie on peut étudier la disposition anatomique des vésicules et des bulles, en les ouvrant avec la pointe d'une épingle ou d'une lancette. On reconnaît alors qu'indépendamment de la sérosité qu'elles contiennent, il existe, dans la plupart d'entre elles, une petite fausse membrane très-adhérente à la surface externe de la couche albide et au corps réticulaire qu'elle recouvre. Celui-ci, d'un rouge vif, surmonté de petites granulations, formées par les papilles, offre parfois de petits points d'un rouge violacé, surtout dans les vésicules qui contiennent de la sérosité sanguinolente. La pseudo-membrane est moins apparente, et quelquefois même totalement détruite dans les vésicules et les bulles devenues purulentes. Celles sur lesquelles se sont formées des escarres, ou qui ont été suivies d'excoriations, offrent d'autres dispositions que j'ai pu facilement étudier sur le cadavre d'une femme, d'un âge avancé, affectée d'un zona *confluent* du côté droit de la partie supérieure au thorax, et qui, vers la fin de cette maladie, a succombé, à l'hôpital Saint-Antoine, à la suite d'une inflammation de la membrane muqueuse gastro-pulmonaire. Les *excoriations* étaient dentelées, très-irrégulières, et surmontées çà et là de petits îlots de peau saine ou simplement rouge à sa surface interne, et également fort irréguliers. La peau était détruite à une inégale profondeur sur les points excoriés ; sur tous elle était ramollie ; sur plusieurs elle présentait à peine la consistance d'une gelée de groseilles ; les fibres des aréoles du derme n'étaient plus distinctes ; enfin sur quelques autres points, la peau, détachée du tissu cellulaire sous-cutané, fut trouvée légèrement *trouée*, et sur quelques autres elle était détruite, dans une étendue assez considérable. Le tissu cellulaire n'était rouge et enflammé qne dans ces derniers points. Les nerfs sous-cutanés, et principalement ceux fournis par le plexus cervical, examinés avec le plus grand soin, ne présentèrent aucune altération appréciable. Ce zona, quoique confluent, avait été peu douloureux.

§. IV. Les causes du zona sont peu connues; il est plus commun dans les saisons chaudes, ou lorsque la température est accidentellement plus élevée. J'en ai observé un très-grand nombre d'exemples, pendant l'été et l'automne derniers. Les adultes en sont plus souvent affectés que les enfans et les vieillards; il n'est ni épidémique ni contagieux. C'est par erreur que, tout récemment encore, on a signalé comme des *épidémies* du zona plusieurs exemples de cette maladie que le hasard ou d'autres circonstances avaient rassemblés dans un même hôpital.

§. V. Le zona a quelques points de ressemblance avec le pemphigus, avec l'érysipèle surmonté de bulles, et l'herpès phlycténoïde. Toutefois il n'a de commun avec l'érysipèle que les désordres fonctionnels des organes digestifs, qui les accompagnent fréquemment l'un et l'autre. Dans l'érysipèle la tuméfaction de la peau est considérable et uniformément développée; les bulles, lorsqu'il en existe, n'ont point d'auréole. Le zona, au contraire, est caractérisé par des groupes de vésicules susceptibles de se transformer en bulles distinctes, entourées d'auréoles qui s'étendent à mesure que la maladie fait des progrès et que les vésicules et les bulles se rapprochent de l'époque de leur dessiccation. Le zona présente constamment une forme tout-à-fait étrangère à l'érysipèle. Dans ce dernier, la tuméfaction de la peau, beaucoup plus prononcée que dans le zona, est accompagnée du boursoufflement du tissu cellulaire sous-cutané. Enfin, l'érysipèle se termine par une desquammation générale de la partie sur laquelle il siégeait, tandis que la chute des croûtes, dans le zona, est bornée aux seuls points que les bulles et les vésicules ont occupés. La forme du zona suffit seule pour le distinguer du pemphigus. Le zona n'occupe, pour ainsi dire, qu'une bande de la peau; le pemphigus est caractérisé par une large bulle solitaire, ou par des bulles nombreuses qui couvrent à la fois plusieurs régions du corps, et ne s'étendent jamais en forme de ceinture. Dans le zona, la rubéfaction forme autour de chaque vésicule ou de chaque bulle une auréole qui devient de plus en plus large a mesure qu'elles se flétrissent ou qu'elles s'approchent de la dessiccation; dans le pemphigus on n'observe que de légères auréoles, elles sont même quelquefois nulles ou imperceptibles; la rougeur de la peau disparaît à mesure que les bulles s'étendent ou se dessèchent. Quant à l'herpès phlycténoïde, les groupes de vésicules qui le caractérisent diffèrent de ceux du zona en ce qu'ils envahissent toujours plusieurs régions du corps, telles que la nuque, les régions parotidiennes, les parois du thorax, les aisselles, les parties génitales, etc., et n'offrent jamais la forme régulière d'une demi-zône. D'autres caractères distinguent le zona de l'herpès phlycténoïde et des autres variétés de l'herpès; en général, les vésicules de ces derniers sont moins volumineuses; elles se transforment plus rarement en bulles, et ne sont jamais suivies des excorations *profondes*, ou des escarres qu'on observe dans le zona. Sous ce rapport, comme je l'ai fait observer dans un autre ouvrage, le zona forme l'anneau intermédiaire entre les inflammations vésiculeuses et bulleuses.

§. VI. Le zona n'est jamais une maladie grave. Si Pline le naturaliste a avancé que cette maladie devenait funeste, lorsqu'elle formait une ceinture complète autour du corps, son assertion mérite d'autant moins de créance, que le zona ne se montre jamais sous cette forme. Lorsque des individus viennent à succomber à cette maladie, la mort est toujours produite par quelque complication grave.

§. VII. Le repos, le régime antiphlogistique, l'usage des boissons tempérantes, la saignée générale, et parfois les saignées locales à l'épigastre et à la marge de l'anus, sont les seuls moyens à opposer aux symptômes *précurseurs* du zona. Lorsque l'éruption est apparue, ces phénomènes peuvent diminuer d'intensité, ou persister avec la même violence pendant plusieurs jours, et exiger de nouveau l'emploi des saignées, des boissons délayantes et des lavemens émolliens. Quant à l'inflammation de la peau, elle ne réclame aucune application extérieure, dans les cas les plus ordinaires. Lorsque la constitution des malades le permet, j'emploie aujourd'hui hardiment la saignée pour combattre l'insomnie et les douleurs; sur plus de trente cas de zona que j'ai soignés depuis un an, le succès de ce moyen a été constant. Si les malades se refusent obstinément à l'emploi de la saignée, il faut appliquer une guirlande de sangsues autour du zona, vers les points les plus irrités. Le soir, les malades prennent une pilule ou une potion narcotique. Les topiques émolliens accélèrent rarement la guérison du zona; car s'ils ne favorisent pas l'éruption des vésicules et des bulles, ils s'opposent à leur dessiccation. Les linimens opiacés sont quelquefois utiles pour calmer les douleurs et prévenir l'insomnie. Ils ne produisent jamais la répercussion du zona, que plusieurs auteurs ont paru redouter. Lorsque l'éruption est confluente, et l'épiderme soulevé ou détaché sur une large surface, ou bien encore lorsque les malades ne gardent pas le lit, il convient de préserver la peau enflammée du contact de l'air et du frottement des vêtemens, en la couvrant de papier de soie imprégné d'huile ou d'un liniment opiacé, ou bien encore d'un linge pénétré enduit de cérat, et recouvert d'une couche mince de charpie.

Les malades doivent avoir soin de se coucher habituellement sur le côté du corps non affecté; sans cette précaution ils s'exposent à ce qu'il se forme, sur un ou plusieurs groupes, de petits points gangréneux, dont la nature opèrera plus tard lentement la séparation. On se borne ordinairement à les couvrir d'un morceau de diachylum gommé. Après la chute de ces petites escarres, la peau ulcérée ou perforée doit être pansée avec un linge fenêtré, enduit de cérat camphré et couvert de charpie sèche.

On a proposé, dans ces derniers temps, de cautériser les vésicules et les bulles du zona, dans le but d'abréger la durée de cette maladie et d'en diminuer les douleurs. J'ai expérimenté cette méthode sur cinq malades : chez tous la cautérisation a été douloureuse et suivie d'une augmentation des accidens primitifs, sans que la durée du zona ait été abrégée par cette opération.

J'ai déjà dit que des douleurs *sous-cutanées* assez vives persistaient quelquefois après la disparition du zona, dans les régions du corps sur lesquelles il était apparu. Ces douleurs sont combattues avec succès par l'usage intérieur de la poudre de stramonium (à la dose d'un ou de plusieurs grains), et mieux encore par l'application des vésicatoires volans sur le trajet des nerfs affectés. Enfin, ai-je besoin d'ajouter que les inflammations internes qui sont quelquefois associées au zona offrent elles-mêmes des indications particulières, exposées dans d'autres articles ?

Il n'est peut-être pas inutile de rappeler qu'il y a peu d'années, les désordres fonctionnels produits par l'irritation de l'estomac et de l'intestin, et quelquefois précurseurs du zona, étaient connus, en France, sous les noms *d'embarras gastrique, d'état bilieux des premières voies* ; c'était l'usage alors de faire vomir les malades au début de cette maladie, et de terminer la convalescence par un purgatif. J'ai vu employer cette méthode, et je puis assurer que le rétablissement des malades avait rarement lieu avant la fin du troisième ou du quatrième septennaire, et que les symptômes gastriques persistaient, presque toujours, jusqu'au moment de la dessiccation complète des bulles et des vésicules. (P. RAYER.)

ZOOLOGIE, s. f.; de ζῶον animal, et de λογος discours; l'une des trois grandes divisions de l'histoire naturelle, qui a pour objet l'étude des animaux. Essentiellement basée sur l'anatomie et la physiologie comparées des divers animaux, cette science fait chaque jour de nouveaux progrès, qui souvent éclairent plusieurs points de l'anatomie et de la physiologie chez l'homme. Aussi le médecin instruit ne peut-il pas aujourd'hui rester étranger aux connaissances zoologiques. Indépendamment de la description de chaque animal, la zoologie s'occupe également de réunir en groupes les différens animaux qui se ressemblent soit par leur organisation, soit par leurs habitudes, et d'en former des genres qu'elle rapproche ensuite en familles naturelles, comme les botanistes l'ont fait pour les végétaux. Aussi aujourd'hui chacune des grandes classes établies dans le règne animal a-t-elle été partagée en un certain nombre de tribus ou de familles. *Voyez* ANIMAL. (A. RICHARD.)

ZOONOMIE, s. f., *zoonomia*, de ζῶον, animal, et de νόμος, loi. On désigne ainsi la physiologie générale, la science des lois qui président à l'exercice de la vie dans tous les corps organisés.

ZOSTER, s. m. *Voyez* ZONA.

ZUMIQUE (acide). *Voyez* NANCÉIQUE.

ZYGOMA. Mot grec conservé par quelques anatomistes, pour désigner l'os jugal, ou os de la pommette.

ZYGOMATIQUE, adj. et s. m., *zigomaticus;* qui est relatif au zygoma, ou à l'os de la pommette.

ZYGOMATIQUE (l'apophyse) est une éminence longue et grêle de l'os temporal, qui s'articule avec l'angle postérieur de l'os de la pommette. *Voyez* TEMPORAL.

ZYGOMATIQUE (la fosse) est l'espace compris entre le bord postérieur de l'aile externe de l'apophyse ptérygoïde, et la crête qui descend de la tubérosité malaire au bord alvéolaire supérieur. Cette fosse fait partie des régions latérales de la TÊTE.

ZYGOMATIQUES (les muscles) sont au nombre de deux, que leur longueur différente fait distinguer en grand et petit.

Le muscle *grand zygomatique* est alongé, grêle, arrondi, situé à la partie moyenne de la face; il se fixe au milieu de la face antérieure de l'os de la pommette, se dirige ensuite obliquement en bas, en dedans et en avant, et se rend à la commissure des lèvres où ses fibres se confondent avec celles du muscle labial. Ce muscle correspond en devant à la peau et au muscle orbiculaire des paupières, dont quelques fibres le recouvrent supérieurement. En arrière il est en rapport avec l'os de la pommette, la veine labiale et le buccinateur. Il élève la commissure des lèvres, et la porte en dehors; il agit principalement dans le rire.

Le muscle *petit zygomatique* manque quelquefois; il est long, mince, très-grêle, situé en dedans du grand zygomatique: il se fixe le plus ordinairement à l'os de la pommette, quelquefois ses fibres semblent provenir du muscle palpébral. Il descend obliquement en dedans, et se termine avec l'élévateur propre de la lèvre supérieure dans l'épaisseur de la peau voisine du sillon vertical de la lèvre supérieure qui se prolonge au-dessous de la cloison des narines. Le muscle petit zygomatique correspond en avant à la peau et à la veine faciale, en arrière à l'os de la pommette et au muscle canin. Il a pour usage d'élever et de tirer en dehors la lèvre supérieure. (MARJOLIN.)

SUPPLÉMENT

AU

DICTIONNAIRE DE MÉDECINE.

M.

MAMELLE (amputation de la). Le cancer est à peu près la seule maladie qui nécessite l'oblation totale ou partielle du sein. Cette opération, qui consiste à emporter toutes les parties malades avec l'instrument tranchant, se pratique tantôt en conservant la peau qui couvre la tumeur, tantôt en l'enlevant avec elle. L'opération est désignée dans le premier cas sous le nom d'*extirpation*, et dans le second sous celui d'*amputation*.

L'extirpation convient lorsque la tumeur est petite, mobile, sans affection de la peau, sans altération du mamelon et sans dilatation variqueuse des vaisseaux. On doit au contraire préférer l'amputation lorsque la tumeur est volumineuse, adhérente, la peau altérée et le mamelon déformé. Ce dernier mode d'opération est indispensablement nécessaire dans le cancer ulcéré.

Quelques circonstances peuvent mettre un obstacle à l'opération, ou en rendre le succès bien douteux; d'autres fois l'ablation du sein est formellement contre-indiquée.

L'engorgement d'une ou plusieurs glandes dans le creux de l'aisselle du côté malade ne doit être considéré comme un obstacle à l'opération qu'autant que ces glandes sont en très-grand nombre, très-volumineuses, et situées si profondément qu'on ne saurait emporter toutes les parties malades sans s'exposer à ouvrir l'artère axillaire ou les grosses branches qui partent de ce vaisseau. On ne peut pas se dissimuler cependant que l'existence de cet engorgement est d'un assez mauvais présage. Il faut s'abstenir de toute espèce d'opération lorsque l'engorgement existe dans les glandes axillaires du côté opposé à la maladie : en effet, dans ce dernier cas, l'infection cancéreuse est générale. L'ulcération de la mamelle affectée de cancer, surtout lorsque la maladie est ancienne, située profondément, est une circonstance défavorable. Cependant les observateurs ont recueilli plusieurs exemples de cancers ulcérés guéris par l'opération. L'existence simultanée de plusieurs tumeurs cancéreuses rend très-hasardeuse l'extirpation de l'une d'elles et même de toutes. L'expérience apprend qu'on peut opérer lorsque l'adhérence de la tumeur est la seule circonstance qui paraisse s'opposer au succès de l'opération : en effet, on a vu guérir des malades sur lesquels on avait été obligé d'enlever le muscle grand pectoral, et même de ruginer les côtes déjà ramollies. La prudence toutefois impose l'obligation de se borner à une chirurgie expectante lorsque la mamelle, adhérente au grand pectoral, est immobile et cimentée en quelque sorte avec la paroi antérieure de la poitrine. Enfin, quelles que soient les circonstances locales d'un cancer au sein, favorables ou non, on ne doit jamais en entreprendre l'ablation lorsqu'il existe des symptômes de diathèse cancéreuse. *Voyez* CANCER.

Avant de procéder à cette opération, il faut préparer et disposer tout ce dont on peut avoir besoin : un bistouri droit, un bistouri légèrement convexe sur son tranchant, une pince à ligature, du fil ciré, des aiguilles, une érigue double, ou mieux une pince dont chacune des branches se termine par un double crochet aigu, de la charpie fine, des bandelettes agglutinatives, des compresses longuettes, un bandage de corps ou une bande roulée de six à huit aunes de longueur, une éponge, des vases contenant de l'eau froide, de l'eau chaude, etc., etc.

Après avoir débarrassé la femme des vêtemens qui couvrent sa poitrine, et l'avoir fait asseoir sur une chaise peu élevée, on place au-dessous des mamelles un drap plié en plusieurs doubles; ce drap est destiné à entourer le tronc et à recevoir le sang qui va couler de la plaie qu'on va faire. Un aide placé derrière la malade maintient la poitrine immobile, abaisse et fixe le bras qui correspond au sein malade; le bras opposé est maintenu par un autre aide; un troisième présente les instrumens et seconde le chirurgien. Celui-ci, ordinairement debout et quelquefois assis, se place devant la malade.

Si on procède à l'extirpation, l'incision nécessaire pour mettre les parties malades à découvert se fait tantôt en faisant un pli transversal, tantôt en tendant simplement la peau avec le pouce et l'indicateur de la main gauche. Lorsque la tumeur est peu volumineuse, on fait aux tégumens une incision longitudinale suffisamment étendue. Dans le cas contraire, on donne à l'incision la forme d'un T ou d'une croix +; il faut autant que possible ménager le mamelon. La glande mise à découvert, on dissèque avec soin les lèvres de la plaie; on saisit ensuite la tumeur avec la pince de Museux, on l'attire à soi, et on l'emporte après l'avoir isolée par la dissection des parties environnantes. Lorsque la tumeur est enlevée, on doit porter le doigt dans le fond de la plaie, explorer attentivement, et faire l'ablation de tout ce qui est dur ou simplement engorgé. L'opération terminée, on essuie légèrement la plaie saignante avec une éponge imbibée d'eau tiède; on saisit avec des pinces et l'on fait la ligature de tous les vaisseaux qui fournissent du sang. Les lèvres de la division sont ensuite rapprochées avec soin et maintenues avec des bandelettes agglutinatives; on couvre le tout avec de la charpie fine et des compresses longuettes; un bandage de corps ou mieux encore une longue bande, dont on fait plusieurs circulaires autour du tronc, contient cet appareil.

L'amputation, qui ne doit être employée que dans le cas où l'extirpation est impraticable, nécessite toujours deux incisions pour circonscrire une certaine partie des tégumens qui couvrent la tumeur. En général ces deux incisions doivent se réunir en formant une ellipse plutôt qu'un cercle, parce qu'on a observé que la première forme est beaucoup plus favorable à la cicatrisation que la seconde. Le chirurgien, armé d'un long bistouri légèrement convexe, saisit la tumeur avec la main gauche, et, la remontant un peu pour tendre la peau, fait au-dessous d'elle une incision semi-elliptique qui commence en dedans et finit en dehors s'il opère sur la mamelle gauche, *et vice versâ* si c'est sur le sein droit; après quoi, abandonnant la tumeur à son propre poids, et même pressant un peu sur elle de haut en bas, il achève de la cerner par une seconde incision également semi-elliptique pratiquée au-dessus. En faisant ces deux incisions, qui doivent se réunir à angle aigu au côté interne et au côté externe de la tumeur, il faut tenir le bistouri exactement perpendiculaire afin de ne point couper en dédolant, ce qui rendrait la douleur plus vive. On détache ensuite la tumeur en disséquant le tissu cellulaire qui unit la mamelle à la face antérieure du grand pectoral. Il est quelquefois nécessaire de couper dans la substance de ce muscle auquel l'affection s'est propagée : si la maladie s'étend jusqu'aux côtes, on attaque ces portions d'os altérées avec le scalpel, ou on les gratte avec la rugine. On recommande de ne point disséquer la tumeur tout d'un trait, c'est-à-dire de ne point achever cette dissection dans le même sens qu'on l'a commencée; car en la poussant trop loin on pourrait décoller la peau saine qui doit former les bords de la plaie. Si une artère est divisée et lance le sang par jets, un aide suspend l'hémorrhagie en appliquant le doigt sur son ouverture. Lorsque la tumeur est enlevée et la plaie nettoyée avec une éponge fine, il faut examiner attentivement la surface de la plaie, et retrancher avec le bistouri toutes les parties durcies et engorgées; on procède ensuite à la ligature des vaisseaux et au pansement. Il serait plus convenable de lier autant que possible les artères à mesure qu'on en fait la section; car on sait que si on se contente de les faire comprimer par le doigt d'un aide, elles rentrent dans les chairs, et on ne les trouve plus quand la tumeur est enlevée; mais lorsque les forces circulatoires se raniment, elles fournissent une hémorrhagie qui oblige de lever l'appareil pour en faire la ligature.

De quelque manière que l'ablation de la tumeur ait été pratiquée, on doit, s'il existe un engorgement dans les glandes de l'aisselle, pratiquer de suite leur extirpation. Lorsque la tumeur de la mamelle est très-rapprochée de ces glandes, on prolonge l'incision vers l'aisselle en partant de l'angle externe de la plaie; il vaut mieux au contraire les mettre à découvert au moyen d'une incision particulière lorsqu'il y a un espace considérable. On soulève successivement chacune des glandes tuméfiées avec les doigts, la pince à disséquer ou l'érigne, et on les dissèque avec précaution. Ce complément de l'opération n'est pas sans danger, à raison du voisinage de l'artère axillaire et de la difficulté de lier les vaisseaux qui se rendent au pédicule de la glande malade : aussi quelques chirurgiens emploient plutôt leurs ongles que le bistouri; en se conduisant ainsi on a moins à craindre l'hémorrhagie. L'expérience apprend en effet que les vaisseaux déchirés se froncent et reviennent bien mieux sur eux-mêmes que ceux qui ont été simplement divisés par l'instrument tranchant. Si la glande qu'on a l'intention d'extirper adhère aux vaisseaux axillaires et thoraciques, il est prudent de lier le pédicule avant de séparer le corps glanduleux.

Quelques chirurgiens modernes proposent de ne procéder au pansement qu'une heure ou deux après l'opération. Si l'état de la peau a permis d'en conserver une grande partie, on peut tenter la réunion immédiate; mais lorsque la plaie est très-étendue, on doit se borner à couvrir sa surface avec un linge fin enduit de cérat, sur lequel on étend mollement une certaine quantité de charpie; des compresses et un bandage de corps soutenu par un scapulaire complètent l'appareil.

L'opération achevée, la malade est remise dans son lit, et placée dans une situation commode; on pourvoit ensuite à son régime, dont la sévérité répond à la gravité de l'opération qui vient d'être pratiquée. Si on n'a extirpé qu'une glande d'un volume médiocre, on peut lui permettre de légers alimens dès les premiers jours. Si au contraire cette glande est considérable, et surtout s'il a fallu emporter tout le sein, la malade doit être soumise au régime des maladies aigües pendant les premiers jours qui suivent l'opération. On est souvent obligé de relâcher l'appareil quelques heures après le premier pansement; on doit procurer ce soulagement lorsqu'il ne se manifeste pas d'hémorrhagie. Si du sang baigne les pièces de l'appareil, on en suspend quelquefois le cours en exerçant pendant quelque temps avec la main une compression médiocre, et en prescrivant à la malade la plus parfaite immobilité; si ce moyen est insuffisant, il faut lever l'appareil, chercher d'où le sang s'échappe et lier le vaisseau qui le fournit. On se conduit pour le reste du traitement comme dans les plaies qui suppurent. *Voyez* PLAIE.

Il arrive malheureusement trop souvent que la guérison est troublée par le développement de quelques tubercules cancéreux qui naissent de la plaie et prennent un accroissement rapide; il faut les emporter avec le bistouri, ou les détruire par le moyen du feu. Si la maladie se reproduit, et que la cicatrice se rouvre peu de temps après s'être fermée, on conseille de tenter une seconde amputation. Quelquefois, au lieu d'un tubercule qui s'élève sur un des points de la plaie, la surface de cette plaie prend un mauvais aspect; les chairs en sont blafardes, les bords usés et durs; elle n'avance pas vers la guérison. Si cela arrive sur la fin et lorsqu'elle est déjà fort diminuée, on recommande d'y placer un ou plusieurs pois pour former un cautère, moyen qui peut prolonger l'existence de la malade; on prescrit aussi des alimens doux, une vie calme, etc., etc.

Beaucoup de médecins pensent que l'établissement d'un cautère au bras, à l'époque où la plaie se cicatrise, concourt à empêcher la maladie de se reproduire. Comme les exutoires n'ont aucun inconvénient et inspirent à la malade une très-grande sécurité, on ne doit pas en négliger l'emploi.

(MURAT.)

O.

Onyxis, s. f. de ὄνυξ ongle; nom sous lequel on désigne collectivement les diverses inflammations de la matrice des ongles. Cette affection est partielle ou générale, occupant soit les bords ou la racine de l'ongle, soit la totalité du tissu vasculaire que recouvre ce prolongement corné; elle présente aussi des différences suivant la cause qui lui a donné naissance, et suivant sa marche aiguë ou chronique.

L'onyxis qu'on observe le plus souvent est celle qui résulte de contusions des doigts ou de piqûres dirigées sous l'ongle. Ces lésions extérieures produisent assez souvent une inflammation aiguë de la matrice de l'ongle, accompagnée de chaleur et de douleurs vives; au bout de quelques jours du pus se dépose entre l'ongle et sa matrice, plus tard on voit suinter autour de sa circonférence une sérosité purulente, il s'ébranle, tombe, et le derme mis à nu est bientôt recouvert par le nouvel ongle qui se reproduit. Si cette inflammation est due à un corps étranger introduit sous l'ongle, il faut amincir ce dernier dans le point correspondant au corps étranger qu'on retire ensuite facilement en échancrant un peu l'ongle; si l'inflammation est le résultat d'une contusion, elle peut être calmée par des bains locaux et des applications émollientes; mais souvent aussi ces moyens sont sans effet de même que les saignées locales. Quand la contusion a été violente, et l'ongle écrasé, sa matrice devient fréquemment le siége d'une inflammation excessivement intense qu'on doit se hâter de prévenir ou au moins de modérer par des saignées générales ou locales, des bains et des applications émollientes. A une période plus avancée de la maladie, si le pus devient extrêmement fétide, on peut employer alors avec avantage les lotions de chlorure de chaux. Si l'inflammation a duré long-temps et désorganisé en partie la matrice de l'ongle, ce dernier n'est reproduit qu'imparfaitement après la guérison, et laisse l'extrémité du doigt plus ou moins difforme. Les différens caractères de cette espèce d'onyxis empêchent de la confondre avec le PANARIS.

Une seconde espèce d'onyxis, et qui est à peu près aussi commune que la précédente, constitue l'affection qu'on nomme vulgairement *ongle rentré dans les chairs, ongle incarné*, etc. Elle est habituellement produite par l'irritation mécanique que détermine un ongle vicieusement conformé, et cette déformation de l'ongle provient elle-même assez souvent de l'action de chaussures trop étroites. On l'observe presque constamment au gros orteil, et spécialement à son côté interne ; elle est très-rare aux autres orteils, et ne se développe presque jamais aux doigts. Dans le principe, cette affection ne cause qu'une légère douleur en marchant; aussi les malades n'y apportent-ils une attention sérieuse et ne gardent le repos que lorsque cette douleur n'est plus supportable; insensiblement la peau s'ulcère là où l'ongle appuie, et bientôt on voit s'y développer une végétation fongueuse, fort douloureuse, qui s'oppose quelquefois à ce que le malade puisse rester debout. Peu à peu l'altération s'étend vers la racine de l'ongle qui devient mobile, une suppuration sanieuse de plus en plus abondante s'écoule continuellement, son odeur devient fétide, des fongosités nouvelles se développent, la progression ne peut s'effectuer qu'en appuyant sur le talon, et encore détermine-t-elle les plus vives douleurs. Enfin, si cette altération est abandonnée long-temps à elle-même, l'inflammation peut se propager au périoste et à la phalange correspondante. Dans le commencement, les malades obtiennent de temps en temps un soulagement momentané en soulevant ou en coupant le bord de l'ongle qui pénètre ainsi dans l'épaisseur de la peau; mais leurs souffrances ne sont que suspendues, elles reparaissent bientôt avec une nouvelle intensité par suite de la reproduction de l'ongle.

Dans certains cas, l'onyxis se développe spontanément, et sans cause appréciable. Constamment alors sa marche est chronique. C'est à cette troisième espèce que plusieurs pathologistes, et d'abord Astruc, ont donné le nom d'*onglade*, et celle que M. Wardrop a décrite sous celui d'*onychia maligna* : elle a été récemment étudiée avec soin par M. Lélut. Cette inflammation se développe plus souvent au gros orteil et aux pouces qu'aux autres doigts : elle se manifeste au début par une tuméfaction légère, et un cercle rougeâtre à la racine de l'ongle : peu à peu ce gonflement demi-circulaire augmente, la peau devient d'un rouge violacé, sa sensibilité est plus grande, des ulcérations s'y forment; plus tard on voit suinter entre la racine de l'ongle et la peau une suppuration abondante, jaunâtre ou grisâtre, quelquefois sanguinolente et très-fétide. En même temps, l'ongle se ternit, se ramollit, devient jaunâtre ou gris verdâtre, se détache d'abord dans une partie de son étendue, et tombe enfin soit spontanément, soit à la suite des légères tractions qu'on a exercées sur lui. La matrice de l'ongle ainsi mise à découvert présente une surface rouge, inégale, humectée par un pus grisâtre et fétide, surmontée quelquefois par des débris de matière cornée, et entourée par un bourrelet inflammatoire qui saigne au moindre mouvement des extrémités malades ou même par l'effet du simple contact de l'air. Après la chute de l'ongle, on ne tarde pas à apercevoir des lames de substance cornée qui le remplacent; elles ont la forme de lamelles jaunâtres, assez molles, confondues d'abord avec le pus desséché qui les entoure, et bientôt on les voit s'élever obliquement et parfois perpendiculairement sur la partie moyenne ou sur les parties latérales de la surface ulcérée. La déviation de ces productions cornées peut dans certains cas entretenir l'inflammation, et c'est alors que le gonflement permanent de l'extrémité du doigt donne à son extrémité unguéale une largeur assez considérable; c'est par suite de ce gonflement énorme que le doigt offre dans son ensemble la forme d'une spatule épaisse, suivant la comparaison de M. Wardrop. A cette époque de la maladie, la plaie qui environne les productions cornées est d'une sensibilité extrême, le moindre contact la fait saigner, les douleurs sont intolérables; des traînées rouges sur les membres malades annoncent l'inflammation des vaisseaux lymphatiques ou des veines qui correspondent à la plaie: Le mouvement du membre, et conséquemment la marche, devient impossible. Alors un état fébrile général peut se déclarer accompagné d'une insomnie que les narcotiques calment difficilement. Les faits observés jusqu'à présent tendent à faire considérer cette espèce d'onyxis comme une maladie longue, douloureuse et grave, qui peut entraîner la perte d'une partie d'un membre, et l'on conçoit sans peine qu'elle pourrait même avoir une issue funeste. Les mêmes faits ne démontrent nullement que cette affection soit toujours de nature syphilitiques, ainsi que l'ont admis quelques auteurs.

D'après cet ensemble de symptômes, on ne peut confondre

cette espèce d'onyxis avec les deux qui précèdent; à la vérité, l'*ongle rentré dans les chairs* peut aussi donner lieu à l'inflammation chronique de la matrice de l'ongle ; mis alors le début de la maladie, sa cause bien manifeste, ne laissent aucun doute sur la véritable nature de cette affection. La peau qui est en rapport avec les ongles ne présente pas seulement ces trois formes principales d'inflammation; elle est quelquefois encore le siége de phlegmasie chronique analogue à celle dont les tégumens sont affectés dans certaines maladies cutanées, telles que le psoriasis invétéré, l'eczéma chronique, la teigne, la lèpre, etc. Mais on ne doit voir ici qu'une seule et même maladie, affectant le même tissu, seulement dans des régions différentes.

Le traitement curatif de l'onyxis varie dans les trois espèces qui viennent d'être décrites : on a vu que dans le premier cas on ne pouvait opposer à cette affection que les moyens antiphlogistiques employés généralement dans les inflammations externes. Dans la seconde forme d'onyxis, désignée communément sous le nom d'*ongle incarné*, plusieurs moyens de traitement ont été proposés en divers temps. Albucasis et Paul d'Ægine soulevaient l'ongle avec un stilet, enlevaient les chairs fongueuses, et détruisaient le reste par les caustiques. Fabrice d'Aquapendente et Fabrice de Hilden soulevaient l'ongle à l'aide d'une spatule et d'un petit cylindre de charpie sèche qu'ils plaçaient entre l'ongle et la pulpe de l'orteil, afin de déprimer à la fois les fongosités, d'éloigner l'ongle des chairs, et de faciliter ainsi l'excision de son bord trop saillant ou dévié. Ambroise Paré obtint plusieurs fois un plein succès de l'ablation entière du bourrelet qui s'élève au-dessus de l'ongle. Guy de Chauliac conseillait de placer une lame de plomb entre l'ongle et la peau pour tenir le premier relevé, et comprimer la seconde. Desault avait adopté cette méthode, mais, au lieu d'une lame de plomb, il se servait d'une plaque de fer-blanc longue d'un pouce et demi, large de trois à quatre lignes, dont la courbure s'accommodait à la saillie de l'ongle et des fongosités ; un linge fin enduit de cérat avait été d'abord placé sur les parties malades afin de les garantir du contact immédiat de la plaque métallique. On repliait ensuite cette dernière sous l'orteil, de haut en bas d'abord, puis de dedans en dehors, et on la fixait avec une bande. Le pansement, renouvelé tous les deux ou trois jours, était continué jusqu'à l'affaissement total de la fongosité et jusqu'à ce que l'ongle eût assez pris d'accroissement dans la direction nouvelle qu'on lui imprimait pour recouvrir entièrement le bourrelet : ce changement n'était guère opéré avant deux ou trois mois. Un semblable traitement est fort douloureux, et peu de malades peuvent le supporter.

M. le professeur Boyer emploie un procédé analogue à celui de Desault, quant à sa manière d'agir, mais qui n'est pas aussi douloureux : on introduit à l'aide d'un stilet ou de l'extrémité d'une spatule, de la charpie fine entre l'ongle et la peau, et on l'y enfonce le plus possible sans causer beaucoup de douleur. On fixe cette charpie, qui doit s'élever un peu au-dessus du bourrelet formé par la peau altérée, avec une bandelette de diachylon gommé qu'on dirige en l'appliquant de dehors en dedans, afin d'enfoncer de plus en plus la charpie au-dessous de l'ongle, et exercer ainsi une compression qui puisse produire l'affaissement des chairs fongueuses. A chaque pansement, qu'il faut renouveler tous les deux ou trois jours, on augmente la quantité de charpie qu'on enfonce plus profondément. Quand on est ainsi parvenu à écarter assez le bourrelet de manière à apercevoir le bord de l'ongle qu'il recouvrait, on le soulève avec une spatule, et on place au-dessous de lui un morceau de linge plié en double si la maladie est récente, ou une lame de plomb. Les parties molles ainsi préservées de l'action de l'ongle cessent d'être autant douloureuses. On fixe la compresse ou la lame de plomb à l'aide d'une bandelette de diachylon, en ramenant l'une et l'autre sous le bord interne de l'orteil. L'ongle croît et s'avance sur la lame, et lorsqu'il est parvenu à recouvrir la chair, la maladie est guérie. S'il existe une excroissance fongueuse, très-douloureuse, comme on l'observe assez souvent, il faut la détruire d'abord avec la pierre infernale, car il serait impossible aux malades de supporter la compression et le tamponnement nécessaire pour écarter l'ongle de la chair.

M. Guilmot a conseillé de recourir dès le principe à un moyen très-simple, qui lui a parfaitement réussi sur lui-même et sur beaucoup d'autres personnes ; il consiste à exciser le plus profondément possible l'angle interne et antérieur de l'ongle du gros orteil, sa pénétration dans la peau résultant uniquement, suivant M. Guilmot, de la pression que la chaussure exerce sur l'ongle. Il est nécessaire de réitérer cette excision de temps en temps, en sorte que ce moyen ne procure qu'une guérison temporaire et non radicale. M. Brachet a obtenu un succès complet sur plus de quinze malades, en enlevant à l'aide du bistouri toutes les chairs qui sont placées en dehors de l'ongle et qui le dépassent. Mais on conçoit très-bien que par cette méthode on ne remédie pas à la cause principale de la maladie, c'est-à-dire qu'on ne change pas la direction vicieuse de l'ongle dont l'accroissement continuel peut renouveler tôt ou tard les effets qu'on a voulu détruire. M. Faye veut qu'on amincisse le dos de l'ongle dans le sens de sa longueur en le râclant avec la lame de l'instrument tranchant; il fait ensuite une incision en V avec perte de substance, plus près du côté malade que du côté sain, sur le bord libre de l'ongle qu'il perce de chaque côté de l'incision, et passe dans chaque trou un fil métallique pour le tordre ensuite graduellement, de manière à rapprocher les bords de l'incision. Il en résulte que la portion d'ongle incarnée s'éloigne de l'ulcération dont la guérison a lieu.

Ces divers procédés sont pour la plupart insuffisans, et n'ont qu'un effet palliatif, parce qu'ils laissent subsister la portion d'ongle déviée: on conçoit en effet qu'il ne peut y avoir de guérison solide tant que cette dernière subsiste. En outre, ces procédés ne peuvent être applicables en général qu'aux cas où la maladie est récente et sans fongosités. L'arrachement de l'ongle est le moyen le plus sûr d'obtenir la cure radicale de cette affection douloureuse. Béclard n'en employait pas d'autre, et c'est aussi celui que M. Dupuytren met exclusivement en usage. Le malade étant assis sur une chaise en face du cihrurgien, celui-ci, armé de ciseaux droits, solides, dont une branche est très-aiguë, l'engage sous l'ongle et la porte par un mouvement rapide jusque vers le milieu de sa base, en le divisant d'avant en arrière en deux parties : il saisit ensuite avec des pinces la partie antérieure de la portion d'ongle qui entretient la maladie, ou les deux successivement, selon qu'il veut n'enlever que la moitié ou la totalité de l'ongle. Pour en opérer l'arrachement, il renverse sur elle-même chaque portion, en détruisant ses adhérences. Si les chairs sont élevées, il passe dessus un cautère olivaire. Ce procédé est fort douloureux sans doute, mais il procure une guérison prompte et durable. Il est arrivé dans certains cas que la portion déviée s'est reproduite avec les mêmes accidens; aussi est-il avantageux de suivre la méthode de M. Boyer, qui consiste à exercer, après l'arrachement, une compression continue sur le sillon qui loge l'ongle : en produisant de cette manière l'adhérence de ses parois, le sillon s'efface complètement.

La dernière forme d'onyxis que nous avons décrite, l'*onychia maligna* de Wardrop, exige un autre mode de traitement. Développée d'une manière spontanée, cette espèce d'onyxis a été combattue inutilement, à peu près constamment, par les remèdes antiphlogistiques ordinaires. M. Wardrop a préconisé l'emploi des mercuriaux dont il rapporte avoir obtenu quelques succès; mais les tentatives qu'on a faites depuis lui n'ont pas justifié cette opinion. L'altération de la matrice de l'ongle étant évidemment la cause essentielle de cette affection, c'est cette altération qu'il faut s'attacher à détruire : deux moyens sont mis en usage avec succès. L'un consiste dans l'ablation de la matrice de l'ongle; c'est celui qu'emploie M. Dupuytren. Pour pratiquer cette opération, le chirurgien saisit l'extrémité de l'orteil ou du doigt affecté entre le pouce et l'index de la main gauche; de la droite, armé d'un bistouri convexe, il fait une incision profonde et semi-lunaire, à concavité antérieure sur la face dorsale de l'orteil, à quatre lignes environ en arrière du bord libre de la peau qui recouvre la racine de l'ongle; un aide maintient alors l'orteil malade, et l'opérateur, relevant le lambeau d'arrière en avant avec des pinces à disséquer, détache avec le bistouri toute la peau qui était en rapport avec l'ongle, et qui concourait à sa production. Cette opération est excessivement douloureuse; mais la plaie qui en résulte est cicatrisée dans l'espace de deux ou trois semaines au plus, et la maladie ne reparaît plus. Le pansement consiste dans l'application d'un linge troué enduit de cérat qu'on recouvre d'un plumasseau de charpie. Chez quelques enfans scrofuleux on a vu cette inflammation chronique de la matrice de l'ongle accompagnée du gonflement et du ramollissement de la phalange correspondante; alors il convient d'en pratiquer l'amputation, comme l'a fait M. Baffos, si l'affection de l'os paraît incurable.

Le second procédé est celui que Béclard employait avec un égal succès; il est moins douloureux que l'ablation de la matrice de l'ongle. Après avoir arraché l'ongle en le divisant d'abord par le milieu, ainsi que nous l'avons dit plus haut, il cautérisait avec le nitrate d'argent, le lendemain de l'arrachement, toute la pulpe sous-jacente mise à découvert. Deux ou trois cautérisations semblables, renouvelées tous les trois jours, suffisent ordinairement pour produire la guérison.

En terminant cet article, je dois dire deux mots de la chute spontanée des ongles, sans altération morbide de leur matrice. L'extrémité des doigts n'est ni rouge, ni gonflée, ni douloureuse; il n'existe aucune apparence de suppuration; l'ongle devient opaque, d'un blanc jaunâtre; les sillons longitudinaux de sa surface se creusent davantage; enfin cette lame cornée se détache d'une seule pièce, sans que sa chute détermine la moindre douleur, ni le moindre écoulement de sang. La pulpe sous-jacente n'est point plus rouge ou saignante, et le peu de sensibilité qu'y développe le contact porte à penser qu'un épiderme très-mince la recouvre. L'ongle tombé n'est plus remplacé par un nouveau ou par d'autres productions cornées. Les observations de MM. Cullerier et Lélut laissent au moins dans le doute sur la question de savoir si cette alopécie unguéale est syphilitique; seulement les individus sur lesquels on a observé cette singulière affection avaient subi ou subissaient encore un traitement anti-vénérien. (C. P. OLLIVIER.)

P.

PROFESSION, s. f. Il est presque inutile de dire ce que c'est qu'une profession; personne n'ignore qu'on donne le nom de profession à toute science, à tout art libéral ou mécanique, à tout état, à tout métier qui, par l'utilité ou l'agrément qu'il procure aux hommes, peut devenir, pour celui qui l'exerce, une source de fortune. Ce mot a, comme on le voit, une très-grande extension. Il est encore des professions dont on ne tire aucune espèce de lucre, etc. Nous allons nous livrer à quelques considérations générales sur ce sujet; les détails, par leur immensité, ne peuvent entrer dans un ouvrage de la nature du nôtre.

Les innombrables professions par lesquelles l'homme paye sa dette à ses semblables, et dans lesqu'elles il espère par un juste retour trouver son existence, causent souvent sa mort par les maux qu'elles occasionent. Un grand nombre de médecins éclairés, frappés des inconvéniens attachés à l'exercice de certains états, ont fait de louables efforts pour soustraire à ces dangers les malheureux artisans. Mais quoique l'antiquité nous eût transmis quelques observations générales sur ce sujet, ces observations étaient éparses dans une multitude d'ouvrages, et ne pouvaient être d'une grande utilité. Vers la fin du dix-septième siècle, un médecin conçut la philosophique pensée de rassembler en corps d'ouvrage tout ce qu'on avait écrit sur cet objet, et d'y joindre tout ce que lui aurait appris sa propre expérience. Ramazzini, plus que sexagénaire, ne dédaigna pas, ainsi qu'il le dit lui-même, de visiter les ateliers et les boutiques les plus sales, pour y observer avec soin tous les moyens employés dans les arts mécaniques. Bien loin de croire, comme quelques personnes, que c'était s'enfoncer dans un dédale de faits peu utiles à la recherche des actes de l'organisme, il pensa avec raison que c'était le seul moyen d'arriver à la connaissance certaine des causes qui altèrent si profondément la santé, et qu'il est impossible d'y parvenir par les seuls efforts de son *génie*, si les sens n'en ont pas fait l'investigation. Il pensa que, sans s'occuper des détails qui tiennent à une foule de circonstances, tels que les objets variés des professions, les matières mises en œuvre, les dispositions nombreuses des individus, modifiées encore par les localités, et surtout sans consulter *les faits probatoires*, avec quelques données que l'on eût d'ailleurs, il était impossible de s'élever à des résultats généraux fort utiles à la santé des artisans. Il eût cru écrire sur des objets qu'il ne connaissait pas, il eût cru encourir le juste reproche d'une coupable paresse, s'il ne fût descendu dans les détails les plus minutieux des arts et métiers. Aussi persuadé que rien de ce qui intéresse la santé de l'homme n'est indigne de la sollicitude du philosophe, il consacra sa vieillesse à cette étude importante, il établit des correspondances avec tous les savans de son siècle, fit des recherches immenses d'érudition, et s'informa lui-même de toutes les manœuvres usitées par les artisans. Son ouvage fut le premier qui parut sur cette matière, et fut accueilli avec un applaudissement universel.

La foule imitatrice des auteurs se précipita sur les traces de Ramazzini; mais elle y chercha vainement le même succès. Le mérite de l'originalité resta toujours au médecin de Padoue.

Les progrès que ces dernières années ont vu faire aux sciences physiques et naturelles ont fait vieillir le travail de Ramazzini, que Fourcroy cependant avait tâché de rajeunir. Cette raison a engagé un jeune médecin à publier un ouvrage sur cette matière, en y joignant tout ce que les découvertes modernes ont appris. C'est M. Patissier qui a entrepris ce travail.

Quoique les classifications ne soient peut-être pas aussi utiles à l'avancement des sciences qu'on l'a pensé, il est certain néanmoins qu'une méthode qui rapproche les objets analogues, éloigne ceux qui diffèrent, favorise leur étude, soulage la mémoire, évite les répétitions, etc. Ramazzini a senti l'avantage d'une classification, et l'ordre qu'il a établi a servi de base à la plupart de ceux qu'on a proposés depuis. Il pense que les maladies nombreuses qui attaquent les ouvriers viennent de deux causes : la première et la plus commune, c'est la nature délétère des matériaux qu'ils mettent en œuvre; les exhalaisons nuisibles qui s'en élèvent enfantent une foule de maladies. La seconde cause doit être rapportée aux mouvemens violens et déréglés, aux situations gênantes et extraordinaires que beaucoup d'ouvriers donnent à leur corps; elles altèrent peu à peu l'organisme, et y font naître, quoique lentement, des maladies dangereuses. Plusieurs auteurs modernes ont publié des classifications sur le même sujet; voici celle de Fourcroy, adoptée, avec quelques légères modifications, par M. Patissier:

PREMIÈRE CLASSE. Maladies causées par des molécules qui, mêlées sous forme de vapeurs ou de poussière à l'air que les ouvriers respirent, pénètrent dans les organes et en troublent les fonctions.

DEUXIÈME CLASSE. Maladies causées par l'excès ou le défaut d'exercice. — La première classe se divise en quatre ordres.

Le premier, ayant pour titre : Maladies causées par des vapeurs ou molécules minérales, comprendrait, sous autant de chapitres, les mineurs, les doreurs, les potiers de terre, etc.

Dans le second ordre, intitulé : Maladies causées par des vapeurs ou des molécules végétales, seraient rangés les parfumeurs, ceux qui travaillent au tabac, ceux qui sont exposés aux vapeurs du charbon, etc.

Le troisième ordre, qui traiterait des maladies causées par des vapeurs ou des molécules des trois règnes mêlées ensemble, renfermerait les chimistes et tous ceux en général qui emploient des substances des trois règnes dans leurs travaux, et qui sont exposés aux vapeurs malfaisantes qui s'en élèvent. — La deuxième classe se subdivise aussi en quatre ordres.

Le premier exposerait les maladies de tous les ouvriers que leur travail force d'être le plus souvent assis, et d'exercer en même temps d'autres parties : tels sont les écrivains, les tailleurs, les ouvriers à l'aiguille.

Dans le second ordre, où il serait question des maladies causées par la station trop long-temps continuée, viendraient se ranger naturellement les crocheteurs, les commissionnaires, les menuisiers, etc.

Dans le troisième ordre, où l'on traiterait des maladies causées par la trop grande application des yeux, on s'occuperait des horlogers, des joailliers, et de tous les ouvriers en petits objets.

Dans le quatrième ordre, où l'on parlerait des maladies produites par un trop violent ou trop long exercice de la voix, on serait conduit à traiter de celles des chanteurs, des crieurs publics, des acteurs, des joueurs d'instrumens à vent.

Dans une division particulière, on réunirait tous les artisans que leur profession oblige à respirer des vapeurs ou molécules nuisibles, et qui pèchent en même temps par excès ou par défaut d'exercice, c'est-à-dire qui sont exposés à toutes les influences des classes précédentes, comme les boulangers, les amidonniers, les blanchisseuses, etc.

Dans ce tableau il n'est nullement question des ouvriers exposés habituellement à une forte chaleur, à une vive lumière, aux intempéries de l'air, à l'humidité; et un oubli qu'on n'aurait pas dû craindre de la part de l'auteur du *Système des Connaissances chimiques*, c'est celui des savans et des gens de lettres, c'est-à-dire des personnes qui exercent principalement le cerveau.

Tout récemment on a divisé les professions en celles qui exigeaient une forte contension d'esprit; en celles qui, purement mécaniques, n'exerçaient que point ou peu le cerveau; enfin en celles qui exerçaient également le cerveau et les organes locomoteurs. Cette division peut être bonne lorsqu'on ne s'occupe que du cerveau; mais il est évident qu'elle est vicieuse pour l'hygiène, puisqu'elle passe sous silence des causes modificatrices qui méritent la plus haute importance.

Les mêmes actes ne peuvent être sans cesse répétés sans introduire dans l'organisme des mutations évidentes. Une pareille proposition peut se passer de développement. Constamment soumis aux mêmes influences, se livrant tous les jours aux mêmes travaux, qui exigent toujours les mêmes mouvemens, incessamment entouré des mêmes objets, respirant la même atmosphère, recevant les mêmes impressions, il est impossible que dans l'exercice de sa profession l'homme ne contracte pas une organisation particulière. Ces modifications organiques deviennent causes prédisposantes de diverses maladies; il est peu de vérités médicales plus solidement établies.

Lorsqu'un individu embrasse un nouvel état, il ne tarde pas à se manifester dans l'exercice de ses fonctions des changemens qu'on attribue avec raison à cette cause. Peu à peu il se familiarise avec ces agens inaccoutumés, il se plie à leur action, il en reçoit une empreinte spéciale, facile à reconnaître même pour les yeux les moins observateurs. Si nous portons nos regards sur certaines classes d'ouvriers, nous voyons qu'ils offrent tous un aspect qui leur est propre. Les uns, exerçant certaines parties, offrent dans ces parties un développement remarquable. Ceux-ci présentent des épaules larges et arrondies; ceux-là des jambes volumineuses ; l'un est brûlé par l'ardeur du soleil, l'autre est étiolé par l'obscurité. Chez quelques-uns l'appétit, la digestion et toutes les fonctions individuelles sont pleines d'énergie ; chez d'autres, elles languissent dans une profonde atonie. L'embonpoint distingue une classe d'ouvriers ; la maigreur est le triste partage d'une autre. Le cerveau et le système nerveux prédominent chez le savant, l'homme de lettres, le poëte et l'artiste ; ils s'atrophient pour ainsi dire chez les artisans, qui ne font usage que de leurs mains.

Ces remarques physiologiques, sur lesquelles nous ne croyons pas qu'il soit nécessaire d'insister, nous font assez pressentir quels effets les professions doivent exercer sur les maladies.

On concevra facilement que des affections devront naître par des mouvemens vicieux, par des exercices excessifs, ou par l'inaction ; par la respiration de l'air insalubre des ateliers ; par celle de gaz méphytiques ou délétères ; par l'action d'une chaleur excessive, ou d'une humidité constante. Mais en reconnaissant que ces causes doivent engendrer une multitude de maladies, gardons-nous d'oublier que certaines idiosyncrasies donnent à quelques individus l'heureux privilége de résister à la puissance de ces causes destructrices, tandis qu'elles disposent quelquefois à recevoir leur funeste influence. Gardons-nous d'oublier surtout que l'habitude, que nous avons signalée comme un modificateur si puissant de l'organisme, peut le façonner de telle sorte que toutes ces causes viennent expirer sur des organes exercés à leur résister.

Mais si les professions préparent et développent certaines maladies, semblables à l'action de certaines substances délétères, ne peuvent-elles pas aussi devenir quelquefois un heureux préservatif? Sans ajouter trop de foi à une assertion générale, ne peut-on pas croire avec Ramazzini que les ouvriers qui travaillent aux mines de cuivre, et les salpêtriers sont la plupart du temps exempts des maladies des yeux? que ceux qui exercent fortement leurs extrémités inférieures sont rarement frappés de la goutte? que les femmes, qui passent leur vie à faire des tissus, sont peu sujettes à l'aménorrhée? qu'enfin les plâtriers, les vidangeurs, les employés à la poudrette, les ouvriers qui travaillent le soufre, ne connaissent pas les maladies de la peau?

Ces considérations ont fait naître l'espérance de voir servir les professions de moyens curatifs pour certaines maladies.

Les ateliers, les manufactures qui laissent dégager des exhalaisons empoisonnées, tels que ceux des mégissiers, des tanneurs, des corroyeurs, des bouchers, des fabricans de cordes d'instrumens, de bleu de Prusse, etc., sont une cause si puissante d'insalubrité qu'elles peuvent entretenir dans les lieux où ils sont rassemblés des maladies habituelles. Un gouvernement attentif à la salubrité publique rejeta ces ateliers du sein des grandes villes, et nous citerions ici le décret de Napoléon, si ce n'était pas envahir le domaine de l'hygiène publique.

C'est surtout pendant le règne meurtrier des maladies épidémiques ou contagieuses qu'on a pu s'assurer de la puissance des professions. Les observateurs de tous les temps ont été frappés en voyant tous les individus d'un même état périr victimes de la maladie, tandis que ceux qui exerçaient d'autres métiers bravaient impunément ses atteintes. Dans la terrible peste qui ravagea Marseille, tous les boulangers succombèrent; les vidangeurs, les corroyeurs, les porteurs d'eau, les fabricans d'huile et les chasseurs échappèrent à ce fléau.

Toutes les professions ne promettent pas une carrière également longue. On a remarqué en général que la mortalité était d'autant plus considérable que les ouvriers étaient occupés à des travaux plus sales et moins lucratifs ; sans doute parce que toute leur vie n'est qu'une infraction continuelle aux lois de l'hygiène, et que leur faible gain ne leur permet pas de se procurer les moyens de résister, par un régime alimentaire convenable, à des causes incessamment agissantes : ce serait un but bien digne de la sollicitude d'un gouvernement paternel que de chercher à atténuer, sinon à détruire complétement, la pernicieuse influence de certaines professions.

De quelques professions en particulier. — Le nombre des professions est pour ainsi dire infini. Ce serait un travail bien superflu et bien déplacé dans cet ouvrage que de vouloir parler de chacune d'elles ; mais nous ne pouvons nous dispenser d'entrer cependant dans quelques détails relativement à celles qui produisent des effets plus profonds sur ceux qui les exercent.

Des professions qui exercent l'encéphale. — Les professions qui exigent plus particulièrement l'exercice de l'encéphale et le repos du corps méritent d'abord notre attention. Les gens de lettres, les poëtes, les peintres, les musiciens, les hommes d'état, de cabinet, les savans, etc., sont exposés à des maladies particulières; ce que nous avons dit des travaux intellectuels nous dispense d'une description nouvelle des effets primitifs et consécutifs qui en sont la suite, et si le lecteur désirait avoir de plus amples détails, il les trouverait dans l'ouvrage de Tissot sur les gens de lettres, et dans l'écrit de M. Brunaud sur ce même sujet.

Pour se soustraire aux dangers qui les menacent, les personnes qui exercent beaucoup la partie de l'encéphale qui préside à la pensée, doivent s'astreindre à suivre un régime assez sévère. Bien que quelques hommes illustres soient parvenus à une longue carrière, ce n'est guère qu'au détriment de sa santé et qu'en abrégeant ses jours qu'on obtient cette réputation, cette gloire, que bien des philosophes regardent comme une vaine chimère, mais que beaucoup de personnes poursuivent de leurs vœux les plus ardens. Les conseils de l'hygiène peuvent modérer, éloigner et même détruire les maux auxquels s'exposent les gens de lettres.

Lorsque le travail est un plaisir, il est rare qu'il soit dangereux; s'il est exécuté avec répugnance, au contraire, il peut devenir funeste. Cependant son opiniâtreté, quoiqu'il soit agréable, entraîne les suites funestes dont nous avons parlé, et le premier conseil qu'on doive donner aux personnes qui consacrent leur vie à la méditation, c'est de suspendre souvent leurs travaux. Si comme tout porte à le croire, et comme Tissot lui-même en était persuadé, chaque partie de l'encéphale est chargée d'une faculté différente, il ne sera pas sans avantage de varier le sujet de travail. L'une se reposera, tandis que l'autre entrera en fonction. Le moyen le plus efficace de reposer l'intelligence est de se livrer à un exercice actif. La chasse, la paume, le jardinage, l'équitation, la natation, opéreront une révulsion salutaire. La vue étant principalement en action dans les travaux littéraires, il sera fort avantageux de la reposer sur la verdure que les champs offrent avec profusion; la promenade dans la campagne sera donc aussi utile qu'agréable; et les poëtes pourront y puiser de nouvelles inspirations, quoiqu'il leur soit plus avantageux d'oublier complétement l'objet de leurs études.

Lorsque la saison ou le temps ne permettront pas de suivre

les préceptes que nous venons de tracer, il sera très-utile d'entendre ou de faire de la musique. Je pense cependant, malgré l'avis de savans pour lesquels je professe une haute estime, que la musique portant son action sur le cerveau, où elle produit quelquefois les mêmes résultats que l'étude, pourrait n'être pas sans inconvéniens dans quelques circonstances. A défaut des distractions dont nous parlons, rien n'est plus efficace que la conversation que l'on fait avec quelques amis, et dans laquelle bien souvent on retrempe son esprit. Les douceurs de l'intimité avec une personne qu'on aime sont très-propres à conjurer les dangers des excès dans les travaux intellectuels. Mais les savans, peu aptes d'ailleurs aux plaisirs de l'amour, ne doivent s'y livrer qu'avec une grande modération. L'estomac sans cesse détourné de ses opérations par les travaux de l'intelligence, est rarement bien robuste chez l'homme de lettres. Un estomac faible suit l'homme de lettres, a-t-on dit, comme l'ombre suit le corps; on conçoit donc que les alimens ne devront pas être de même nature chez lui que chez les gens adonnés à des travaux pénibles. Chez ces derniers, une nourriture grossière, composée de substances fortement réparatrices et d'une digestion laborieuse, sera fort convenable; chez les premiers, au contraire, des alimens légers, d'une digestion facile, et médiocrement nourrissans, devront être préférés; des viandes blanches, de la volaille, du poisson, des légumes herbacés feront la base de leur régime alimentaire; des fruits mûrs ou cuits leur seront aussi avantageux. Les alimens seront pris en quantité très-médiocre; quelques légères doses d'un vin généreux aideront utilement les forces languissantes du ventricule; le café pris modérément activera l'organisme entier, et l'encéphale ne restera pas étranger à cette douce excitation.

C'est une habitude bien funeste aux gens de cabinet de refuser à l'air toute entrée dans le lieu où ils se livrent au travail : ils ne sauraient lui donner un trop facile accès. Il faut (ce qu'ils font d'ailleurs la plupart du temps, mais par des considérations étrangères à l'hygiène), il faut qu'ils élisent leur demeure dans un étage élevé, qu'ils reçoivent en hiver l'influence bienfaisante des rayons solaires; ils doivent cependant éviter avec soin de recevoir le soleil sur la tête, car, enclins qu'ils sont déjà aux affections cérébrales, cette cause occasionelle pourrait déterminer l'apparition d'accidens fâcheux. La chaleur de leur appartement ne devra pas s'élever au dessus de 10 à 15°. R. en hiver. Il faut que l'homme qui travaille immobile n'éprouve pas l'impression du froid. Il se chauffera plus convenablement au moyen d'une cheminée qu'au moyen d'un poêle.

La propreté, que bien des savans négligent, est un devoir indispensable pour eux. Si la malpropreté est funeste, c'est surtout à ceux qui n'en détruisent pas les effets par un exercice puissant. Les lotions, les bains tièdes en hiver, et froids en été, doivent leur être recommandés. L'exercice du cerveau empêche de s'apercevoir des besoins que doivent faire naître les excrétions : celui qui étudie oublie souvent de les satisfaire. Il peut en résulter des inconvéniens graves qu'il est facile d'éviter avec un peu d'attention.

Ceux qui cultivent les sciences et les beaux-arts ont coutume de donner peu d'heures au sommeil : c'est assurément un grand tort : aucune condition ne réclame plus impérieusement le sommeil que celle dont nous parlons, puisqu'il est le repos de l'encéphale, organe exclusivement exercé dans ces travaux. Un repos trop prolongé aurait néanmoins les inconvéniens que nous avons déjà signalés.

Mais quelle est l'heure la plus convenable pour se livrer à l'étude, et quelle durée peut-elle avoir? Bien des personnes pensent que le travail du matin est préférable à tout autre à cause de la lucidité des pensées, de la fraîcheur de l'imagination, parce que dans ce moment les idées de la veille ont eu le temps de s'effacer; mais beaucoup de gens ont de la peine à se lever matin; et le cerveau reste long-temps engourdi avant de pouvoir entrer en exercice. Le silence de la nuit est préféré par quelques autres : mais le soir on est obsédé par les idées de la journée, l'excitation cérébrale se prolonge aussi souvent fort tard, et nuit au sommeil. Le milieu du jour est troublé par les affaires et par le bruit. Il est dans le choix de tous ces momens des inconvéniens et des avantages; le meilleur conseil qu'on puisse donner à cet égard, c'est de se livrer au travail lorsqu'on y est disposé, et de le quitter lorsqu'il fatigue.

Si on se livre à l'étude sans disposition, on n'en retire que peu de fruit; si on prolonge le travail trop long-temps, l'esprit accablé n'enfante plus que des productions imparfaites. Il est dans tous les cas fort sage de ne se mettre à l'étude que lorsque la digestion est achevée. Le travail du cerveau et celui de l'estomac se nuisent réciproquement.

Des professions qui exigent un violent exercice musculaire. — Nous n'entendons pas parler dans cet article des artisans qui sont soumis à l'influence pernicieuse de quelque gaz délétère, nous aurons occasion d'en traiter incessamment; mais seulement de ceux dont le métier exige des mouvemens forts et continus. Ce que nous avons dit de l'exercice s'applique sans exception au cas dont nous nous occupons. De tous les artisans, ceux qui font beaucoup d'exercice jouissent de la meilleure santé; ils ressentent les effets salutaires de ce puissant modificateur de l'organisme, surtout lorsqu'ils travaillent à l'air libre. Ces ouvriers ont seulement à craindre de se livrer à des travaux, à des efforts trop pénibles; alors ils s'usent, dans toute la force du terme; ils tombent dans le marasme, dans une vieillesse précoce, et meurent d'une manière prématurée. Lorsque ces individus exercent de préférence telle ou telle partie du corps, elle acquiert un volume prédominant, qui peut, selon les circonstances, devenir utile ou funeste. L'habitude, la répétition des mêmes actes fait contracter des attitudes plus ou moins vicieuses qui peuvent gêner les viscères contenus dans les diverses cavités, entraver leur exercice, empêcher leur développement, les altérer dans leur texture, ou les forcer à s'échapper au dehors. Un médecin consulté sur le métier à faire prendre à un enfant, pourra, d'après ses prédispositions et les effets connus des diverses professions, soustraire plus d'une victime à une mort assurée, soit en conseillant une profession utile, soit en interdisant une profession dangereuse.

Les hernies, les anévrysmes du cœur et des gros vaisseaux, les hémorrhagies, les fractures, les luxations, les inflammations, etc., sont les maladies les plus fréquentes parmi les ouvriers qui sont condamnés à des exercices violens et pénibles. Parmi ces artisans nous ne nommerons pas les athlètes, les lutteurs, etc., dont la profession est tombée en désuétude, mais bien les cavaliers, les porte-faix, les crocheteurs, les danseurs, les sauteurs, les laboureurs, etc., etc.

On doit conseiller à ces ouvriers d'interrompre fréquemment leurs travaux, et de se livrer à un exercice qui exige des mouvemens opposés à leurs mouvemens ordinaires; de laisser même entièrement dans le repos les membres les plus exercés, et de mouvoir ceux qui sont habituellement dans l'inaction. La lecture de quelques ouvrages agréables pourra leur servir d'utile délassement. Ils devront prendre beaucoup de sommeil, rien ne réparant davantage les dépenses que nécessite l'action des puissances locomotrices. Ils devront user avec parcimonie des plaisirs de l'hymen.

La nourriture de ces ouvriers doit être abondante et fortement réparatrice. Leur estomac robuste digère avec promptitude les alimens les plus substantiels. Le bœuf, le mouton et même la chair de porc n'opposeront qu'une faible résistance à leurs forces gastriques. Il est cependant nécessaire que les viscères de la digestion soient long-temps occupés chez ces individus, qui ne pourraient soutenir leurs travaux si ces viscères étaient dans un état de vacuité. Aussi un pain un peu compacte, dans la confection duquel le seigle entre en certaine proportion, paraît-il leur convenir parfaitement.

Le vin pris modérément, s'il est naturel, pourra leur être avantageux, mais ils devront s'abstenir des alcoholiques, et surtout le matin à jeun. On sait que cette funeste habitude cause des gastrites chroniques et des cancers de l'estomac.

Ces ouvriers feront sagement d'éviter, s'il leur est possible, l'influence d'une chaleur trop intense. S'ils travaillent dans des lieux clos, ils auront soin de ne pas élever trop leur température, et s'ils se livrent à leurs travaux à l'air libre, ils fuiront une trop forte insolation. Malheureusement il est rare qu'ils puissent mettre à profit ces conseils. Les bains tièdes ou frais, en nettoyant la peau des ordures qui la couvrent et suspendent ses fonctions, sont plus nécessaires à ces artisans qu'à tous les autres. Ils se trouveront fort bien aussi de changer souvent de linge, et d'entretenir la liberté du ventre.

Des professions sédentaires. — Les professions sédentaires, sans contredit les plus multipliées de la société, exposent ceux qui les exercent à tous les inconvéniens du défaut d'action musculaire, à ceux qui sont attachés à la respiration d'un air insalubre, et souvent à ceux qui dépendent d'une position gênante et toujours la même.

Il n'y a pas, à proprement parler, de profession où l'on soit obligé de rester tout-à-fait immobile. Nous ne connaissons guère qu'une secte religieuse stupide qui se condamne à une immobilité perpétuelle. Tous les métiers exigent un exercice quelconque plus ou moins fort. Parmi ceux qui obligent de rester renfermés, ceux qui demandent le plus de mouvemens sont encore ceux qui nuisent le moins à la santé. Il ne peut entrer dans notre plan de traiter de chaque profession en particulier, mais nous devons dire en général que les ouvriers sédentaires et qui prennent peu d'exercice n'éprouvent qu'un appétit faible; que la digestion est chez eux languissante; que les substances alimentaires dont ils font usage étant ordinairement de mauvaise nature, elles donnent lieu à un chyle peu abondant et peu réparateur, dont l'absorption se fait péniblement; que leur respiration est peu énergique; et comme l'air qu'ils respirent est ordinairement vicié par les émanations d'un grand nombre de personnes rassemblées dans le même lieu, par les exhalaisons des diverses matières qu'ils mettent en usage, par la combustion qu'exigent leurs fourneaux, leurs poêles, ou simplement leurs chandelles, ils absorbent le peu d'oxygène que cet air contient en très-petite proportion, et beaucoup de matières insalubres qu'il renferme en abondance. De là un sang de mauvaise nature qui circule dans toute l'économie, et qui, au lieu de porter dans tous les organes les principes de vigueur et de santé, n'y transmet qu'un fluide, sinon capable de détruire et la santé et la vigueur, du moins nullement propre à les produire. Ces ouvriers, travaillant la plupart du temps dans des ateliers humides, et faisant peu d'efforts, font peu de pertes par la perspiration cutanée, encore empêchée par leur malpropreté habituelle; l'exhalation graisseuse est donc abondante chez eux, mais les sécrétions glandulaires sont en général frappées d'inertie. Les organes des sens et de l'intelligence étant peu exercés sont peu développés; ils seraient néanmoins susceptibles de l'être. Leurs passions sont en général peu vives; ils sont dominés par l'amour du gain; leurs organes locomoteurs tombent dans l'atonie, et plusieurs sont, dit-on, enclins aux plaisirs de l'amour. De ces habitudes fonctionnelles naît une disposition organique facile à reconnaître. Ces ouvriers ont rarement une bonne constitution; leur visage est pâle, bouffi, décoloré; leurs yeux ternes et sans expression; leurs chairs molles, leurs membres peu développés; leurs cavités étroites, et les organes qu'elles contiennent peu vigoureux. Cette disposition entraîne après elle une foule de maladies d'autant plus difficiles à combattre, qu'elles sont préparées de longue main, et qu'il ne faut rien moins que modifier entièrement l'organisme pour pouvoir les détruire. Les scrofules, les engorgemens glandulaires, les tumeurs blanches des articulations, les tubercules, les phlegmasies chroniques, le scorbut, les hémorrhagies passives, les flueurs blanches, les dartres, la gale, la teigne, les varices, etc., telles sont les maladies dégoûtantes auxquelles ces individus sont en proie. Leur sort est d'autant plus déplorable, que leur métier étant leur seule ressource pour exister, ils ne peuvent le quitter sans tomber dans la plus affreuse détresse. Ces infortunés n'ont d'autre alternative que la maladie, la misère et la mort! Le médecin, condamné à être le témoin de ce triste spectacle, ne peut leur donner que de stériles conseils : eh! que feront quelques médicamens contre l'action toujours persistante des causes destructrices?

On devra cependant chercher à alléger leurs maux par les conseils suivans : Autant qu'il leur sera possible ils devront prendre un exercice actif au milieu des champs; ils devront souvent interrompre leur travail, et changer fréquemment de position; chasser le chagrin par des chants qui respirent la gaieté; dormir modérément, prendre des alimens nourrissans, mais de facile digestion, pour les proportionner à l'énergie peu considérable de leurs viscères gastriques; du pain blanc de fine fleur de froment; quelques substances animales, telles que du bœuf et du mouton; le vin le plus naturel possible et pur; une très-légère dose de liqueurs alcoholiques; mais éviter soigneusement les excès de ces boissons, car ils produisent des effets contraires à ceux qu'on se propose d'obtenir.

Ils devront renouveler le plus souvent possible l'air de leur atelier; ne point y travailler à la lumière artificielle, et ne pas y entretenir une forte chaleur. Les bains, les frictions, les aspersions, les lotions leur seront très-convenables. Si malgré ces précautions hygiéniques la disposition organique dont nous avons parlé se prononçait de plus en plus, il ne faudrait pas balancer à conseiller le changement de métier; ici, comme partout, on ne peut se promettre de véritable succès qu'en enlevant la cause du mal.

Des professions dans lesquelles les ouvriers sont exposés à l'action pernicieuse de quelque gaz délétère. — Quel que soit l'organe exercé, quel que soit le degré d'exercice auquel les organes sont livrés, les ouvriers peuvent être soumis à une nouvelle cause de maladies. Les substances qu'ils mettent en œuvre laissent souvent dégager des émanations nuisibles; ce surcroît de maux mérite assurément de fixer l'attention des médecins.

Quelques professions exigent que ceux qui les exercent soient exposés à l'action d'une violente chaleur, d'autres à une humidité pénétrante : on peut voir à l'article AIR quels sont les effets que ces deux agens déterminent sur l'économie animale, ce n'est pas ce dont nous nous proposons de nous entretenir en ce moment. Des gaz véritablement toxiques qui occasionent les plus graves accidens et souvent même la mort s'élèvent des substances que nous destinons à nos usages domestiques. Soit que nous descendions dans les entrailles de la terre pour y aller arracher les métaux qu'elle recèle, soit que nous façonnions ces mêmes métaux pour les besoins indispensables de la vie ou pour les commodités du luxe, leurs émanations empoisonnées, par les accidens sans nombre qu'elles produisent, semblent nous avertir du danger de leur usage au physique comme au moral.

Les substances animales au milieu desquelles nous vivons ne laissent pas dégager des vapeurs moins funestes; et les végétaux eux-mêmes sont loin d'être sans dangers.

Les ouvriers qui travaillent le plomb, le mercure, l'étain, le cuivre, l'arsenic, etc., sont sujets à la colique métallique, au tremblement et à une multitude d'affections occasionées par les molécules que ces métaux dégagent, et que la respiration, la déglutition, et peut-être l'absorption cutanée introduisent dans l'économie animale. L'auteur que nous avons cité pense que ce ne sont point les molécules des métaux qui pénètrent dans le corps, puisque l'analyse la plus scrupuleuse n'a pu jusqu'ici les faire reconnaître dans les matières fécales ni ailleurs; il en conclut que ces maladies sont dues à des effluves particuliers que laissent échapper ces substances; mais le même auteur cite, dans plusieurs endroits, des faits qui démentent totalement cette proposition. (Voyez page 19, 37, 38, etc., ouv. cité.) D'ailleurs il est très-difficile de concevoir quel est cet effluve particulier, si ce n'est une molécule infiniment ténue du métal lui-même.

Quelle que soit la nature de cet agent dangereux, plusieurs philantropes estimables ont fait des efforts pour soustraire les ouvriers à son action malfaisante. Macquer conseillait de placer dans les narines de petites éponges imbibées d'une liqueur aromatique; mais ce procédé a l'inconvénient de gêner singulièrement la respiration, car il est indispensable que l'ouvrier tienne la bouche fermée. On a proposé également de faire respirer les ouvriers à l'aide d'un long tube qui devrait communiquer au dehors de l'atelier; on sent que ce moyen est tellement gênant, qu'il doit être impraticable. M. Brizé-Fradin a conseillé de faire respirer les artisans dont nous parlons à l'aide d'une espèce de pipe renversée, dans la partie évasée de laquelle on a mis préalablement du coton imbibé de liquides qui doivent varier selon la nature des vapeurs qu'on se propose de neutraliser. Cet appareil doit être appliqué et fixé sur la poitrine. M. Gosse, de Genève, a cru qu'une éponge, aussi imbibée de différens liquides, retenue au-devant de la bouche et du nez, remplirait plus avantageusement le but : ce moyen n'est pas à dédaigner. L'éponge imbibée d'eau suffit pour arrêter la poussière d'une nature quelconque. On pourrait l'imbiber d'une liqueur acide pour neutraliser des molécules alcalines, ou d'une liqueur alcaline pour neutraliser des vapeurs acides. M. Rigaud Delisle pense qu'un voile plié en plusieurs doubles suffit pour empêcher l'action funeste des émanations des marais Pontins. Ce procédé, par lequel l'air se trouve en quelque sorte tamisé, peut être d'une utile application. Tous ces moyens sont tous plus ou moins insuffisans, plus ou moins impraticables. Il était réservé à M. d'Arcet de découvrir un appareil aussi simple qu'ingénieux pour obvier à tous les inconvéniens. On peut voir les détails de cet appareil, et les nombreuses applications dont il est susceptible, dans le *Mémoire sur l'art de dorer le bronze* publié par cet habile chimiste en 1818. Le procédé de M. d'Arcet consiste en un fourneau d'appel dont le tuyau s'ouvre à une distance déterminée dans la cheminée; la chaleur qu'il développe, raréfiant l'air que celle-ci contient, le force à s'échapper en s'élevant, et le vide qui en résulte est à l'instant remplacé par l'air contenu dans l'atelier. De cette manière les vapeurs méphityques ne rentrent plus dans le laboratoire, et ne peuvent être respirées par les ouvriers. Au moyen d'un perfectionnement fort simple, M. d'Arcet recueille les vapeurs métalliques qui se dégagent, de sorte que rien n'est perdu pour le fabricant.

Les accidens que font naître les diverses espèces de gaz

varient selon la nature de ces gaz, et les moyens de s'en préserver ne sauraient être les mêmes. Nous allons examiner ceux auxquels sont exposés quelques artisans.

Trois espèces de vapeurs malfaisantes sont susceptibles d'exercer leur puissance fatale sur les mineurs. Ces vapeurs ont reçu le nom de *feu-brisou*, de *ballon* et de *moffette*.

Le feu-brisou, térou ou feu sauvage, sort en sifflant des souterrains, et paraît dans la mine sous la forme de toiles d'araignées : si cette vapeur se trouve en contact avec les flambeaux des ouvriers, elle s'enflamme avec une violente explosion.

Le ballon ressemble à une espèce de sphère suspendue en l'air; la suite la plus prompte peut seule soustraire les ouvriers à son action terrible; si le ballon vient à crever avant qu'ils aient pu s'éloigner suffisamment, ils sont tout à coup frappés d'asphyxie souvent mortelle.

La moffette est une vapeur épaisse qui se forme surtout en été, et qui s'exhale lorsqu'on ouvre des fosses profondes, des mines riches en minérai, et principalement de celles qui sont depuis long-temps fermées avec les déblais. Cette vapeur tue sur-le-champ les malheureux qui la respirent. Les mineurs sont avertis de sa présence lorsque la lueur de leurs flambeaux pâlit. Il faut qu'elle soit bien légère pour ne causer que des toux opiniâtres ou un sentiment de formication général et insupportable.

On conseille aux mineurs, pour prévenir ces accidens, de ne descendre dans la mine qu'après que l'un d'eux, couvert de linges mouillés et armé d'une longue perche au bout de laquelle est une torche enflammée, y est descendu, et a mis par ce moyen le feu à la vapeur; lorsque la combustion a eu lieu, tout danger a cessé. Le même individu doit chercher les feux brisous et les saisir avec la main avant qu'ils puissent s'enflammer. Pour se préserver des accidens de la moffette on doit descendre dans la mine un flambeau qu'on dirige de loin, dans tous les sens; si la flamme reste vive, l'air est respirable. On a imaginé plusieurs moyens pour se mettre à l'abri de ces gaz, tels que le ventilateur de Hales ou de Duhamel, la lampe de sûreté de Davy; mais il nous suffit d'indiquer ces ingénieuses et utiles inventions, leur description est étrangère à notre sujet (*Annales de chimie*, t. v, p. 315). Indépendamment de ces accidens et de beaucoup d'autres, les mineurs sont sujets à une multitude d'affections particulières, parmi lesquelles il faut citer les ulcères opiniâtres et l'anémie.

Les vapeurs métalliques font sentir leur action pernicieuse aux fondeurs de métaux, aux miroitiers, aux plombiers, aux peintres en bâtimens, aux broyeurs et aux marchands de couleurs, aux potiers, aux verriers, aux ouvriers qui travaillent le cuivre, aux fabricans de soufre, etc., etc. : les accidens les plus ordinaires qu'elles occasionent sont le tremblement métallique, la paralysie, la colique de plomb, l'idiotisme, etc. Toutes ces maladies réclament un traitement particulier, et peuvent être prévenues au moyen du fourneau d'appel.

Les molécules animales qui saturent l'atmosphère de quelques ateliers sont loin d'être innocentes. Elles occasionent des inflammations chroniques des intestins, disposent au charbon et à la gangrène. Les individus exposés à ces vapeurs animales sont pâles, bouffis, couverts d'éruptions. Les ouvriers qui respirent ces gaz sont les vidangeurs, les tanneurs, les boyaudiers, les fabricans de chandelles, les cureurs d'égouts, les équarrisseurs, les fossoyeurs, etc. On doit chercher à neutraliser ces exhalaisons au moyen des acides minéraux, et surtout du chlore, par le procédé guytonien ; la liqueur de M. Labarraque peut être aussi employée avec le plus grand avantage : il est important de ne pas négliger les moyens préservatifs de MM. Gosse et Brisé-Fradin, etc.

Parmi les ouvriers que nous venons de citer, les vidangeurs sont sujets au plus grand nombre d'accidens et aux plus funestes. Deux gaz, désignés par eux sous les noms de *mitte* et de *plomb*, sont la cause de ces phénomènes.

La *mitte* est produite par le dégagement de vapeurs ammoniacales : elle s'annonce par une odeur piquante qui détermine sur les yeux une cuisson intolérable ; elle détermine des coryzas et des ophthalmies de plusieurs espèces, et toutes fort douloureuses.

Le *plomb* est le résultat de la combinaison des gaz hydrogène-sulfuré et hydro-sulfure d'ammoniaque, et quelquefois de gaz azote. Il occasione deux espèces d'asphyxies : l'une, accompagnée de mouvemens convulsifs, est due aux deux premiers gaz ; et l'autre, produite par le simple défaut de gaz respirable, est due à la présence du gaz azote : la première est la plus funeste.

M. d'Arcet a encore dirigé son génie inventif sur les moyens de préserver ces malheureux ouvriers des dangers qui les menacent, et MM. Cazaneuve, par la découverte des fosses mobiles et inodores, modifiées par les avis de ce chimiste, nous font espérer que ces accidens ne feront plus gémir l'humanité.

Une atmosphère chargée de poussière végétale entoure habituellement les gens qui se livrent à certaines professions. Cette poussière, plus ou moins irritante, pénètre dans le poumon par la voie de la respiration, et engendre plusieurs maladies, la plupart moins promptes dans leurs effets, sinon moins funestes que les précédentes. Les boulangers, les pâtissiers, les meuniers, les perruquiers, les amidonniers, les bluteurs, sasseurs et mesureurs de grains, les parfumeurs, les marchands de tabac, les confiseurs, les ramonneurs, les charbonniers et autres sont dans ce cas.

Les voiles de gaze et de mousseline, l'éponge imbibée d'eau peuvent les préserver de ces accidens. Lorsqu'ils sont développés, ils doivent être combattus par des moyens dont nous ne devons pas donner le détail, mais parmi lesquels le premier doit être la cessation du métier qui les produit.

Ces ouvriers, ainsi que ceux dont nous avons parlé précédemment, doivent se soumettre à un régime convenable, et observer, autant que peut leur permettre leur fortune, les règles conservatrices de l'hygiène : une nourriture saine et assez abondante, un vin généreux, la respiration d'un air pur, des bains, des lotions partielles et générales, des distractions; l'exercice actif en plein champ, le repos de la nuit, la réserve dans les évacuations séminales; telles sont sommairement les lois diététiques auxquelles ils devront obéir s'ils veulent vivre exempts des maux qui les menacent. Aux articles ASPHYXIE, MÉPHYTISME, MIASMES, etc., l'on est entré dans des détails qui nous dispensent de nous étendre davantage; ce que nous ne pourrions faire sans tomber dans des répétitions oiseuses : nous y renvoyons le lecteur. (L. ROSTAN.)

R.

RHINOPLASTIE, s. f., de ῥὶν nez, et de πλάσσω former, fabriquer. On donne ce nom à l'art de refaire un nez. Malgré les doutes élevés sur l'authenticité des faits rapportés par Garengeot et par d'autres auteurs avant lui, il est assez généralement reconnu aujourd'hui qu'une portion du nez, quoique complètement détachée, peut dans certaines circonstances se réunir à la plaie saignante du visage. Mœmiken, Leyseri, Fioraventi, Loubey, Palfour, etc., rapportent qu'en Italie, où l'on coupait le nez à certains criminels, plus d'un supplicié s'est fait rajuster son nez avec succès. Dans l'Inde on était si convaincu de la possibilité de réunir le nez coupé à la plaie du visage, qu'on ordonnait au bourreau de le jeter dans un brâsier aussitôt après l'exécution des condamnés. Dans cette partie du monde où les institutions de la féodalité donnaient aux maîtres un pouvoir atroce sur leurs esclaves, on a quelquefois coupé le nez à ceux-ci pour le placer sur le visage des premiers. D'autrefois on faisait un nez aux dépens des tégumens de la fesse, et l'on procédait ainsi : la plaie du visage étant saignante, l'opérateur choisissait un endroit de la fesse qu'il frappait avec une pantoufle jusqu'à ce qu'il fût tuméfié; il coupait en cet endroit un morceau de peau et du tissu sous-jacent de la grandeur et de la forme de la portion de nez amputée, et il le fixait solidement sur la plaie du visage, en ayant soin de mettre dans chaque narine un petit cylindre de bois qui devait s'opposer à leur occlusion. Une semblable opération a été pratiquée sur un individu qui a été depuis au service d'un parent de M. le docteur Dutrochet.

Il paraît cependant, d'après le rapport du plus grand nombre des voyageurs, que cette méthode de refaire un nez n'est pas la plus usitée dans l'Inde. Une caste d'Indous qu'on appelle *koomas* est en possession de remédier à cette mutilation de la manière suivante : avec de la cire pétrie et étendue en feuille, on prend la mesure de ce qu'il faut de peau pour recouvrir largement la plaie du nez; on applique cette cire sur le front et on la circonscrit par une ligne faite avec de l'encre; on détache la portion de peau et de tissu cellulaire comprise dans cette ligne, moins une colonne qu'on laisse à sa base et près des sourcils, en communication avec le reste des tégumens, pour la nutrition du lambeau; on rabat celui-ci en le retournant sens dessus dessous, au moyen d'une torsion faite à la colonne adhérente; et après avoir ravivé la plaie du nez, on y applique ce lambeau, en ayant soin de bien affronter les bords, qu'on maintient d'ailleurs au moyen de bandelettes agglutinatives et d'un bandage approprié. Au bout de quelques jours, on forme des narines avec des bourdonnets de charpie, et vers le vingt-cinquième ou le trentième jour, quand le nouveau nez est bien enté sur le visage, on coupe le pédicule qui l'attachait au front, et on s'occupe à perfectionner la forme du nouveau nez.

Cette méthode n'est connue en Europe que depuis 1793, mais il paraît qu'elle est en vogue chez les Indiens depuis des siècles. En 1803, elle échoua entre les mains de plusieurs chirurgiens de Londres; en 1813 M. Lynn, et quelque temps après, M. Sutelisse de Rochdale la mirent en usage avec succès. M. le docteur Carpue a publié à Londres, en 1816, un ouvrage dans lequel il rapporte deux opérations semblables tentées par lui en 1814 et 1815, également avec succès. Enfin, M. le docteur Hutchinson n'a pas été moins heureux en 1818, en pratiquant l'opération que nous venons de décrire. L'observation qui lui appartient a été communiquée par le docteur Gilbert-Blane.

En Europe, la plus ancienne manière de refaire un nez consistait à emprunter, pour les ramener l'un vers l'autre sur la ligne médiane, deux lambeaux de peau pris à droite et à gauche des cavités nasales. Mais pour éviter les difformités qui résultaient nécessairement d'un tiraillement forcé sur les tissus de la face, on imagina bientôt de prendre sur le bras de l'opéré le lambeau de peau nécessaire pour lui refaire un nez. Dans cette dernière méthode, dite *Italienne* ou de *Taliacot*, quoiqu'elle remonte à deux siècles avant que ce chirurgien en fit le sujet de son livre, on faisait sur le bras ce que les Indiens font sur le front; et pour que le lambeau de peau converti en nez fût nourri par les vaisseaux du bras jusqu'à ce qu'il se fût greffé sur les tégumens de la face, on relevait et on fixait le bras sur la tête. Telle est la méthode qui a réussi entre les mains de Salmuth, Jean Griffon, et qui dans ces derniers temps a été avantageusement modifiée par M. Graëff de Berlin. M. Graëff, qui a plusieurs fois pratiqué l'opération qui consiste à refaire un nez, comme on peut le voir dans sa *Rhinoplastick, publiée à Berlin en* 1818, avait, suivant le précepte de Taliacot, laissé dans la première de ces opérations un long intervalle de temps entre la dissection des parties latérales du lambeau et la section de son extrémité supérieure; mais reconnaissant bientôt combien cette pratique est défectueuse, il a dans les opérations suivantes détaché de suite l'extrémité supérieure du lambeau, et il a appliqué celui-ci incontinent sur la plaie saignante du visage. Aussi le premier opéré de M. Graëff n'a-t-il été guéri qu'après onze mois de traitement et beaucoup de souffrances, tandis que le second l'a été en moins de deux mois. Chez ce dernier, dès le quatrième jour la réunion parut si bien faite que le chirurgien ne balança pas à couper et à enlever les fils des sutures, et au sixième il coupa le pédicule du bras, qu'il dégagea aussitôt des entraves dans lesquelles il avait dû le tenir attaché.

A cette modification importante apportée par le chirurgien de Berlin au procédé de *Taliacot*, il faut ajouter que M. Graëff a soin de prendre avec du papier ou de la basane blanche, sur un modèle de nez de carton assorti au visage, la mesure du lambeau de peau nécessaire pour en faire autant que possible une copie vivante. Il assure que moyennant ces précautions il a obtenu un tel succès qu'à peine le nez refait différait-il du nez naturel, et qu'il en remplissait complètement les fonctions.

Bien qu'un chevalier de la cour de Henri III, suivant Ambroise Paré, eut éprouvé les bons effets de l'art de refaire les nez, aucun chirurgien français n'avait, que je sache, tenté cette opération, lorsque M. Delpech de Montpellier eut occasion de la pratiquer. C'est suivant la méthode indienne, c'est-à-dire celle qui consiste à emprunter au front les tissus nécessaires à la restauration du nez, que M. Delpech a opéré, et avec un succès très-satisfaisant, à ce qu'il paraît. Il en est de même, dit-on, d'opérations semblables pratiquées peu de temps après M. Delpech à Marseille par M. le docteur Mouleau et à Aix par M. Thomain.

Tout récemment, M. le docteur Lisfranc a également refait un nez par la méthode indienne, mais en la modifiant avec avantage, afin d'éviter la saillie choquante qui résultait de la torsion sur lui-même du lambeau des tégumens du front. M. Lisfranc prolonge son incision trois lignes plus bas à gauche qu'à droite; par là, il est dispensé de remédier plus tard à cette difformité qu'on ne corrigeait que par l'extraction de l'excédant des parties formant le pédicule du nouveau nez.

M. Geoffroy St.-Hilaire, dans son rapport à l'Académie des Sciences sur le mémoire de M. Lisfranc, ajoute : « Afin de rafraîchir les bords de la plaie sur laquelle doit s'appliquer le lambeau du front, M. Lisfranc pratique le long de ses bords une incision qui divise perpendiculairement la peau, et dont il dissèque légèrement le lambeau externe, de manière à obtenir une rainure assez large pour y enchâsser parfaitement le bord du nez artificiel. Par excès de précaution, des bandelettes agglutinatives très-légèrement serrées ont été mises en usage. Par là, l'opérateur a évité la suture dont l'emploi est douloureux, et qu'il devait d'ailleurs absolument rejeter à cause des cicatrices anciennes que présentait la face de son malade. Enfin, pour soutenir plus efficacement les tissus, et maintenir libres et ouvertes les sous-cloisons des narines, suivant les expressions du rapporteur de l'Académie des Sciences, M. Lisfranc « a fait usage de compresses composées de parties qui se remplaçaient avec facilité », et « de rubans de plomb laminé qu'il roulait sur eux-mêmes. » Par l'emploi de ces divers moyens, M. Lisfranc a obtenu un succès aussi complet que possible.

(J. CLOQUET.)

FIN DU VINGT ET UNIÈME ET DERNIER VOLUME.

TABLE

DES PRINCIPAUX ARTICLES

CONTENUS DANS LE VINGT ET UNIÈME VOLUME.

DISTRIBUTION DES MATIERES.

	MM.
Anatomie.	MARJOLIN, professeur de la Faculté de méd., H. CLOQUET, OLLIVIER, doct. en méd.
Physiologie.	ADELON, profess. de la Fac. de médec., COUTANCEAU, RULLIER, docteurs en méd.
Anatomie pathologique	BRESCHET, chef des travaux anatomiques de la Fac. de méd., ANDRAL *fils*, doct. en méd.
Pathologies générale et interne. . .	CHOMEL, COUTANCEAU, LANDRÉ-BEAUVAIS, RAYER, ROCHOUX, ANDRAL *fils*, docteurs en méd.
Pathologie externe et opérations chirurgicales	J. CLOQUET, chir. de l'hôpital Saint-Louis; MARJOLIN, ROUX, prof. de la Fac. de méd., MURAT, chirurgien en chef de la maison royale de Bicêtre, OLLIVIER, doct. en méd.
Accouchemens, Maladies des femmes et des nouveau-nés	DESORMEAUX, professeur de la Fac. de méd.
Maladies des enfans.	GUERSENT, médecin de l'hôpital des Enfans.
Maladies des vieillards	FERRUS et ROSTAN, méd. de l'hospice de la Salpêtrière.
Maladies mentales.	GEORGET, docteur en méd.
Maladies cutanées.	BIETT, méd. de l'hôpital Saint-Louis, et RAYER, doct. en méd.
Maladies syphilitiques.	LAGNEAU, docteur en médecine.
Maladies des pays chauds.	ROCHOUX, doct. en méd.
Thérapeutique générale	GUERSENT, médecin de l'hôpital des Enfans.
Histoire naturelle médicale.	H. CLOQUET, docteur en méd., ORFILA, prof. de la Fac. de méd., et A. RICHARD, démonstrateur de botan. de la Faculté de méd.
Chimie médicale et pharmacie.	ORFILA, et PELLETIER, professeur de l'École de pharmacie.
Physique médicale et hygiène.	ROSTAN.
Médecine légale et police médicale. . .	MARC, doct. méd., ORFILA, et RAIGE-DELORME, docteur en médecine, qui est aussi chargé des articles de vocabulaire.

ARCHIVES GÉNÉRALES DE MÉDECINE,

Journal publié par une société de médecins composée de membres de l'Académie royale de médecine, de professeurs, de médecins et de chirurgiens des hôpitaux civils et militaires, etc.

Ce journal, à la coopération duquel concourent la plupart des médecins et chirurgiens placés à la tête des hôpitaux de Paris et de la province, renferme ce que la *clinique médicale et chirurgicale* offre de réellement intéressant; le soin que ses rédacteurs mettent à extraire tout ce qui s'imprime d'utile sur les sciences médicales dans les pays étrangers; l'accès qu'ils donnent à toutes les opinions, pourvu qu'elles soient accompagnées de faits et de recherches positives, font des *Archives* le véritable point de réunion des travaux qui ont pour but l'avancement théorique et pratique de la médecine. — Chaque numéro, composé de dix feuilles d'impression et plus quelquefois, est divisé en plusieurs sections. Dans une première section se trouvent les *mémoires originaux sur divers points de la science.* La deuxième renferme la *traduction* ou l'*extrait des travaux importans publiés dans les langues étrangères.* Les matières de ces deux sections sont imprimées dans un texte assez serré: suivant le besoin, il y est ajouté des planches lithographiées. Les quatre dernières sections renferment une foule d'objets en texte très-fin. Les trois ou quatre feuilles qui leur sont consacrées contiennent la matière de sept ou huit feuilles ordinaires au moins. Dans une section intitulée *Revue générale* sont rassemblés tous les faits intéressans à connaître, que peuvent offrir les divers recueils périodiques ou non publiés en France comme à l'étranger. Ces faits sont rangés suivant la branche de médecine à laquelle ils se rapportent, sous les titres *Anatomie et Physiologie*, *Pathologie*, *Thérapeutique*, *Pharmacologie*, etc. Puis vient le Bulletin des séances de l'Académie royale de médecine, dont les travaux sont exposés avec une exactitude et une extension remarquables. Il est également mention des travaux de l'Académie royale des sciences, ou de ceux d'autres sociétés, quand ils se rapportent à la médecine, ou qu'ils offrent quelque intérêt. Une autre section, sous le titre de *Variétés*, est consacrée aux nouvelles scientifiques, aux réclamations, aux notices nécrologiques. Enfin la dernière section, qui porte le nom de *Bibliographie*, contient l'analyse de tous les ouvrages publiés sur les diverses parties de la médecine.

Les *Archives générales de médecine* paraissent régulièrement le 1er de de chaque mois. — Le prix de l'abonnement est fixé à 26 f. par an, et 31 f. par la poste pour les départemens. — Les lettres, mémoires, observations, exemplaires d'ouvrages, devront être adressés, francs de port, au bureau des *Archives générales de médecine*, place de l'École-de-Médecine, n° 4.

On souscrit à Paris, chez BÉCHET jeune, libraire, place de l'École-de-Médecine, n° 4, chez lequel se trouvent encore quelques Collections.

Pour donner une idée de l'importance et de l'intérêt des Mémoires, Recherches, Observations, insérés dans les *Archives générales de Médecine*, nous allons donner le titre de ceux que contiennent les derniers numéros.

Observations sur quelques maladies du foie, pour servir à l'Histoire pathologique de cet organe, par le Dr *Brière de Boismont.* — Coup d'œil sur les hôpitaux, établissemens de charité, et l'instruction médicale en Angleterre, par le Dr *Billard.* — Application de la méthode ectrotique au traitement des symptômes primitifs de la maladie vénérienne, par le Dr *Ratier.* — Sur les moyens de constater la présence de l'antimoine, du cuivre et du plomb dans un mélange de divers liquides, par le professeur *Orfila.* — Mémoire sur la resection du col de l'utérus au moyen de la ligature, par le Dr *Mayor.* — Nouveau Mémoire sur le sang, considéré sous le rapport médico-légal, par le le professeur *Orfila.* — Observation de luxation en avant de l'extrémité supérieure du radius, par le Dr *Willaume.* — Observation d'affection pulmonaire suffocante, par le Dr *Lachèze.* — Recherches anatomiques sur les maladies des vaisseaux, par MM. *Trousseau* et *Leblanc.* — Observation de coqueluche chez les adultes, par le Dr *Guibert.* — Coup d'œil sur les cliniques médicales de la faculté de médecine et des hôpitaux civils de Paris, par le Dr *Ratier.* — Observations de fièvres intermittentes, par le Dr *Bricheteau.* — De l'emploi du moxa, par *James Bayle.* — Mémoire sur l'organisation anatomique des monstres hétéradelphes, etc., par le Dr *Serres.* — Quelques Observations pour servir à l'histoire des maladies des enfans nouveau-nés, par le Dr *Bouilland.* —Observations sur quelques difformités des pieds et des mains, par le Dr *Menière.* — Recherches pratiques sur les maladies du cerveau et de la moelle épinière, extrait de l'ouvrage du Dr *John Abercrombie.* — Observations et Réflexions sur l'hémorrhagie cérébrale, considérée pendant la grossesse, pendant et après l'accouchement, par le Dr *Menière.* — Recherches anatomiques et pathologiques faites au clos d'écarrissage de Montfaucon, par MM. *Trousseau* et *Leblanc.* — Observation de *spina ventosa* du cubitus, enveloppé d'une énorme tumeur squirrheuse et encéphaloïde, par le Dr *Ollivier.* Note sur une ouverture de cadavre pratiquée dix-huit jours après l'inhumation, par le Dr *Ratier.* — Mémoire sur la dépression congénitale et latérale de la poitrine, par le professeur *Dupuytren.* — Sur la circulation du fœtus, par le Dr *Killian.* — Cas de cancer traité par la compression, par *Samuel Young.* — Recherches médico-légales pouvant servir à déterminer, même long-temps après la mort, s'il y a eu empoisonnement, et à faire connaître la nature de la substance vénéneuse, par MM. *Orfila* et *Lesueur.* — Sur le traitement des ulcères par des lames de plomb, par M. *Menon.* — Observation d'une asphyxie chez un épileptique, par le Dr *Rennes.* — Traitement curatif de la ranule ou grenouillette, par le professeur *Dupuytren.* — De l'épidémie qui a régné en Hollande en 1826, par le Dr *Fricke.*

L'ABRÉGÉ PRATIQUE DES MALADIES DE LA PEAU, par *Cazenave* et *Schedel*, annoncé sur la couverture du tome XX du Dictionnaire de médecine, vient d'être mis en vente. Prix : 7 fr. 50 c.

Paris.— Imprimerie de RIGNOUX, Imprimeur de l'Académie royale de Médecine, rue des Francs-Bourgeois-S.-Michel, n° 8.

www.ingramcontent.com/pod-product-compliance
Ingram Content Group UK Ltd.
Pitfield, Milton Keynes, MK11 3LW, UK
UKHW012001240726
13965UKWH00001B/94

9 782013 538336